第 2 版

この患者・この症例に

いちばん適切な薬剤が選べる
同効薬比較ガイド 2

編集代表　黒山　政一（北里大学東病院薬剤部長）
編集　　　明石　貴雄（東京都薬剤師会副会長）
　　　　　厚田幸一郎（北里大学病院薬剤部長）
　　　　　片山　志郎（日本医科大学付属病院薬剤部長）
　　　　　髙橋美由紀（元北里大学東病院薬剤部）
　　　　　平山　武司（北里大学病院薬剤部）

じほう

執筆者一覧

● **編集代表**

黒山政一　　　（北里大学東病院薬剤部長）

● **編集（五十音順）**

明石貴雄　　　（東京都薬剤師会副会長）
厚田幸一郎　　（北里大学病院薬剤部長）
片山志郎　　　（日本医科大学付属病院薬剤部長）
髙橋美由紀　　（元北里大学東病院薬剤部）
平山武司　　　（北里大学病院薬剤部）

● **編集協力（五十音順）**

岸田悦子　　　（日本医科大学付属病院薬剤部）
小原美江　　　（北里大学東病院薬剤部）
添田　博　　　（東京医科大学病院薬剤部）

● **執筆（五十音順）**

相澤政明　　　（相模台病院薬剤部長）
赤嶺ちか江　　（北里大学病院薬剤部）
新井万理子　　（北里大学東病院薬剤部）
海野由香子　　（東京医科大学病院薬剤部）
太田智博　　　（北里大学病院薬剤部）
小原美江　　　（北里大学東病院薬剤部）
川野千尋　　　（北里大学東病院薬剤部）
岸田悦子　　　（日本医科大学付属病院薬剤部）
木村早百合　　（日本医科大学付属病院薬剤部）
黒山政一　　　（北里大学東病院薬剤部長）
神宮直子　　　（北里大学東病院薬剤部）
鈴木　藍　　　（元日本医科大学付属病院薬剤部）
髙橋美由紀　　（元北里大学東病院薬剤部）
鶴川百合　　　（元日本医科大学付属病院薬剤部）
飛田夕紀　　　（北里大学東病院薬剤部）
林　太祐　　　（日本医科大学付属病院薬剤部）
平山武司　　　（北里大学病院薬剤部）
前田実花　　　（北里大学病院薬剤部）
三浦義彦　　　（日本医科大学付属病院薬剤部）

序　文

　生命科学の著しい進歩に伴い，毎年，数多くの新薬が臨床の場に提供されるようになり，薬物療法の選択肢が多様化しています。適正な薬物治療を実施するためには，同効薬のさまざまな特徴や相違点を理解したうえで，患者個々の病態に適した薬剤を選択する必要があります。本書はタイトルに示すように，薬効群毎に数多くある同効薬の中から，最も適した薬剤を選択できるように，各薬剤の薬理作用や臨床効果，薬物動態などの情報をコンパクトにまとめ，その特徴や違いを比較できるよう構成しました。

　本書は，『いちばん適切な薬剤が選べる同行薬比較ガイド1』(2014)，『同効薬比較ガイド2』(2015)，さらに『同効薬比較ガイド1　第2版』(2017)の続編で，シリーズ2冊の改訂が一巡することになります。さまざまな薬剤を扱う薬剤師が日々直面する疑問――「同効薬の違いは？」「同効薬の特徴は？」「患者に最も適した同効薬は？」などに答えることを目的に企画した本シリーズは，多くの医療スタッフから高い評価をいただき，今回『同効薬比較ガイド2　第2版』を発行することとなりました。

　改訂にあたっては掲載する薬効群の見直しを行い，従来までの14薬効群に加えて「抗リウマチ薬（15成分）」「抗C型肝炎ウイルス薬（12成分）」を新たに追加しました。また，「血糖降下薬」についてもGLP-1アナログ（6成分），SGLT2（6成分）を追加しました。

　解説も全面的な書き換えを行うよう配慮し，「比較一覧表」についても品目の見直しを行い，219成分（初版は169成分）を収載した大幅な改訂となりました。これで『同効薬比較ガイド1　第2版』（17薬効群）とこの『同効薬比較ガイド2　第2版』（16薬効群）の2冊で主要な薬効群をカバーし，主な同効薬の比較が可能です。

　本書は，従来までのシリーズと同様，各薬効群の最初に，おさえておきたいとして「薬物療法の基礎知識」「各薬剤のポイント」を簡潔にまとめました。また，解説には「薬効群が用いられる病態と薬物療法」の概要と「薬剤の比較」として，各薬剤の特徴と相違についてわかりやすく説明しました。比較一覧表は，薬効群毎に各種資料の中から最も適した項目を選定し掲載しています。したがって，①自らの薬剤に関する知識の習得・整理，②臨床現場での活用――の2つの用途をかなえる書籍です。自己学習用として使用する場合には，比較一覧表を参考にしながらおさえておきたいと解説にじっくりと目を通してください。また，臨床現場ですぐに情報が欲しい場合には，直接，比較一覧表が活用できます。

　本書を各病院薬局，各保険薬局などに常備していただき，薬剤師自らの同効薬に関する知識の整理に，そして，臨床現場での同効薬の選択，患者への指導などの一助として利用していただければ幸いです。

　本書の発行に際して，快く執筆をご了承頂きました諸先生方に心より感謝いたします。

2019年3月

編集代表　黒山　政一

本書の特長

本書は，薬効群ごとに同効薬の特徴や違いを比較し，薬物治療についてもわかりやすく解説した本文と，本文の情報を踏まえつつより現場で活用しやすい形にまとめた比較一覧表とで構成しています。本書を活用するシチュエーションや目的に合わせて，使い分けましょう。

同効薬の違いや各薬剤の特徴，薬物治療などについて
じっくり読んで学びたい人は

▶ **まずは本文へ**

同効薬を手早く比較・選択したい人
臨床現場などで今すぐ情報が欲しいという人は

▶ **いきなり比較一覧表を見てもOK！**

▶ **章扉の おさえておきたい も参考に！**

本文はこのようになっています

まずは章扉で，各薬効群のポイントを理解！

章扉では，「薬物治療の基礎知識」と「各薬剤のポイント」を簡潔にまとめています。ここで基本的な知識・情報を整理しておきましょう。

見やすいビジュアル！

視覚的に理解できるよう，図版を豊富に用いて解説しています。また，文章と合わせて図版を見られるように，図版はできるかぎり文章の近くにレイアウトしました。

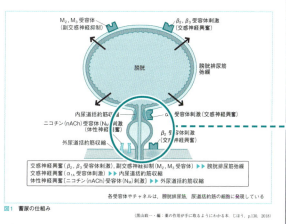

丁寧でわかりやすい解説！

さまざまな観点から同効薬を比較し，各薬剤の特徴や違い，薬物治療などについてわかりやすく解説しています。

さらに！
内容を補足する**ミニコラム**や着眼点をすっきりまとめた「**薬剤選択時はココに注目**」など

5-HT₄受容体

5-HT₄受容体は中枢神経系，消化管，心臓などに存在し，5-HT₄受容体作動薬は消化管運動調整薬として利用されている。また，抗悪性腫瘍薬投与に伴う嘔吐の発生機序に5-HT₄受容体が関与する可能性が示唆されているが，臨床試験における5-HT₄受容体拮抗作用の効果は明らかではない。しかし，インジセトロンの基礎実験において，イリノテカン誘発の便数増加作用や結腸運動亢進作用を抑制することが報告されており，5-HT₄受容体拮抗作用をあわせもつことが関与している可能性が示唆されている[4]。

薬剤選択時はココに注目

制吐薬の選択は，予定する抗悪性腫瘍薬の制吐性リスク，過去の制吐療法の効果・副作用，患者背景などを考慮して決定する。5-HT₃受容体拮抗薬は，受容体への親和性，剤形，薬物動態，代謝酵素の相違による薬物相互作用の違いなどが選択のポイントである。臨床効果に関しては，大きな差はないと考えられるが，それぞれの薬剤の特徴を理解し，特に患者の状況に合致した薬剤・剤形を選択するべきである。

内容理解に役立つ工夫が満載です！

比較一覧表はこのようになっています

さまざまな同効薬を見やすく整理！
見開き仕立ての一覧表だから、薬剤数や情報量は豊富に掲載しているのにとにかく見やすく、頭に入りやすい！

情報をコンパクトに整理！
用法・用量は、添付文書の表記をベースにしつつ簡潔に整理。知りたい情報をすばやく把握し、比較ができます。

「臨床に役立つ」情報を凝縮！
添付文書やインタビューフォーム、その他のさまざまな文献をもとに、同効薬の比較に必要な情報を選りすぐって掲載しています。

分類		5-HT$_3$受容体拮抗薬		
一般名		インジセトロン塩酸塩	アザセトロン塩酸塩	
商品名 規格 (製薬会社)		シンセロン錠 錠8mg (杏林＝ヤクルト)	セロトーン錠 錠10mg 日本たばこ＝鳥居	
特徴		5-HT$_3$受容体だけでなく、5-HT$_4$受容体拮抗作用を有する	・唯一の腎排泄型薬剤 ・バイオアベイラビリティが約87％と高い	・OD錠がある
効能・効果	抗悪性腫瘍薬（シスプラチンなど）投与に伴う消化器症状（悪心，嘔吐）	○	○	○
	その他	×	×	×
用法・用量		1回8mg，1日1回	1回10mg，1日1回。1回1.5mgまで	1回0.1mg，1日1回
禁忌	本剤成分過敏症	○	○	○
	その他	―	―	―
重大な副作用	ショック	（類薬）		
	アナフィラキシー様症状	（類薬）アナフィラキシー	アナフィラキシーシ	
	てんかん様発作	（類薬）	×	
薬物動態		1.82	2.02	
		7.01	N.D.*3	
		健康成人男子	健康成人男子	
	投与量（単回）	8mg	10mg	
	T$_{max}$ (hr)	1.21	1.6	2.17
	t$_{1/2}$ (hr)	4.40	5.4	5.52
	バイオアベイラビリティ (%)	66.1	87.1	53.0〜59.0
	クリアランス (mL/min)	418.3 (CL/F)	616.7	270〜300
	分布容積 (L)	134.5 (Vd/F)	195.0	101.4〜126.6
	蛋白結合率 (in vitro)(%)	75.4〜78.5 (in vivo)	31.2	90.5〜91.3
	未変化体尿中排泄率(%)	経口投与48hr値：12.5	24hr値：58.0	24hr値：8.1〜12.8
	代謝酵素	CYP1A1, CYP2C9, CYP2D6, CYP3A4	CYP3A4, FMO3	CYP1A1, CYP1A2, CYP2D6
比較試験 [7-13]	対象患者	シスプラチン50mg/m^{2}以上を単回投与（他の抗悪性腫瘍薬との併用も含む）する悪性腫瘍患者		
	対照薬	オンダンセトロン	オンダンセトロン	オンダンセトロン
	投与量（対照薬）・投与方法	シスプラチン投与開始1時間前に8mg (4mg) を1回経口投与	シスプラチン投与開始1〜2時間前に10mg (4mg) を1回経口投与	シスプラチン投与開始1時間前に0.1mg (4mg) を1回経口投与
	投与期間	単回	単回	単回
	悪心・嘔吐に対する抑制効果の有効率 (%)	インジセトロン：75.0 (54/72) オンダンセトロン：67.9 (53/78)	アザセトロン：77.7 (94/121) オンダンセトロン：73.0 (81/111)	ラモセトロン：82.1 (55/67) オンダンセトロン：72.5 (50/69)
	シスプラチン投与後24時間完全嘔吐抑制率 (%)	インジセトロン：65.3 (47/72) オンダンセトロン：56.4 (44/78)	アザセトロン：53.7 (65/121) オンダンセトロン：52.3 (58/111)	ラモセトロン：50.7 (34/67) オンダンセトロン：47.8 (33/69)
	シスプラチン投与後24時間完全悪心抑制率 (%)	インジセトロン：34.7 (25/72) オンダンセトロン：26.9 (21/78)	アザセトロン：28.1 (34/121) オンダンセトロン：27.9 (31/111)	ラモセトロン：68.7 (46/67)*6 オンダンセトロン：63.8 (44/69)*6

*1 ラット大脳における [^{3}H] GR65630の非特異的結合に対する阻害定数（値が小さいほど親和性が高い）
*2 ラット食道粘膜筋板における5-MeOT の弛緩反応に対して、5-MeOT 単独に比べて2倍の5-MeOT が必要になる

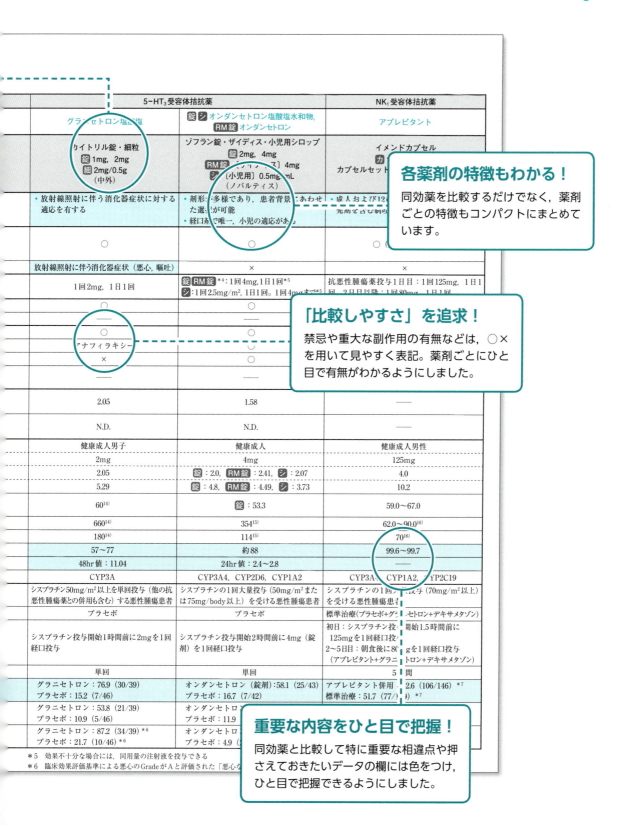

比較一覧表の見方

　比較一覧表は，各薬剤の添付文書やインタビューフォームに記載された情報に基づいて作成しています。ただし，各薬剤の比較をより行いやすくするため，作成にあたっては下記のような方法で情報を整理しました。

❶用法・用量は，原則として成人のものを掲載しています。また，比較一覧表の作成にあたっては，服用回数と服用時点，最大用量などを中心に情報を整理し，添付文書の「年齢，症状，疾患に応じて適宜増減」などといった表現は，原則として省略しました。そのほかにも意味を損なうことのないよう留意のうえ，添付文書の記載内容を適宜簡略化しています。

❷(a) 効能・効果，禁忌，重大な副作用に関する添付文書の記載のうち，多数の薬剤に共通する内容は，表の左側（グレーの部分）に見出しとして立て，その内容が添付文書に記載「あり」の薬剤の欄には「○」を，記載「なし」薬剤の欄には「×」を入れています。

(b) また，記載が「あり」の場合で，かつ，より詳細な内容や補足等が添付文書に付記されている薬剤については，「○」は省き，付記された情報のみを欄に入れています。

(c) 添付文書の記載内容のうち，当てはまる薬剤が少ないものについては，「その他」の欄にまとめて記載しています。

❸警告や禁忌，重大な副作用については，添付文書に記載がない薬剤の欄には「×」を，記載がある薬剤の欄には，「○」または添付文書の内容を簡略化する形で入れています。また，警告や禁忌の項目が，同一薬効群の掲載薬のいずれの添付文書にも記載されていない場合は，比較一覧表からもこれらの項目を除いています。

❹添付文書上の表現は薬剤によって異なるものの，同一または類するものと考えられる内容については，掲載薬中でより多く用いられている表現を見出しとして立て，同一の行にまとめています。ただし，少ないほうの表現が用いられている薬剤の欄には「○」ではなく，添付文書上の表現をそのまま記載しました。

❺薬物動態，臨床成績などについて，詳細な資料が得られなかった薬剤（臨床成績については試験対象外の薬剤も含む）の欄には，「──」を記載しています。

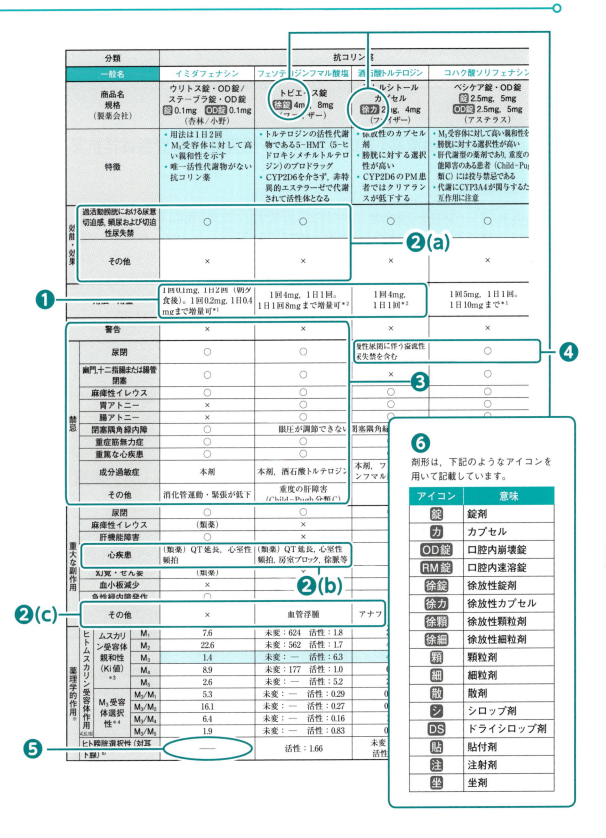

目 次

1 消化性潰瘍治療薬（プロトンポンプ阻害薬・H_2受容体拮抗薬） 1

比較一覧表

- **1-1 プロトンポンプ阻害薬**（ネキシウムカプセル・懸濁用顆粒，オメプラール錠／オメプラゾン錠，パリエット錠，タケプロンOD錠・カプセル，タケキャブ錠） 14
- **1-2 H_2受容体拮抗薬**（プロテカジン錠・OD錠，アシノン錠，アルタットカプセル・細粒，ガスター錠・D錠・散，ザンタック錠，タガメット錠・細粒） 18

2 制吐薬（5-HT_3受容体拮抗薬・NK_1受容体拮抗薬） 23

比較一覧表

- **2 5-HT_3受容体拮抗薬**（シンセロン錠，セロトーン錠，ナゼアOD錠，カイトリル錠・細粒，ゾフラン錠・ザイディス・小児用シロップ） 30
    NK_1受容体拮抗薬（イメンドカプセル） 31

3 気管支喘息治療薬・気管支拡張薬（吸入ステロイド薬・$β_2$刺激薬） 33

比較一覧表

- **3-1 吸入ステロイド薬**（オルベスコインヘラー，キュバールエアゾール，フルタイドエアゾール，フルタイドディスカス・ロタディスク，アニュイティエリプタ，アズマネックスツイストヘラー） 48
  （パルミコートタービュヘイラー，パルミコート吸入液，シムビコートタービュヘイラー，アドエアディスカス，アドエアエアゾール，フルティフォームエアゾール，レルベアエリプタ） 50
- **3-2 $β_2$刺激薬〔吸入剤〕**（メプチンエアー・キッドエアー・スイングヘラー・吸入液・吸入液ユニット，ベネトリン吸入液，サルタノールインヘラー，ベロテックエロゾル，セレベントロタディスク・ディスカス，オーキシスタービュヘイラー，オンブレス吸入用カプセル） 52
- **3-3 $β_2$刺激薬〔吸入剤以外〕**（ベネトリン錠，ベネトリンシロップ，ベロテック錠，ベロテックシロップ，メプチン錠・ミニ錠・顆粒・シロップ・ドライシロップ，ホクナリン錠・ドライシロップ小児用／ベラチン錠・ドライシロップ小児用，ホクナリンテープ，スピロペント錠・顆粒） 54

4 過活動膀胱治療薬 ... 57

比較一覧表

4 (ウリトス錠・OD錠／ステーブラ錠・OD錠, トビエース錠, デトルシトールカプセル, ベシケア錠・OD錠, バップフォー錠・細粒, ネオキシテープ, ポラキス錠, ベタニス錠) ... 66

5 前立腺肥大症・排尿障害治療薬（α_1遮断薬）... 71

比較一覧表

5 (ユリーフ錠・OD錠, フリバス錠・OD錠, ハルナールD錠, バソメット錠／ハイトラシン錠, エブランチルカプセル, ミニプレス錠) ... 80

6 血糖降下薬（SU薬，速効型インスリン分泌促進薬，DPP-4阻害薬，GLP-1アナログ，SGLT2阻害薬）... 83

比較一覧表

6-1 スルホニル尿素（SU）薬（オイグルコン錠／ダオニール錠, グリミクロン錠・HA錠, アマリール錠・OD錠）... 100
速効型インスリン分泌促進薬（スターシス錠／ファスティック錠, グルファスト錠・OD錠, シュアポスト錠）... 101

6-2 DPP-4阻害薬（ネシーナ錠, ジャヌビア錠／グラクティブ錠, エクア錠, トラゼンタ錠, スイニー錠, テネリア錠, オングリザ錠, ザファテック錠, マリゼブ錠）... 104

6-3 GLP-1アナログ（ビクトーザ皮下注, バイエッタ皮下注ペン, ビデュリオン皮下注用ペン, リキスミア皮下注, トルリシティ皮下注アテオス, オゼンピック皮下注）... 108

6-4 SGLT2阻害薬（スーグラ錠, フォシーガ錠, ルセフィ錠, デベルザ錠／アプルウェイ錠, カナグル錠, ジャディアンス錠）... 110

7 インスリン製剤 ... 113

比較一覧表

7　（ノボラピッド，ヒューマログ，アピドラ注，ノボリンR，ヒューマリンR） ... 126
　　（ノボリン30R，ヒューマリン3/7，ノボラピッド30ミックス，ノボラピッド50ミックス，ノボラピッド70ミックス，ヒューマログミックス25，ヒューマログミックス50） ... 128
　　（ノボリンN，ヒューマリンN，レベミル，トレシーバ，ランタス，ライゾデグ） ... 130

8 骨粗鬆症治療薬（経口ビスホスホネート製剤） ... 133

比較一覧表

8　（ボノテオ錠／リカルボン錠，アクトネル錠／ベネット錠，ボンビバ錠，フォサマック錠／ボナロン錠・経口ゼリー，ダイドロネル錠） ... 144

9 抗凝固薬・抗血小板薬 ... 149

比較一覧表

9-1　**抗凝固薬**（ワーファリン錠・顆粒，エリキュース錠，リクシアナ錠・OD錠，イグザレルト錠・細粒分包，プラザキサカプセル） ... 160
　　（ヘパリンCa注・皮下注，ヘパリンNa注，フラグミン静注，クレキサン皮下注キット，オルガラン静注，アリクストラ皮下注） ... 162
9-2　**抗血小板薬**（バイアスピリン錠，パナルジン錠・細粒，プラビックス錠，エフィエント錠，ブリリンタ錠，プレタールOD錠・散，プロサイリン錠／ドルナー錠，アンプラーグ錠・細粒） ... 164

10 アレルギー性疾患治療薬（メディエーター受容体拮抗薬） ... 167

比較一覧表

10　（エバステル錠・OD錠，アレジオン錠・ドライシロップ，アレロック錠・顆粒・OD錠，ジルテック錠・ドライシロップ，アレグラ錠・OD錠・ドライシロップ，タリオン錠・OD錠，ザイザル錠・シロップ） ... 176
　　（クラリチン錠・レディタブ錠・ドライシロップ，レミカットカプセル，アレサガテープ，ビラノア錠，デザレックス錠，ルパフィン錠） ... 178

（ポララミン錠・散・シロップ・ドライシロップ，レスタミンコーワ錠，オノンカプセル・ドライシロップ，キプレス錠・OD錠・チュアブル錠・細粒／シングレア錠・OD錠・チュアブル錠・細粒，バイナス錠）……………… 180

11 アレルギー性結膜疾患治療薬（点眼薬）…………………… 183

比較一覧表

11（アレジオン点眼液，パタノール点眼液，リボスチン点眼液，ザジテン点眼液，インタール点眼液・点眼液UD，エリックス点眼液，アレギサール点眼液／ペミラストン点眼液，リザベン点眼液／トラメラス点眼液・PF点眼液，ケタス点眼液，ゼペリン点眼液）………………………………………………………… 190

12 免疫抑制薬 …………………………………………………… 193

比較一覧表

12（ネオーラルカプセル・内用液，プログラフカプセル・顆粒・注射液，グラセプターカプセル，サーティカン錠，イムラン錠／アザニン錠，セルセプトカプセル・懸濁用散，ブレディニン錠，エンドキサン錠・原末・注射用，プラケニル錠）……………………………………………………………………………… 208

13 抗リウマチ薬 ………………………………………………… 213

比較一覧表

13 csDMARDs（アラバ錠，リウマトレックスカプセル，リマチル錠，アザルフィジンEN錠，ケアラム錠）……………………………………………… 226
tsDMARDs（ゼルヤンツ錠，オルミエント錠）…………………………… 227
bDMARDs（レミケード，エンブレル，ヒュミラ，シンポニー，シムジア，アクテムラ，ケブザラ，オレンシア）……………………………………… 230

14 緑内障治療薬（点眼薬）……………………………………… 235

比較一覧表

14（ベトプティック点眼液，ベトプティックエス懸濁性点眼液，ミケラン点眼液，ミケランLA点眼液，チモプトール点眼液，チモプトールXE点眼液，ミロル点眼液，ハイパジールコーワ点眼液，デタントール点眼液）……………… 244

xiii

（レスキュラ点眼液，キサラタン点眼液，トラバタンズ点眼液，タプロス点眼液・ミニ点眼液，ルミガン点眼液，トルソプト点眼液，エイゾプト懸濁性点眼液，サンピロ点眼液，ピバレフリン点眼液，アイファガン点眼液，グラナテック点眼液0.4%） ………………………………………………………… 246

15 ニューキノロン系抗菌薬 ……………………………………………… 249

比較一覧表

15 （グレースビット錠・細粒，ジェニナック錠，アベロックス錠，クラビット錠・細粒／レボフロキサシンOD錠・内用液，オゼックス錠・細粒小児用／トスキサシン錠，スオード錠，シプロキサン錠） ………………………………… 258

16 抗C型肝炎ウイルス薬 ………………………………………………… 265

比較一覧表

16-1 （コペガス錠，レベトールカプセル，ソブリアードカプセル，スンベプラカプセル，グラジナ錠，ダクルインザ錠，エレルサ錠，ソバルディ錠） …………… 276

16-2 配合剤（ハーボニー配合錠，ジメンシー配合錠，ヴィキラックス配合錠，マヴィレット配合錠） …………………………………………………………… 280

付録 同効薬を比較するうえできちんと理解しておきたい8つのキーワード

① 未変化体尿中排泄率 ……………………………………………………… 125
② 50%阻害濃度（IC_{50}） ……………………………………………………… 125
③ 薬物血中濃度-時間曲線下面積（AUC） ………………………………… 207
④ Ki値 ………………………………………………………………………… 243
⑤ オッズ比（Odds Ratio：OR） …………………………………………… 243
⑥ 遺伝子多型（genetic polymorphism） ……………………………………… 257
⑦ 光学異性体（Isomer） ……………………………………………………… 257
⑧ Child-Pugh分類 …………………………………………………………… 275

ミニコラム目次

2 制吐薬（$5-HT_3$受容体拮抗制吐薬・NK_1受容体拮抗薬）
▶ $5-HT_4$受容体 ……………………………………………………………… 29

目次

③ **気管支喘息治療薬・気管支拡張薬（吸入ステロイド薬・β_2刺激薬）**
- ピークフロー（peak expiratory flow：PEF） ... 34
- 粒子径と薬剤到達部位 ... 40
- 完全作動薬（フルアゴニスト）と部分作動薬（パーシャルアゴニスト） ... 45
- 吸入SABA追加服用の注意点 ... 46

⑤ **前立腺肥大症・排尿障害治療薬（α_1遮断薬）**
- PSA（prostate specific antigen：前立腺特異抗原） ... 74
- IPSS（international prostate symptom score：国際前立腺症状スコア） ... 74
- 男性下部尿路障害を悪化させる薬剤 ... 77

⑥ **血糖降下薬（SU薬，速効型インスリン分泌促進薬，DPP-4阻害薬，GLP-1アナログ，SGLT2阻害薬）**
- HbA1cの国際標準化に伴う表記法の変更 ... 84
- 血糖降下薬が適応とならない場合 ... 86

⑦ **インスリン製剤**
- Cペプチド ... 114
- HbA1c ... 116

⑧ **骨粗鬆症治療薬（経口ビスホスホネート製剤）**
- 骨リモデリング ... 134
- 骨密度（bone mineral density：BMD） ... 134
- 前向きコホート研究（prospective cohort study） ... 136
- メタアナリシス ... 136
- 骨粗鬆症治療薬の服薬コンプライアンスを高めるための方策 ... 139

⑨ **抗凝固薬・抗血小板薬**
- 配合剤 ... 156
- INR（国際標準比） ... 157
- TTR ... 158
- 抗凝固薬・抗血小板薬と遺伝子多型 ... 159

⑪ **アレルギー性結膜疾患治療薬（点眼薬）**
- 正しい点眼方法 ... 189

⑫ **免疫抑制薬**
- 免疫抑制・化学療法により発症するB型肝炎対策ガイドライン ... 206

⑭ **緑内障治療薬（点眼薬）**
- 房水と眼圧 ... 236
- 抗コリン薬が禁忌なのは未治療の閉塞隅角緑内障 ... 237

⑯ **抗C型肝炎ウイルス薬**
- 代償性肝硬変と非代償性肝硬変におけるHCV治療 ... 267
- HCVレプリコンの樹立 ... 268
- リトナビルによるブースター効果 ... 272

本書の利用にあたって

　本書は，添付文書，インタビューフォーム，そのほか各種文献の2019年1月31日現在の情報に基づいて，最善の努力をして作成にあたっておりますが，主たる情報源である添付文書は常に最新の知見などに基づいて改訂・更新されております。実際に医薬品を使用・取り扱われる際には，必ず当該医薬品の最新添付文書を確認していただきますようお願い申し上げます。

　　　　　　　　　　　　　　　　　　　　　　　　　　株式会社　じほう

同効薬比較ガイド

1 消化性潰瘍治療薬
（プロトンポンプ阻害薬・H₂受容体拮抗薬）

おさえておきたい 消化性潰瘍の薬物治療の 基礎知識

- 薬物治療には，*H. pylori*除菌療法と，*H. pylori*の除菌によらず酸分泌抑制薬などを投与する薬物療法があります
- 酸分泌抑制薬のうち，プロトンポンプ阻害薬（PPI），カリウムイオン競合型アシッドブロッカー（P-CAB）またはH₂受容体拮抗薬（H₂RA）による薬物療法が中心的な役割を担っています
- *H. pylori*陽性の場合は，PPIまたはP-CABと抗菌薬2種類の併用による除菌療法が最優先に行われます
- 胃酸分泌抑制作用はP-CAB＞PPI＞H₂RAといわれ，*H. pylori*の除菌によらない薬物療法ではPPIないしP-CABが第一選択薬として推奨されています

プロトンポンプ阻害薬（PPI）の ポイント

- ボノプラザンは新しい作用機序でプロトンポンプを阻害するP-CABです
- ランソプラゾールのOD錠とエソメプラゾールの懸濁用顆粒は，高齢者など嚥下困難のある患者に有用です
- ラベプラゾールのH^+,K^+-ATPase阻害活性は他の既存PPIよりも高いですが，ボノプラザンはさらに高い活性を有しています
- いずれの薬剤も肝代謝により消失し，CYP2C19，CYP3A4の関与が認められています
- CYP2C19で主に代謝される薬剤は，遺伝子多型が存在するため薬物動態や酸分泌抑制効果，*H. pylori*除菌効果に個体差が生じるといわれています

H₂受容体拮抗薬（H₂RA）の ポイント

- ラフチジンは主に肝代謝により消失する薬剤です。ラフチジン以外のH₂RAは主に腎排泄型の薬剤であるため，腎機能障害患者では投与量の調節が必要です
- シメチジンはCYP阻害作用を有するため，薬物相互作用に特に注意が必要です

消化性潰瘍の病態と薬物治療

1　消化性潰瘍とは

　胃潰瘍・十二指腸潰瘍は，胃および十二指腸の粘膜下層よりも深く粘膜欠損を生じる病態であり，消化性潰瘍と総称される。

　病因は，胃酸やペプシンの消化作用による粘膜攻撃機構（攻撃因子）とその作用から粘膜を防御する粘膜防御機構（防御因子）のいずれかの破綻，すなわち攻撃因子の増加あるいは防御因子の減少によるバランスの不均衡にある。

　攻撃因子である胃酸は粘膜内へ逆拡散し，ペプシンとともに粘膜を自己消化することで潰瘍を生じると考えられてきた。しかしながら近年，*Helicobacter pylori*（*H. pylori*）感染が消化性胃潰瘍の発症に大きく関与していることが明らかになった。また，現在では，*H. pylori*感染による防御機構の低下や低用量アスピリン（low dose aspirin：LDA）を含む非ステロイド性抗炎症薬（nonsteroidal anti-inflammatory drugs：NSAIDs）などの薬物による粘膜防御機構の障害が主な要因と考えられており，さらに胃酸がこれら2つの要因に共通した増悪因子と考えられている。

2　薬物治療

　消化性潰瘍の治療は，図1に示すフローチャートに従って実施される[1]。出血，穿孔および狭窄などの合併症のない場合は薬物治療（通常の潰瘍治療）が適応となる。消化性潰瘍発症の原因がNSAIDsである場合は，原因であるNSAIDsを中止するのが原則である。*H. pylori*陽性の消化性潰瘍に対しては，*H. pylori*除菌療法が最優先に行われる。なお，合併症がある場合はその治療後に薬物治療が開始される。

　薬物治療には，*H. pylori*除菌療法と，*H. pylori*の除菌によらず酸分泌抑制薬などを投与する薬物療法がある。消化性潰瘍の治療薬を表1に示す。

①酸分泌抑制薬

　酸分泌抑制薬にはプロトンポンプ阻害薬（proton pump inhibitor：PPI），カリウムイオン競合型アシッドブロッカー（potassium-competitive acid blocker：P-CAB），H_2受容体拮抗薬（histamine$_2$ receptor antagonist：H_2RA），選択的ムスカリン受容体拮抗薬，抗ガストリン薬などがある（図2）。

　PPIは，胃の壁細胞のプロトンポンプ（H^+, K^+-ATPase）に不可逆的に結合し，特異的に阻害することで強力な酸分泌抑制作用を発揮する。また，その作用はプロトンポンプが活性化している日中のほうが夜間よりも強力である。

　P-CABは既存のPPIとは異なり，H^+, K^+-ATPaseのカリウムイオン結合部位に競合的に阻害することで胃酸分泌を抑制する。その作用はPPIよりも強力かつ持続的である。

　H_2RAは胃の壁細胞にあるH_2受容体を競合的に阻害することで酸分泌を抑制するが，酸分泌抑制作用はPPIにやや劣る。その効果は，日中よりも夜間のほうが強力である。反復投与により酸分泌抑制作用が減弱するという問題がある。

1 消化性潰瘍治療薬（プロトンポンプ阻害薬・H₂受容体拮抗薬）

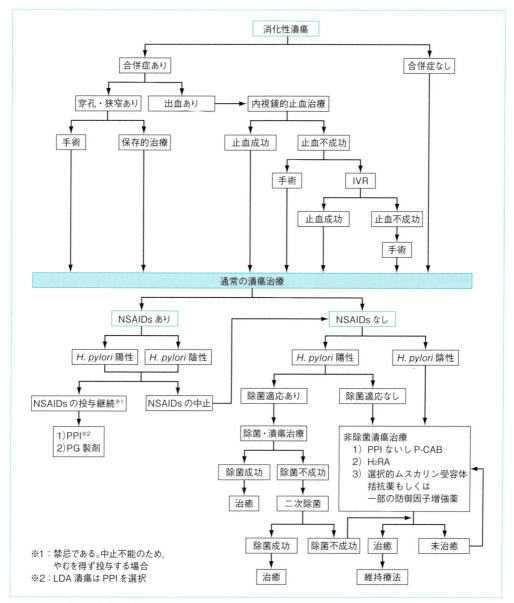

図1 消化性潰瘍診療のフローチャート
（「日本消化器病学会編：消化性潰瘍診療ガイドライン2015（改訂第2版），p.xvii，2015，南江堂」より許諾を得て転載）

　選択的ムスカリン受容体拮抗薬は，壁細胞のムスカリン受容体に拮抗することで，抗ガストリン薬は壁細胞のガストリン受容体に拮抗することで酸分泌を抑制するが，これらの酸分泌抑制効果はH_2RAよりも劣る。

　酸分泌抑制薬のうち，PPI，P-CABとH_2RAは，H. pylori除菌療法を含む消化性潰瘍の薬物療法において中心的役割を担っている。H. pylori除菌療法では，PPIまたはP-CABが選択される。また，H. pyloriの除菌によらない消化性潰瘍の初期治療では，PPIないしP-CABが第一選択薬として位置づけられているが，副作用などにより投与できない症例にはH_2RAを選択する。初期治療により消化性潰瘍が治癒した後も，再発抑制のために維持療法が推奨されており，H_2RAが第一選択薬となる[1), 2)]。

表1 主な消化性潰瘍治療薬の分類と特徴

分類			代表的な薬剤名	特徴
酸分泌抑制薬	プロトンポンプ阻害薬（PPI）		オメプラゾール エソメプラゾール ランソプラゾール ラベプラゾール	・強力な酸分泌抑制作用を有する ・抗菌薬2種類と併用し，H. pylori除菌療法に使用される ・H. pylori除菌療法によらない消化性潰瘍の初期治療における第一選択薬 ・投与期間制限がある
	カリウムイオン競合型アシッドブロッカー（P-CAB）		ボノプラザン	・既存のPPIとは異なる作用機序でプロトンポンプを阻害することにより，既存のPPIよりも強力かつ持続的な酸分泌抑制作用を示す ・抗菌薬2種類と併用し，H. pylori除菌療法に使用される ・H. pylori除菌療法によらない消化性潰瘍の初期治療における第一選択薬
	H_2受容体拮抗薬（H_2RA）		シメチジン ラニチジン ファモチジン ロキサチジン ニザチジン ラフチジン	・強力な酸分泌抑制作用を有する ・H. pylori除菌療法によらない消化性潰瘍の維持療法における第一選択薬
	選択的ムスカリン受容体拮抗薬		ピレンゼピン	・酸分泌抑制作用はH_2RAと同等
	抗ガストリン薬		プログルミド	・酸分泌抑制作用は弱い
酸中和薬			水酸化アルミニウムゲル 水酸化マグネシウム アルミゲル 酸化マグネシウム	・即効性があるが，作用持続時間が短いため対症療法薬として使用
防御因子増強薬	粘膜抵抗性強化薬	潰瘍病巣保護薬	スクラルファート	・単独投与でH_2RAと同等の潰瘍治癒効果が認められている ・副作用などにより酸分泌抑制薬が投与できない症例に対する第一選択薬
			ポラプレジンク エグアレンナトリウム水和物	・単独投与では十分な潰瘍治癒効果が期待できないため，H_2RAと併用されることがある
		組織修復促進薬	アルジオキサ ゲファルナート エカベトナトリウム	・単独投与では十分な潰瘍治癒効果が期待できないため，H_2RAと併用されることがある
	粘液産生・分泌促進薬		テプレノン レバミピド	・単独投与では十分な潰瘍治癒効果が期待できないため，H_2RAと併用されることがある
	プロスタグランジン（PG）製剤		ミソプロストール	・NSAIDs起因性の潰瘍の予防や治癒促進に効果的である ・単独投与でH_2RAと同等の潰瘍治癒効果が認められている
	胃粘膜微小循環改善薬		セトラキサート スルピリド トロキシピド	・単独投与では十分な潰瘍治癒効果が期待できないため，H_2RAと併用されることがある ・スルピリドは統合失調症やうつ病にも使用される

②酸中和薬

　酸中和薬は分泌した胃酸を中和する薬剤である。即効性があるものの作用持続時間が短いため，対症療法として用いられることが多い。

③防御因子増強薬

　防御因子には，胃酸など胃粘膜に傷害を与える物質による胃粘膜障害から胃を保護する作用を有するものと，粘膜血流や増殖因子などのように胃粘膜損傷の進展抑制および早期修復・早期治癒の促進に関与するものがある。防御因子増強薬には粘膜抵抗性強化薬，粘液産生・分泌促進薬，プロスタグランジン（PG）製剤，胃粘膜微小循環改善薬などがあり，潰瘍治癒の質を高める効果や自覚症状改善効果を有する（図3）。

1 消化性潰瘍治療薬（プロトンポンプ阻害薬・H₂受容体拮抗薬）

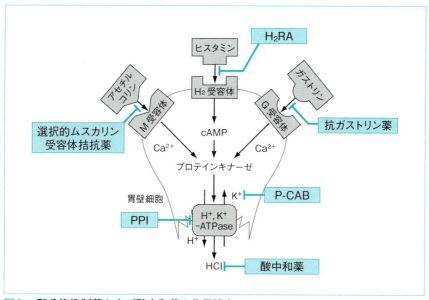

図2 酸分泌抑制薬および酸中和薬の作用機序

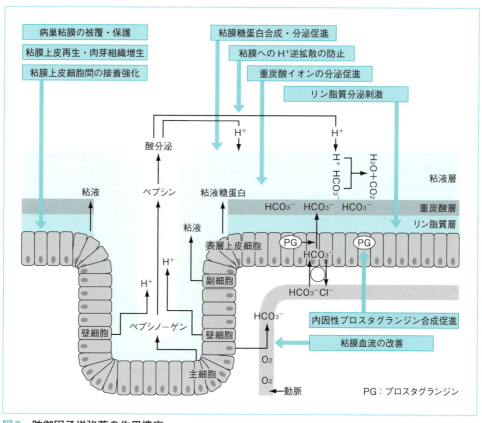

図3 防御因子増強薬の作用機序
（胃潰瘍ガイドラインの適用と評価に関する研究班・編：EBMに基づく胃潰瘍診療ガイドライン第2版, p.36, じほう, 2007より）

スクラルファート，ミソプロストールは単独投与でH_2RAと同等の潰瘍治癒効果が認められている。スクラルファートは副作用などにより酸分泌抑制薬が投与できない症例に対する第一選択薬として単独投与される。また，PG製剤であるミソプロストールなどは，NSAIDsによる内因性PGの低下が原因とされるNSAIDs起因性潰瘍外因性に対し，その予防および治癒促進に対して有効である。

　しかしながら，多くの防御因子増強薬は単独でPPIやH_2RAと同等の潰瘍治癒効果を期待できないため，酸分泌抑制薬との併用投与が行われることがある。H_2RAと防御因子増強薬の併用療法のうち，エグアレンナトリウム水和物とシメチジン，エカベトナトリウムとシメチジン，テプレノンとラニチジン塩酸塩の併用では潰瘍治癒の上乗せ効果が報告されている。なお，PPIと防御因子増強薬の併用では，潰瘍治癒の上乗せ効果は報告されていないため，PPIと防御因子増強薬の併用は行われない[2]。

④ H. pylori 除菌療法

　H. pylori除菌療法は，酸分泌抑制薬であるPPIまたはP-CABに，一次除菌ではアモキシシリンとクラリスロマイシンを，一次除菌不成功例の二次除菌ではアモキシシリンとメトロニダゾールの抗菌薬2剤を併用する3剤併用療法である。アモキシシリンやクラリスロマイシンなどの抗菌薬は，酸性の環境下では除菌作用が低下する。PPIは，胃内pHを上昇させることで胃内での抗菌薬の安定性および除菌作用を高める目的で併用される。

　なお，H. pylori除菌薬として，1日分に服用する3剤を1枚のシートにまとめた組み合わせ製剤が発売されている（表2）。

表2　H.pylori除菌薬（組み合わせ製剤）一覧

分類	商品名	組み合わせ薬剤（1シート）					
		酸分泌抑制薬		抗菌薬2剤			
		一般名	商品名・含量	一般名	商品名・含量	一般名	商品名・含量
一時除菌	ボノサップパック400	ボノプラザン	タケキャブ錠 20mg×2錠	アモキシシリン	アモリンカプセル 250mg×6CP	クラリスロマイシン	クラリス錠 200mg×2錠
	ボノサップパック800	ボノプラザン	タケキャブ錠 20mg×2錠		アモリンカプセル 250mg×6CP		クラリス錠 200mg×4錠
	ランサップパック400	ランソプラゾール	タケプロンカプセル 30mg×2CP		アモリンカプセル 250mg×6CP		クラリス錠 200mg×2錠
	ランサップパック800	ランソプラゾール	タケプロンカプセル 30mg×2CP		アモリンカプセル 250mg×6CP		クラリス錠 200mg×4錠
	ラベキュアパック400	ラベプラゾール	パリエット錠 10mg×2錠		サワシリン錠 250mg×6錠		クラリス錠 200mg×2錠
	ラベキュアパック800	ラベプラゾール	パリエット錠 10mg×2錠		サワシリン錠 250mg×6錠		クラリス錠 200mg×4錠
二次除菌	ボノピオンパック	ボノプラザン	タケキャブ錠 20mg×2錠	アモキシシリン	アモリンカプセル 250mg×6CP	メトロニダゾール	フラジール内服錠 250mg×2錠
	ランピオンパック	ランソプラゾール	タケプロンカプセル 30mg×2CP		アモリンカプセル 250mg×6CP		フラジール内服錠 250mg×2錠
	ラベファインパック	ラベプラゾール	パリエット錠 10mg×2錠		サワシリン錠 250mg×6錠		フラジール内服錠 250mg×2錠

1　消化性潰瘍治療薬（プロトンポンプ阻害薬・H_2受容体拮抗薬）

プロトンポンプ阻害薬の比較

1　プロトンポンプ阻害薬の種類

　　PPIには，エソメプラゾールマグネシウム水和物（ネキシウムカプセル・懸濁用顆粒：アストラゼネカ＝第一三共），オメプラゾール（オメプラール錠・注用：アストラゼネカ，オメプラゾン錠：田辺三菱），ラベプラゾールナトリウム（パリエット錠：エーザイ），ランソプラゾール（タケプロンOD錠・カプセル・静注用：武田）の4成分がある。オメプラゾール，ラベプラゾールおよびランソプラゾールはいずれも光学異性体を半量ずつ含むラセミ体であるが，エソメプラゾールは，光学異性体であるオメプラゾールの単一光学異性体（S体）の製剤である。また，これら4成分のPPIと異なり，新しい作用機序によりプロトンポンプを阻害する，P-CABとよばれるボノプラザンフマル酸塩（タケキャブ錠：武田）がある。

　　本項では，これらPPIとP-CABの内服薬を中心に解説する。

2　剤形

　　既存PPIの4成分（エソメプラゾール，オメプラゾール，ラベプラゾール，ランソプラゾール）は，ともに酸に不安定な化合物であるため腸溶性製剤である。一方，ボノプラザンは酸に安定な化合物であるため，腸溶性製剤ではない。

　　ランソプラゾールとエソメプラゾールは2剤形が発売されている。このうち，ランソプラゾールの口腔内崩壊錠（OD錠）とエソメプラゾールの懸濁用顆粒は，高齢者など嚥下困難な症例に対して有用である。

3　薬理学的作用

　　各PPIとボノプラザンのH^+, K^+-ATPaseを50%阻害する濃度（IC_{50}値）を比較した（比較一覧表：p.14）。なお，IC_{50}値は小さい値ほど阻害活性が高い。

　　オメプラゾールとランソプラゾールを比較した*in vitro*の試験でのIC_{50}値は，オメプラゾールが5.8μM，ランソプラゾールが6.3μMであり，ほぼ同等の阻害作用を有している[3]。また，エソメプラゾールとオメプラゾールを比較した試験では，IC_{50}値はそれぞれ3.7μMと5.4μMであり，この2剤もほぼ同等の阻害作用を有している[4]。オメプラゾールとラベプラゾールを比較した試験のIC_{50}値はそれぞれ2.8μM，0.26μMであり，ラベプラゾールはオメプラゾールより約10倍阻害作用が強い[5]。ランソプラゾールとボノプラザンを比較した試験では，pH6.5におけるIC_{50}値はそれぞれ6.82μM，0.02μMであり，pH7.5ではそれぞれ65.8μM，0.03μMであった。このことからボノプラザンはランソプラゾールよりも阻害活性が高く，さらにpHの影響を受けにくいことが示された[6]。それぞれ異なる試験により得られたIC_{50}値であるため，すべての薬剤間で直接的な比較はできないものの，既存のPPIの4成分ではラベプラゾールは他のPPIと比較してH^+, K^+-ATPase阻害作用が強く，さらに，ボノプラザンは既存のPPIの4成分よりもH^+, K^+-ATPase阻害

作用が強いと考えられる。

比較一覧表にヒトでの酸分泌抑制効果（胃内pH上昇作用）をpH4以上のholding time（24時間中に胃内pHが4以上を示す時間の割合）を指標として示した。それぞれ異なる試験で得られた値であるため薬剤間の正確な比較はできないが、すべての薬剤で50％以上であり[6)〜10)]、その値はオメプラゾール＜エソメプラゾール＜ランソプラゾール＜ラベプラゾール＜ボノプラザンの順に高い。

このように、P-CABであるボノプラザンは、既存のPPIよりも酸分泌抑制作用が強力であるが、これは、H^+, K^+-ATPase阻害様式の違いによるものであると考えられている。既存のPPIは、壁細胞において酸により活性体へ変換され、活性体が分泌細管膜上にあるH^+, K^+-ATPaseのS-H基に不可逆的にS-S結合し、特異的に阻害することで酸分泌を抑制する。一方、ボノプラザンは、酸に安定で、既存のPPIよりも塩基性が高く、壁細胞の分泌細管に高濃度に集積して長時間残存することから、既存のPPIよりもさらに強力かつ持続的な酸分泌抑制作用を示すと考えられている[11)]。

4　効能・効果，用法・用量

すべての薬剤は、胃潰瘍、吻合部潰瘍、十二指腸潰瘍、Zollinger-Ellison症候群、逆流性食道炎、H. pylori除菌の補助の効能・効果を有している。また、ボノプラザン以外の既存のPPIは、非びらん性胃食道逆流症の効能・効果を有している。薬剤性の消化性潰瘍の再発抑制に関して、エソメプラゾール、ランソプラゾールおよびボノプラザンは、NSAIDs投与時および低用量アスピリン投与時における胃潰瘍または十二指腸潰瘍の再発抑制に、ラベプラゾールは低用量アスピリン投与時における胃潰瘍または十二指腸潰瘍の再発抑制にのみ投与が可能である。また、エソメプラゾールのみ、胃潰瘍、十二指腸潰瘍、逆流性食道炎などの一部適応症において1歳以上の幼児および小児への投与が認められている。

既存のPPIとP-CABは、効能・効果により投与期間が制限されている。消化性潰瘍に投与する場合は、胃潰瘍には8週間まで、十二指腸潰瘍には6週間まで、非びらん性胃食道逆流症には4週間まで投与が可能である。逆流性食道炎では、既存のPPIは8週間まで投与可能である。また、ボノプラザンは投与期間が4週間までと既存のPPIに比べて短期間だが、効果不十分の場合には8週間まで投与できる。一方、すべての薬剤において維持療法の場合には投与期間の制限はない。逆流性食道炎の治療において、ラベプラゾールは重度の粘膜障害を有する場合には1回20mg、1日2回までの高用量の投与が可能である。

5　薬物動態

既存のPPIのうち、エソメプラゾール、オメプラゾールおよびランソプラゾールは主にCYP2C19およびCYP3A4で代謝される。また、ラベプラゾールの主代謝経路は非酵素的還元反応であるとされているが、CYP2C19およびCYP3A4の関与も認められている。エソメプラゾール、オメプラゾールおよびランソプラゾールの主な代謝酵素であるCYP2C19には遺伝子多型が存在し、これにより、薬物動態や酸分泌抑制効果、H. pylori除菌効果に個人差が生じるといわれている。遺伝子変異がなく代謝が正常なhomozygous extensive metabolizer（homo EM）、やや代謝が遅れるheterozygous extensive metabolizer (hetero EM),CYP2C19が欠損し代謝が遅延するpoor metabolizer(PM)の3つのタイプが存在する。PMでは,最終的にはCYP3A4で代謝される。いずれの薬物もPMはEMと比較してクリアランスが低下するため,薬物血中濃度が半減する時間($t_{1/2}$),最高血中濃度(C_{max})および薬物血中濃度-時間曲線下面積(AUC)が大きくなるなどの個人差が生じるので注意が必要となる。

また,エソメプラゾール(S-オメプラゾール)は,ラセミ体であるオメプラゾール(R, S-オメプラゾール)の単一光学異性体であるが,エソメプラゾールの代謝におけるCYP2C19の寄与率は73%,一方,R-オメプラゾールでは98%と報告されており[12],エソメプラゾールのほうが代謝におけるCYP2C19の寄与率が低い。

一方,ボノプラザンは主にCYP3A4で代謝され,一部CYP2B6,CYP2C19,CYP2D6,および硫酸転移酵素SULT2A1でも代謝される。このため,ボノプラザンの代謝におけるCYP2C19の寄与率は低く,遺伝子多型の影響は少ないため,既存のPPIに比較して個人差が少ないと考えられている。

エソメプラゾール,オメプラゾールおよびラベプラゾールのバイオアベイラビリティは約50%であるが,ランソプラゾールは代謝型が通常の群(extensive metabolizer:EM)で66.2%と報告されている。未変化体尿中排泄率は,静脈内投与時の値が得られているオメプラゾールでは1%未満,ランソプラゾールでは検出されていない。また,経口投与時のデータを比較一覧表に示しているエソメプラゾールおよびラベプラゾールでもほとんど検出されていない。したがって,既存のPPIはいずれも肝臓で代謝されて消失する薬剤であり,腎機能障害のある患者でも投与量調節の必要がない。

ボノプラザンの未変化体尿中排泄率は,経口投与後168時間後に8.1%と低い。しかし主に肝臓で代謝される薬剤ではあるものの,腎機能障害のある患者では腎機能正常者と比較してボノプラザンの未変化体のAUCおよびC_{max}の増加,腎クリアランスおよび尿中排泄率の低下が認められている。そのため,腎機能障害のある患者への投与には注意が必要である。

既存のPPIの最高血中濃度到達時間(T_{max})は2.2~3.8時間であるが,ボノプラザンは1.5時間であり,既存のPPIよりもやや短い。$t_{1/2}$は既存のPPIが0.9~1.6時間であるのに対し,ボノプラザンは6.9時間と長く,持続的に酸分泌が抑制されることの一因であると考えられる。

6 臨床成績

消化性潰瘍の内視鏡判定治癒率をみると,オメプラゾール,ラベプラゾール,ランソプラゾールおよびボノプラザンはともに約90%以上の高い内視鏡判定治癒率が得られているが,これらの薬剤間の臨床成績に特徴的な差異は認められない。また,*H. pylori*除菌率は,胃潰瘍ではオメプラゾール,ラベプラゾール,ランソプラゾールともにほぼ同じ値を示している。十二指腸潰瘍ではオメプラゾール75.7%<ラベプラゾール83.3%<ランソプラゾール91.1%であるが,3剤間で除菌率に差はないと考えられる。なお,エソメプラゾールは胃潰瘍および十二指腸潰瘍治療や*H. pylori*除菌療法についての臨床試験を実施していないため,他の薬剤と比較することができない。また,ボノプラザンとランソプラゾールを対象に実施された*H. pylori*除菌二重盲検比較試験において,除菌率はボノプラザンが92.6%,ランソプラゾールが75.9%であった。このことから,ボノプラザンの*H.*

*pylori*除菌効果はランソプラゾールに対して非劣性が認められた。

　逆流性食道炎の初期治療の臨床成績において，投与8週後の内視鏡判定治癒率は，エソメプラゾールが87.3％，オメプラゾールが87.4％と同程度であることが示されている。また，逆流性食道炎の維持療法においては，エソメプラゾール10mg投与群とオメプラゾール10mg投与群の投与24週後の非再発率を比較した場合に，エソメプラゾールのほうが若干高い結果が得られている。既存のPPIとボノプラザンの逆流性食道炎の維持療法における非再発率および内視鏡判定治癒率は，異なる試験により得られた臨床成績であるため直接の比較はできないが，いずれも高い非再発率および治癒率が得られている[4), 13)～16)]。なお，ボノプラザンとランソプラゾールの比較試験において，ボノプラザンはランソプラゾールに対して非劣性が認められている[6)]。

7　安全性情報

①副作用

　既存のPPIの4成分に共通して，重大な副作用として報告されているのは，肝機能障害，血液障害や皮膚粘膜眼症候群（Stevens-Johnson症候群）などであり，頻度は高くないが十分な注意と観察が必要である。患者に対しては重大な副作用に対する初期症状についてよく説明し，症状が発現した場合には医療機関を受診するよう指導をする。

　ボノプラザンは，既存のPPIでみられる肝機能障害，血液障害や皮膚粘膜眼症候群（Stevens-Johnson症候群）などの重大な副作用は報告されていない。しかし，臨床試験ではランソプラゾールよりも血清ガストリン値が高い傾向が示されており，血清ガストリン値の上昇の長期的な安全性に注意が必要である。

②相互作用

　既存のPPIとボノプラザンの相互作用は，酸分泌が抑制され胃内pHが中性化することに起因する相互作用，代謝酵素であるCYP2C19およびCYP3A4に起因する相互作用などが考えられる。

　すべての薬剤でアタザナビル硫酸塩，リルピビリン塩酸塩との併用は禁忌とされている。これはpH上昇により胃内でのアタザナビルの溶解性（リルピビリンにおいては吸収）が低下し，血中濃度が低下するためである。

　また，代謝におけるCYP2C19の寄与率が高いエソメプラゾール，オメプラゾールおよびランソプラゾールは，CYP2C19で代謝される薬物との併用により，併用薬の代謝，排泄を遅延させるおそれがあるため注意が必要である。また，オメプラゾールはクロピドグレルとの併用により，クロピドグレルの活性代謝物の血中濃度が低下し作用が減弱することが報告されている。これは，クロピドグレルがCYP2C19で代謝されることにより活性体となるが，オメプラゾールがそのCYP2C19を阻害するためであると考えられている。エソメプラゾールではクロピドグレルとの相互作用が報告されていないが，エソメプラゾールのCYP2C19への寄与率はオメプラゾールよりも小さいと考えられるものの，同様に注意が必要である。

　CYP3A4で代謝されるボノプラザンは，クラリスロマイシンなどのCYP3A4阻害薬との併用により，ボノプラザンの血中濃度が上昇する可能性があるため注意が必要である。

H₂受容体拮抗薬の比較

1　H₂受容体拮抗薬の種類

　H_2RAは成分・剤形の選択肢が多い。ラフチジン（プロテカジン錠・OD錠：大鵬薬品），ニザチジン（アシノン錠：ゼリア），ロキサチジン酢酸エステル塩酸塩（アルタットカプセル・細粒・静注用：あすか製薬＝武田），ファモチジン（ガスター錠・D錠・散・注射液：アステラス），ラニチジン塩酸塩（ザンタック錠・注射液：GSK），シメチジン（タガメット錠・細粒・注射液：大日本住友）の6成分が市販されている。

　本項では，内服薬を中心に解説する。

2　剤形

　ラフチジン，ニザチジン，ファモチジン，ラニチジンおよびシメチジンは錠剤であるが，ロキサチジンは徐放性のカプセル剤である。またファモチジンおよびラフチジンにはOD錠が，シメチジン，ファモチジンおよびロキサチジンには散剤（細粒）が市販されており，患者のニーズに合わせた剤形選択が可能である。また，シメチジン，ラニチジン，ファモチジンおよびロキサチジンには注射剤が市販されている。

3　薬理学的作用

　H_2RAは，壁細胞にあるH_2受容体に拮抗することで酸分泌を抑制する。その酸分泌抑制作用は，一般的に日中に比べて夜間でより強力であると報告されている[8),17)]。

　各薬剤の消化性潰瘍の常用量を服用したときの酸分泌抑制率（basal：無投与時に対する水素イオン濃度の抑制率）を比較一覧表に示した。それぞれ異なる試験によるデータを記載しているため直接的な比較はできないが，24時間酸分泌抑制率ではニザチジン約43％＜シメチジン55％≒ファモチジン56.8％＜ラニチジン62～63％＜ラフチジン61.5～70.5％の順に高い。

　また，夜間酸分泌抑制率では，すべての薬剤が約70～90％の範囲にあり，ロキサチジンが95.5％と最も高い抑制率が報告されている。また，ラフチジン以外の5成分は24時間酸分泌抑制率よりも夜間酸分泌抑制率のほうが高いが，ラフチジンは20mg，分2投与において夜間酸分泌抑制率が69.2％，日中酸分泌抑制率が73.8％，24時間酸分泌抑制率が70.5％と日中も夜間とほぼ同等の酸分泌抑制作用を示す[18)]ことが特徴であるといえる。

　各薬剤のpH3または4以上のholding timeは，酸分泌抑制率のデータと同様，薬剤ごとに異なる試験によるデータであるため薬剤間で比較することは困難であるが，すべての薬剤が常用量を投与することでholding timeがbasal（無投与時）に比較して有意に延長している。

　また，比較一覧表には示していないが，酸分泌抑制作用以外の作用を有するH_2RAもある。ラフチジンは胃粘膜の恒常性維持機構に関与するカプサイシン感受性知覚神経を介して胃粘膜血流増加作用や被蓋上皮細胞の再構築などの防御因子増強作用が認められてい

る[19),20)]。また，ニザチジンには胃排出能促進作用が報告されている[21),22)]。

4 効能・効果，用法・用量

　H₂RAには多くの効能・効果があり，適応症により用法・用量が異なる。共通している適応症は，胃・十二指腸潰瘍（消化性潰瘍），逆流性食道炎，急性胃炎・慢性胃炎の急性増悪期の胃粘膜病変（びらん，出血，発赤，浮腫）の改善である。

　いずれの薬剤においても，急性胃炎・慢性胃炎に対する用量は，消化性潰瘍に対する用量の半量となっている。そのほかにも，薬剤によって吻合部潰瘍，Zollinger-Ellison症候群，上部消化管出血の適応症が認められているので，適応症により使い分けをする必要がある。また，ラフチジン，ロキサチジン，ラニチジンは手術時の麻酔前投薬としても使用することができる。なお，ロキサチジンのみが小児への適応を有している。

　消化性潰瘍における用法は，ラフチジン，ニザチジン，ロキサチジン，ファモチジンおよびラニチジンにおいては分2（1日2回朝食後と夕食後または就寝前）または分1（1日1回就寝前）の2つの用法が，シメチジンにおいては分2（1日2回朝食後と就寝前）または分4（毎食後と就寝前）または分1（就寝前）の3つの用法が認められている。酸分泌抑制作用において，用法の違いによる薬理学的作用に大きな差は認められていない。このため，日中の酸分泌抑制作用の重要性や患者の服薬コンプライアンスを考慮して用法を決定するとよい。

5 薬物動態

　ラフチジン以外のH₂RAは，蛋白結合率が低く，未変化体尿中排泄率が高い。ラフチジンを除く5成分の未変化体尿中排泄率は約60〜90％であり，腎排泄型薬剤であるため，腎機能障害のある患者や高齢者では投与量に注意が必要である。腎機能障害患者への投与に際しては，尿中排泄が減少し血中未変化体濃度が上昇するため，投与量または投与間隔の調節が必要である。ファモチジン，ラニチジン，シメチジンについては比較一覧表に腎機能障害患者における投与量の調節目安を記載した。

　一方，ラフチジンは経口投与時の未変化体尿中排泄率が10.9％と低い。腎機能低下時の投与については，高齢者で腎機能正常者と腎機能低下患者で薬物動態パラメータ（T_{max}, C_{max}, $t_{1/2}$, AUC）に差は認められていないため，腎機能低下による投与量の調節は考慮しなくてもよいと考えられる。しかしながら，透析患者においては，非透析時の血中未変化体濃度が健康成人と比較してC_{max}が約2倍に上昇，$t_{1/2}$が約2倍に延長，AUCが約3倍に増加するとの報告もあるため，慎重に投与する必要がある。

　ラフチジンはCYP3A4およびCYP2D6で代謝されるが，それ以外のH₂RAは主に未変化体で尿中排泄されるため，その代謝にCYPの関与は低いとされている。しかしながら，シメチジンはCYP3A4，CYP2D6の阻害作用が，ラニチジンはCYP1A2，CYP2D6，CYP3A4/5の弱い抑制作用が報告されている。ラニチジンの代謝酵素阻害作用は，臨床上相互作用として問題にはならないが，シメチジンの代謝酵素阻害作用により，代謝や排泄が遅延するおそれがある。

6 臨床成績

　消化性潰瘍患者を対象とした臨床試験において，胃潰瘍8週間，十二指腸潰瘍6週間投与後の内視鏡的治癒率を各薬剤で対照薬と比較した。シメチジンおよびラニチジンは胃潰瘍および十二指腸潰瘍において，ゲファルナートと比較して内視鏡的治癒率が有意に高い[23),24)]。また，ファモチジン，ロキサチジン，ニザチジンは胃潰瘍，十二指腸潰瘍ともにシメチジンと同等の内視鏡的治癒率が得られている[25)〜27)]。ラフチジンは同様にファモチジンと同等の内視鏡的治癒率が得られている[28)]。これらのデータより，H_2RA間における臨床試験の結果に特徴的な差異は認められないと考えられる。

7 安全性情報

①副作用

　H_2RAの副作用発生頻度は，すべての薬剤において高率ではなく，また報告されている副作用症状にも大きな差はない。しかしながら，再生不良性貧血，汎血球減少症，無顆粒球症，血小板減少などの血液障害や，皮膚粘膜眼症候群（Stevens–Johnson症候群）などの重篤な副作用が発現する可能性があるため注意が必要である。

②相互作用

　薬物相互作用において併用禁忌薬が設定されているH_2RAはない。相互作用には，PPIと同様，酸分泌が抑制され胃内pHが中性化することに起因する相互作用および代謝酵素に起因する相互作用などがある。H_2RAの胃酸分泌抑制作用による胃内pH上昇のため，胃内pHが吸収に影響する薬物は，併用によりバイオアベイラビリティが変化する可能性があるため，注意が必要である。また，シメチジンはCYP3A4，CYP2D6の，ラニチジンはCYP3A4の薬物代謝酵素阻害作用を有するため，これら代謝酵素で代謝される薬剤との併用には注意が必要である。

薬剤選択時はココに注目

　消化性潰瘍の*H. pylori*の除菌によらない初期治療では，PPIまたはボノプラザンが第一選択薬となる。副作用によりこれらの薬剤が使用できない症例には，H_2RAを選択する。また，PPIおよびボノプラザンには，投与期間に制限があるため，維持療法ではH_2RAが投与される。PPIおよびボノプラザンは主に肝代謝により，またH_2RAは主に腎排泄により消失するため，肝機能障害や腎機能障害を有する場合には影響の少ない薬剤の選択を考慮する。なお，PPIの代謝にはCYP2C19が関与しているが，遺伝子多型により酸分泌抑制効果や薬物動態に個人差が生じるため，各薬剤の代謝におけるCYP2C19の関与を考慮して薬剤を選択する。また，ボノプラザンは主にCYP3A4で代謝され，CYP2C19による代謝の影響は少ないため個人差は生じにくい。

比較一覧表 1-1 プロトンポンプ阻害薬

	分類	PPI	
	一般名 〔光学異性体として〕	エソメプラゾールマグネシウム水和物 〔(S)-オメプラゾール〕	オメプラゾール 〔オメプラゾール(ラセミ体)〕
	商品名 規格 (製薬会社)	ネキシウムカプセル・懸濁用顆粒 カ 10mg, 20mg, 顆〔懸濁用〕10mg, 20mg (アストラゼネカ=第一三共)	オメプラール錠／オメプラゾン錠 錠 10mg, 20mg (アストラゼネカ／田辺三菱)
	特徴	・ラセミ体であるオメプラゾールの単一光学異性体(S体) ・代謝におけるCYP2C19の寄与率がオメプラゾールよりも低いため、遺伝子多型による個体間変動は少ない ・小児の適応症を有する ・高齢者などの嚥下困難のある患者や小児患者に使用しやすい懸濁用顆粒の剤形を有する	・代謝におけるCYP2C19の寄与率が高く、遺伝子多型により薬物動態や臨床効果に個人差が生じやすい
効能・効果／用法・用量(成人)*1	胃潰瘍, 十二指腸潰瘍, 吻合部潰瘍, Zollinger-Ellison症候群	1回20mg, 1日1回(胃潰瘍・吻合部潰瘍：8週間まで／十二指腸潰瘍：6週間まで)*1	1回20mg, 1日1回(胃潰瘍・吻合部潰瘍：8週間まで／十二指腸潰瘍：6週間まで)
	逆流性食道炎	1回20mg, 1日1回(8週間まで) 維持療法：1回10〜20mg, 1日1回*1	1回20mg, 1日1回(8週間まで) 維持療法：1回10〜20mg, 1日1回
	非びらん性胃食道逆流症	カ 顆〔懸濁用〕10mg：1回10mg, 1日1回(4週間まで)*1	錠 10mg：1回10mg, 1日1回(4週間まで)
	右記薬剤投与時における胃潰瘍または十二指腸潰瘍の再発抑制	(非ステロイド性抗炎症薬または低用量アスピリン投与時)1回20mg, 1日1回	×
	H. pyloriの除菌補助*2	1回20mg, 1日2回, 7日間(AMPCおよびCAMまたはメトロニダゾールと併用)	1回20mg, 1日2回, 7日間(AMPCおよびCAMまたはメトロニダゾールと併用)
	禁忌	本剤成分過敏症, アタザナビル硫酸塩, リルピビリン塩酸塩投与中	
重大な副作用	ショック	○	○
	アナフィラキシー	○	○
	血液障害	汎血球減少症, 無顆粒球症, 血小板減少, (類薬)溶血性貧血	汎血球減少症, 無顆粒球症, 血小板減少, 溶血性貧血
	皮膚障害	中毒性表皮壊死融解症, 皮膚粘膜眼症候群	
	腎障害	間質性腎炎, (類薬)急性腎障害	間質性腎炎, 急性腎不全
	肝障害	劇症肝炎, 肝機能障害, 黄疸, 肝不全	劇症肝炎, 肝機能障害, 黄疸, 肝不全
	低ナトリウム血症	○	○
	間質性肺炎	○	○
	横紋筋融解症	○	○
	錯乱状態	○	○
	その他	(類薬)視力障害	視力障害
薬理学的作用	H^+, K^+-ATPase活性阻害作用(IC_{50})*3(in vitro) イヌ胃粘膜ミクロソーム[3]	—	5.8 μM
	ブタ胃粘膜[5,6]	—	2.8 μM
	ウサギ胃粘膜[4]	3.7 μM	5.4 μM

*1 小児に対する効能・効果, 用法・用量は添付文書参照
*2 胃潰瘍, 十二指腸潰瘍, 胃MALTリンパ腫, 特発性血小板減少性紫斑病, 早期胃がんに対する内視鏡的治療後胃, H. pylori感染胃炎におけるH. pyloriの除菌補助

薬物動態，臨床成績の比較は 16〜17 ページ

 H_2 受容体拮抗薬の比較は 18〜21 ページ

	PPI		P-CAB
	ラベプラゾールナトリウム	ランソプラゾール	ボノプラザンフマル酸塩
	パリエット錠 錠 5mg, 10mg, 20mg （エーザイ）	タケプロン OD 錠・カプセル OD錠 15mg, 30mg, カ 15mg, 30mg （武田）	タケキャブ錠 錠 10mg, 20mg （武田）
	・既存PPIのなかでH⁺, K⁺-ATPase活性阻害作用（IC₅₀）が最も大きい ・主に非酵素的還元反応により代謝される ・重度の粘膜傷害を有する逆流性食道炎に対して1日40mg（分2）まで投与できる	・腸溶性顆粒を含む硬カプセル剤および腸溶性顆粒を含む口腔内崩壊錠（OD錠）の2剤形が発売 ・OD錠は高齢患者など嚥下困難な症例に有用	・P-CABであり，既存のPPIとはH⁺, K⁺-ATPaseを阻害する作用機序が異なる ・既存のPPIよりもH⁺, K⁺-ATPase活性阻害作用が大きい ・主にCYP3A4で代謝され，CYP2C19の寄与率が低いため，遺伝子多型による影響は少ない
	1回10mg, 1日1回。1回20mg, 1日1回の投与も可（胃潰瘍・吻合部潰瘍：8週間まで／十二指腸潰瘍：6週間まで）	1回30mg, 1日1回（胃潰瘍・吻合部潰瘍：8週間まで／十二指腸潰瘍：6週間まで）	（胃潰瘍、十二指腸潰瘍のみ）1回20mg, 1日1回（胃潰瘍：8週間まで／十二指腸潰瘍：6週間まで）
	1回10mg, 1日1回。1回20mg, 1日1回の投与も可（8週間まで）。PPI治療で効果不十分な場合，1回10mgまたは20mgを1日2回，さらに8週間投与可（ただし，1回20mg, 1日2回投与は重度の粘膜傷害を有する場合に限る） 錠 5mg, 10mg：維持療法：1回10mg, 1日1回 PPI治療で効果不十分な場合，1回10mgを1日2回投与可	1回30mg, 1日1回（8週間まで） 維持療法：1回15mg, 1日1回。効果不十分の場合，1回30mg, 1日1回の投与も可	1回20mg, 1日1回（4週間まで） 効果不十分の場合，8週間まで投与可 維持療法：1回10mg, 1日1回。効果不十分の場合，1回20mgを1日1回
	錠 5mg, 10mg：1回10mg, 1日1回（4週間まで）	OD錠 カ 15mg：1回15mg, 1日1回（4週間まで）	×
	錠 5mg, 10mg：（低用量アスピリン投与時）1回5mg, 1日1回。1回10mgの投与も可	OD錠 カ 15mg：（非ステロイド性抗炎症薬または低用量アスピリン投与時）1回15mg, 1日1回	（非ステロイド性抗炎症薬または低用量アスピリン投与時）1回10mg, 1日1回
	錠 5mg, 10mg：1回10mg, 1日2回, 7日間（AMPCおよびCAMまたはメトロニダゾールと併用）	1回30mg, 1日2回, 7日間（AMPCおよびCAMまたはメトロニダゾールと併用）	1回20mg, 1日2回, 7日間（AMPCおよびCAMまたはメトロニダゾールと併用）
	本剤成分過敏症，アタザナビル硫酸塩，リルピビリン塩酸塩投与中		
	○	○	×
	○	○	×
	汎血球減少，無顆粒球症，血小板減少，溶血性貧血	汎血球減少，無顆粒球症，血小板減少，顆粒球減少，溶血性貧血，貧血	×
	中毒性表皮壊死融解症，皮膚粘膜眼症候群，多形紅斑	中毒性表皮壊死融解症，皮膚粘膜眼症候群	×
	間質性腎炎，急性腎障害	間質性腎炎	×
	劇症肝炎，肝機能障害，黄疸	重篤な肝機能障害	×
	○	×	×
	○	○	×
	○	×	×
	（類薬）	×	×
	（類薬）視力障害	偽膜性大腸炎等の血便を伴う重篤な大腸炎（AMPC, CAMによる *H. pylori* 除菌），（類薬）視力障害	偽膜性大腸炎等の血便を伴う重篤な大腸炎（AMPC, CAMによる *H. pylori* 除菌）
	—	6.3 μM	—
	0.26 μM	—	—
	—	pH6.5：6.82 μM, pH7.5：65.8 μM	pH6.5：0.02 μM, pH7.5：0.03 μM

*3　IC₅₀：H⁺, K⁺-ATPase を50％阻害する薬物の濃度。IC₅₀値が小さいほど阻害活性が高い

比較一覧表 1-1 プロトンポンプ阻害薬

	分類	PPI			
	一般名〔光学異性体として〕	エソメプラゾールマグネシウム水和物〔(S)-オメプラゾール〕		オメプラゾール〔オメプラゾール（ラセミ体）〕	
	商品名 規格（製薬会社）	ネキシウムカプセル・懸濁用顆粒 カ 10mg, 20mg, 顆〔懸濁用〕10mg, 20mg（アストラゼネカ＝第一三共）		オメプラール錠／オメプラゾン錠 錠 10mg, 20mg（アストラゼネカ／田辺三菱）	
薬理学的作用	胃内pH上昇作用[6〜10]（健常人：Holding time pH4以上）胃内pH>4の時間率（%） 対象薬・投与量	エソメプラゾール20mg	オメプラゾール20mg	オメプラゾール20mg	ファモチジン20mg
		62.4	58.9	49.9	30.3
	homo EM[*4]	55.5	43.5	—	—
	hetero EM[*4]	64.2	56.4	—	—
	PM[*4]	67.4	78.4	—	—
薬物動態	対象	健康成人男性		健康成人	
	投与量（単回）	20mg		20mg	
	T_{max}（hr）	2.8		2.3	
	$t_{1/2}$（hr）	1.1		1.6	
	バイオアベイラビリティ（%）	50.0（外国人）		53.6（外国人）	
	クリアランス（mL/min）[*5]	362（外国人）		530（外国人）	
	分布容積（L）[*5]	17.8（外国人）		21.7（外国人）	
	蛋白結合率（in vitro）（%）	97		96.0〜97.8	
	代謝酵素	CYP2C19, CYP3A4		CYP2C19, CYP3A4	
	未変化体尿中排泄率（%）[*5]	経口投与48時間値：<1（外国人）		<1[30]（外国人）	
	主な排泄経路	肝代謝		肝代謝	
	CYP2C19遺伝子型別パラメータ[7,31,32] C_{max}（μmol/L）AUC（μmol·hr/L） 投与量（経口投与）	20mg・5日間[7]		20mg・5日間[7]	
	homo EM[*4]	C_{max}：1.9，AUC：4.1		C_{max}：1.7，AUC：2.3	
	hetero EM[*4]	C_{max}：2.2，AUC：6.1		C_{max}：2.1，AUC：4.4	
	PM[*4]	C_{max}：3.1，AUC：9.4		C_{max}：3.6，AUC：13.2	
臨床成績（成人）逆流性食道炎（比較試験）[29] 初期治療	対象患者	逆流性食道炎患者			
	投与薬剤	エソメプラゾール		オメプラゾール	
	1日投与量・投与期間	20mg・8週間		20mg・8週間	
	投与8週後の内視鏡判定治癒率（%）	87.3（165/189）		87.4（166/190）	
	homo EM[*4]	82.0（50/61）		84.3（59/70）	
	hetero EM[*4]	90.6（87/96）		89.4（84/94）	
	PM[*4]	87.5（28/32）		88.5（23/26）	
維持療法[4,6,13〜16]	対象患者	逆流性食道炎治癒患者		H_2受容体拮抗剤抵抗性の逆流性食道炎患者	
	投与薬剤	エソメプラゾール	オメプラゾール	オメプラゾール	ファモチジン
	1日投与量・投与期間	20mg・24週間	10mg・24週間 / 10mg・24週間	20mg・24週間 / 10mg・24週間	40mg・24週間
	投与24週後の非再発率（%）	92.0	87.5 / 82.7	87.3 / 59.8	23.0
	homo EM[*4]	85.7	85.8 / 70.4	—	—
	hetero EM[*4]	96.6	87.9 / 88.1	—	—
	PM[*4]	92.0	89.3 / 89.7	—	—
右記疾患における内視鏡判定治癒率（%）	胃潰瘍	—（臨床試験未実施）		92.5（359/388）	
	十二指腸潰瘍	—（臨床試験未実施）		95.7（223/233）	
	逆流性食道炎	87.3（165/189）		100（37/37）	
H. pylori 除菌率[*6]	胃潰瘍	—（臨床試験未実施）		86.3（63/73）	
	十二指腸潰瘍	—（臨床試験未実施）		75.7（53/70）	

*4 いずれもCYP2C19遺伝子型に関する記載。homo EM（homozygous extensive metabolizer）：遺伝子変異がなく正常に代謝する群，hetero EM（heterozygous extensive metabolizer）：やや代謝が遅延する群，PM（poor metabolizer）：CYP2C19が欠損し代謝が遅延する群

➡ 特徴，効能・効果／用法・用量，禁忌，重大な副作用，薬理学的作用の比較は14〜15ページ

➡ H_2受容体拮抗薬の比較は18〜21ページ

	PPI			P-CAB
	ラベプラゾールナトリウム		ランソプラゾール	ボノプラザンフマル酸塩
	パリエット錠 錠 5mg, 10mg, 20mg（エーザイ）		タケプロンOD錠・カプセル OD錠 15mg, 30mg, カ 15mg, 30mg（武田）	タケキャブ錠 錠 10mg, 20mg（武田）
	ラベプラゾール10mg	ラベプラゾール20mg	ランソプラゾール30mg	ボノプラザン20mg
	72.6	78.3	67.1	83.4
	—	—	—	—
	健康成人男性		健康成人	健康成人男性
	10mg		カ 30mg	20mg
	3.8		2.2	1.5
	0.9		1.4	6.9
	51.8（外国人）		66.2（EM）	
	388（CL/F）		181（CL/F）	1,625（CL/F）
	—		16.5（Vd/F）	1,056（Vd/F）
	94.8〜97.5		97.7〜99.4	85.2〜88.0
	主に非酵素的還元反応。CYP2C19, CYP3A4の関与あり		CYP2C19, CYP3A4	主にCYP3A4。一部CYP2B6, CYP2C19, CYP2D6
	経口投与　検出なし		検出なし	経口投与168時間値：8.1
	肝代謝		肝代謝	肝代謝
	20mg・単回[31])		30mg・単回[32])	CYP2C19の遺伝子型の影響は小さい
	C_{max}：0.2, AUC_{0-24}：0.3		C_{max}：2.7, AUC_{0-10}：8.2（EM）	
	C_{max}：0.3, AUC_{0-24}：0.7			
	C_{max}：0.7, AUC_{0-24}：1.5		C_{max}：4.5, AUC_{0-10}：24.7	
	—		—	—
	H_2受容体拮抗剤抵抗性の逆流性食道炎患者		H_2受容体拮抗剤抵抗性の逆流性食道炎患者	ボノプラザン投与により治癒が確認された逆流性食道炎患者
	ラベプラゾール		ファモチジン	ランソプラゾール	ファモチジン	ボノプラザン		ランプラゾール
	20mg・24週間	10mg・24週間	40mg・24週間	30mg・24週間	15mg・24週間	40mg・24週間	10mg・24週間	20mg・24週間	30mg・24週間
	78.9	78.6	18.2	86.4	69.6	12.0	94.9	98.0	83.2
	—	—	—	—	—	—	—	—	—
	95.2（401/421）			88.6（535/604）			93.5（216/231）		
	98.1（364/371）			93.9（418/445）			93.5（170/178）		
	90.9（50/55）			92.4（61/66）			99.0（203/205）		
	87.7（57/65）			87.5（84/96）			ボノプラザン：92.6（300/324）		
	83.3（45/54）			91.1（82/90）			ランプラゾール：75.9（243/320）		

＊5　原則として静脈内投与の値
＊6　アモキシシリン750mg（力価）/回，クラリスロマイシン200mg（力価）/回併用時

比較一覧表 1-2 H₂受容体拮抗薬

	一般名	ラフチジン	ニザチジン	ロキサチジン酢酸エステル塩酸塩
	商品名 規格 (製薬会社)	プロテカジン錠・OD錠 錠 OD錠 5mg, 10mg (大鵬薬品)	アシノン錠 錠 75mg, 150mg (ゼリア)	アルタットカプセル・細粒 徐力 37.5mg, 75mg 細 200mg/g (あすか製薬＝武田)
	特徴	・防御因子増強作用を有する ・日中と夜間ではほぼ同等の酸分泌抑制効果を示す ・腎機能低下時の血中濃度への影響は小さい	・胃排出能促進作用を有する	・唯一の徐放性製剤 ・小児の適応症を有する ・夜間酸分泌抑制率が最も高い
効能・効果／用法・用量	胃潰瘍・十二指腸潰瘍	1回10mg, 1日2回（朝食後・夕食後または就寝前）	1回150mg, 1日2回（朝食後・就寝前）または1回300mg, 1日1回（就寝前）	1回75mg, 1日2回（朝食後・就寝前または夕食後）または1回150mg, 1日1回（就寝前）*7
	吻合部潰瘍		×	
	Zollinger-Ellison症候群	×	×	1回75mg, 1日2回（朝食後・就寝前または夕食後）*7
	逆流性食道炎	1回10mg, 1日2回（朝食後・夕食後または就寝前）	1回150mg, 1日2回（朝食後・就寝前）	1回75mg, 1日2回（朝食後・就寝前または夕食後）または1回150mg, 1日1回（就寝前）*7
	上部消化管出血	×	×	×
	急性胃炎, 慢性胃炎の急性増悪期の胃粘膜病変（びらん, 出血, 発赤, 浮腫）の改善	1回10mg, 1日1回（夕食後または就寝前）	錠 75mg：1回75mg, 1日2回（朝食後・就寝前）	1回75mg, 1日1回（就寝前または夕食後）*7
	麻酔前投薬	1回10mgを2回（手術前日就寝前・手術当日麻酔導入2時間前）	×	1回75mgを2回（手術前日就寝前・手術当日麻酔導入2時間前）また1回150mgを1回（手術前日就寝前）*7
	腎機能低下患者への投与量調節目安 Ccr (mL/min)	腎機能障害患者：設定なし 透析患者：低用量から慎重に投与	詳細データなし (腎機能低下に伴い血中濃度半減期の遅延と血漿クリアランスの低下あり)	詳細データなし (腎機能低下に伴い消失の遅延あり. 投与量を減ずるか投与間隔をあける)
禁忌	本剤成分過敏症	○	×	×
重大な副作用	ショック	○	○	○
	アナフィラキシー	アナフィラキシー様症状		(類薬)
	肝機能障害	○	○	○
	黄疸	○	○	○
	血液障害	無顆粒球症, 血小板減少, (類薬) 汎血球減少症, 再生不良性貧血	汎血球減少症, 無顆粒球症, 血小板減少, 再生不良性貧血	
	横紋筋融解症	(類薬)	(類薬)	○
	中毒性表皮壊死(融解)症, 皮膚粘膜眼症候群	(類薬)	(類薬)	○
	意識障害, 痙攣	×	×	×
	腎障害	(類薬) 間質性腎炎	(類薬) 間質性腎炎	(類薬) 間質性腎炎
	循環器障害	(類薬) 房室ブロック等の心ブロック, 不全収縮		
	その他	×	×	×

*7 小児については添付文書参照
*8 通常注射剤で治療を開始し, 内服可能になった後は経口投与に切りかえる

薬理学的作用，薬物動態，臨床成績の比較は20〜21ページ

 プロトンポンプ阻害薬の比較は14〜17ページ

	ファモチジン	ラニチジン塩酸塩	シメチジン
	ガスター錠・D錠・散 錠 OD錠 10mg, 20mg 散 20mg/g, 100mg/g （アステラス）	ザンタック錠 錠 75mg, 150mg （GSK）	タガメット錠・細粒 錠 200mg, 400mg 細 200mg/g （大日本住友）
	・錠剤，OD錠，散剤と剤形の選択肢が多い ・代謝にCYPの関与なし	・一部CYPに対し弱い阻害作用を有する	・CYP阻害作用を有し，多くの薬物との相互作用が報告されている
	1回20mg, 1日2回（朝食後・夕食後または就寝前）または1回40mg, 1日1回（就寝前）	1回150mg, 1日2回（朝食後・就寝前）または1回300mg, 1日1回（就寝前）	1日800mg, 分2（朝食後・就寝前）または分4（毎食後・就寝前）または分1（就寝前） 1日800mg, 分2（朝食後・就寝前）または分4（毎食後・就寝前）
	消化性潰瘍，急性ストレス潰瘍，出血性胃炎による	消化性潰瘍，急性ストレス潰瘍，急性胃粘膜病変による	消化性潰瘍，急性ストレス潰瘍，出血性胃炎による
	1回20mg, 1日2回（朝食後・夕食後または就寝前）または1回40mg, 1日1回（就寝前）[*8]	1回150mg, 1日2回（朝食後・就寝前）または1回300mg, 1日1回（就寝前）[*8]	1日800mg, 分2（朝食後・就寝前）または分4（毎食後・就寝前）[*8]
	1回10mg, 1日2回（朝食後・夕食後または就寝前）または1回20mg, 1日1回（就寝前）	1回75mg, 1日2回（朝食後・就寝前）または1回150mg, 1日1回（就寝前）	1日400mg, 分2（朝食後・就寝前）または分1（就寝前）
	×	1回150mgを2回（手術前日就寝前・手術当日麻酔導入2時間前）	×
	1回20mg, 1日2回投与を基準とする場合 ・Ccr≧60:1回20mg, 1日2回 ・60＞Ccr≧30:1回20mg, 1日1回/1回10mg, 1日2回 ・30≧Ccr:1回20mg, 2〜3日に1回/1回10mg, 1日1回 ・透析患者:1回20mg, 透析後1回/1回10mg, 1日1回	・Ccr＞70：1回150mg, 1日2回 ・70≧Ccr≧30：1回75mg, 1日2回 ・30＞Ccr：1回75mg, 1日1回	・Ccr0〜4:1回200mg, 1日1回（24時間間隔） ・Ccr5〜29:1回200mg, 1日2回（12時間間隔） ・Ccr30〜49:1回200mg, 1日3回（8時間間隔） ・Ccr≧50:1回200mg, 1日4回（6時間間隔）
	◯	◯	◯
	◯	◯	◯
	◯	◯	アナフィラキシー様症状
	◯	◯	肝障害
	◯	◯	×
	汎血球減少，無顆粒球症，血小板減少，再生不良性貧血，溶血性貧血	汎血球減少，無顆粒球症，血小板減少，再生不良性貧血	
	◯	◯	×
	◯	◯	◯
	◯	意識障害，痙攣，ミオクローヌス	◯
	間質性腎炎，急性腎不全	間質性腎炎	間質性腎炎，急性腎不全
	QT延長，（類薬）不全収縮	（類薬）房室ブロック等の心ブロック	房室ブロック等の心ブロック
	間質性肺炎	×	×

比較一覧表 1-2 H₂受容体拮抗薬

一般名			ラフチジン		ニザチジン		ロキサチジン酢酸エステル塩酸塩	
商品名 規格 （製薬会社）			プロテカジン錠・OD錠 錠 OD錠 5mg, 10mg （大鵬薬品）		アシノン錠 錠 75mg, 150mg （ゼリア）		アルタットカプセル・細粒 徐力 37.5mg, 75mg 細 200mg/g （あすか製薬＝武田）	
薬理学的作用	酸分泌抑制作用*9 17), 18), 33)〜37)	対象	健常成人男子[18]		健常成人男女[33]		健常人および十二指腸潰瘍患者[34]	
		1日投与量	20mg，分2または分1		300mg，分2または分1		75mg，分1	
		24時間（%）	分2：70.5，分1：61.5		分2：42.8，分1：43.7		—	
		日中（%）	分2：73.8，分1：43.3		分2：Basalと同等，分1：32〜69			
		夜間（%）	分2：69.2，分1：68.3		分2：34〜88，分1：66〜99.8		95.5	
	胃内pH上昇作用 8), 18), 38)〜40)	対象	健常成人男子[18]	消化性潰瘍既往者[18]	健常成人男女[33]		胃・十二指腸潰瘍患者[38]	
		1日投与量・投与期間	20mg，分2・1日		300mg，分1または分2・4日		150mg，分2または分1・1日	
		Holding time*10	pH3以上		pH4以上		pH3以上	
		(Basal)（%）	64.2 (15.2)	66 (34)	分2：27.7，分1：40.5 (10.9)		分2：45.3，分1：45.6 (22.2)	
薬物動態		対象	健康成人		健康成人		健康成人	
		投与量（空腹時単回）	錠 10mg		150mg		75mg	
		T_{max} (hr)	0.8		1.1		3.0	
		$t_{1/2}$ (hr)	3.3		1.7		4.1	
		バイオアベイラビリティ（%）	—		98（外国人）			
		クリアランス(mL/min)*5	—		868 (CL/F)		492	
		分布容積 (L)*5	—		92.2 (Vd/F)		143	
		蛋白結合率(in vitro)(%)	87.7〜88.6		23.9〜45.4		6〜11	
		代謝酵素	CYP3A4, CYP2D6		—		エステラーゼによる脱アセチル化（代謝物M-1であるロキサチジンは未変化体と同程度の薬理活性あり）	
		未変化体尿中排泄率(%)*5	経口24時間値：10.9		経口24時間値：63.6		67.5（ロキサチジン）	
		主な排泄経路	肝代謝		腎排泄		腎排泄	
臨床成績	胃・十二指腸潰瘍 23)〜28)	対象	活動期の胃潰瘍患者[28]	活動期の十二指腸潰瘍患者[28]	活動期の胃潰瘍患者[25]	活動期の十二指腸潰瘍患者[25]	活動期の胃潰瘍患者[26]	活動期の十二指腸潰瘍患者[26]
		対照薬	ファモチジン		シメチジン		シメチジン	
		1日投与量（対照薬）・用法	20mg，分2：朝・夕食後（就寝前）〔20mg，分2：朝・夕食後（就寝前）〕		300mg，分2：朝食後・就寝前（800mg，分2：朝食後・就寝前）		150mg，分2：朝食後・就寝前（800mg，分4：毎食後・就寝前）	
		投与期間	8週間	6週間	8週間	6週間	8週間	6週間
		内視鏡的治癒率（対照薬）（%）	84.5 (84.3)	94.6 (92.0)	74.2 (80.8)	83.6 (86.0)	81.9 (80.3)	78.0 (81.9)

*5 原則として静脈内投与の値
*9 Basal（無投与時）に対する水素イオン濃度の抑制率

➡ 特徴，効能・効果／用法・用量，腎機能低下患者への投与量調節目安，禁忌，重大な副作用の比較は18〜19ページ

➡ プロトンポンプ阻害薬の比較は14〜17ページ

	ファモチジン	ラニチジン塩酸塩	シメチジン
	ガスター錠・D錠・散 錠 OD錠 10mg, 20mg 散 20mg/g, 100mg/g （アステラス）	ザンタック錠 錠 75mg, 150mg （GSK）	タガメット錠・細粒 錠 200mg, 400mg 細 200mg/g （大日本住友）
	十二指腸潰瘍患者[35]	十二指腸潰瘍患者[36]	十二指腸潰瘍患者[17], [37]
	40mg, 分2	300mg, 分2または分1	800mg, 分4または分1
	56.8	分2：63, 分1：62	分4：55
	47.0	—	—
	81.2	分2：72.5, 分1：84.3	分4：87, 分1：83
	健常成人男女[8]	健常成人男子[39]	消化性潰瘍患者[40]
	40mg, 分2・3日	150mg, 分2または分1・7日	800mg, 分2・1日
	pH4以上	pH3以上	pH3以上
	30.3 (16.3)	分2：48.8, 分1：45.6 (21.8)	51.2 (29.9)
	健康成人	健康成人	健康成人
	錠 20mg	150mg	200mg
	2.8	2.4	1.9
	3.1	2.5	約2
	37	約60（外国人）	70（外国人）[41]
	412	568（外国人）	655（外国人）
	68.4	81.2〜131（外国人）	97.3（外国人）
	19.3（in vivo）	26.7〜29.0	18.0〜26.3
	CYP関与なし	CYP1A2, CYP2D6, CYP3A4/5を阻害	CYP3A4, CYP2D6を阻害
	57.8〜96.4	約85	69.8
	腎排泄	腎排泄	腎排泄
	活動期の胃潰瘍患者[27]	活動期の十二指腸潰瘍患者[27]	活動期の胃潰瘍患者[23]	活動期の十二指腸潰瘍患者[23]	活動期の胃潰瘍患者[24]	活動期の十二指腸潰瘍[24]
	シメチジン		ゲファルナート		ゲファルナート	
	40mg, 分2：朝食後・就寝前 (800mg, 分4：毎食後・就寝前)		300mg, 分2：朝・夕食後 (300mg, 分3：毎食後)		800mg, 分4：毎食後・就寝前 (300mg, 分3：毎食後)	
	8週間	6週間	8週間	6週間	8週間	6週間
	83.3（75.8）	84.8（69.5）	79（45）	79（49）	89.8（60.0）	82.2（53.8）

＊10　24時間のなかでpH3または4以上を示す時間の割合

文献

1) 日本消化器病学会・編：消化性潰瘍診療ガイドライン2015（改訂第2版）追補版1，追補版2（http://www.jsge.or.jp/guideline/guideline/kaiyou.html）
2) 日本消化器病学会・編：消化性潰瘍診療ガイドライン2015（改訂第2版），南江堂，2015
3) Sato H, et al：Antisecretory and antiulcer activities of a novel proton pump inhibitor AG-1749 in dogs and rats. J Pharmacol Exp Ther, 248（2）：806-815, 1989
4) アストラゼネカ：ネキシウムカプセル承認申請資料（http://www.pmda.go.jp/drugs/2011/P201100115/index.html）
5) 藤崎秀明，他：E3810のH^+，K^+-ATPase阻害作用に関する研究．日本薬理学雑誌, 102（6）：389-397, 1993
6) 武田薬品：タケキャブ錠承認申請資料（http://www.pmda.go.jp/drugs/2014/P201400173/index.html）
7) 長嶋浩貴，他：日本人健康成人男性を対象としたエソメプラゾールとオメプラゾールの薬力学および薬物動態の検討．臨床医薬, 27（10）：735-746, 2011
8) 大原秀一，他：24時間胃内pHモニターによるファモチジン及びオメプラゾールの胃内pHに対する影響．日本消化器病学会誌, 85（7）：1353-1359, 1988
9) Hongo M, et al：Effect of rabeprazole（E3810），a novel proton pump inhibitor, on intragastric pH in healthy volunteers. Tohoku J Exp Med, 186（1）：43-50, 1998
10) 木平健，他：プロトンポンプ阻害剤AG-1749（lansoprazole）の胃内pHに対する影響の検討―24時間胃内pHモニタリング試験―．日本消化器病学会誌, 88（3）：672-680, 1991
11) 松川純，他：新規カリウムイオン競合型アシッドブロッカーボノプラザンフマル酸塩（タケキャブ錠10mgおよび20mg）の薬理学的特性および臨床効果．日本薬理学雑誌, 146（5）：275-282, 2015
12) Abelö A, et al：Stereoselective metabolism of omeprazole by human cytochrome P450 enzymes. Drug Metab Dispos, 28（8）：966-972, 2000
13) 関口利和，他：H_2受容体拮抗剤抵抗性の逆流性食道炎に対するOmeprazoleの臨床評価（第2報）―再発予防効果と安全性の検討―．臨床医薬, 16（9）：1387-1404, 2000
14) エーザイ：パリエット錠10mgに関する資料概要（http://www.pmda.go.jp/drugs/2003/P200300018/index.html）
15) 遠藤光夫，他：H_2受容体拮抗剤抵抗性の逆流性食道炎に対するAG-1749の臨床的有用性―第二報維持効果の検討―．臨床成人病, 29（7）：959-977, 1999.
16) 木下芳一，他：逆流性食道炎治癒患者を対象としたエソメプラゾールの寛解維持効果と安全性の検討―オメプラゾールを対照とした無作為化二重盲検第Ⅲ相比較試験―．日本消化器病学会誌, 110（8）：1428-1438, 2013
17) 本郷道夫，他：24時間胃内pHの解析．日本消化器病学会雑誌, 85（3）：659-666, 1988
18) 谷礼夫，他：FRG-8813（Lafutidine）の24時間胃内pHモニターによる胃酸分泌動態の検討；FTG-8813 10mg, 20mg UIDと10mg BIDの比較．臨床医薬, 11（8）：1667-1678, 1995
19) 柴田昌裕，他：新規抗潰瘍薬ラフチジンの抗潰瘍作用．実験潰瘍, 24（1）：33-37, 1997
20) 小野寺禎良，他：胃粘膜障害後の粘膜再構築に対する新規抗潰瘍薬ラフチジンの作用．実験潰瘍, 25（2）：217-220, 1998
21) 原澤茂，他：Nizatidineの胃排出能および血中ガストリン値に及ぼす影響．薬理と治療, 21（3）：965-972, 1993
22) 原澤茂，他：慢性胃炎に対する胃排出促進の試み；Nizatidineの効果．Progress in Medicine, 19（3）：523-528, 1999
23) 竹本忠良，他：二重盲検法によるRanitidineの臨床的有用性の検討（第1報），（第2報）．臨床成人病, 13（1）：123-142, 13（2）：333-351, 1983
24) 三好秋馬，他：二重盲検法によるCimetidineの臨床評価 第1報，第2報．内科宝函, 27（3）：65-77, 79-90, 1980
25) 三好秋馬，他：胃潰瘍に対するZL-101（Nizatidine）の臨床的有用性の検討，十二指腸潰瘍に対するZL-101（Nizatidine）の臨床的有用性の検討．薬理と治療, 17（suppl.2）：369-392, 393-415, 1989
26) 三好秋馬，他：TZU-0460の胃潰瘍に対する有用性の検討，TZU-0460の十二指腸潰瘍に対する有用性の検討．診療と新薬, 22（12）：2897-2918, 2919-2939, 1985
27) 三好秋馬，他：胃潰瘍を対象としたFamotidineの臨床評価，胃潰瘍を対象としたFamotidineの臨床評価．内科宝函, 31（3）：91-108, 109-127, 1984
28) 松尾裕，他：胃潰瘍に対するFRG-8813（Lafutidine）の臨床的有用性の検討，十二指腸潰瘍に対するFRG-8813（Lafutidine）の臨床的有用性の検討．臨床医薬, 14（11）：2085-2102, 2103-2119, 1998
29) 木下芳一，他：逆流性食道炎初期治療に対するエソメプラゾールの有効性の検討―オメプラゾールを対照とした無作為化二重盲検比較試験―．日本消化器病学会誌, 110（2）：234-242, 2013
30) Laurence B, et al：Goodman & Gilman's The Pharmacological Basis of Therapeutics 12th edition，廣川書店, 2013
31) Horai Y, et al：Pharmacodynamic effects and kinetic disposition of rabeprazole in relation to CYP2C19 genotypes. Aliment Pharmacol Ther, 15（6）：793-803, 2001
32) Katsuki H, et al：Genetic polymorphism of CYP2C19 and lansoprazole pharmacokinetics in Japanese subjects. Eur J Clin Pharmacol, 52（5）：391-396, 1997
33) 本郷道夫，他：24時間胃内pHモニターによるZL-101（Nizatidine）の胃酸分泌動態の検討―ZL-101（Nizatidine）150mgBIDと300mgUIDの比較．薬理と治療, 17（suppl.2）：323-329, 1989
34) 三好秋馬，他：ヒスタミンH_2-受容体拮抗剤TZU-0460の胃酸分泌抑制作用＜その4＞夜間分泌抑制作用の検討．薬理と治療, 13（3）：1485-1494, 1985
35) 白鳥敬子，他：十二指腸潰瘍患者におけるFamotidineの胃酸，血中secretin, gastrinに対する作用―24時間胃内pHモニターによる検討―．日本消化器病学会雑誌, 81（3）：855-863, 1984
36) Gledhill T, et al：Single nocturnal dose of an H_2 receptor antagonist for the treatment of duodenal ulcer. Gut, 24（10）：904-908, 1983
37) Pounder RE, et al：24-hour control of intragastric acidity by cimetidine in doudenal-ulcer patients. Lancet, 2（7944）：1069-1072, 1975
38) 佐伯進，他：2-acetoxy-N-[3-[m-(1-piperidinylmethyl)phenoxy]-propyl]acetamide hydrochloride（TZU-0460）の24時間胃内pHに及ぼす影響．臨床と研究, 62（8）：2643-2648, 1985
39) 原久人，他：24時間胃内pHモニタリングによるranitidine 75mgの胃酸分泌抑制効果の検討―Ranitidine 75mg 2回投与法と150mg 1回投与法の二重盲検法による比較．診療と新薬, 30（3）：687-692, 1993
40) 田村由美子：24時間胃内pHモニタリングからみた酸分泌抑制薬の効果の検討．帝京医学雑誌, 18（1）：55-67, 1995
41) 緒方宏泰，他：第3版臨床薬物動態学；薬物治療の適正化のために．丸善出版, 208-212, 2015

（髙橋美由紀，相澤政明，黒山政一）

同効薬比較ガイド

2 制吐薬（5-HT₃受容体拮抗薬・NK₁受容体拮抗薬）

おさえておきたい

悪心・嘔吐の薬物治療の 基礎知識

- がん薬物治療による悪心・嘔吐は最も高頻度に起こる副作用の一つで，適切な対策は，安全で有効ながん薬物治療を行ううえで必須です
- 悪心・嘔吐対策の目標は，対症的なものではなく発症予防です
- がん薬物治療における悪心・嘔吐は，急性，遅発性，突出性，予期性の4つに分類されます
- 悪心・嘔吐の発現頻度は，使用する抗悪性腫瘍薬の催吐性に大きく影響されるため，催吐性リスクに応じた制吐薬の選択が必要です
- がん薬物治療における制吐療法では，主にNK₁受容体拮抗薬，5-HT₃受容体拮抗薬，デキサメタゾンなどが用いられます

5-HT₃受容体拮抗薬の ポイント

- 5-HT₃受容体拮抗薬が，がん薬物治療による急性の悪心・嘔吐に対し中心的な役割を果たします
- 腸管壁粘膜の腹部求心性迷走神経上にある5-HT₃受容体に拮抗することにより，制吐作用を示します
- 5-HT₃受容体への親和性は，各薬剤で大きな差異は認められません。インジセトロンのみ，5-HT₄受容体への親和性が認められています
- オンダンセトロンは剤形が多様で，錠剤，口腔内速溶錠，シロップ剤のほかに注射剤があります
- 各薬剤で薬物動態的特徴が異なるため，患者の病態，併用薬などにより使い分けが可能です

ニューロキニン（NK₁）受容体拮抗薬の ポイント

- 延髄の最後野や孤束核に多く存在するNK₁受容体に選択的に拮抗することにより，急性期のみならず遅発期の悪心・嘔吐を抑制します
- CYP3A4に対する用量依存的阻害作用を有するため，併用薬剤との相互作用に注意が必要です

悪心・嘔吐の病態と薬物治療

1 がん薬物治療における悪心・嘔吐とは

がん薬物治療による悪心・嘔吐は，食欲不振，脱毛とともに肉体的・精神的苦痛を引き起こす副作用であり，程度の差はあるが70〜80％の患者が経験するといわれている[1]。また，悪心・嘔吐は患者の生活の質（quality of life：QOL）を低下させるだけでなく，治療の継続を妨げる要因となる。そのため，適切な予防および治療は，安全で有効ながん薬物治療の実施と患者のQOLの向上のために必須である。

2 発生機序

悪心・嘔吐は，上部消化管に優位に存在する5-HT$_3$受容体と第4脳室最後野の化学物質受容器引き金帯（chemoreceptor trigger zone：CTZ）に存在するニューロキニン（NK$_1$）受容体が複合的に刺激され，延髄の嘔吐中枢（vomiting center：VC）が興奮することで悪心を感じ，さらに遠心性に臓器の反応が起こることで嘔吐が発現すると考えられている（図1）[2]。

3 薬物治療

がん薬物治療で誘発される悪心・嘔吐対策の目標は，対症的なものではなく発症予防で

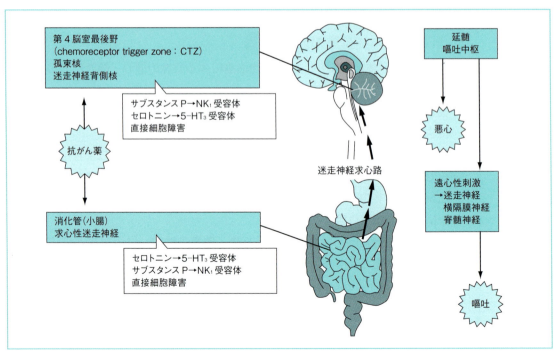

図1 抗がん薬による悪心・嘔吐の発生メカニズム

（日本癌治療学会・編：制吐薬適正使用ガイドライン2015年10月第2版，p.25，金原出版，2015）

ある。使用する抗悪性腫瘍薬の催吐性リスクを評価し，各リスクに応じた適切な制吐処置を行うことにより，患者の悪心・嘔吐の苦痛を抑えQOLを維持する。また，がん薬物治療のコンプライアンスを保持することで最大の治療効果を導き出すことが可能となる。

制吐療法については，国際がんサポーティブケア学会（MASCC），米国臨床腫瘍学会（ASCO），米国総合がんセンターネットワーク（NCCN）など各団体からガイドラインが発表されており，わが国では，2015年10月に日本癌治療学会（JSCO）より「制吐薬適正使用ガイドライン第2版」が発表されている。

がん薬物治療における悪心・嘔吐は，発現の状態により，表1のように分類される[2]。また，悪心・嘔吐の発現頻度は，使用する抗悪性腫瘍薬の催吐性に大きく影響されるため，催吐性リスクに応じた制吐薬の選択が必要となる。この催吐性リスクは制吐薬の予防投与なしで，各種抗悪性腫瘍薬投与後24時間以内に発症する悪心・嘔吐の割合（％）に従って4つに分類される（表2）[2]。わが国のガイドラインにおける制吐療法を表3に示す[2]。

予防薬投与後に起こった突出性の悪心・嘔吐の対応は，原則として，作用機序の異なる

表1　がん薬物治療における悪心・嘔吐の発現状態による分類

急性	抗悪性腫瘍薬投与後24時間以内に発現するもの
遅発性	投与後24時間以降に発現し，約1週間程度持続するもの
突出性	制吐薬の予防的投与を十分行っても発現・継続するもの
予期性	抗悪性腫瘍薬のことを考えただけで誘発されるもの

（日本癌治療学会・編：制吐薬適正使用ガイドライン2015年10月第2版，金原出版，2015を参考に作成）

表2　抗悪性腫瘍薬（経口）の催吐性リスク分類

催吐性リスク	催吐頻度	薬剤
High emetic risk〔高度（催吐性）リスク〕	90％を超える患者に発現する	プロカルバジン hexamethylmelamine
Moderate emetic risk〔中等度（催吐性）リスク〕	30〜90％の患者に発現する	イマチニブ クリゾチニブ シクロホスファミド テモゾロミド トリフルリジン・チピラシル※ vinorelbine
Low emetic risk〔軽度（催吐性）リスク〕	10〜30％の患者に発現する	アレクチニブ※ エトポシド エベロリムス カペシタビン サリドマイド スニチニブ テガフール・ウラシル（UFT） テガフール・ギメラシル・オテラシル（S-1） フルダラビン ラパチニブ レナリドミド
Minimal emetic risk〔最小度（催吐性）リスク〕	発現しても10％未満である	エルロチニブ ゲフィチニブ ソラフェニブ ヒドロキシカルバミド（ヒドロキシ尿素） メトトレキサート メルファラン chlorambucil 6-thioguanine

＊英語表記の薬剤は本邦未承認　「※」は海外のガイドラインには記載がないが，わが国では使用可能な薬剤

（日本癌治療学会・編：制吐薬適正使用ガイドライン2015年10月第2版，p.31，金原出版，2015を改変転載）

表3 がん薬物治療における制吐療法

悪心・嘔吐の種類	催吐性リスク	推奨される制吐薬治療
急性	高度	・NK₁受容体拮抗薬（アプレピタントまたはホスアプレピタント）と5-HT₃受容体拮抗薬およびデキサメタゾンの3剤併用　〈補助薬〉ロラゼパム，H₂ブロッカーまたはプロトンポンプ阻害薬の併用
	中等度	・5-HT₃受容体拮抗薬およびデキサメタゾンの2剤併用 ・特定の抗悪性腫瘍薬（カルボプラチン，イホスファミド，イリノテカン，メトトレキサートなど）投与時はNK₁受容体拮抗薬（アプレピタント）を追加併用
	軽度	・デキサメタゾンの単独使用 ・状況に応じてプロクロルペラジンまたはメトクロプラミドの使用 ・ロラゼパムやH₂ブロッカーあるいはプロトンポンプ阻害薬の併用検討
	最小度	・制吐薬は不要
遅発性	高度	・NK₁受容体拮抗薬（アプレピタント）とデキサメタゾンの2剤併用
	中等度	・デキソメタゾンの単独使用 ・症例に応じてNK₁受容体拮抗薬（アプレピタント）とデキサメタゾンの併用，または5-HT₃受容体拮抗薬，NK₁受容体拮抗薬（アプレピタント）の単独使用
	軽度・最小度	・制吐薬は推奨されない
予期性		・ベンゾジアゼピン系抗不安薬（ロラゼパム，アルプラゾラム） ・心理学的治療法（行動療法／系統的脱感作療法やリラクセーション，小児：催眠／イメージ導入療法）
がん薬物治療誘発性の突出性悪心・嘔吐		・作用機序の異なる制吐薬を併用し，定時投与を行う ・5-HT₃受容体拮抗薬が予防的に投与されている場合には，ほかの5-HT₃受容体拮抗薬に変更する

（日本癌治療学会・編：制吐薬適正使用ガイドライン2015年10月第2版，金原出版，2015を参考に作成）

制吐薬を追加投与することが推奨されている[2]。予防投与で使用されることの多い5-HT₃受容体拮抗薬以外で悪心・嘔吐を改善させる薬剤は，ドパミン受容体拮抗薬（メトクロプラミド，ハロペリドール），副腎皮質ステロイド，ベンゾジアゼピン系抗不安薬（ロラゼパム，アルプラゾラム）などが報告されている[2]。また，オランザピンは2017年12月に「抗悪性腫瘍剤（シスプラチン等）投与に伴う消化器症状（悪心，嘔吐）」の適応が承認されている。5-HT₃受容体拮抗薬については，予防に用いたものと異なる5-HT₃受容体拮抗薬を使用する報告がある[2]。

制吐薬の選択は，予定する抗悪性腫瘍薬の催吐性リスク，過去の制吐療法の効果，患者背景因子に基づいて決定する必要がある。

制吐薬（5-HT₃受容体拮抗薬・NK₁受容体拮抗薬）の比較

1 制吐薬（5-HT₃受容体拮抗薬・NK₁受容体拮抗薬）の種類

5-HT₃受容体拮抗薬は，急性の悪心・嘔吐に対し中心的な役割を果たす。抗悪性腫瘍薬投与後，数時間以内に起こり24時間以内に消失する急性嘔吐は，抗悪性腫瘍薬の治療コンプライアンスを妨げる最も大きな要因の一つである。そのため，急性嘔吐を未然に防ぎ，遅発性嘔吐に影響を及ぼさないためにも積極的な制吐薬投与が必要とされる[2]。

本項では，わが国で承認されている6成分の5-HT₃受容体拮抗薬のうち，インジセトロン塩酸塩（シンセロン錠：杏林＝ヤクルト），アザセトロン塩酸塩（セロトーン錠・注射液：日本たばこ＝鳥居），ラモセトロン塩酸塩（ナゼアOD錠・注射液：アステラス），グラニセトロン塩酸塩（カイトリル錠・細粒・注・点滴静注用：中外），オンダンセトロン〔ゾフラン錠・ザイディス（RM錠）・小児用シロップ・注：ノバルティス〕の5成分

の内服薬を中心に比較する。なお、わが国で承認されているもう1成分として、注射剤のみを剤形にもつパロノセトロン（アロキシ静注・点滴静注：大鵬薬品）がある。適応は「抗悪性腫瘍剤（シスプラチン等）投与に伴う消化器症状（悪心、嘔吐）（遅発期を含む）」、用法・用量は「1日1回、0.75mgを静脈投与または点滴静注」である。従来の5-HT$_3$受容体拮抗薬と異なり、薬物血中濃度が半減する時間（$t_{1/2}$）が40時間と非常に長く、持続的な制吐効果を示す。また、5-HT$_3$受容体に対する高い結合親和性と選択性を有することから、24時間以降に発現する遅発性悪心・嘔吐にも有効性が認められている。

NK$_1$受容体拮抗薬は、急性および遅発性の悪心・嘔吐を抑制し、わが国では内服薬1成分（アプレピタント）、注射薬1成分（ホスアプレピタント）が承認されている。ホスアプレピタント（プロイメンド点滴静注用：小野）は、アプレピタント（イメンドカプセル：小野）の水溶性を向上させたリン酸化プロドラッグであり、コルチコステロイドおよび5-HT$_3$受容体拮抗薬と併用し、抗悪性腫瘍薬投与1日目に1回点滴静注する。本項では、内服薬について解説する。

2　剤形

ラモセトロン、オンダンセトロンには口腔内崩壊（oral disintegrant：OD）錠または口腔内速溶（rapid melt：RM）錠がある。いずれも口腔内で速やかに崩壊し、水なしでも服用が可能なため、錠剤が服用しにくい場合や水分摂取制限が必要な場合に有用である。オンダンセトロンには錠剤、RM錠のほかに、シロップ剤がある。グラニセトロンには錠剤のほかに、細粒剤がある。また、比較一覧表（p.30）には掲載していないが、アザセトロン、ラモセトロン、グラニセトロン、オンダンセトロンには注射剤がある。このように5-HT$_3$受容体拮抗薬には多くの剤形があり、患者背景や状態にあわせた選択が可能である。

3　薬理学的作用

抗悪性腫瘍薬の投与により、消化管に存在する腸クロム親和性細胞（enterochromaffin cell：EC）が刺激を受け、セロトニンの遊離が促進される。遊離したセロトニンは腹部求心性迷走神経のセロトニン受容体（5-HT$_3$、5-HT$_4$）に作用することにより、この刺激が直接あるいはVCに伝達され悪心・嘔吐が誘発されると考えられている。5-HT$_3$受容体拮抗薬は、主にこの腸管壁粘膜の腹部求心性迷走神経上にある5-HT$_3$受容体に拮抗することにより制吐作用を示す。

また、抗悪性腫瘍薬の投与により、延髄外側網様体の孤束核でのサブスタンスPの分泌が亢進し、嘔吐中枢のNK$_1$受容体に結合することで嘔吐が誘発されると考えられている。NK$_1$受容体拮抗薬は、延髄の最後野や孤束核に存在するNK$_1$受容体に選択的に拮抗することにより、急性期のみならず遅発期の悪心・嘔吐を抑制する。

5-HT$_3$受容体拮抗薬のうち、同一試験による5-HT受容体への親和性が明らかな4成分、インジセトロン、アザセトロン、グラニセトロン、オンダンセトロンの親和性を比較した。5-HT$_3$受容体への親和性は、各薬剤とも大きな差はないものと考えられる。なお、ラモセトロンは、同一試験によるデータがなく直接比較はできない。ただし、ほかの報告[3]によるとラモセトロン、グラニセトロン、オンダンセトロンの5-HT$_3$受容体への親和性を示すpKi値（大きいほど親和性が高い）はそれぞれ10.48、9.15、8.70とされており、

ラモセトロンが若干高い親和性を示しているが，いずれも大きな差ではないものと考えられる。一方，5-HT$_4$受容体への親和性はインジセトロンのみ有する。

4　効能・効果，用法・用量

5-HT$_3$受容体拮抗薬はすべての薬剤で，「抗悪性腫瘍剤（シスプラチン等）投与に伴う消化器症状（悪心，嘔吐）」の適応がある。グラニセトロンは，「放射線照射に伴う消化器症状（悪心，嘔吐）」の有用性が評価され，2011年12月に適応が認められた薬剤である。オンダンセトロンは経口剤で唯一小児への適応がある。用法はすべての薬剤共通で，抗悪性腫瘍薬の投与前に1日1回投与する。オンダンセトロンに限り，効果不十分な場合に同用量の注射液の投与が可能である。また使用上の注意に，各薬剤で投与期間の目安が記載されている。

急性の悪心・嘔吐に対して5-HT$_3$受容体拮抗薬は中心的な薬剤であるが，一定量の投与によりセロトニン受容体が飽和すると，それ以上追加投与しても制吐作用の増強はみられなくなる。遅発性の悪心・嘔吐に対する有効性は確立されていない。

アプレピタントは，成人および12歳以上の小児に対して，遅発期を含む「抗悪性腫瘍剤（シスプラチン等）投与に伴う消化器症状（悪心，嘔吐）」の適応がある。原則として，コルチコステロイドおよび5-HT$_3$受容体拮抗薬と併用し，抗悪性腫瘍薬投与1日目は125mg，2日目以降は80mgを1日1回投与する。投与期間は3日間を目安とする。

5　薬物動態

アザセトロンは唯一の腎排泄型薬剤であり，バイオアベイラビリティが約87％と高いのが特徴である。ほかの薬剤はいずれも肝代謝型薬剤であり，クリアランスの大きさからインジセトロン，ラモセトロン，オンダンセトロンは肝血流速度依存性と肝消失能依存性の中間型，グラニセトロンは肝血流速度依存性の薬剤と考えられる。また，蛋白結合率からラモセトロンとオンダンセトロンの2剤のみが蛋白結合依存性の薬剤である。さらに，代謝酵素（チトクロームP 450：CYP）は各薬剤により異なる。このように，同効薬にもかかわらず，薬剤により薬物動態的特徴が異なるため，患者の病態，併用薬などにより使い分けが可能である。

アプレピタントのt$_{1/2}$は約10時間である。主としてCYP3A4により代謝され，CYP3A4の阻害・誘導作用およびCYP2C9の誘導作用を有する。

6　臨床成績

インジセトロン，アザセトロン，ラモセトロンはオンダンセトロンとの比較試験の報告があるが，いずれにおいても比較薬剤間に有意な差はなく，悪心・嘔吐に対する抑制効果はほぼ同等であると考えられる。なお，インジセトロンは，非臨床試験において，ほかの5-HT$_3$受容体拮抗薬と比較して優れた制吐作用を示し，5-HT$_4$受容体拮抗作用をあわせもつことが関与するとの報告[5]もあるが，臨床ではまだ明らかにされていない。

アプレピタントは標準治療に比べ，アプレピタントを含む3剤併用療法のほうが，遅発期の悪心・嘔吐に対する抑制効果が高いことが示されている。

7 安全性情報

①禁忌

5-HT₃受容体拮抗薬はすべての薬剤に共通して，「成分過敏症の既往歴のある患者」が禁忌である。相互作用としては主な代謝経路にCYPが関与している薬剤に注意が必要である。ラモセトロンはCYP1A1，1A2および2D6で代謝され，CYP1A2阻害作用を有するフルボキサミンの併用により，ラモセトロンの血中濃度が上昇する可能性がある。また，オンダンセトロンはCYP3A4誘導作用を有する薬剤（フェニトイン，カルバマゼピン，リファンピシンなど）とトラマドールが併用注意とされている。

アプレピタントは，CYP3A4に対する用量依存的阻害作用を有し，ピモジドとの併用によりピモジドの血中濃度が上昇し，QT延長や心室性不整脈などの重篤な副作用を起こすおそれがあるため併用禁忌である。また，CYP3A4阻害薬（イトラコナゾール，エリスロマイシン，クラリスロマイシン，リトナビルなど），ジルチアゼム，CYP3A4誘導薬（リファンピシン，カルバマゼピン，フェニトインなど），CYP3A4代謝薬（デキサメタゾン，メチルプレドニゾロン，ミダゾラムなど），CYP2C9代謝薬（ワルファリン，トルブタミド，フェニトインなど），ホルモン避妊法（エチニルエストラジオールなど）との併用は注意が必要である。

②副作用

5-HT₃受容体拮抗薬の重大な副作用として，各薬剤でショック，アナフィラキシー様症状，てんかん様発作などが報告されているので注意が必要である。その他，各薬剤とも副作用は比較的軽度であり，頭痛・頭重感などの神経症状や発熱，便秘や下痢などの消化管障害などが認められている。

アプレピタントは，しゃっくり，便秘，食欲不振，AST・ALT上昇，尿蛋白およびBUN上昇などが報告されている。また，重大な副作用として，皮膚粘膜眼症候群，穿孔性十二指腸潰瘍，ショック・アナフィラキシーなどが報告されているため，注意が必要である。

5-HT₄受容体

5-HT₄受容体は中枢神経系，消化管，心臓などに存在し，5-HT₄受容体作動薬は消化管運動調整薬として利用されている。また，抗悪性腫瘍薬投与に伴う嘔吐の発生機序に5-HT₄受容体が関与する可能性が示唆されているが，臨床試験における5-HT₄受容体拮抗作用の効果は明らかではない。しかし，インジセトロンの基礎実験において，イリノテカン誘発の便数増加作用や結腸運動亢進作用の抑制が報告されており，5-HT₄受容体拮抗作用をあわせもつことが関与している可能性が示唆されている[4]。

薬剤選択時はココに注目

制吐薬の選択は，予定する抗悪性腫瘍薬の制吐性リスク，過去の制吐療法の効果・副作用，患者背景などを考慮して決定する。5-HT₃受容体拮抗薬は，受容体への親和性，剤形，薬物動態，代謝酵素の相違による薬物相互作用の違いなどが選択のポイントである。臨床効果に関しては，大きな差はないと考えられるが，それぞれの薬剤の特徴を理解し，特に患者の状況に合致した薬剤・剤形を選択するべきである。

比較一覧表 ② 制吐薬（5-HT$_3$受容体拮抗薬，NK$_1$受容体拮抗薬）

	分類	5-HT$_3$受容体拮抗薬		
	一般名	インジセトロン塩酸塩	アザセトロン塩酸塩	ラモセトロン塩酸塩
	商品名 規格 （製薬会社）	シンセロン錠 錠 8mg （杏林＝ヤクルト）	セロトーン錠 錠 10mg （日本たばこ＝鳥居）	ナゼア OD錠 OD錠 0.1mg （アステラス）
	特徴	・5-HT$_3$受容体だけでなく，5-HT$_4$受容体拮抗作用を有する	・唯一の腎排泄型薬剤 ・バイオアベイラビリティが約87%と高い	・OD錠がある
効能・効果	抗悪性腫瘍薬（シスプラチンなど）投与に伴う消化器症状（悪心，嘔吐）	○	○	○
	その他	×	×	×
	用法・用量	1回8mg，1日1回	1回10mg，1日1回。1回15mgまで	1回0.1mg，1日1回
禁忌	本剤成分過敏症	○	○	○
	その他	───	───	───
重大な副作用	ショック	（類薬）	○	○
	アナフィラキシー様症状	（類薬）アナフィラキシー	アナフィラキシーショック	○
	てんかん様発作	（類薬）	×	（類薬）
	その他	───	───	───
受容体の親和性[6]	5-HT$_3$受容体拮抗活性 Ki値[*1] (nmol/L)	1.82	2.02	───
	5-HT$_4$受容体拮抗活性 pA$_2$値[*2]	7.01	N.D.[*3]	───
薬物動態	対象	健康成人男子	健康成人男子	健康成人
	投与量（単回）	8mg	10mg	0.4mg
	T$_{max}$ (hr)	1.21	1.6	2.17
	t$_{1/2}$ (hr)	4.40	5.4	5.52
	バイオアベイラビリティ (%)	66.1	87.1	53.0〜59.0
	クリアランス (mL/min)	418.3 (CL/F)	616.7	270〜300
	分布容積 (L)	134.5 (Vd/F)	195.0	101.4〜126.6
	蛋白結合率 (in vitro)(%)	75.4〜78.5 (in vivo)	31.2	90.5〜91.3
	未変化体尿中排泄率(%)	経口投与48hr値：12.5	24hr値：58.0	24hr値：8.1〜12.8
	代謝酵素	CYP1A1, CYP2C9, CYP2D6, CYP3A4	CYP3A4, FMO3	CYP1A1, CYP1A2, CYP2D6
比較試験[7]-[13]	対象患者	シスプラチン50mg/m^{2}以上を単回投与（他の抗悪性腫瘍薬との併用も含む）する悪性腫瘍患者		
	対照薬	オンダンセトロン	オンダンセトロン	オンダンセトロン
	投与量（対照薬）・投与方法	シスプラチン投与開始1時間前に8mg（4mg）を1回経口投与	シスプラチン投与開始1〜2時間前に10mg（4mg）を1回経口投与	シスプラチン投与開始1時間前に0.1mg（4mg）を1回経口投与
	投与期間	単回	単回	単回
	悪心・嘔吐に対する抑制効果の有効率（%）	インジセトロン：75.0 (54/72) オンダンセトロン：67.9 (53/78)	アザセトロン：77.7 (94/121) オンダンセトロン：73.0 (81/111)	ラモセトロン：82.1 (55/67) オンダンセトロン：72.5 (50/69)
	シスプラチン投与後24時間完全嘔吐抑制率（%）	インジセトロン：65.3 (47/72) オンダンセトロン：56.4 (44/78)	アザセトロン：53.7 (65/121) オンダンセトロン：52.3 (58/111)	ラモセトロン：50.7 (34/67) オンダンセトロン：47.8 (33/69)
	シスプラチン投与後24時間完全悪心抑制率（%）	インジセトロン：34.7 (25/72) オンダンセトロン：26.9 (21/78)	アザセトロン：28.1 (34/121) オンダンセトロン：27.9 (31/111)	ラモセトロン：68.7 (46/67)[*6] オンダンセトロン：63.8 (44/69)[*6]

*1 ラット大脳における[^{3}H] GR65630の非特異的結合に対する阻害定数（値が小さいほど親和性が高い）
*2 ラット食道粘膜筋板における5-MeOTの弛緩反応に対して，5-MeOT単独に比べて2倍の5-MeOTが必要になるアンタゴニストの濃度10^{-X}mol/L（pA$_2$ = X）（値が大きいほど親和性が高い）
*3 N.D.：10^{-6}mol/Lにおいて作用認められず　　*4 RM錠 は通常，錠剤が服用しにくい場合や水分摂取制限が必要な場合に使用する

	5-HT₃受容体拮抗薬		NK₁受容体拮抗薬
	グラニセトロン塩酸塩	錠 シ オンダンセトロン塩酸塩水和物, RM錠 オンダンセトロン	アプレピタント
	カイトリル錠・細粒 錠 1mg, 2mg 細 2mg/0.5g (中外)	ゾフラン錠・ザイディス・小児用シロップ 錠 2mg, 4mg RM錠 〔ザイディス〕4mg シ 〔小児用〕0.5mg/mL (ノバルティス)	イメンドカプセル カ 125mg, 80mg カプセルセット（12mg×1, 80mg×2）(小野)
	・放射線照射に伴う消化器症状に対する適応を有する	・剤形が多様であり，患者背景にあわせた選択が可能 ・経口剤で唯一，小児の適応がある	・成人および12歳以上の小児に対して，遅発期を含む制吐効果が認められている
	○	○	○（遅発期を含む）
	放射線照射に伴う消化器症状（悪心，嘔吐）	×	×
	1回2mg, 1日1回	錠 RM錠 *4：1回4mg, 1日1回*5 シ：1回2.5mg/m², 1日1回。1回4mgまで*5	抗悪性腫瘍薬投与1日目：1回125mg, 1日1回　2日目以降：1回80mg, 1日1回
	○	○	○（本剤成分またはホスアプレピタントメグルミン）
	─	─	ピモジド投与中
	○	○	○
	アナフィラキシー	○	アナフィラキシー
	×	○	
	─	─	皮膚粘膜眼症候群（Stevens-Johnson症候群），穿孔性十二指腸潰瘍
	2.05	1.58	─
	N.D.	N.D.	─
	健康成人男子	健康成人	健康成人男性
	2mg	4mg	125mg
	2.05	錠：2.0, RM錠：2.41, シ：2.07	4.0
	5.29	錠：4.8, RM錠：4.49, シ：3.73	10.2
	60[14]	錠：53.3	59.0〜67.0
	660[14]	354[15]	62.0〜90.0[16]
	180[14]	114[15]	70[16]
	57〜77	約88	99.6〜99.7
	48hr値：11.04	24hr値：2.4〜2.8	─
	CYP3A	CYP3A4, CYP2D6, CYP1A2	CYP3A4, CYP1A2, CYP2C19
	シスプラチン50mg/m²以上を単回投与（他の抗悪性腫瘍薬との併用も含む）する悪性腫瘍患者	シスプラチンの1回大量投与（50mg/m²または75mg/body以上）を受ける悪性腫瘍患者	シスプラチンの1回大量投与（70mg/m²以上）を受ける悪性腫瘍患者
	プラセボ	プラセボ	標準治療（プラセボ+グラニセトロン+デキサメタゾン）
	シスプラチン投与開始1時間前に2mgを1回経口投与	シスプラチン投与開始2時間前に4mg（錠剤）を1回経口投与	初日：シスプラチン投与開始1.5時間前に125mgを1回経口投与 2〜5日目：朝食後に80mgを1回経口投与（アプレピタント+グラニセトロン+デキサメタゾン）
	単回	単回	5日間
	グラニセトロン：76.9（30/39） プラセボ：15.2（7/46）	オンダンセトロン（錠剤）：58.1（25/43） プラセボ：16.7（7/42）	アプレピタント併用：72.6（106/146）*7 標準治療：51.7（77/149）*7
	グラニセトロン：53.8（21/39） プラセボ：10.9（5/46）	オンダンセトロン（錠剤）：41.9（18/43） プラセボ：11.9（5/42）	アプレピタント併用：78.8（115/146）*8 標準治療：53.0（79/149）*8
	グラニセトロン：87.2（34/39）*6 プラセボ：21.7（10/46）*6	オンダンセトロン（錠剤）：23.3（10/43） プラセボ：4.9（2/41）	アプレピタント併用：34.9（51/146）*9 標準治療：26.2（39/149）*9

*5　効果不十分な場合には，同用量の注射液を投与できる
*6　臨床効果評価基準による悪心のGradeがAと評価された「悪心なし」または「軽度の悪心あり」
*7　遅発期（シスプラチン投与後24〜120時間）のComplete Response（嘔吐なし，かつ制吐薬の追加投与なし）(%)
*8　遅発期（シスプラチン投与後24〜120時間）の完全嘔吐抑制率（%）　　*9　遅発期（シスプラチン投与後24〜120時間）の完全悪心抑制率（%）

文献

1） Aapro MS : Palonosetron as an anti-emetic and anti-nausea agent in oncology. Ther Clin Risk Manag, 3（6）: 1009-1020, 2007
2） 日本癌治療学会・編：制吐薬適正使用ガイドライン2015年10月［第2版］, 2015
3） Ito H, et al : Comparative study of the affinities of the 5-HT$_3$ receptor antagonists, YM060, YM114（KAE-393）, granisetron and ondansetron in rat vagus nerve and cerebral cortex. Neuropharmacology, 34（6）: 631-637, 1995
4） 杏林＝ヤクルト：シンセロン錠8mg総合製品情報概要
5） 谷口偉, 他：イヌ, フェレット, スンクスを用いた抗腫瘍剤誘発嘔吐に対する5-HT$_3$受容体拮抗薬 Indisetron Hydrochloride の抑制作用. 薬理と治療, 32（11）: 799-806, 2004
6） 谷口偉, 他：新規5-HT$_3$受容体拮抗薬 Indisetron Hydrochloride の薬理作用. 薬理と治療, 32（11）: 789-797, 2004
7） 忽滑谷直孝, 他：Cisplatin 等の抗悪性腫瘍剤誘発の悪心, 嘔吐に対する塩酸インジセトロン錠の臨床効果―塩酸オンダンセトロン錠を対照とした二重盲検ランダム化比較試験―. 薬理と治療, 32（11）: 839-853, 2004
8） 冨永健, 他：抗悪性腫瘍剤による悪心・嘔吐に対するアザセトロン錠の臨床評価―オンダンセトロン錠を対照とした多施設二重盲検比較試験―. 臨床医薬, 12（14）: 3089-3112, 1996
9） 近藤元治, 他：抗悪性腫瘍剤による悪心・嘔吐における Tropisetron カプセルの臨床第Ⅲ相試験―プラセボを対照とする多施設二重盲検比較試験―. 癌と化学療法, 22（9）: 1223-1234, 1995
10） 野田起一郎, 他：抗悪性腫瘍剤シスプラチン誘発の悪心・嘔吐に対するYM060経口剤の臨床第Ⅲ相試験―塩酸オンダンセトロンを対照とした二重盲検比較試験―. 新薬と臨床, 45（8）: 1445-1462, 1996
11） 住谷雅司, 他：抗悪性腫瘍剤による悪心・嘔吐に対する Granisetron 経口剤の臨床評価―プラセボを対照とする多施設二重盲検比較試験―. 癌と化学療法, 20（9）: 1211-1219, 1993
12） 有吉寛, 他：SN-307（Ondansetron）錠の単回経口投与による制吐効果および安全性に関する Placebo との二重盲検比較試験. 癌と化学療法, 19（12）: 2057-2070, 1992
13） Toshiaki T, et al: Multicenter, phase II, placebo-controlled, double-blind, randomized study of aprepitant in Japanese patients receiving high-dose cisplatin. Center Science, 101（11）: 2455-2461, 2010
14） Laurence B, et al : Goodman & Gilman's The Pharmacological Basis of Therapeutics, 11th edition. 廣川書店, 2007
15） Laurence B, et al : Goodman & Gilman's The Pharmacological Basis of Therapeutics, 12th edition. 廣川書店, 2013
16） Micromedex Solutions（https://www.micromedexsolutions.com/micromedex2/librarian）

（赤嶺ちか江, 黒山政一, 川野千尋）

同効薬比較ガイド

3 気管支喘息治療薬・気管支拡張薬
（吸入ステロイド薬・β_2刺激薬）

おさえておきたい　気管支喘息の薬物治療の 基礎知識

- ▶ 気管支喘息の薬物治療には，予防薬としての長期管理薬（コントローラー）と急性発作を改善する発作治療薬（レリーバー）が用いられます
- ▶ 長期管理薬の基本は，抗炎症作用をもつ吸入ステロイド薬です
- ▶ β_2刺激薬は，長期管理に用いられる長時間作用性β_2刺激薬（LABA）と，発作治療に用いられる短時間作用性β_2刺激薬（SABA）に分かれます
- ▶ 吸入ステロイド薬とβ_2刺激薬の合剤の有用性が明らかになっています
- ▶ 短時間作用性β_2刺激薬（SABA）への過度依存は適切な発作治療の遅れにつながり，喘息死を増加させる可能性があります
- ▶ 薬剤の選択は患者の服薬アドヒアランスを考慮する必要があります

吸入ステロイド薬の ポイント

- ▶ 吸入ステロイド薬は，血液中に吸収されても比較的速やかに代謝されるため，全身性副作用は少ないとされています
- ▶ 加圧噴霧式定量吸入製剤（pMDI），ドライパウダー吸入製剤（DPI），吸入液の3剤形があり，それぞれ特徴が異なります
- ▶ 薬剤選択にあたっては，効果・副作用に影響する因子について理解しておくことが大切です
- ▶ 副作用の予防には，適切な吸入手技と吸入後のうがいが大切です

β_2刺激薬の ポイント

- ▶ β_2受容体に選択的に作用し，気管支平滑筋を弛緩させます
- ▶ 吸入剤，経口剤，貼付剤などさまざまな剤形があります。用途や副作用にあわせて選択します
- ▶ 全身性副作用発現は，一般的に経口剤＞貼付剤＞吸入剤の順に多く見られます
- ▶ 受容体固有活性の強い薬剤がレリーバーとして適していると考えられます

気管支喘息の病態と薬物治療

1 気管支喘息とは

　気管支喘息は発作性の呼吸困難，喘鳴，咳嗽の繰り返しを特徴とし，好酸球をはじめマスト細胞，Tリンパ球などの炎症細胞，気道上皮細胞，線維芽細胞をはじめとする気道構成細胞，および種々の液性因子が関与することで起こる気道の慢性炎症とそれに伴う可逆性の気道狭窄が病態の中心である。治療不足により持続する炎症は気道リモデリング（構造の変化）をもたらし可逆性を低下させる。

　有病率は年々増加傾向にあり，成人の有病率は10%ともいわれている。1990年代前半まで喘息死は年間5,000～6,000人で推移していたが，ガイドラインの普及により減少がみられている。とはいえ，2009年でも約2,000人が喘息死していることは忘れてはいけない。2016年には喘息死は1,454人と過去最低を記録した。一方，喘息死の70%が中等症～重症であり，治療による症状のコントロールが重要である。

2 治療目標

　「喘息予防・管理ガイドライン2018」における気管支喘息の治療目標を表1に示す[1]。

表1　喘息の管理目標

Ⅰ．症状のコントロール （発作や喘息症状がない状態を保つ）	①気道炎症を制御する*。 ②正常な呼吸機能を保つ（PEFが予測値の80%以上かつ日内変動が10%未満）。
Ⅱ．将来のリスク回避	①呼吸機能の経年変化を抑制する。 ②喘息死を回避する。 ③治療薬の副作用発現を回避する。

*：可能な限り呼気中一酸化窒素濃度（FeNO）測定や喀痰好酸球検査で気道炎症を評価する。
（日本アレルギー学会 喘息ガイドライン専門部会・監：喘息予防・管理ガイドライン2018，p.3, 協和企画，2018）

 ピークフロー（peak expiratory flow：PEF）
　ピークフローは最大呼気流速ともよばれ，十分息を吸い込んでから一気に吐き出したときの最大の息の速さのことである。ピークフローは気管支の状態を表しているとされるため，喘息の状態を評価するためにピークフローを測定することは重要である。また，吸入薬を適切に使用できるかの目安にもなる。

表2 成人気管支喘息の治療ステップ

		治療ステップ1	治療ステップ2	治療ステップ3	治療ステップ4
長期管理薬	基本治療	吸入ステロイド薬（低用量）	吸入ステロイド薬（低～中用量）	吸入ステロイド薬（中～高用量）	吸入ステロイド薬（高用量）
		上記が使用できない場合以下のいずれかを用いる LTRA テオフィリン徐放製剤 ※症状が稀ならば必要なし	上記で不十分な場合に以下のいずれか1剤を併用 LABA（配合剤の使用可）[*5] LAMA[*6] LTRA テオフィリン徐放製剤	上記に下記のいずれか1剤、あるいは複数を併用 LABA（配合剤の使用可）[*5] LAMA[*6] LTRA テオフィリン徐放製剤	上記に下記の複数を併用 LABA（配合剤の使用可） LAMA[*6] LTRA テオフィリン徐放製剤 抗IgE抗体[*2,*7] 抗IL-5抗体[*7,*8] 抗IL-5Rα抗体[*7] 経口ステロイド薬[*3,*7] 気管支熱形成術[*7,*9]
	追加治療	LTRA以外の抗アレルギー薬[*1]			
発作治療[*4]		SABA	SABA[*5]	SABA[*5]	SABA

LTRA：ロイコトリエン受容体拮抗薬，LABA：長時間作用性β_2刺激薬，SABA：短時間作用性β_2刺激薬
LAMA：長時間作用性抗コリン薬，抗IL-5Rα：抗IL-5受容体α鎖抗体

[*1]：抗アレルギー薬は，メディエーター遊離抑制薬，ヒスタミンH_1拮抗薬，トロンボキサンA_2阻害薬，Th2サイトカイン阻害薬を指す．
[*2]：通年性吸入抗原に対して陽性かつ血清総IgE値が30～700IU/mLの場合に適用となる．
[*3]：経口ステロイド薬は短期間の間欠的投与を原則とする．短期間の間欠的投与でもコントロールが得られない場合は，必要最小量を維持量とする．
[*4]：軽度の発作までの対応を示し，それ以上の発作についてはガイドライン6-7「急性増悪（発作）への対応（成人）」を参照．
[*5]：ブデソニド／ホルモテロール配合剤で長期管理を行っている場合は同剤を発作治療にも用いることができる．長期管理と発作治療をあわせて1日8吸入までとするが一時的に1日合計12吸入まで増量可能である．ただし，1日8吸入を超える場合は速やかに医療機関を受診するよう患者に説明する．
[*6]：チオトロピウム臭化物水和物のソフトミスト製剤．
[*7]：LABA，LTRAなどをICSに加えてもコントロール不良の場合に用いる．
[*8]：成人および12歳以上の小児に適応がある
[*9]：対象は18歳以上の重症喘息患者であり，適応患者の選定は日本呼吸器学会専門医あるいは日本アレルギー学会専門医が行い，手技は日本呼吸器内視鏡学会気管支鏡専門医の指導の下で入院治療において行う．

（日本アレルギー学会喘息ガイドライン専門部会・監：喘息予防・管理ガイドライン2018，p.102，協和企画，2018）

3 薬物治療

気管支喘息の薬物治療は気道炎症を抑え，急性発作，気道リモデリングを予防する長期管理薬（コントローラー）と，急性発作を緩和する発作治療薬（レリーバー）に大別される．

①長期管理における薬物治療

「喘息予防・管理ガイドライン2018」では，成人気管支喘息の治療ステップを治療強度別に4つに分類している（表2)[1]．いずれのステップでも治療の中心は，吸入ステロイド薬（inhaled corticosteroid：ICS）となる．ステップが上がるごとに吸入ステロイドの用量が増え，長時間作用性β_2刺激薬（long acting β_2 agonist：LABA），ロイコトリエン受容体拮抗薬（leukotriene receptor antagonist：LTRA），テオフィリン徐放製剤などの併用薬が増える．ガイドライン2018年版より，長時間作用性抗コリン薬（long acting muscarinic antagonist：LAMA）がステップ2より使用可能となった．症状のコントロールが不十分であれば，1つステップアップして次の段階に進み，コントロール良好な状態

表3 小児喘息の長期管理に関する薬物療法プラン（5歳以下）

治療ステップ		治療ステップ1	治療ステップ2	治療ステップ3*2	治療ステップ4*2
長期薬物治療	基本治療	発作の強度に応じた薬物療法	下記のいずれかを使用 ▶ LTRA*1 ▶ 低用量ICS ▶ DSCG	▶ 中用量ICS	▶ 高用量ICS 　（LTRAの併用も可）
	追加治療	下記のいずれかを使用 ▶ LTRA*1 ▶ DSCG	▶ 上記治療薬を2つ、もしくは3つを併用	上記にLTRAを併用	以下を考慮 ▶ 高用量ICS+β₂刺激薬（貼付） ▶ ICSのさらなる増量 ▶ 全身性ステロイド薬
短期追加治療		貼付薬もしくは経口薬のβ₂刺激薬（数日から2週間以内）			
		コントロール状態が改善したら中止する。改善が不十分ならばステップアップを考慮する			
発作治療		▶ SABA頓用 〔改善しない場合は同ガイドライン6-9「急性憎悪（発作）への対応」を参照〕			

LTRA：ロイコトリエン受容体拮抗薬　DSCG：クロモグリク酸ナトリウム
ICS：吸入ステロイド薬　SABA：短時間作用性吸入β₂刺激薬

・追加治療：基本治療によってコントロール状態が改善したものの十分なコントロールが得られない場合に1カ月以上の継続治療として考慮する治療。追加治療でも十分なコントロールが得られない場合はステップアップを行う。
・短期追加治療：長期管理中に感冒や季節性の変動などで一過性のコントロール悪化が認められた場合に2週間以内に追加する治療。喘鳴や呼気延長など、明らかな急性憎悪（発作）の所見はないが、運動、啼泣の後や起床時などに認められる一過性の咳嗽、覚醒するほどではない夜間の咳き込みなどが認められるときに併用し、コントロール状態が改善したら速やかに中止する。2週間以上必要である場合には、追加治療やステップアップを行う。

*1：小児喘息に適用のあるその他の経口抗アレルギー薬（Th2サイトカイン阻害薬など）を含む。
*2：治療ステップ3以降の治療でコントロール困難な場合は小児の喘息治療に精通した医師の管理下での治療が望ましい。

なお、5歳以上ではSFC（サルメテロール・フルチカゾン配合剤）も保険適用がある（治療ステップ、投与量は表4を参照）。

吸入ステロイド薬の用量の目安（μg/日）

	低用量	中用量	高用量
FP、BDP、CIC	～100	～200	～400
BUD	～200	～400	～800
BIS	～250	～500	～1,000

FP：フルチカゾン
BDP：ベクロメタゾン
CIC：シクレソニド
BUD：ブデソニド
BIS：ブデソニド吸入懸濁液

（日本アレルギー学会喘息ガイドライン専門部会・監：喘息予防・管理ガイドライン2018，p.152，協和企画，2018）

が3～6カ月以上持続していれば、ステップダウンして薬剤の減量を図る。
　また、小児気管支喘息では「長期管理に関する薬物療法プラン」として5歳以下（表3）、6～15歳（表4）に分けてガイドラインが制定されている[1,2]。

②発作発現時における薬物治療

　喘息症状が月1回未満であれば、症状発現時のみに短時間作用性β₂刺激薬（short acting β₂ agonist：SABA）を使用し、長期管理薬は必ずしも必要としない。長期管理を必要とする場合にも、発作治療薬の第一選択薬は成人・小児ともに吸入SABAである。吸入SABAに反応しない場合はアミノフィリン、ステロイドの点滴治療などが必要とされるため、速やかに救急外来を受診するよう患者教育が必要である。

表4 小児喘息の長期管理に関する薬物療法プラン（6〜15歳）

治療ステップ		治療ステップ1	治療ステップ2	治療ステップ3*2	治療ステップ4*2
長期管理薬	基本治療	発作の強度に応じた薬物療法	下記のいずれかを使用 ▶低用量ICS ▶LTRA*1	下記のいずれかを使用 ▶中用量ICS ▶低用量SFC*2	下記のいずれかを使用 ▶高用量ICS ▶中用量SFC*2 以下の併用も可 ・LTRA ・テオフィリン徐放製剤
	追加治療	▶LTRA*1	▶上記治療薬を併用	上記に以下のいずれかを併用 ▶LTRA ▶テオフィリン徐放製剤	以下を考慮 ▶ICSのさらなる増量あるいは高用量SFCへの変更 ▶抗IgE抗体 ▶全身性ステロイド薬
短期追加治療		貼付薬もしくは経口薬のβ2刺激薬（数日から2週間以内） コントロール状態が改善したら中止する。改善が不十分ならばステップアップを考慮する			
発作治療		▶SABA頓用 〔改善しない場合は同ガイドライン6-9「急性憎悪（発作）への対応」を参照〕			

LTRA：ロイコトリエン受容体拮抗薬　ICS：吸入ステロイド薬　SABA：短時間作用性吸入β2刺激薬　SFC：サルメテロール・フルチカゾン配合剤

・追加治療：基本治療によってコントロール状態が改善したものの十分なコントロールが得られない場合に1カ月以上の継続治療として考慮する治療。追加治療でも十分なコントロールが得られない場合はステップアップを行う。
・短期追加治療：長期管理中に感冒や季節性の変動などで一過性のコントロール悪化が認められた場合に2週間以内で追加する治療。喘鳴や呼気延長など、明らかな急性憎悪（発作）の所見はないが、運動、啼泣の後や起床時などに認められる一過性の咳嗽、覚醒するほどではない夜間の咳き込みなどが認められるときに併用し、コントロール状態が改善したら速やかに中止する。2週間以上必要である場合には、追加治療やステップアップを行う。
*1：DSCG吸入や小児喘息に適用のあるその他の経口アレルギー薬（Th2サイトカイン阻害薬など）を含む。
*2：SFCは5歳以上から保険適用がある。SFCの使用に際しては原則として他のβ2刺激薬は中止する。
*3：治療ステップ3以降の治療でコントロール困難な場合は小児の喘息治療に精通した医師の管理下での治療が望ましい。

吸入ステロイド薬の用量の目安（μg/日）

	低用量	中用量	高用量
FP, BDP, CIC	〜100	〜200	〜400
BUD	〜200	〜400	〜800
BIS	〜250	〜500	〜1,000

FP：フルチカゾン
BDP：ベクロメタゾン
CIC：シクレソニド
BUD：ブデソニド
BIS：ブデソニド吸入懸濁液

サルメテロール（SLM）/フルチカゾン（FP）配合剤（SFC）の用量の目安

用量	低用量	中用量	高用量
FP/SLM（μg/日）	100/50	200/100	400〜500/100
使用例	SFC 50 エアゾール 1回1吸入　1日2回	SFC 100 DPI 1回1吸入　1日2回	中用量SFC+中用量ICSあるいはSFC 250 DPI* 1回1吸入　1日2回

※小児適用なし
SFC 50μgエアゾール製剤：1噴霧中　FP50μg/SLM 25μg、100μg DPI製剤：1吸入中　FP100μg/SLM50μg

（日本アレルギー学会喘息ガイドライン専門部会・監：喘息予防・管理ガイドライン2018, p.153, 協和企画, 2018）

吸入ステロイド薬の比較

1 吸入ステロイド薬の種類

　成人気管支喘息の各治療ステップにおいて，吸入ステロイド薬は第一選択薬となっている。小児においても吸入ステロイド薬は治療の中心であり，現在，ベクロメタゾンプロピオン酸エステル（キュバールエアゾール：大日本住友），フルチカゾンプロピオン酸エステル（フルタイドエアゾール・ディスカス・ロタディスク：GSK），ブデソニド（パルミコートタービュヘイラー・吸入液：アストラゼネカ），シクレソニド（オルベスコインヘラー：帝人ファーマ），モメタゾンフランカルボン酸エステル（アズマネックスツイストヘラー：MSD），フルチカゾンフランカルボン酸エステル（アニュイティエリプタ：GSK）の6成分9製剤が販売されている。

　また，吸入ステロイド薬とLABAの合剤であるサルメテロールキシナホ酸塩・フルチカゾンプロピオン酸エステル（アドエアディスカス・エアゾール：GSK），フルチカゾンプロピオン酸エステル・ホルモテロールフマル酸塩水和物（フルティフォームエアゾール：杏林），ブデソニド・ホルモテロールフマル酸塩水和物（シムビコートタービュヘイラー：アストラゼネカ＝アステラス），ビランテロールトリフェニル酢酸塩・フルチカゾンフランカルボン酸エステル（レルベアエリプタ：GSK）の5製剤が発売されている（表5）。

表5　吸入ステロイド薬の種類（含む配合剤）

	pMDI （加圧式定量吸入器）	DPI （ドライパウダー定量吸入器）
BDP（ベクロメタゾンプロピオン酸エステル）	BDP-HFA （キュバール®エアゾール）	なし
FP（フルチカゾンプロピオン酸エステル）	FP-HFA （フルタイド®エアゾール）	FP-DPI（フルタイド®ディスカス®，フルタイド®ロタディスク®）
FPとSM（サルメテロールキシナホ酸塩）との配合剤	FP/SM HFA （アドエア®エアゾール）	FP/SM DPI （アドエア®ディスカス）
FPとFM（ホルモテロールフマル酸塩水和物）との配合剤	FP/FM-HFA （フルティフォーム®エアゾール）	なし
BUD（ブデソニド）*	なし	BUD-DPI （パルミコート®タービュヘイラー®）
BUDとFM（ホルモテロールフマル酸塩水和物）との配合剤	なし	BUD/FM （シムビコート®タービュヘイラー®）
CIC（シクレソニド）	CIC-HFA （オルベスコ®インヘラー）	なし
MF（モメタゾンフランカルボン酸エステル）	なし	MF-DPI （アズマネックス®ツイストヘラー®）
FF（フルチカゾンフランカルボン酸エステル）	なし	FF-DPI（アニュイティ®エリプタ®）
FFとVI（ビランテロールトリフェニル酢酸塩）との配合剤	なし	FF/VI（レルベア®エリプタ®）

＊：BUDには吸入懸濁液（BIS）がある。

（日本アレルギー学会喘息ガイドライン専門部会・監：喘息予防・管理ガイドライン2018, p.92, 協和企画, 2018）

2 薬理学的作用

　吸入されたステロイドは組織内に拡散したあと細胞膜を通過し，細胞質内にあるグルココルチコイド受容体（glucocorticoid receptor：GR）に結合し，①炎症細胞の肺・気道内への浸潤抑制（炎症細胞自体の遊走および活性化抑制を含む），②血管の透過性抑制，③気道分泌の抑制，④気道過敏性の抑制，⑤サイトカイン産生抑制，⑥$β_2$刺激薬の作用増強，⑦ロイコトリエンおよびプロスタグランジンの産生抑制，といった作用機序により抗炎症作用を発現する。

　また，LABAは$β_2$受容体に結合し，気管支平滑筋を弛緩させる作用を発現する薬剤で，吸入ステロイド薬と併用して用いられる。吸入ステロイド薬とLABAを併用した場合，吸入ステロイド薬は$β_2$受容体数を増加させるため，$β_2$刺激薬の気管支平滑筋弛緩作用を増強させること，LABAが吸入ステロイド薬とGRの結合を促進し，さらにその複合体の核内移動も促進することで相乗効果が認められる。吸入ステロイド薬でコントロール不十分な喘息患者において，吸入ステロイド薬を増量するよりもLABAを加えるほうが良好なコントロールが得られることが確認されている[3]。

　フルチカゾンプロピオン酸エステルとサルメテロールについて，合剤で投与したときと別々に投与したときの効果を比較すると，合剤のほうが朝のピークフローがわずかだが高いとされる[4]。また，合剤のほうが，費用対効果や服薬アドヒアランス，治療継続性に優れている[5,6]。また，フルチカゾンフランカルボン酸エステルとビランテロールの配合剤は1日1回の吸入でよく，他のICS/LABA配合剤より優れた症状改善効果が認められた[7]。

　シクレソニドとブデソニドはプロドラッグで，エステラーゼにより加水分解され，速やかにそれぞれ活性型であるデスイソブチリルシクレソニド（desisobutyryl-ciclesonide：des-CIC），17-モノプロピオン酸ベクロメタゾン（17-BMP）となり，抗炎症作用を発揮する。

　デキサメタゾンを100として，各吸入ステロイド薬の相対的なGR親和性をみると，フルチカゾンフランカルボン酸エステルが2,989と最も高く，次いでモメタゾン＞フルチカゾンプロピオン酸エステル＞17-BMP＞des-CIC＞ブデソニドの順に抗炎症効果が強いことがわかる[8]。

3 剤形と粒子径，肺内到達率，吸入速度

　吸入ステロイド薬には加圧噴霧式定量吸入製剤（pressurized metered dosed inhaler：pMDI）とドライパウダー吸入製剤（dry powder inhaler：DPI），ネブライザーを使用する吸入液の3剤形がある。以下にそれぞれの特徴について示した。

①加圧噴霧式定量吸入製剤（pMDI）

　代替フロンが用いられており，ガスが噴出されることでエアロゾルを発生させる。ガスとともに薬剤が噴霧されるため吸入速度を要しないうえ，粒子径が小さく末梢気道への到達率がよいという長所がある。特にシクレソニド，ベクロメタゾンは粒子径が1.1μmと非常に小さく，肺内沈着率が高い。一方のフルチカゾンプロピオン酸エステルは粒子径が2.1～4.7μmとやや大きい。

　pMDIの短所は，吸気と薬剤を噴霧するタイミングを同調させる必要がある点で，うま

粒子径と薬剤到達部位

気管支喘息の気道炎症は中枢気道から末梢気道に至るまで存在するため、気道炎症をコントロールするには、吸入ステロイド薬が炎症部位全体に到達し、沈着する必要がある。この肺内到達には、エアロゾルの粒子径が重要な因子と考えられている。エアロゾルは吸入時粒子径が大きいものは上気道や口腔に、中等度の大きさのものは中枢気道に、より小さなものは末梢気道から肺胞へと粒子径が小さくなるほど末梢気道に沈着する。また、小さすぎると呼気時に再呼出される。

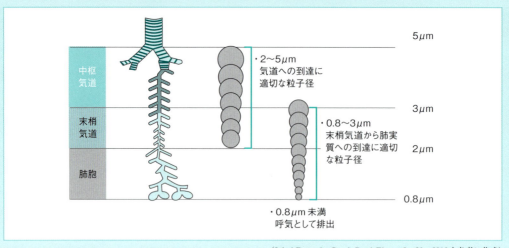

(Johal B, et al：Comb Prod Ther, 3：39, 2013を参考に作成)

く同調できないと肺内への薬剤到達率が低下し、期待する薬効が得られなかったり、口腔内や咽頭に付着する薬剤量が増加して副作用の原因ともなる。同調は患者の手技の影響が大きく、うまく手技が行えない場合はスペーサーを用いることで克服できる。pMDIは特に吸入力の低い小児や高齢者で使用しやすい剤形であるが、このような患者では同調がうまく行えないケースが多く、積極的にスペーサーを使用することが望ましいと考えられる。

②ドライパウダー吸入製剤（DPI）

pMDIとは異なり、吸気と手技を同調させる必要がないという利点をもつ製剤である。デバイスがさまざまあり、それぞれ特徴が異なる。

1）ロタディスク

ロタディスクは、専用吸入器のディスクヘラーを用いて吸入する。ロタディスクは吸入口のメッシュ部分に薬剤粉末が衝突することで粉砕される。粒子径は吸入速度に左右されるため、ある程度の吸入速度（60mL/min程度）がないと肺内到達率は低下する。

2）ディスカス

吸入原理はロタディスクと同じで粒子径もほぼ同じだが、吸入速度がやや遅くても（40mL/min程度）、薬剤を吸入することができる。製品としてはフルタイドがあるほか、LABAとの合剤としてアドエアがある。

3）タービュヘイラー

内部が螺旋構造となっており、この部分を薬剤が通過する際に粒子が粉砕される。粉砕された粒子は平均粒子径が小さい。そのため、口の中に残らないことが特徴であるが、

吸った感じがしないという訴えにつながることもある。製品としてはパルミコートがあるほか，LABAとの合剤としてシムビコートがある。

4）ツイストヘラー

タービュヘイラーとほぼ同様の構造であり，粒子径は約2.0μmである。ドライパウダーのなかでは最も小さいため，呼気速度の低い患者でも使用可能である。製品として，アズマネックスがある。

5）エリプタ

カバーを開けるだけで1回分の薬剤がセットされるため操作が簡便である。必要とされる吸気流速は30mL/minとされている。製品としてアニュイティがあるほか，LABAとの配合剤としてレルベアもある。

③吸入液

現在，吸入ステロイド薬でネブライザーを使用するものはパルミコート吸入液である。ネブライザーは吸気と手技を同調させる必要がなく，吸入速度に影響されないため，乳幼児や吸入動作がうまく行えない高齢者などに有用な薬剤である。

4 添加物

pMDIには代替フロン（HFA）が用いられ，シクレソニド，ベクロメタゾンフルチカゾンプロピオン酸エステル・ホルモテロール配合剤ではそこに可溶化剤として無水エタノールが添加されている。フルチカゾンプロピオン酸エステルおよびフルチカゾンプロピオン酸エステル・サルメテロール配合剤では可溶化剤が添加されていない懸濁製剤のため使用前に振盪する必要がある。無水エタノールが添加された薬剤は咽頭や気道へ刺激を与える場合があるが肺内に薬剤が広がるのが実感でき，これを好む人もいる。DPIではフルチカゾンプロピオン酸エステル，フルチカゾンフランカルボン酸エステル，モメタゾン，サルメテロール・フルチカゾンの配合剤，ブデソニド・ホルモテロールの配合剤，フルチカゾンフランカルボン酸エステル・ビランテロールの配合剤に乳糖が含まれており，吸入時に甘みによる吸入感覚が得られるが，咽頭の違和感や咳が誘発されることがある。ブデソニドは吸入量が少なく添加物も含まれていないため，咳の誘発などは少ないが，吸入感覚が得られにくい。

5 効能・効果，用法・用量

すべての薬剤で，気管支喘息の適応がある。吸入ステロイド薬とLABAの合剤は，気管支喘息に加えて慢性気管支炎や肺気腫といった慢性閉塞性肺疾患（chronic obstructive pulmonary disease：COPD）の諸症状の緩解の適応を有するが，いずれの適応も，吸入ステロイド薬およびLABAの併用が必要な場合に限られている。

吸入ステロイド薬，およびLABAとの配合剤の用法は1日2回の吸入が基本である。用量は1回の吸入回数で調節する。例えば1日に4吸入が必要な場合，朝に2吸入，夕に2吸入とする。

例外として，シクレソニド含有製剤（オルベスコ）とフルチカゾンフランカルボン酸エステル含有製剤（アニュイティ，レルベア）は1日1回の吸入でよい。シクレソニドは，

肺で，エステラーゼにより活性代謝物となり作用する。その活性代謝物は肺内細胞滞留性が認められており，作用時間の持続に関与しているとされている。一方，フルチカゾンフランカルボン酸エステルは，高いグルココルチコイド受容体親和性により作用時間が持続し，1日1回の吸入を可能にしている。

　ブデソニドは1日2回の吸入が定められた用法・用量であるが，1日1回でも有用であったとの報告もある[9]。

6　安全性情報

①禁忌

　どの薬剤も，有効な抗菌薬の存在しない感染症，深在性真菌症の患者，製剤の成分に対して過敏症の既往歴のある患者が禁忌となっている。また，原則禁忌については，アニュイティ，レルベアを除くすべての薬剤で結核性疾患の患者があげられている。

②副作用

1）全身性副作用

　吸入ステロイド薬は局所作用を目的としており，投与量は少なく，バイオアベイラビリティも低く，かつ血液中に吸収された後，比較的速やかに代謝されるため，全身性副作用は少ない。主な全身性副作用には，下垂体－副腎皮質系の抑制と骨への影響がある。組織中へ浸透したステロイドは血管内へも移行し，血液循環を介して全身に分布する。また，嚥下されたステロイドは消化管から吸収され，初回通過効果を受けた後，血液中に移行す

薬剤選択時はココに注目

　吸入ステロイド薬を選択する際には薬剤の抗炎症作用の強さや粒子径，末梢気道への到達率などに加え，患者の使いやすさや好みなど，さまざまな要因を考慮する必要がある（表5）[12]。喘息は長期にわたって管理することが必要なため，患者が効果に加えて吸入デバイスなどの使いやすさを実感することが，喘息治療の成功へとつながる。コントロール不良な場合には，まず吸入手技を確認し，手技が適切であるにもかかわらずコントロール不良な場合には，他の薬剤を追加したり，吸入ステロイド薬の増量・変更などを考慮していく必要がある。

表5　吸入ステロイド薬の臨床効果に影響する因子

薬剤・剤形関連因子	デバイス関連因子	患者と疾患関連因子
・受容体親和性 ・薬物動態学的特徴 ・経口時の生物学的利用率 ・局所の滞留性 ・吸入量の精度 ・粒子径 ・添加物	・肺内到達率 ・エアロゾルの粒子径 ・使いやすさ ・適切にデバイスを使用できる ・胸腔外の沈着	・吸入速度 ・上気道の構造 ・下気道の閉塞 ・患者の好み ・患者の服薬アドヒアランス ・デバイスの操作と管理

（Thorsson L, et al：Factors guiding the choice of delivery device for inhaled corticosteroids in the long-term management of stable asthma and COPD：focus on budesonide. Respir Med, 99（7）：836-849, 2005を改変）

る。そのためステロイドは全身へ多少の影響を及ぼし，高用量の吸入ステロイド薬長期投与が副腎皮質機能抑制作用，妊娠への影響，成長への影響などに関与するといわれている。総合的な吸入ステロイド薬のバイオアベイラビリティは，肺内到達率と吸入中に嚥下した薬剤が初回通過効果を受けた後に吸収される活性量体の合計であるとされている。

全身性副作用には粒子径，肺内到達率に加え，経口投与時の初回通過効果，薬剤の脂溶性，分布容積，薬物血中濃度が半減する時間（$t_{1/2}$）など，複数の決定要因があるとされ[10]，それぞれ粒子径が小さく，肺内到達率が高く，経口投与時の初回通過効果が小さく，脂溶性が高く，$t_{1/2}$の長い薬剤で全身性副作用が多くなることが考えられる。

24時間の尿中コルチゾール分泌への影響をみた21試験と，血漿・血清中コルチゾール値への影響をみたメタアナリシスで，フルチカゾンはベクロメタゾンやブデソニドに比較して用量依存的な副腎機能抑制作用を示し，わが国での保険適応上限の1日800μgまで用いると血中コルチゾールの減少をきたすことが知られている[11]。また，骨代謝による影響として，特に閉経後の女性で有意な骨塩量の減少と骨形成マーカーの抑制を認めている。

2）局所性副作用

局所性副作用には口腔内カンジダ症，嗄声，むせ，刺激感などがある。患者の手技やデバイスによる影響もあるが，粒子径が大きいと口腔内沈着率が上昇するため局所性副作用が多いことが考えられる。嗄声，むせ，刺激感は吸入器具や剤形の変更で改善できる場合があるが，逆に刺激感によって吸入している実感を得ている患者もおり，必ずしも刺激感が少ないほうがよいともいえない。また，口腔内カンジダ症では吸入後のうがいや，pMDIではスペーサーを用いて上気道に付着する薬剤の量を減らすことが有効と考えられる。

$β_2$刺激薬の比較

1　$β_2$刺激薬の種類

気管支喘息における発作治療薬としては，成人・小児とも吸入SABAが第一選択となる。成人においては，表2（p.35）に示したとおり，長期管理における治療ステップ2以上で，吸入ステロイド薬に加えて長時間作用性$β_2$刺激薬（LABA）を使用する。

吸入SABAとしては，プロカテロール塩酸塩水和物（メプチンエアー・キッドエアー・スイングヘラー・吸入液・吸入液ユニット：大塚製薬），サルブタモール硫酸塩（ベネトリン吸入液：GSK，サルタノールインヘラー：GSK），フェノテロール臭化水素酸塩（ベロテックエロゾル：日本ベーリンガー）が代表的に用いられている。また，レルベアに含まれるビランテロールは単剤での販売はされていない。

吸入LABAとしては，サルメテロールキシナホ酸塩（セレベントロタディスク・ディスカス：GSK）およびホルモテロールフマル酸塩水和物（オーキシスタービュヘイラー：アストラゼネカ＝Meiji Seikaファルマ），インダカテロールマレイン酸塩（オンブレス吸入用カプセル：ノバルティス）がある。ただし，ホルモテロールおよびインダカテロールについては気管支喘息の適応はなく，COPD治療薬として用いられる。また，レルベアに

含まれるビランテロールは単剤での販売はされていない。

また，吸入剤以外のβ₂刺激薬として，サルブタモール硫酸塩（ベネトリン錠・シロップ：GSK），フェノテロール臭化水素酸塩（ベロテック錠・シロップ：日本ベーリンガー），プロカテロール塩酸塩水和物（メプチン錠・ミニ錠・顆粒・シロップ・ドライシロップ：大塚製薬），ツロブテロール塩酸塩（ホクナリン錠・ドライシロップ小児用：アボット／ベラチン錠・ドライシロップ小児用：田辺三菱＝田辺販売），ツロブテロール（ホクナリンテープ：アボット＝マルホ），クレンブテロール塩酸塩（スピロペント錠・顆粒：帝人ファーマ）が販売されている。このうち，サルブタモールのみがSABAで，その他の経口β₂刺激薬はLABAである。

本項では，これらのβ₂刺激薬について比較する。なお，吸入LABAのホルモテロールと吸入ステロイド薬ブデソニドの合剤（シムビコートタービュヘイラー：アストラゼネカ＝アステラス，フルティフォームエアゾール：杏林，アドエアディスカス・エアゾール：GSK，レルベアエリプタ：GS）については，吸入ステロイド薬の項（p.38，比較一覧表：p.48）で取り上げる。

2　剤形

吸入ステロイド薬と同様，β₂刺激薬の吸入剤も，加圧噴霧式定量吸入製剤（pMDI）とドライパウダー吸入製剤（DPI），ネブライザーを使用する吸入液の3剤形に分類される。プロカテロールにはpMDIとDPI，吸入液の3剤形ともあり，サルブタモールにはpMDIと吸入液がある。フェノテロールにはpMDIがあり，ホルモテロール（単剤），インダカテロールにはDPIがある。

また，吸入剤以外の剤形としては，各薬剤で錠剤やシロップ，ドライシロップなどの経口剤が販売されているほか，ツロブテロールにはβ₂刺激薬で唯一となる貼付剤がある。

サルブタモールのpMDIは，錠剤に対して20分の1の用量で速効的，かつ強力な気管支拡張効果を示し，振戦や心悸亢進などの全身性の副作用が少ないことが示されている。ツロブテロール貼付剤は錠剤に比較して優れた臨床効果を有し，全身性の副作用が少ないことが示されているが，局所の皮膚症状（かぶれ，発赤，瘙痒感）は特有の副作用のため注意が必要である。一般的にβ₂刺激薬では，作用発現時間は吸入剤＞経口剤＞貼付剤，全身性の副作用は経口剤＞貼付剤＞吸入剤となる。治療効果，全身性の副作用の面から治療の中心は吸入剤である。

ツロブテロール貼付剤は作用時間の短いツロブテロールを安定かつ持続的に放出する経皮吸収製剤であり，1日1回の貼付で24時間安定した気管支拡張効果を持続させるため，特に小児や高齢者など吸入が難しい患者には有効である。

3　薬理学的作用

気管支平滑筋細胞膜上に存在するβ₂受容体に刺激が与えられると，気管支平滑筋内のcAMP濃度が増加する。その結果，気管支平滑筋は弛緩し，気管支が拡張する。また，肥満細胞（マスト細胞）の脱顆粒およびヒスタミン放出を減らし，気道への微小血管からの漏出を抑制し，粘膜線毛クリアランスを高める。さらに，ステロイド受容体の活性化作用もあるとされている。β受容体にはそのほかにβ₁，β₃受容体が知られており，β₁受容体

は洞房結節，心筋に多く分布して心拍数増加，心拍出量増加に寄与している。β_3受容体は膀胱平滑筋に分布することが昨今知られ，その刺激薬は過活動性膀胱治療薬として上市されている。気管支喘息，COPD治療薬としてはβ_2選択性の高い薬剤が用いられている。

完全作動薬（フルアゴニスト）と部分作動薬（パーシャルアゴニスト）

　β_2刺激薬は気管支拡張効果を示す際のβ_2受容体への作用の仕方（固有活性：反応発現能力）で，完全作動薬（フルアゴニスト）と部分作動薬（パーシャルアゴニスト）に分類される。フルアゴニストは一部（約5%）のβ_2受容体を占有することで100%の効果（完全弛緩）を起こすが，パーシャルアゴニストはβ_2受容体を100%占有したとしても完全弛緩を起こさない。フルアゴニストはβ_2受容体の耐性化を生じやすいが，パーシャルアゴニストはβ_2受容体の耐性化を生じにくい。

　臨床使用されているβ_2刺激薬はパーシャルアゴニストで，比較的固有活性の強いストロングパーシャルアゴニスト（プロカテロール，ホルモテロール）と比較的固有活性が低いウィークパーシャルアゴニスト（サルブタモール，サルメテロール）に分類することができる。LABA前投与したときの弛緩作用はプロカテロールに比べ，サルブタモールのほうが有意に低下したため，発作治療薬としてはストロングパーシャルアゴニストのほうが適していると考えられる[13]。

4　効能・効果，用法・用量

①効能・効果

　β_2刺激薬の吸入剤では，ホルモテロール（単剤）およびインダカテロールを除くすべての薬剤で，気管支喘息およびCOPDの両方に対する症状緩和が認められている。ホルモテロール（単剤）とインダカテロールには気管支喘息の症状緩和に対する適応はなく，COPDのみである。

　なお，気管支喘息の長期管理薬の基本はあくまでも抗炎症作用をもつ吸入ステロイド薬であり，LABA単剤で使用してはならないことを理解する必要がある。

　また，吸入SABAでは，プロカテロールの全剤形と，サルブタモールおよびフェノテロールのpMDIにおいて，発作発現時に限って使用することが効能・効果に関する使用上の注意として明記されている。サルブタモールの吸入液では，発作発現時に限定されていない。

　吸入剤以外でみても，ほぼすべての薬剤で気管支喘息およびCOPDの症状緩和の適応が認められているが，サルブタモールのシロップ剤およびフェノテロールのシロップ剤のみは，これらの適応をもたない。クレンブテロールでは，膀胱平滑筋β_2受容体刺激による弛緩作用から，腹圧性尿失禁に伴う尿失禁に適応がある。

②用法・用量

　吸入SABAのうち，プロカテロール（pMDIを除く），サルブタモールのpMDI，フェノテロールはいずれも，発作発現時に成人で1回2吸入，小児で1回1吸入である。プロカテロールのpMDIのみ，成人で1回4吸入，小児では1回2吸入である。

　吸入LABAでは，インダカテロール，ビランテロールは1日1回の吸入で気管支拡張効

果が持続するが，サルメテロール，ホルモテロールは1日2回吸入である。

経口剤のLABAは1日2回服用が主だが，フェノテロールのみ1日3回服用である。

吸入SABA追加服用の注意点

改善がみられない場合は最初の1時間は20分おきに，その後は1時間ごとに改善するまで反復吸入を行う。1日3〜4回以上の使用は喘息コントロール不良を意味するため，治療のステップアップを検討する。患者には発作の早期治療の重要性の認識をもたせるとともに，SABAへの過度依存にならぬよう指導を行うことが重要である。

5 薬物動態

サルブタモールでは，吸入剤のバイオアベイラビリティが2.3％で，経口剤の44％と比較して低いことがわかる。他の薬剤で剤形間の比較はできないが，このことは全身性副作用の発現低下につながっていると考えられる。

作用発現の早さと作用持続時間は薬剤の脂溶性の差によるとされており，脂溶性が高いほど効果発現は遅く，長時間作用性である。脂溶性は，サルブタモール：ホルモテロール：サルメテロールで1：160：4000であり，サルブタモールは水相から速やかに拡散して効果発現が早いが，細胞膜から容易に流されるため作用発現時間は短くなる。サルメテロールは大部分が細胞膜に取り込まれ徐々に拡散して受容体に達するため，効果発現は緩徐で作用発現時間は長い。ホルモテロールは一部が細胞膜に保持されるが，細胞外にも存在し速やかな効果発現を示すとされ，ブデソニドとの合剤であるシムビコートタービュヘイラーでは定時吸入に加えて，発作時の頓用使用も承認されている。

肝腎機能低下時の対応については，明らかになっているパラメータが限られているため，評価が難しいが，クレンブテロールでは未変化体尿中排泄率が87％と高く，腎機能低下時には蓄積しやすいことが考えられる。蛋白結合率も89〜98％と高いためアルブミン低下時の作用増強も考えられ，注意が必要である。

6 安全性情報

①禁忌

フェノテロールにのみ，「カテコールアミン（エピネフリン，イソプロテレノールなど）を投与中」がある。これはカテコールアミンとの併用により不整脈，場合によっては心停止を起こす恐れがあるからとされている。また，クレンブテロールでは下部尿路の閉塞を増悪させる恐れがあるため，下部尿路閉塞のある患者に禁忌である。

②警告

フェノテロール吸入製剤にのみ，警告が出されている。これは，吸入ステロイド薬が現在のように普及する以前に吸入SABAの乱用（ベロテックエロゾルの乱用）と喘息死の

関連が騒がれた経緯があるためである。吸入SABAへの過度依存により適切な発作治療が遅れたことが主な原因と考えられているが、この警告は患者教育の重要性を示しているものといえる。

③副作用

代表的な副作用として、β_1刺激作用による振戦、心悸亢進があげられる。前述のとおり、一般的に全身性副作用の発現は経口剤＞貼付剤＞吸入剤の順に少なく、貼付剤では局所の瘙痒、接触性皮膚炎などが起こる。SABAの吸入回数増加に伴い副作用発現頻度も増加するため、患者指導は重要となる。

β_2刺激薬に共通する重大な副作用として、「重篤な血清カリウム値の低下」がある。一般にβ_2刺激薬は細胞内へのカリウム取り込みを上昇させるため、血中のカリウム値を低下させることがある。これは、β_2刺激薬により生成されたcAMPが、細胞膜のNa-Kポンプを活性化させるためと考えられている。ステロイド、テオフィリンや利尿薬を併用している患者では、より注意していく必要がある。

薬剤選択時はココに注目

気管支喘息では患者の病態に対する理解、服薬アドヒアランスの向上が治療効果へつながるため、各薬剤の特徴、剤形・デバイス間の違いを十分理解したうえで、患者の好みや副作用予防行動がとれているかを服薬指導のなかで確認、評価し、より適切な処方提案につなげていくことが必要である。

| 比較一覧表 | **3-1** 吸入ステロイド薬 |

	一般名	シクレソニド（CIC）	ベクロメタゾンプロピオン酸エステル(BDP)	フルチカゾンプロピオン酸エステル（FP）
	商品名 規格 （製薬会社）	オルベスコ インヘラー：50μg, 100μg, 200μg pMDI 1噴霧中：50μg/112噴霧, 100μg/56噴霧, 112噴霧, 200μg/56噴霧 （帝人ファーマ）	キュバール エアゾール：50μg, 100μg pMDI 1噴霧中：50μg/100噴霧, 100μg/100噴霧 （大日本住友）	フルタイド エアゾール：50μg, 100μg pMDI 1噴霧中：50μg/120噴霧, 100μg/60噴霧 （GSK）
	特徴	・1日1回でよい ・粒子径が小さい ・添加物があり刺激感がある ・使用前に振らなくてよい	・粒子径が小さい ・添加物があり刺激感がある ・振らなくてもよい	・他のpMDIに比べ粒子径が大きい ・抗炎症作用が強い ・用時振盪
	添加物	代替フロン（1,1,1,2-テトラフルオロエタン），無水エタノール	代替フロン（1,1,1,2-テトラフルオロエタン），無水エタノール	代替フロン（1,1,1,2-テトラフルオロエタン）
	効能・効果	気管支喘息		
用法・用量	成人	100～400μgを1日1回。1日800μgまで〔1日800μg投与の場合は1日2回（朝，夜）〕	1回100μg, 1日2回。1日800μgまで	1回100μg, 1日2回。1日800μgまで
	小児	100～200μgを1日1回。1日1回50μgまで減量可	1回50μg, 1日2回。1日200μgまで	1回50μg, 1日2回。1日200μgまで
	禁忌	有効な抗菌剤の存在しない感染症，深在性真菌症，本剤成分過敏症		
	原則禁忌	結核性疾患	結核性疾患	結核性疾患
	重大な副作用	×	×	アナフィラキシー
効力比	相対的グルココルチコイド受容体親和性[*1 8), 14)]	CIC/des-CIC=12/1,212	BDP/17-BMP=53/1,345	1,775
	エステル化の有無	○	×	×
	平均粒子径（μm）	1.1	1.1	3.1
	吸入に必要な吸入速度（L/min）	×	×	×
	肺内到達率（％）	52	40	29
薬物動態	対象	健康成人	外国人成人気管支喘息患者	外国人健康成人
	投与量	200または400μg単回吸入投与	200または400μg単回吸入投与	400μg単回吸入投与
	T_{max} (hr)	200μg：0.53, 400μg：0.38（活性代謝物）	200μg：0.6, 400μg：0.8	0.67
	$t_{1/2}$ (hr)	200μg：2.63, 400μg：2.84	200μg：3.5, 400μg：4.1	4.1
	バイオアベイラビリティ（％）	吸入投与：約50（外国人） 経口投与：＜1（外国人）	BDP：＜1, 17-BMP：＜26[15)]	吸入投与：—— 経口投与：≦1（外国人）
	クリアランス（mL/min）	3.044L/h/kg	——	874（外国人，2mg単回静脈内投与）
	分布容積（L）	12.060L/kg	——	258（外国人，2mg単回静脈内投与）
	蛋白結合率(in vitro)（％）	98.9～99.4	87（外国人）	81～95
	活性代謝物の生成	脱イソブチリル体	17-モノプロピオン酸ベクロメタゾン（17-BMP）	×
	代謝酵素	CYP3A4	CYP3A	CYP3A4

*1 デキサメタゾンのグルココルチコイド受容体親和性を100とした場合の各吸入ステロイド薬の相対的な受容体親和性

ブデソニド，ステロイド薬配合剤の比較は50～51ページ

 β_2刺激薬の比較は52～55ページ

フルチカゾンプロピオン酸エステル（FP）	フルチカゾンフランカルボン酸エステル(FF)	モメタゾンフランカルボン酸エステル(MF)
フルタイド ディスカス：50μg，100μg，200μg ロタディスク：50μg，100μg，200μg DPI ディスカス：1ブリスター中50μg/60吸入，100μg/60吸入，200μg/60吸入 ロタディスク：1ブリスター中 50μg，100μg，200μg (GSK)	アニュイティ エリプタ：100μg，200μg DPI 1ブリスター中：100μg/30吸入，200μg/30吸入 (GSK)	アズマネックス ツイストヘラー：100μg，200μg DPI 1吸入中：100μg/60吸入，200μg/60吸入 (MSD)
〔ディスカス〕 ・吸入操作が簡単 ・ディスクヘラーに比べ，吸入速度が低くても吸入できる ・粒子径が大きく局所性副作用が多い 〔ロタディスク〕 ・吸入口が尖っており，くわえやすい ・吸入後に吸い残りを確認することができる ・粒子径が大きいため局所性副作用が多い	・1日1回でよい ・吸入操作が簡便である ・乳糖が入っており，吸入時に甘みを感じることができる ・吸入速度が比較的低くても吸入できる	・吸入速度が比較的低くても吸入できる ・粒子径が小さい ・乳糖が入っており，吸入時に甘みを感じることができる
乳糖水和物	乳糖水和物	無水乳糖
気管支喘息		
1回100μg，1日2回。1日800μgまで	1回100μg，1日1回。1日200μgまで	1回100μg，1日2回。1日800μgまで
1回50μg，1日2回。1日200μgまで	×	×
有効な抗菌剤の存在しない感染症，深在性真菌症，本剤成分過敏症		
結核性疾患	×	結核性疾患
アナフィラキシー	アナフィラキシー反応	アナフィラキシー様症状
1,775	2,989	2,244
×	×	×
5.2	4	2.0
ディスカス：30 ロタディスク：60	30	30
11～17	——	40
外国人健康成人	日本人健康成人男性	健康成人男性
400μg単回吸入投与	200μg，400μg，800μg単回投与	800μg単回吸入投与
0.5	200：0.5，400：1，800：1	2.50
——	24～33	6.35
〔ディスカス〕吸入投与：16.6（外国人） 経口投与：≦1（外国人） 〔ロタディスク〕吸入投与：11.9（外国人） 経口投与：≦1（外国人）	1,200μg単回吸入投与：13.9（外国人） 2mg単回経口投与：1.28（外国人）	吸入投与：約1（外国人） 経口投与：——
874（外国人，2mg単回静脈内投与）	3,183（吸入投与）	833（静脈内投与）
258（外国人，2mg単回静脈内投与）	661（外国人，250μg静脈内投与）	152（静脈内投与）
81～95	＞99	99.0～99.5
×	——	——
CYP3A4	CYP3A4	CYP3A4

比較一覧表 3-1 吸入ステロイド薬

	一般名	ブデソニド（BUD）	ブデソニド（BUD）	ブデソニド（BUD）・ホルモテロール フマル酸塩水和物（FM）
	商品名 規格 （製薬会社）	パルミコートタービュヘイラー：100μg，200μg DPI 1吸入中：100μg/112吸入，200μg/56吸入，112吸入 （アストラゼネカ）	パルミコート吸入液 吸入液 0.25mg/2mL，0.5mg/2mL （アストラゼネカ）	シムビコートタービュヘイラー DPI 1吸入中：BUD160μg・FM4.5μg/30吸入，60吸入 （アストラゼネカ＝アステラス）
	特徴	・比較的吸入速度が低くても吸入できる ・粒子径が小さい ・吸入の実感が得られにくい ・操作忘れによる空吸いのリスクがある	・ネブライザーで噴霧する吸入用懸濁液 ・吸気のタイミングを合わせる必要がない ・吸入速度も必要としないため，小児・高齢者に向いている	・吸入ステロイド薬＋LABAの配合剤である ・比較的吸入速度が低くても吸入できる ・操作忘れによる空吸いのリスクがある
	添加物	×	エデト酸ナトリウム水和物，塩化ナトリウム，ポリソルベート80，無水クエン酸，クエン酸ナトリウム水和物	乳糖
効能・効果	気管支喘息	○	○	吸入ステロイド薬および長時間作動型吸入β₂刺激薬の併用が必要な場合
効能・効果	慢性閉塞性肺疾患	×	×	慢性気管支炎・肺気腫の諸症状の緩解*3
気管支喘息における用法・用量	成人	1回100〜400μg，1日2回。1日1,600μgまで	1回0.5mg，1日2回または1回1mg，1日1回，ネブライザーを用いて吸入。1日2mgまで	〈気管支喘息*4〉維持療法として1回1吸入，1日2回。1日8吸入（1回4吸入，1日2回）まで*5
気管支喘息における用法・用量	小児	1回100〜200μg，1日2回。1日800μgまで。1日1回100μgまで減量可	1回0.25mg，1日2回または1回0.5mg，1日1回，ネブライザーを用いて吸入。1日1mgまで	×
	禁忌	有効な抗菌剤の存在しない感染症，深在性真菌症，本剤成分過敏症（接触性皮膚炎を含む）	有効な抗菌剤の存在しない感染症，深在性真菌症，本剤成分過敏症（接触性皮膚炎を含む）	有効な抗菌剤の存在しない感染症，深在性真菌症，本剤成分過敏症（接触性皮膚炎を含む）
	原則禁忌	結核性疾患	結核性疾患	結核性疾患
	重大な副作用	×	×	アナフィラキシー，重篤な血清カリウム値の低下
効力比	相対的グルココルチコイド受容体親和性*2 8),14)	935	935	935
	エステル化の有無	○	×	×
	平均粒子径（μm）	2.6	—	BUD：2.4，FM：2.5
	吸入に必要な吸入速度（L/min）	35	×	35
	肺内到達率（%）	30	—	40
薬物動態	対象	健康成人男子	成人気管支喘息患者	健康成人男子
薬物動態	投与量	1,000μg 単回吸入投与	1mg 単回吸入投与	4吸入単回吸入投与
薬物動態	T_{max} (hr)	0.21	0.47	BUD：0.09，FM：0.08
薬物動態	$t_{1/2}$ (hr)	約2	3.96	BUD：3.09，FM：6.14
薬物動態	バイオアベイラビリティ（%）	吸入投与：40	吸入投与：13（外国人健康成人）	BUD 1,000μg単回吸入投与*6：40，FM：—
薬物動態	クリアランス（mL/min）	1,240（健康成人男子，500μg 10分間持続静脈内注入）	1,252（外国人健康成人，0.5mg 静脈内投与）	BUD*6：1,240，FM*6：約1,400
薬物動態	分布容積（L）	約3L/kg（健康成人男子，500μg 10分間持続静脈内注入）	211（外国人健康成人，0.5mg 静脈内投与）	BUD*6：約3L/kg，FM*6：約5L/kg
	蛋白結合率（in vitro）(%)	約90	約90	BUD*6：約90，FM*6：50
	活性代謝物の生成	×	×	BUD*6：×，FM*6：O-脱メチル体（Met1）
	代謝酵素	CYP3A4	CYP3A4	BUD：CYP3A4，FM：CYP2D6，CYP2C

*2 デキサメタゾンのステロイド受容体親和性を100とした場合の各吸入ステロイド薬の相対的な受容体親和性
*3 吸入ステロイド薬および長時間作動型吸入β₂刺激薬の併用が必要な場合
*4 慢性閉塞性肺疾患の諸症状の緩解に対する用法・用量は，添付文書参照

シクレソニド，ベクロメタゾンプロピオン酸エステル，フルチカゾンプロピオン酸エステル，フルチカゾンフランカルボン酸エステル，モメタゾンフランカルボン酸エステルの比較は48〜49ページ

β_2刺激薬の比較は52〜55ページ

	サルメテロールキシナホ酸塩（SM）・フルチカゾンプロピオン酸エステル（FP）		フルチカゾンプロピオン酸エステル（FP）・ホルモテロールフマル酸塩水和物（FM）	ビランテロールトリフェニル酢酸塩（VI）・フルチカゾンフランカルボン酸エステル（FF）
	アドエア ディスカス：100, 250, 500 DPI 1ブリスター中：SM50μg・FP100μg/28吸入，60吸入，SM50μg・FP250μg/28吸入，60吸入，SM50μg・FP500μg/28吸入，60吸入 （GSK）	アドエア エアゾール：50, 125, 250 pMDI 1噴霧中：SM25μg・FP50μg/120噴霧，SM25μg・FP125μg/120噴霧，SM25μg・FP250μg/120噴霧 （GSK）	フルティフォーム エアゾール：50, 125 pMDI 1噴霧中：FP50μg・FM5μg/56吸入，120吸入，FP125μg・FM5μg/56吸入，120吸入（杏林）	レルベア エリプタ：100μg, 200μg DPI 1ブリスター中：100μg/14吸入，30吸入，200μg/14吸入，30吸入 （GSK）
	・吸入ステロイド薬＋LABAの配合剤である ・吸入操作が簡単 ・比較的吸入速度が低くても吸入できる	・吸入ステロイド薬＋LABAの配合剤である ・pMDIであり，吸入速度を必要としない ・用時振盪	・吸入ステロイド薬＋LABAの配合剤である ・pMDIであり，吸入速度を必要としない ・使用前に振らなくてよい	・1日1回でよい ・吸入操作が簡便である ・乳糖が入っており，吸入時に甘みを感じることができる ・比較的吸入速度が低くても吸入できる
	乳糖	代替フロン（1,1,1,2-テトラフルオロエタン）	クロモグリク酸ナトリウム，無水エタノール，1,1,1,2,3,3,3-ヘプタフルオロプロパン	乳糖水和物，ステアリン酸マグネシウム
	吸入ステロイド薬および長時間作動型吸入β_2刺激薬の併用が必要な場合			
	250ディスカス，125エアゾール：慢性気管支炎・肺気腫の諸症状の緩解[*3]		×	100エリプタ：慢性気管支炎，肺気腫の諸症状の緩解[*3]
	〈気管支喘息[*4]〉通常は①。症状に応じて②または③に従い投与する ① 100ディスカス：1回1吸入または50エアゾール：1回2吸入，1日2回 ② 250ディスカス：1回1吸入または125エアゾール：1回2吸入，1日2回 ③ 500ディスカス：1回1吸入または250エアゾール：1回2吸入，1日2回		通常は①。症状に応じて②に従い投与する ① 50エアゾール：1回2吸入，1日2回 ② 125エアゾール：1回2〜4吸入，1日2回	〈気管支喘息[*4]〉通常は①。症状に応じて②に従い投与する ① 100エリプタ：1回1吸入，1日1回 ② 200エリプタ：1回1吸入，1日1回
	症状に応じて①または②に従い投与する ① 50エアゾール：1回1吸入，1日2回 ② 100ディスカス：1回1吸入または50エアゾール：1回2吸入，1日2回		×	×
	有効な抗菌剤の存在しない感染症，深在性真菌症，本剤成分過敏症			
	結核性疾患	結核性疾患	結核性疾患	×
	ショック，アナフィラキシー，血清カリウム値低下，肺炎		ショック，アナフィラキシー，重篤な血清カリウム値低下，肺炎	アナフィラキシー反応，肺炎
	1,775	1,775	1,775	2,989
	×	×	×	×
	SM：4.4, FP：4.4	3.1	2.1〜4.7	VI：2.2, FF：4
	30	×	×	30
	15〜17	29	×	×
	成人気管支喘息患者		健康成人男性	日本健康成人男性
	アドエア250ディスカス，1日2回，2週間吸入投与		50エアゾール2吸入または125エアゾール4吸入，1日2回，1週間投与	VI 12.5μgおよび25μg（単回吸入投与），FF 200〜800μg（単回吸入投与）
	SM：0.08, FP：0.50		〔50エアゾール〕FP：0.0833, FM：0.125 〔125エアゾール〕FP：0.0833, FM：0.0833	VI：0.08, FF：1
	SM：——, FP：5.71		〔50エアゾール〕FP：7.43, FM：4.63 〔125エアゾール〕FP：8.29, FM：4.54	VI：——, FF：24〜33
	FP 1,000μg単回吸入投与[*6]：16.6（外国人）	FP 1,000μg単回吸入投与[*6]：28.6（外国人）	——	VI100μg/FF800μg 吸入投与：27.3/15.2 経口投与：2未満/1.26
	FP[*6]：874（外国人，2mg単回静脈内投与）		——	VI：2,233, FF：3,050
	FP[*6]：258（外国人，2mg単回静脈内投与）		——	VI:165（外国人55μg静脈投与） FF:661（外国人250μg静脈投与）
	SM：≧98, FP：81〜95（併用による該当資料なし）		FP：81〜95, FM：61〜64	VI：93.9, FF：>99
	×		×	——
	SM：CYP3A4, FP：CYP3A4		FP：CYP3A4, FM：CYP2D2, CYP2C19, CYP2C9, CYP2A6	VI・FF：CYP3A4

*5 維持療法として1回1または2吸入を1日2回投与している患者は，発作発現時に本剤の頓用吸入を追加で行うことができる。また，維持療法と頓用吸入を合計した場合，通常1日8吸入までだが，一時的に1日12吸入まで増量可。添付文書参照
*6 配合剤投与による該当資料なし

比較一覧表 3-2 β_2刺激薬（吸入剤）

			短時間作用性β_2刺激薬（SABA）		
	分類				
	一般名		プロカテロール塩酸塩水和物	サルブタモール硫酸塩	
	商品名 規格 （製薬会社）		メプチンエアー・キッドエアー・スイングヘラー・吸入液・吸入液ユニット pMDI〔エアー〕1噴霧中10μg/100噴霧 〔キッドエアー〕1噴霧中5μg/100噴霧 DPI〔スイングヘラー〕1吸入中10μg/100吸入 吸入液〔液〕100μg/mL 〔液ユニット〕0.3mL，0.5mL （大塚製薬）	ベネトリン吸入液 吸入液 5mg/mL （GSK）	サルタノールインヘラー pMDI 1噴霧中100μg/約200噴霧 （GSK）
	特徴		・剤形が3種類 ・レリーバー使用のみ ・ストロングパーシャルアゴニスト	・コントローラーとしても使用できるため，小児のネブライザー使用が多い	・レリーバー使用のみ ・ウィークパーシャルアゴニスト
効能・効果	右記疾患の気道閉塞性障害に基づく諸症状の緩解	気管支喘息	◯	◯	◯
		急性気管支炎	×	◯	◯
		慢性気管支炎	◯	◯	◯
		肺気腫	◯	◯	◯
		喘息様気管支炎	×	×	×
		小児喘息	×	◯	◯
		その他	×	肺結核	肺結核
	その他		×	×	×
用法・用量	成人		吸入液 1回30〜50μgを深呼吸しながらネブライザーを用いて吸入 pMDI〔キッドエアー〕：1回20μg（4吸入） 上記以外：1回20μg（2吸入）	1回1.5〜2.5mgを深呼吸しながら吸入器を用いて吸入	1回200μg（2吸入）吸入
	小児		吸入液 1回10〜30μgを深呼吸しながらネブライザーを用いて吸入 pMDI〔キッドエアー〕：1回10μg（2吸入） 上記以外：1回10μg（1吸入）	1回0.5〜1.5mgを深呼吸しながら吸入器を用いて吸入	1回100μg（1吸入）吸入
	警告		×	×	×
禁忌	本剤成分過敏症		◯	◯	◯
	その他		×	×	×
重大な副作用	ショック		◯	×	×
	アナフィラキシー		◯	×	×
	重篤な血清カリウム値の低下		◯	◯	◯
薬物動態	対象		日本人健康成人男性	外国人健康成人	外国人健康成人
	投与量（単回）		40μg（エアー）	5mg	100μg
	T_{max}（hr）		吸入補助器具なし：0.25 吸入補助器具あり：0.38	0.5	0.02
	$t_{1/2}$（hr）		───	2.83	───
	バイオアベイラビリティ（%）		───	2.3（62.5〜95μg/kgを吸入）	
	クリアランス（mL/min）		───	483（11〜57.1μg/kgを静脈内投与）	
	分布容積（L）		───	638.4（11〜57.1μg/kgを静脈内投与）	
	蛋白結合率（in vitro）（%）		14.3〜15.8	7〜8	6〜8
	未変化体尿中排泄率（%）		14.36（24時間値）	23.91（24時間値）	
	活性代謝物の生成		デスイソプロピルプロカテロール	4'-O-硫酸エステル抱合体：活性は1/2,000	
	代謝酵素		CYP3A4		

*7 警告として，他のβ_2刺激薬吸入剤が無効な場合に限って投与する旨などに加えて，小児に対しては，入院中など医師の厳重な管理・監督下にある場合を除き，投与しない旨が記載されている．添付文書参照

β₂刺激薬（吸入剤以外）の比較は54〜55ページ

 吸入ステロイド薬の比較は48〜51ページ

	短時間作用性β₂刺激薬（SABA）	長時間作用性β₂刺激薬（LABA）		
	フェノテロール臭化水素酸塩	サルメテロールキシナホ酸塩	ホルモテロールフマル酸塩水和物	インダカテロールマレイン酸塩
	ベロテックエロゾル pMDI 1噴霧中0.1mg（日本ベーリンガー）	セレベント ロタディスク・ディスカス DPI〔ロタディスク〕1ブリスター中25μg, 50μg〔ディスカス〕1ブリスター中50μg（GSK）	オーキシスタービュヘイラー DPI 1吸入中9μg/28吸入, 60吸入（アストラゼネカ＝Meiji Seikaファルマ）	オンブレス吸入用カプセル DPI 150μg（ノバルティス）
	・レリーバー使用のみ	・ウィークパーシャルアゴニスト	・適応はCOPD（慢性気管支炎，肺気腫）のみ ・ストロングパーシャルアゴニスト	・1日1回吸入 ・適応はCOPD（慢性気管支炎，肺気腫）のみ
	○	○	×	×
	×	×	×	×
	○	○	○	○
	○	○	○	○
	×	×	×	×
	×	×	×	×
	塵肺症	×	×	×
	×	×	×	×
	1回0.2mg（2吸入）。2〜5分間たって効果不十分な場合はさらに1〜2吸入	1回50μg, 1日2回（朝・就寝前）	1回9μg（1吸入），1日2回	1回1カプセル（150μg），1日1回。本剤専用の吸入用器具を用いて吸入
	△*7	1回25μg, 1日2回（朝・就寝前）吸入。1回50μg, 1日2回まで増量可	×	×
	あり*7	×	×	×
	○	○	○	○
	カテコールアミン（エピネフリン，イソプロテレノール等）投与中	×	×	×
	×	○	×	×
	×	×	×	×
	○			
	外国人健康成人	日本人健康成人	外国人健康成人	中等症〜重症の日本人COPD患者
	0.2mg	200μg	54μg	150μg
	約3	0.08	0.13	0.33
	約6	――	8.46	150μg反復投与時：49.1（外国人健康成人）
	9〜12（1回0.2mgまたは0.4mgを吸入，外国人慢性閉塞性肺疾患患者）	――	――	43.2（1回300μgを吸入，外国人健康成人）
	――	――	27μg静脈内投与：約1,400（外国人）	300μg単回吸入投与：755（外国人健康成人）
	――	――	27μg静脈内投与：約5L/kg（外国人）	400μg静脈内投与：2,560（外国人健康成人）
	約45（外国人）	≧98	約50	ヒト血漿中蛋白結合率：95.1〜96.2 ヒト血清中蛋白結合率：94.1〜95.3
	――	――	――	400〜2,000μg単回吸入投与：1.6〜1.9（日本人健康成人）
	――	――	O-脱メチル体	NVP-QBA088, NVP-QBA089, NVP-QBA090, NVP-QBA091
	――	CYP3A4	CYP2D6, CYP2C分子種	CYP3A4, UGT1A1

比較一覧表 3-3 β₂刺激薬（吸入剤以外）

	分類	短時間作用性β₂刺激薬（SABA）		長時間作用性β₂刺激薬（LABA）	
	一般名	サルブタモール硫酸塩		フェノテロール臭化水素酸塩	
	商品名 規格 （製薬会社）	ベネトリン錠 錠 2mg （GSK）	ベネトリンシロップ シ 0.4mg/mL （GSK）	ベロテック錠 錠 2.5mg （日本ベーリンガー）	ベロテックシロップ シ 0.5mg/mL （日本ベーリンガー）
	特徴	・剤形によって適応が異なり，錠剤では小児喘息の適応を有するが，シロップ剤では有さない		・1日3回服用	・1日3回服用
効能・効果	気管支喘息	○	○	○	○
右記疾患の気道閉塞性障害に基づく諸症状の緩解	急性気管支炎	○	気管支炎	×	○
	慢性気管支炎	○		○	×
	肺気腫	○	×	○	×
	喘息様気管支炎	×	○	×	喘息性気管支炎
	小児喘息	○	×	×	×
	その他	肺結核，珪肺結核	×	塵肺症	×
	その他	×	×	×	×
用法・用量	成人	1回4mg，1日3回。症状の激しい場合は1回8mg，1日3回	×	1回2.5mg，1日3回	×
	小児	標準投与量：1日0.3mg/kg，分3	乳幼児：1日0.3mg/kg，分3。標準1日投与量：1歳未満：1.2～2.4mg，1～3歳未満：2.4～3.6mg，3～5歳未満：3.6～6mg	×	1日0.375mg/kg，分3。標準投与量：0.5～1歳未満：1.5～3.0mg，1～3歳未満：3.0～4.5mg，3～5歳未満：4.5～7.5mg
禁忌	警告	×	×	×	×
	本剤成分過敏症	○	○	○	○
	その他	×	×	カテコールアミン（エピネフリン，イソプロテレノール等）を投与中	
重大な副作用	ショック	×	×	×	×
	アナフィラキシー	×	×	×	×
	重篤な血清カリウム値の低下	○	○	○	○
薬物動態	対象	外国人健康成人		外国人健康成人	
	投与量（単回）	10mg		5mg	
	T_{max}（hr）	1～2		約2	
	$t_{1/2}$（hr）	約3～4		約7	
	バイオアベイラビリティ（%）	44（4mg）		──	
	クリアランス（mL/min）	471（1.5mg静注）		──	
	分布容積（L）	31（1.5mg静注）		──	
	蛋白結合率（in vitro）（%）	7～8		約45	
	未変化体尿中排泄率（%）	──		──	
	活性代謝物の生成	4'-O-硫酸エステル抱合体：活性は1/2000		──	
	代謝酵素	──		──	

β₂刺激薬（吸入剤）の比較は52〜53ページ

 吸入ステロイド薬の比較は48〜51ページ

	長時間作用性β₂刺激薬（LABA）			
	プロカテロール塩酸塩水和物	ツロブテロール塩酸塩	ツロブテロール	クレンブテロール塩酸塩
	メプチン錠・ミニ錠・顆粒・シロップ・ドライシロップ 錠 50μg，錠〔ミニ〕25μg 顆 100μg/g シ 5μg/mL DS 50μg/g （大塚製薬）	ホクナリン錠・ドライシロップ小児用/ ベラチン錠・ドライシロップ小児用 錠 1mg DS〔小児用〕1mg/g （アボット/田辺三菱＝田辺販売）	ホクナリンテープ 貼 0.5mg，1mg，2mg （アボット＝マルホ）	スピロペント錠・顆粒 錠 10μg 顆 20μg/g （帝人ファーマ）
	・剤形が多様		・唯一の貼付剤	・適応に腹圧性尿失禁に伴う尿失禁がある
	○	○	○	○
	○	○	○	○
	○	○	○	○
	○	○	○	○
	錠 50μg以外	喘息性気管支炎	×	×
	×	×	×	×
	×	珪肺症，塵肺症	×	×
	×	×	×	腹圧性尿失禁に伴う尿失禁
	1回50μg，1日1回（就寝前）または1日2回（朝・就寝前）	錠 1回1mg，1日2回	1日1回2mgを胸部，背部，上腕部のいずれかに貼付	〈気管支喘息，慢性気管支炎，肺気腫，急性気管支炎〉1回20μg，1日2回（朝・就寝前）。頓用：1回20μg ※用法・用量は添付文書参照
	・6歳以上（錠 以外）：1回25μg，1日1回（就寝前）または1日2回（朝・就寝前） ・6歳未満（錠，錠〔ミニ〕以外）：1回1.25μg/kg，1日2回（朝・就寝前）または1日3回（朝・昼・就寝前）	DS 1日0.04mg/kg，分2。標準1日投与量：0.5〜3歳未満：0.25〜0.5mg，3〜9歳未満：0.5〜1mg，9〜15歳：1〜2mg	0.5〜3歳未満：0.5mg，3〜9歳未満：1mg，9歳以上：2mgをいずれも1日1回，胸部，背部，上腕部のいずれかに貼付	〈気管支喘息，慢性気管支炎，肺気腫，急性気管支炎〉5歳以上：1回0.3μg/kg，1日2回（朝・就寝前）。頓用：0.3μg/kg ※用法・用量は添付文書参照
	×	×	×	×
	○	○	○	○
	×	×	×	下部尿路閉塞
	○	×	×	×
	○	×	○	○
	○	○	○	○
	日本人健康成人男性	日本人健康成人	日本人健康成人	日本人健康成人男性
	100μg	2mg	2mg，24時間貼付	20μg
	1.50	3	11.8	錠 3.6，顆 3.5
	3.6	3.19	5.9	約35
	—	—	—	—
	—	—	—	—
	14.3〜15.8	28.14	28.1	89〜98
	11.65（24時間値）	—	5.39（3日値）	87（168時間値）
	デスイソプロピルプロカテロール	4-ヒドロシ体（Ⅱ）：未変化体以上に強力な筋弛緩作用	4-hydroxy体（M-Ⅱ）	×
	CYP3A4	—	—	—

文献

1) 日本アレルギー学会 喘息ガイドライン専門部会・監：喘息予防・管理ガイドライン2018．協和企画，2018
2) 日本小児アレルギー学会：小児気管支喘息治療・管理ガイドライン2017．協和企画，2017
3) Bateman ED, et al：Can guideline-defined asthma control be achieved? The Gaining Optimal Asthma ControL study. Am J Respir Crit Care Med, 170（8）：836-844, 2004
4) Nelson HS, et al：Enhanced synergy between fluticasone propionate and salmeterol inhaled from a single inhaler versus separate inhalers. J Allergy Clin Immunol, 112（1）：29-36, 2003
5) Bender BG, et al：Adherence and persistence with fluticasone propionate/salmeterol combination therapy. J Allergy Clin Immunol, 118（4）：899-904, 2006
6) Doull I, et al：Cost-effectiveness of salmeterol xinafoate/fluticasone propionate combination inhaler in chronic asthma. Curr Med Res Opin, 23（5）：1147-1159, 2007
7) Woodcock A, et al：Effectiveness of fluticasone furoate plus vilanterol on asthma control in clinical practice: an open-label, parallel group, randomised controlled trial. Lancet, 390（10109）：2247-2255, 2017
8) Derendorf H, et al：Molecular and clinical pharmacology of intranasal corticosteroids: clinical and therapeutic implications. Allergy, 63（10）：1292-1300, 2008
9) Chisholm SL, et al：Once-daily budesonide in mild asthma. Respir Med, 92（3）：421-425, 1998
10) Lipworth BJ, et al：Safety of inhaled and intranasal corticosteroids: lessons for the new millennium. Drug Saf, 23（1）：11-33, 2000
11) Lipworth BJ：Systemic adverse effects of inhaled corticosteroid therapy: A systematic review and meta-analysis. Arch Intern Med, 159（9）：941-955, 1999
12) Thorsson L, et al：Factors guiding the choice of delivery device for inhaled corticosteroids in the long-term management of stable asthma and COPD: focus on budesonide. Respir Med, 99（7）：836-849, 2005
13) 久米裕昭, 他：β_2刺激薬の固有活性とそれに基づく臨床投与の実際．アレルギー・免疫，16（10）：112-122, 2009
14) Bousquet J：Mometasone furoate: an effective anti-inflammatory with a well-defined safety and tolerability profile in the treatment of asthma. Int J Clin Pract, 63（5）：806-819, 2009
15) Cerasoli F Jr：Developing the ideal inhaled corticosteroid. Chest, 130（1 Suppl）：54S-64S, 2006

（林　太祐，木村早百合）

同効薬比較ガイド

4 過活動膀胱治療薬

おさえておきたい

過活動膀胱の薬物治療の 基礎知識

- 過活動膀胱とは，蓄尿症状である尿意切迫感を必須とした症候群で，通常は頻尿（昼間）と夜間頻尿を伴い，切迫性尿失禁は必須ではありません
- 過活動膀胱の治療には行動療法と薬物治療がありますが，薬物治療が中心です
- 過活動膀胱の治療に用いられる主な薬剤は，抗コリン薬とβ_3受容体作動薬です

過活動膀胱治療薬の ポイント

- 抗コリン薬は，ムスカリン受容体（主にM_3受容体）を遮断し，膀胱の収縮を抑制することにより，尿意切迫感，頻尿などの蓄尿症状を改善します
- 抗コリン薬は，抗コリン作用による口渇・口内乾燥，便秘などの副作用に注意が必要です
- イミダフェナシン，ソリフェナシン，プロピベリン，オキシブチニンは，ムスカリン受容体サブタイプのうち，M_3受容体に対して高い親和性を示します
- フェソテロジンは，トルテロジンの活性代謝物である5-ヒドロキシメチルトルテロジン（5-HMT）をプロドラッグ化した製剤です
- オキシブチニンは経口剤と貼付剤で適応症が異なり，経口剤には過活動膀胱の適応はありません
- β_3受容体作動薬のミラベグロンは，抗コリン薬より口渇・口内乾燥などの副作用は少ないですが，生殖可能な年齢の患者への投与はできる限り避けなければなりません

過活動膀胱の病態と薬物治療

1 蓄尿・排尿のしくみ

　膀胱の機能は蓄尿と排尿であり，蓄尿時には膀胱排尿筋が弛緩し，尿道括約筋（内尿道括約筋および外尿道括約筋）が収縮する。また，排尿時には膀胱排尿筋は収縮し，尿道括約筋は弛緩する。これら膀胱機能の調節は，交感神経である下腹神経，副交感神経である骨盤神経，体性神経である陰部神経が遠心性神経として関与している。また，膀胱の知覚は下腹神経や骨盤神経が，尿道の知覚は陰部神経が求心性神経として関与している。

　蓄尿は，交感神経と体性神経の興奮によって維持されている。アドレナリンβ_2およびβ_3受容体刺激により，膀胱排尿筋は弛緩する。また，内尿道括約筋はα_{1A}受容体の刺激，外尿道括約筋はニコチン（nACh）受容体（N_M）の刺激により収縮する（図1）[1]。排尿時の膀胱伸展に伴う尿意は，排尿中枢に作用して，排尿反射を誘発する。副交感神経が興奮し，ムスカリンM_2およびM_3受容体が刺激され，膀胱排尿筋が収縮する。また，交感神経および体性神経の抑制により，内尿道括約筋および外尿道括約筋は弛緩し，尿が体外に排出される（図2）[1]。

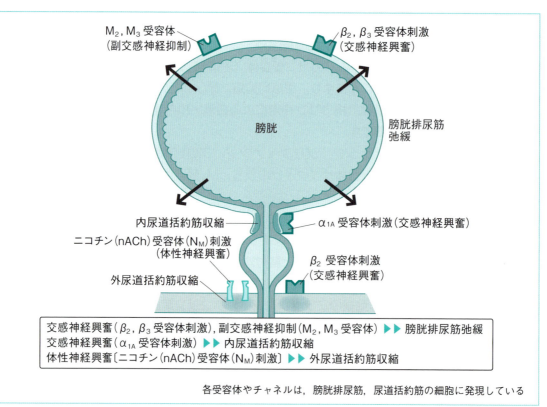

図1　蓄尿の仕組み

（黒山政一・編：薬の作用が手に取るようにわかる本．じほう，p.130, 2018）

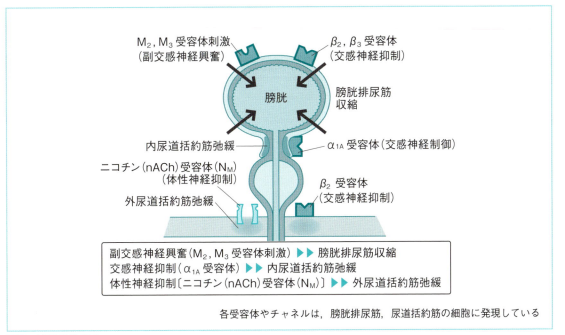

図2 排尿の仕組み

(黒山政一・編：薬の作用が手に取るようにわかる本．じほう，p.130, 2018)

2 過活動膀胱とは

　下部尿路の機能は，蓄尿機能，排尿機能からなり，それらの機能が障害されることにより「蓄尿症状」「排尿症状」が現れる。蓄尿症状には頻尿（昼間），夜間頻尿，尿意切迫感，尿失禁が，排尿症状には，尿勢低下，尿線分割・途絶，排尿遅延，腹圧排尿などがある。過活動膀胱とは，蓄尿症状である尿意切迫感を必須とした症候群であり，通常は頻尿と夜間頻尿を伴い，切迫性尿失禁は必須ではないと定義されている[2]。

　過活動膀胱の診断は症状の聴取が主となる。過活動膀胱の主症状は他の疾患でも起こりうるため，まずはその症状の原因となる他疾患（尿路結石，膀胱がん，前立腺がん，下部尿路の炎症性疾患など）の除外診断がなされる。過活動膀胱の主症状である頻尿・尿意切迫感・切迫性尿失禁などの症状は，過活動膀胱症状スコア（Overactive Bladder Symptom Score：OABSS）により，総合的に評価される（表1）。OABSSの「尿意切迫感スコア（質問3）が2点以上かつOABSSの合計点数が3点以上」が過活動膀胱の診断基準とされている[2]。

3 薬物治療

　過活動膀胱の治療には行動療法＊と薬物治療があるが，その中心は薬物治療である。過活動膀胱の薬物治療に用いられる主な薬剤を表2に示す。

　薬物治療の主体は抗コリン薬とβ_3受容体作動薬（β_3作動薬）である。副交感神経の活

＊　行動療法には，生活指導（体重減少，食事療法，運動療法の併用など），膀胱訓練（尿を我慢させることによる蓄尿症状の改善），理学療法（骨盤底筋訓練による尿失禁の改善など）などがある[2]。

表1 過活動膀胱症状の質問票（OABSS）

以下の症状がどれくらいの頻度でありましたか。この1週間のあなたの状態に最も近いものを，ひとつだけ選んで，点数の数字を○で囲んでください。

質問	症状	点数	頻度
1	朝起きた時から寝る時までに，何回くらい尿をしましたか	0	7回以下
		1	8〜14回
		2	15回以上
2	夜寝てから朝起きるまでに，何回くらい尿をするために起きましたか	0	0回
		1	1回
		2	2回
		3	3回以上
3	急に尿がしたくなり，我慢が難しいことがありましたか	0	なし
		1	週に1回より少ない
		2	週に1回以上
		3	1日1回くらい
		4	1日2〜4回
		5	1日5回以上
4	急に尿がしたくなり，我慢できずに尿をもらすことがありましたか	0	なし
		1	週に1回より少ない
		2	週に1回以上
		3	1日1回くらい
		4	1日2〜4回
		5	1日5回以上
	合計点数		点

過活動膀胱の診断基準　　尿意切迫感スコア（質問3）が2点以上かつOABSS合計スコアが3点以上
過活動膀胱の重症度判定　OABSS合計スコア　軽症：5点以下　中等症：6〜11点　重症：12点以上

（日本排尿機能学会過活動膀胱診療ガイドライン作成委員会・編：過活動膀胱診療ガイドライン（第2版），リッチヒルメディカル，p.105，2015）

性化により遊離したアセチルコリンは，膀胱排尿筋のムスカリン受容体を刺激することにより，膀胱を収縮させる。膀胱排尿筋にはムスカリンM_2，M_3受容体が分布しており，主にM_3受容体が膀胱の収縮に関与する。抗コリン薬はムスカリン受容体を遮断し，膀胱の収縮を抑制することにより，膀胱容量の増加や排尿運動の抑制を行い，過活動膀胱などにおける蓄尿症状（尿意切迫感，頻尿など）を改善する（図3）。

一方，$β_3$作動薬は，膀胱排尿筋の$β_3$受容体を刺激し，蓄尿期のノルアドレナリンによる膀胱弛緩作用を増強することにより，膀胱機能を正常化し，過活動膀胱における尿意切迫感，頻尿などを改善する（図3）。臨床では抗コリン薬が繁用されているが，膀胱以外に存在するムスカリン受容体もブロックするため，口渇・口内乾燥，便秘および霧視などの副作用発現が問題となる。$β_3$作動薬は，抗コリン薬と同程度の効果があり，抗コリン作用による副作用の発現頻度は低いことから，副作用などで抗コリン薬が使用できない症例に対して有用であると考えられる。

平滑筋弛緩薬のフラボキサート塩酸塩は，膀胱排尿筋の電位依存性Ca^{2+}チャネルを遮断し，Ca^{2+}流入を抑制して，ホスホエステラーゼ阻害によるcAMP濃度を上昇させることにより，膀胱排尿筋の収縮を抑制する（図3）。本剤の保険適応は，神経性頻尿，慢性前立腺炎，慢性膀胱炎に伴う頻尿・残尿感で，過活動膀胱は含まれていない。しかし，ほとんど副作用がないことが経験的に認められているため，抗コリン薬が副作用などで使用

表2 主な過活動膀胱治療薬とその特徴

分類	商品名	推奨グレード*	特徴と作用機序
抗コリン薬	ウリトス, ステーブラ	A	・過活動膀胱の治療に最も広くされており、その有用性と安全性が確立されている ・膀胱排尿筋のムスカリン受容体(主にM_3受容体)を遮断し、膀胱の収縮を抑えることにより蓄尿症状を改善する ・口渇・口内乾燥、便秘などの抗コリン作用による副作用の発現頻度が高い
	デトルシトール	A	
	トビエース	A	
	ベシケア	A	
	バップフォー	A	
	ネオキシテープ, ポラキス	A	
$β_3$受容体作動薬	ベタニス	A	・膀胱排尿筋の$β_3$受容体を刺激し、ノルアドレナリンの膀胱弛緩作用を増強する ・抗コリン薬が副作用で使用できない症例に有用である
フラボキサート	ブラダロン	C1	・膀胱排尿筋のCa^{2+}チャネルを遮断し、膀胱排尿筋の収縮を抑制すると考えられている ・抗コリン薬が副作用などで使用できない症例に使用されることがある

* 過活動膀胱診療ガイドライン[第2版](日本排尿機能学会過活動膀胱診療ガイドライン作成委員会・編), pp.137-162, 2015
A:強い根拠があり、行うよう強く勧められる　C1:根拠はないが、行うよう勧められる

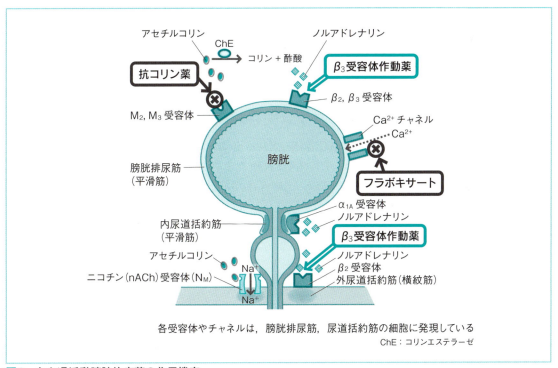

図3 主な過活動膀胱治療薬の作用機序

(黒山政一・編:薬の作用が手に取るようにわかる本. じほう, p134, 2018)

できない症例に使用されることがある。原則として、女性の過活動膀胱に対しては、直ちに抗コリン薬あるいは$β_3$受容体刺激薬の投与が可能である。一方、50歳以上の男性では、前立腺肥大を合併している可能性があるため、まず$α_1$遮断薬(5章参照)の投与が優先され、症状の改善がみられない場合に抗コリン薬を追加投与することが推奨される[2), 3)]。

過活動膀胱治療薬の比較

1 過活動膀胱治療薬の種類

　過活動膀胱治療薬の主体となるのは，抗コリン薬と$β_3$作動薬である。抗コリン薬には，イミダフェナシン（ウリトス錠・OD錠：杏林，ステーブラ錠・OD錠：小野），フェソテロジンフマル酸塩（トビエース錠：ファイザー），酒石酸トルテロジン（デトルシトールカプセル：ファイザー），コハク酸ソリフェナシン（ベシケア錠・OD錠：アステラス），プロピベリン塩酸塩（バップフォー錠・細粒：大鵬薬品），オキシブチニン塩酸塩（ネオキシテープ：久光＝旭化成ファーマ，ポラキス錠：サノフィ）の6成分がある。$β_3$作動薬は，ミラベグロン（ベタニス錠：アステラス）のみである。

2 剤形

　フェソテロジン，ミラベグロンは錠剤，トルテロジンはカプセル剤のみが販売されている。イミダフェナシンおよびソリフェナシンは錠剤と口腔内崩壊錠（OD錠）が，プロピベリンは錠剤と細粒剤が販売されている。オキシブチニンは，従来の錠剤に加え新たに経皮吸収剤である貼付剤が販売され，剤形の選択が可能となった。

3 薬理学的作用（ムスカリン受容体への親和性）

　抗コリン薬は，ムスカリン受容体の遮断作用により効果を発現する。ムスカリン受容体にはM_1，M_2，M_3，M_4，M_5受容体の5種類のサブタイプが存在する。膀胱平滑筋にはM_2，M_3受容体が分布しているが，主に膀胱の収縮に関与しているのはM_3受容体である。膀胱平滑筋のM_3受容体は，アセチルコリンの刺激により膀胱を収縮させる。
　ヒトムスカリン受容体サブタイプに対する親和性についてみると，イミダフェナシン，ソリフェナシン，プロピベリン，オキシブチニンは，他の受容体サブタイプよりもM_3受容体に対する親和性が大きい[4), 5)]。一方，トルテロジンは，各ムスカリン受容体サブタイプへの親和性がほぼ同等であり，選択性は低い。フェソテロジンは，トルテロジンの活性代謝物のプロドラッグである。投与後，速やかに非特異的エステラーゼにより加水分解されて，活性本体である5-ヒドロキシメチルトルテロジン（5-HMT）となる。5-HMTは各受容体サブタイプに対して高い親和性を有しているものの，サブタイプ間での選択性は低い。なお，フェソテロジンは5-HMTと比較して親和性は低く，その値は1/100以下である。
　M_3受容体は，膀胱収縮だけでなく唾液分泌や腸管収縮などにも関与し，口渇・口内乾燥や便秘などの副作用発現に関連している。ヒトの膀胱選択性は，トルテロジン活性代謝物＝フェソテロジン活性代謝物＞プロピベリン活性代謝物＞トルテロジンの順に高く，耳下腺よりも膀胱への選択性が高い。オキシブチニン活性代謝物，ソリフェナシン，プロピベリン，オキシブチニンは，膀胱よりも耳下腺への選択性が高いとの報告がある[6)]。

4 効能・効果，用法・用量

①効能・効果

イミダフェナシン，フェソテロジン，トルテロジン，ソリフェナシン，プロピベリン，オキシブチニン貼付剤およびミラベグロンは，過活動膀胱における尿意切迫感，頻尿および切迫性尿失禁の適応を有する。オキシブチニンは経口剤と貼付剤で適応症が異なり，経口剤には過活動膀胱の適応がない。また，プロピベリンおよびオキシブチニン経口剤は神経因性膀胱，不安定膀胱における頻尿，尿意切迫感，尿失禁の適応を有している。

②用法・用量

フェソテロジン，トルテロジン，ソリフェナシン，プロピベリンおよびミラベグロンは1日1回の服用であるが，イミダフェナシンは1日2回，オキシブチニン経口剤は1日3回の服用である。なお，トルテロジンおよびフェソテロジンは徐放性製剤である。トルテロジンの用量は1日1回4mgであるが，トルテロジンの活性代謝物（5-HMT）のプロドラッグであるフェソテロジンは1日最大8mgまで投与可能である。オキシブチニン貼付剤は1日1回，下腹部，腰部または大腿部のいずれかに貼付し，24時間ごとに貼り替える。

5 薬物動態

ソリフェナシンの薬物血中濃度が半減する時間（$t_{1/2}$）は38.0時間と最も長く，また最高血中濃度到達時間（T_{max}）も5.5時間と比較的緩やかに血中濃度が上昇することから，効果に持続性があると考えられている。そのため，ソリフェナシンの用法は1日1回である。ミラベグロンの$t_{1/2}$も36.4時間と長い。

フェソテロジン，トルテロジン，ソリフェナシン，プロピベリンおよびオキシブチニンでは活性代謝物が存在する。フェソテロジンはプロドラッグであり，活性本体は代謝により生成する5-HMTである。イミダフェナシンとミラベグロンには活性代謝物はない。すべての製剤は代謝にCYP3A4が関与しているため，薬物相互作用に注意が必要である。

トルテロジンの代謝にはCYP2D6も関与し，未変化体と同等の薬理活性をもつ5-HMTに代謝される。トルテロジンは，CYP2D6活性が欠損または活性が低下しているPM（poor metabolizer）では，正常者であるEM（extensive metabolizer）に比較してバイオアベイラビリティが上昇し，クリアランスが低下するとの報告がある[7]。フェソテロジンは，CYP2D6を介さず非特異的エステラーゼによる代謝を受けて5-HMTとなる。5-HMTはCYP2D6およびCYP3A4が関与する2つの主経路を経て代謝される。

蛋白結合率はイミダフェナシン，トルテロジン，ソリフェナシン，プロピベリンおよびオキシブチニンでは，いずれも80%以上と高値である。フェソテロジンを除く薬剤の未変化体およびイミダフェナシン，ミラベグロンを除く薬剤の活性代謝物の尿中排泄率は低値である（フェソテロジンの未変化体，イミダフェナシン，ミラベグロンの活性代謝物の尿中排泄率のデータは得られていない）。

6 臨床成績

比較一覧表（p.66）に，過活動膀胱患者または神経因性膀胱および不安定膀胱の患者を対象とした国内臨床試験成績を示した．試験デザインや評価の基準がそれぞれ異なるため，各薬剤間での比較は難しい．

イミダフェナシン，フェソテロジン，トルテロジン，ソリフェナシン，プロピベリン，オキシブチニン貼付剤，ミラベグロンは，過活動膀胱患者を対象に投与終了時または最終評価時に各評価項目におけるベースラインからの変化率または変化量を指標に，臨床成績が評価されている．評価項目は排尿回数，1回排尿量，尿失禁回数，切迫性尿失禁回数および尿意切迫感回数であるが，各薬剤により異なる．いずれの薬剤も投与前と比較して，投与後には各症状の改善が認められている．

イミダフェナシンは，全評価項目でプラセボに対して有意な改善が認められているが，プロピベリンに対して有意差は認められておらず，排尿回数，1回排尿量，尿失禁回数および尿意切迫感回数において，プロピベリンのほうがより高い改善効果がみられている[8]．フェソテロジンは，アジア人（日本，韓国，台湾，香港）を対象にアジア共同第Ⅱ相試験が行われているが，比較一覧表には日本人患者のみの解析データを記載した．プラセボ群に対してフェソテロジン4mg群および8mg群は有意に症状を改善している[9]．

トルテロジンは日本人および韓国人の患者を対象に臨床試験が行われているが，比較一覧表には日本人患者のみの解析データを記載した．排尿回数において，トルテロジンはプラセボに対して有意に症状を改善している．一方，オキシブチニンに対しては尿失禁回数の変化率，排尿回数で非劣性が証明されているが，自排尿量はオキシブチニンの変化量のほうが大きい．トルテロジンの尿意切迫感回数は，患者の印象で「改善」以上を示した症例の割合を指標として評価されているが，トルテロジンはオキシブチニンより評価が低かった[10,11]．

ソリフェナシンは，プラセボおよびプロピベリンを対照薬とした比較試験が行われている．排尿回数，1回排尿量，切迫性尿失禁回数および尿意切迫感回数においてプラセボに対して有意な改善がみられているが，プロピベリンに対しては同等，非劣性であることが証明されている[12,13]．オキシブチニン貼付剤は，プラセボおよびプロピベリン（経口剤）を対照薬とした比較試験が行われている．主要評価項目である排尿回数について，プラセボに対する優越性とプロピベリンに対する非劣性が認められている．

β_3作動薬のミラベグロンは，プラセボおよびトルテロジンを対照薬として比較試験が行われている．主要評価項目である排尿回数について，プラセボに対する優越性が認められている[14]．

女性の過活動膀胱患者を対象にしたイミダフェナシン，トルテロジン，ソリフェナシンおよびプロピベリンの臨床成績を比較一覧表に示す．なお，この試験での対照薬の投与量は，イミダフェナシンおよびトルテロジンは常用量であるが，ソリフェナシンおよびプロピベリンは常用量の半量である．すべての薬剤で排尿回数，尿意切迫感回数，切迫性尿失禁回数，1回排尿量は，治療前後で比較すると有意に改善している．患者評価による膀胱状態（patient perception of bladder condition：PPBC）では，ソリフェナシンで最も高い評価が得られている[15]．

オキシブチニン経口剤の臨床成績は，神経因性膀胱および不安定膀胱の患者における投与前後での自覚症状の「改善」および「著明改善」の割合により評価されている．排尿回

数および尿失禁回数では，プラセボよりも改善率が高かったが，尿意切迫感回数の改善率はプラセボと差が認められていない。

7 安全性情報

①禁忌

すべての抗コリン薬が抗コリン作用により症状を悪化させる恐れがあるので，尿閉，閉塞隅角緑内障，重症筋無力症および重篤な心疾患のある患者には，投与禁忌である。また，ほとんどの抗コリン薬が麻痺性イレウス，幽門，十二指腸または腸管閉塞，胃アトニーおよび腸アトニーなどの消化管緊張低下状態の患者に対して投与禁忌である。フェソテロジンおよびソリフェナシンは，重度の肝機能障害（Child-Pugh分類C）のある患者において血中濃度が上昇する恐れがあるため，投与禁忌である。

$β_3$作動薬のミラベグロンは，重篤な心疾患，重度の肝機能障害（Child-Pughスコア10以上）のある患者，妊婦・授乳婦への投与は禁忌である。CYP2D6の阻害作用と催不整脈作用があるので，フレカイニド酢酸塩，プロパフェノン塩酸塩の投与中患者への使用は禁忌である。動物実験において，生殖器系への影響などが認められているので，生殖可能な年齢の患者への投与はできる限り避けなければならない。

②副作用

抗コリン薬で発現頻度の高い副作用は，抗コリン作用による口渇・口内乾燥，便秘などである。各薬剤においてそれぞれ試験が異なるため，発現頻度の評価は難しいが，臨床試験における口渇・口内乾燥の発現率は，イミダフェナシンおよびソリフェナシンはプロピベリンよりも低く，トルテロジンはオキシブチニン経口剤よりも低い傾向にある[8), 10)〜13)]。フェソテロジンでは，4mg投与群の発現率が25.2％であるのに対し，8mg投与群では47.0％と増加するため，注意が必要である。また，オキシブチニン貼付剤の口渇・口内乾燥の発現率は，6.5％と低値である。これは，経皮吸収製剤であるため，経口剤よりも安定した血中濃度が得られやすく，抗コリン性の副作用が低減されるためと考えられる。また，他の抗コリン作用による副作用として，霧視などの視野調節障害，高齢者では認知機能障害が起こる可能性があるため，注意が必要である。

$β_3$作動薬のミラベグロンの口乾・口内乾燥の発現率は，プラセボとほぼ同等であり，抗コリン薬よりも有意に少ない[2)]。しかし，頻度は不明であるが重大な副作用として高血圧の報告があるので注意する必要がある。

薬剤選択時はココに注目

過活動膀胱の主な治療薬である抗コリン薬は，ムスカリン受容体サブタイプへの選択性，膀胱への選択性による薬効，副作用の程度などが比較ポイントとなる。M_3受容体への親和性が高く，かつ膀胱への選択性が高い薬剤が望ましい。抗コリン薬の使用に際しては，口渇・口内乾燥などの副作用に関して十分に配慮する必要がある。

比較一覧表 ④ 過活動膀胱治療薬

分類			抗コリン薬			
一般名			イミダフェナシン	フェソテロジンフマル酸塩	酒石酸トルテロジン	コハク酸ソリフェナシン
商品名 規格 (製薬会社)			ウリトス錠・OD錠／ステーブラ錠・OD錠 錠0.1mg OD錠0.1mg (杏林／小野)	トビエース錠 徐錠 4mg, 8mg (ファイザー)	デトルシトールカプセル 徐力 2mg, 4mg (ファイザー)	ベシケア錠・OD錠 錠2.5mg, 5mg OD錠 2.5mg, 5mg (アステラス)
特徴			・用法は1日2回 ・M_3受容体に対して高い親和性を示す ・唯一活性代謝物がない抗コリン薬	・トルテロジンの活性代謝物である5-HMT（5-ヒドロキシメチルトルテロジン）のプロドラッグ ・CYP2D6を介さず、非特異的エステラーゼで代謝されて活性体となる	・徐放性のカプセル剤 ・膀胱に対する選択性が高い ・CYP2D6のPM患者ではクリアランスが低下する	・M_3受容体に対して高い親和性を示す ・膀胱に対する選択性が高い ・肝代謝型の薬剤であり、重度の肝機能障害のある患者（Child-Pugh分類C）には投与禁忌である ・代謝にCYP3A4が関与するため相互作用に注意
効能・効果	過活動膀胱における尿意切迫感、頻尿および切迫性尿失禁		○	○	○	○
	その他		×	×	×	×
用法・用量			1回0.1mg, 1日2回（朝夕食後）。1回0.2mg, 1日0.4mgまで増量可*1	1回4mg, 1日1回。1日1回8mgまで増量可*2	1回4mg, 1日1回*2	1回5mg, 1日1回。1日10mgまで*1
警告			×	×	×	×
禁忌	尿閉		○	○	慢性尿閉に伴う溢流性尿失禁を含む	○
	幽門,十二指腸または腸管閉塞		○	○	×	○
	麻痺性イレウス		○	○	○	○
	胃アトニー		○	○	○	○
	腸アトニー		×	○	○	○
	閉塞隅角緑内障		○	眼圧が調節できない閉塞隅角緑内障	○	○
	重症筋無力症		○	○	○	○
	重篤な心疾患		○	○	○	○
	成分過敏症		本剤	本剤, 酒石酸トルテロジン	本剤, フェソテロジンフマル酸塩	本剤
	その他		消化管運動・緊張が低下	重度の肝障害（Child-Pugh分類C）	×	重度の肝機能障害（Child-Pugh分類C）
重大な副作用	尿閉		○	○	○	○
	麻痺性イレウス		(類薬)	×	×	○
	肝機能障害		○	×	×	○
	心疾患		(類薬) QT延長, 心室性頻拍	(類薬) QT延長, 心室性頻拍, 房室ブロック, 徐脈等	×	QT延長, 心室頻拍, 房室ブロック, 洞不全症候群, 高度徐脈
	幻覚・せん妄		(類薬)	×	×	×
	血小板減少		×	×	×	×
	急性緑内障発作		○	×	×	(類薬)
	その他		×	血管浮腫	アナフィラキシー	ショック, アナフィラキシー
薬理学的作用*	ヒトムスカリン受容体親和性（Ki値）*3	M_1	7.6	未変：624 活性：1.8	2.7	26
		M_2	22.6	未変：562 活性：1.7	4.2	170
		M_3	1.4	未変：— 活性：6.3	4.4	12
		M_4	8.9	未変：177 活性：1.0	6.6	110
		M_5	2.6	未変：— 活性：5.2	2.5	31
	M_3受容体選択性*4	M_3/M_1	5.3	未変：— 活性：0.29	0.61	2.2
		M_3/M_2	16.1	未変：— 活性：0.27	0.96	15
		M_3/M_4	6.4	未変：— 活性：0.16	1.5	9.1
		M_3/M_5	1.9	未変：— 活性：0.83	0.57	2.6
	ヒト膀胱選択性(対耳下腺)6)		――	活性：1.66	未変：1.40, 活性：1.66	未変：0.48, 活性：―

*1 肝機能障害時、腎機能障害時の用法・用量は、添付文書参照
*2 腎障害時、肝障害時、強力なチトクロムP450（CYP）3A4阻害薬併用時の用法・用量は、添付文書参照

➡ 薬物動態，臨床成績の比較は68～69ページ

	抗コリン薬			β₃受容体作動薬
	プロピベリン塩酸塩	オキシブチニン塩酸塩		ミラベグロン
	バップフォー錠・細粒 錠 10mg, 20mg 細 20mg/g (大鵬薬品)	ネオキシテープ 貼 73.5mg (久光＝旭化成ファーマ)	ポラキス錠 錠 1mg, 2mg, 3mg (サノフィ)	ベタニス錠 錠 25mg, 50mg (アステラス)
	・錠剤と細粒剤の2剤形から選択可能 ・神経因性膀胱等にも適応症を有する ・M_3受容体に対して高い親和性を示す ・膀胱に対する選択性が高い	・過活動膀胱治療薬（抗コリン薬）で唯一の貼付剤 ・M_3受容体に対して高い親和性を示す	・神経因性膀胱および不安定膀胱に適応症を有している ・用法は1日3回 ・M_3受容体に対して高い親和性を示す	・過活動膀胱治療薬で唯一のβ₃受容体作動薬 ・抗コリン薬より，口渇，口内乾燥の副作用が少ない ・生殖可能な年齢の患者への投与はできるだけ避ける
	○	○	×	○
	神経因性膀胱，神経性頻尿，不安定膀胱，膀胱刺激状態（慢性膀胱炎，慢性前立腺炎）における頻尿，尿失禁	×	神経因性膀胱，不安定膀胱（無抑制収縮を伴う過緊張性膀胱状態）における頻尿，尿意切迫感，尿失禁	×
	1回20mg，1日1回（食後）。 1回20mg，1日2回まで増量可	1回1枚（73.5mg），1日1回。下腹部，腰部または大腿部のいずれかに貼付し，24時間ごとに貼り替え	1回2～3mg，1日3回	1回50mg，1日1回（食後）
	×	×	×	生殖可能な年齢の患者への投与は，できる限り避けること
	○	○	明らかな下部尿路閉塞症状である排尿困難・尿閉等	×
	○	○	×	×
	×	○	○	×
	○	○	衰弱患者または高齢者の腸アトニー	×
	○	○	緑内障	×
	○	○	○	○
	×	本剤	本剤	本剤
	×	授乳婦	授乳婦	妊婦，授乳婦，重度の肝機能障害，フレカイニド酢酸塩・プロパフェノン塩酸塩投与中
	○	○	○	○
	○	○	○	×
	肝機能障害，黄疸	×	×	×
	QT延長，心室性頻拍	×	×	×
	○	×	×	×
	○	○	○	×
	○	×	×	×
	腎機能障害，横紋筋融解症，皮膚粘膜眼症候群	×	×	高血圧
	490	6.1		
	1400	21		
	350	3.4		
	900	6.6		
	490	18		
	1.4	1.8		
	3.8	5.9		
	2.5	1.9		
	1.4	5.1		
	未変：0.46，活性：1.57	未変：0.42，活性：0.50		―

*3 ヒトムスカリン受容体のリガンド結合の競合的阻害における解離定数（値が小さいほど親和性が高い）
*4 M_1～M_5のムスカリン受容体のうち，膀胱収縮に主にM_3受容体が，また副交感神経節後膜の興奮に主にM_1受容体が関与しているといわれている
※未変：未変化体，活性：活性代謝物

比較一覧表 ④ 過活動膀胱治療薬

分類	抗コリン薬			
一般名	イミダフェナシン	フェソテロジンフマル酸塩	酒石酸トルテロジン	コハク酸ソリフェナシン
商品名 規格 (製薬会社)	ウリトス錠・OD錠／ステーブラ錠・OD錠 錠 0.1mg OD錠 0.1mg (杏林／小野)	トビエース錠 徐錠 4mg, 8mg (ファイザー)	デトルシトールカプセル 徐力 2mg, 4mg (ファイザー)	ベシケア錠・OD錠 錠 2.5mg, 5mg OD錠 2.5mg, 5mg (アステラス)

薬物動態

		イミダフェナシン	フェソテロジン	トルテロジン	ソリフェナシン
対象		健康成人男性	健康成人男性	健康成人男女	健康成人男性
投与量（単回）		0.1mg（普通錠）	4mg	4mg	5mg（普通錠・空腹時）
T_{max} (hr)		1.3	5-HMT：5.0	3.8（DD01：4.1）	5.5
$t_{1/2}$ (hr)		2.9	5-HMT：9.8	8.9（DD01：9.5）	38.0
バイオアベイラビリティ (%)		57.8（外国人）	52*5（外国人）	EM*6：17, PM*7：65（非徐放性製剤・外国人）	88.0（外国人）
クリアランス (mL/min)		592 (CL/F)	2,417（CL/F・外国人）	EM*6：750, PM*7：158（外国人）	男性：116 (CL/F) 女性：96 (CL/F)
分布容積 (L)		147 (V/F)	5-HMT：169（外国人）	113（外国人）	600（外国人）
蛋白結合率 (%)		88.8	5-HMT：約50	96.3（DD01：64）	96.1
結合蛋白の種類		アルブミン，$α_1$-酸性糖蛋白	5-HMT：血清アルブミン，$α_1$-酸性糖蛋白	$α_1$-酸性糖蛋白	$α_1$-酸性糖蛋白
代謝酵素		CYP3A4, UGT1A4	CYP2D6, CYP3A4	CYP2D6, CYP3A4	主：CYP3A4, 一部：CYP1A1, 2C8, 2C19, 2D6, 3A5
活性の生成		×	5-HMT	DD01（5-HMT）	M-3（4R-水酸化体）
尿中排泄率 (%)	未変	経口192時間値：<10（外国人）	—	経口168時間値：>EM：<1.0, PM：1.7（外国人）	経口336時間値：10.8（外国人）
	活性代謝物	—	経口：>16（外国人）	経口168時間値：>7.2（外国人）	経口336時間値：8.3（外国人）

比較試験 臨床成績

		イミダフェナシン	プロピベリン	プラセボ	フェソテロジン 4mg	フェソテロジン 8mg	プラセボ	トルテロジン	オキシブチニン	プラセボ	ソリフェナシン	プロピベリン	プラセボ
対象患者		過活動膀胱患者8)			過活動膀胱患者9)			過活動膀胱患者10), 11)			過活動膀胱患者12), 13)		
対象薬		イミダフェナシン	プロピベリン	プラセボ	フェソテロジン	フェソテロジン	プラセボ	トルテロジン	オキシブチニン	プラセボ	ソリフェナシン	プロピベリン	プラセボ
1日投与量・期間		0.2mg・12週間	20mg・12週間	12週間	4mg・12週間	8mg・12週間	12週間	4mg・12週間	9mg・12週間	12週間	5mg・12週間	20mg・12週間	12週間
評価方法		投与終了時における観察期からの変化量または変化率			投与12週時におけるベースラインからの変化量			投与終了時におけるベースラインからの変化量または変化率, 患者が「改善」の印象を示した割合（尿意切迫感のみ）			最終評価時におけるベースラインからの変化量または変化率		
排尿回数	変化量 [回/日]	-1.5 [11.2→9.7]	-1.8 [11.2→9.4]	-1.1 [11.5→10.4]	-2.0 [11.3→9.3]	-2.1 [11.2→9.1]	-1.3 [11.0→9.8]	-2.4 [11.9→9.6]	-2.1 [11.5→9.4]	-1.1 [11.3→10.2]	-1.93 [11.44→9.51]	-1.87 [11.37→9.50]	-0.9 [11.3→10.3]
排尿量 (mL/回)		+19.4 [147.3→165.9]	+36.1 [149.8→184.7]	+6.3 [154.2→162.0]				+19.2 [129.7→148.9]	+32.2 [128.6→160.8]	+6.8 [125.8→132.6]	+35.8 [153.4→189.2]	+36.6 [151.2→187.8]	+11.7 [152.8→164.5]
尿失禁回数	変化量 [回/週]	-11.7 [18.6→6.9]	-12.6 [18.0→5.4]	-8.7 [17.6→8.9]				-11.2 [19.3→8.1]	-13.6 [20.0→6.4]	-6.4 [18.9→12.5]			
	変化率(%)	-68.2	-73.1	-49.5				-68.5	-65.9	-42.9			
切迫性尿失禁回数	変化量 [回/日]	-1.6 [2.4→0.8]	-1.6 [2.2→0.6]	-1.1 [2.2→1.1]	-1.7 [2.1→0.5]	-1.8 [2.1→0.3]	-1.4 [2.2→0.8]				-1.5 [2.0→0.5]	-1.2 [1.8→0.6]	-0.7 [1.7→1.0]
尿意切迫感回数	変化量 [回/日]	-2.4 [4.9→2.5]	-2.8 [4.8→2.0]	-1.9 [5.4→3.5]	-2.8 [4.5→1.8]	-2.8 [4.6→1.9]	-2.2 [4.8→2.5]	改善率(%)：42.1	改善率(%)：57.4	改善率(%)：29.8	-2.4 [4.4→2.0]	-2.3 [4.1→1.8]	-1.3 [4.0→2.8]
有害事象（口渇・口内乾燥）発現率(%)		31.5 (101/321)	39.9 (122/306)	13.8 (20/145)	25.2 (63/250)	47.0 (117/249)	6.9 (17/248)	36.8 (42/114)	61.5 (75/122)	7.0 (4/57)	16.7 (66/396)	25.5 (102/400)	5.4 (22/405)

比較試験 臨床効果15)

	イミダフェナシン	トルテロジン	ソリフェナシン
対象患者	過活動膀胱患者（女性）	過活動膀胱患者（女性）	過活動膀胱患者（女性）
1日投与量・期間	0.2mg/日・8週間	4mg/日・8週間	2.5mg/日・8週間
評価方法	治療前後における変化量	治療前後における変化量	治療前後における変化量
排尿回数（回/日）	昼間：-1.6, 夜間：-0.8	昼間：-1.3, 夜間：-0.6	昼間：-1.7, 夜間：-1.0
尿意切迫感回数（回/日）	-2.0	-1.7	-2.3
切迫性尿失禁回数（回/日）	-1.2	-0.9	-1.4
排尿量mL/回	+32.0	+47.5	+38.6
PPBC*8が改善した患者の割合(%)	66.7	71.8	84.4

*5 フェソテロジン錠経口投与時の，フェソテロジン静脈内投与時に対する5-HMTとして
*6 EM（extensive metabolizer）：CYP2D6活性が正常な者
*7 PM（poor metabolizer）：CYP2D6活性が欠損または低い者

特徴，効能・効果，用法・用量，禁忌，重大な副作用，薬理学的作用の比較は66～67ページ

	抗コリン薬			β₃受容体作動薬
	プロピベリン塩酸塩	オキシブチニン塩酸塩		ミラベグロン
	バップフォー錠・細粒 錠 10mg, 20mg 細 20mg/g （大鵬薬品）	ネオキシテープ 貼 73.5mg （久光＝旭化成ファーマ）	ポラキス錠 錠 1mg, 2mg, 3mg （サノフィ）	ベタニス錠 錠 25mg, 50mg （アステラス）
	健康成人	健康成人男性および女性	健康成人男性	健康成人男性
	20mg（空腹時）	73.5mg	2mg	50mg
	1.7（M-1：1.0, M-2：1.7）	18（DEO：24）	0.7	3.5
	14.8 (M-1：9.6, M-2：10.1)	15.3（DEO：15.4）	0.9	36.4
	35～87.4（外国人）[17]	───	1.6～10.9（外国人）[18]	35.4（外国人）
	580（CL/F）	567（外国人）[18]	567（外国人）[18]	3,183（CL/F・男性）
	143.3（外国人）[17]	91（外国人）[18]	91（外国人）[18]	1,643（外国人）
	91.2	99.7（DEO：99.8）	アルブミン：82～85[18]	76.3～76.9
	アルブミン, α₁-酸性糖蛋白	アルブミン	アルブミン	アルブミン, α₁-酸性糖蛋白
	CYP3A4	CYP3A4, CYP3A5	CYP3A4, CYP3A5等	CYP3A4, 一部CYP206 ブチリンコリンエステラーゼ グルクロン酸抱合酵素
	M-1〔プロピベリン（N→O）〕 M-2〔DPr-プロピベリン（N→O）〕	DEO （N-デスエチルオキシブチニン）	M-6	×
	経口144時間値：＜1	ほとんどみられない	＜1（外国人）[19]	経口48時間値：18.4
	経口144時間値M-1：＜5 経口144時間値M-2：約5	ほとんどみられない		───
	過活動膀胱患者[20]	過活動膀胱患者[21]	神経因性膀胱および不安定膀胱の患者[22]	過活動膀胱患者[14]
	プロピベリン	プラセボ	オキシブチニン	プロピベリン	プラセボ	オキシブチニン	プラセボ	ミラベグロン	トルテロジン	プラセボ
	20mg・12週間	12週間	73.5mg・12週間	20mg・12週間	12週間	9mg・14～17日間	14～17日間	50mg・12週間	4mg・12週間	12週間
	投与終了時における観察期からの変化量		最終評価時におけるベースラインからの変化量			投与前後での自覚症状の「改善」および「著明改善」の割合		最終評価時のベースラインからの変化量		
	-1.9 [11.03→9.17]	-1.4 [11.10→9.74]	-1.9 [11.2→9.3]	-1.9 [11.0→9.2]	-1.4 [11.3→9.9]	改善率(%)：昼間：48.9, 夜間：44.3	改善率(%)：昼間：23.8, 夜間：41.6	-1.67 [11.2→9.5]	-1.40 [11.1→9.7]	-0.86 [11.3→10.4]
	+25.5 [158.5→184.0]	+8.2 [161.6→169.8]	+21.8 [152.5→174.4]	+23.2 [155.9→179.0]	+11.9 [148.1→160.0]			+24.3 [149.6→173.9]	+28.8 [145.9→174.7]	+9.7 [146.8→156.6]
			-0.8（回/日） [1.2→0.4]	-0.8（回/日） [1.3→0.5]	-0.7（回/日） [1.3→0.6]	改善率(%)：62.8	改善率(%)：47.7	-1.1（回/日） [2.0→0.9]	-1.0（回/日） [1.9→0.9]	-0.7（回/日） [1.9→1.3]
	-1.2 [1.6→0.4]	-0.7 [1.2→0.6]	-0.7 [1.0→0.4]	-0.7 [1.1→0.4]	-0.6 [1.1→0.5]			-1.0 [1.8→0.8]	-1.0 [1.7→0.8]	-0.6 [1.7→1.1]
	-2.8 [4.3→1.5]	-2.0 [4.2→2.2]	-1.9 [3.7→1.7]	-1.9 [3.7→1.8]	-1.5 [3.7→2.2]	改善率(%)：37.5	改善率(%)：37.1	-1.9 [4.3→2.4]	-1.7 [4.1→2.5]	-1.4 [4.4→3.1]
	19.6（57/291）	3.6（10/274）	6.5（37/572）	13.2（767/576）	1.8（7/381）	12.3（13/103）	1.0（1/102）	2.6（10/379）	16.3（61/375）	3.4（13/379）
	過活動膀胱患者（女性）									
	10mg/日・8週間									
	治療前後における変化量									
	昼間：-1.7, 夜間：-0.7									
	-2.3									
	-1.2									
	+43.9									
	68.2									

＊8 PPBC（patient perception of bladder condition）：患者評価による膀胱状態
＊9 気管支喘息, 慢性気管支炎, 肺気腫, 急性気管支炎の気道閉塞性障害に基づく呼吸困難など諸症状の緩解に対する用法・用量は, 添付文書参照
※未変：未変化体, 活性：活性代謝物

文献

1) 赤嶺ちか江，黒山政一，他・著：蓄尿障害・排尿障害治療薬；薬の作用が手に取るようにわかる本（黒山政一・編），pp.116-123，じほう，2018
2) 日本排尿機能学会過活動膀胱診療ガイドライン作成委員会・編：過活動膀胱診療ガイドライン［第2版］，リッチヒルメディカル，2015
3) 浪間孝重：過活動膀胱・低活動膀胱；病気とくすり2018—基礎と実践 Expert's Guide．薬局，69（4）：1185-1189，2018
4) 大竹昭良，他：新規過活動膀胱治療薬コハク酸ソリフェナシン（ベシケア錠）の薬理学的特性および臨床試験成績．日本薬理学雑誌，128（6）：425-432，2006
5) Kobayashi F, et al：Effects of imidafenacin（KRP-197/ONO-8025）; a new anti-cholinergic agent, on muscarinic acetylcholine receptors. High affinities for M3 and M1 receptor subtypes and selectivity for urinary bladder over salivary gland. Arzneimittelforschung，57（2）：92-100，2007
6) 吉田正貴：トルテロジン；新しい過活動膀胱治療薬．Pharma Medica，24（5）：75-79，2006
7) ファイザー：社内資料；Debrisoquine 代謝が速い被験者および遅い被験者における薬理効果および体内動態
8) Homma Y, et al：A randomized, double-blind, placebo- and propiverine-controlled trial of the novel antimuscarinic agent imidafenacin in Japanese patients with overactive bladder. Int J Urol，16（5）：499-506，2009
9) 医薬品医療機器総合機構：トビエース錠4mg，8mg審査結果報告書（2012年11月）（http://www.info.pmda.go.jp/shinyaku/P201200153/67145000_22400AMX01484000_A100_1.pdf）
10) Homma Y, et al：Clinical efficacy and tolerability of extended-release tolterodine and immediate-release oxybutynin in Japanese and Korean patients with an overactive bladder; a randomized, placebo-controlled trial. BJU Int，92（7）：741-747，2003
11) ファイザー：社内資料；日本人および韓国人における第Ⅲ相試験
12) 藤原豊博：過活動膀胱治療薬コハク酸ソリフェナシン（ベシケア錠2.5mg・5mg）の基礎と臨床．薬理と治療，35（3）：271-300，2007
13) Yamaguchi O, et al：Randomized, double-blind, placebo- and propiverine-controlled trial of the once-daily antimuscarinic agent solifenacin in Japanese patients with overactive bladder. BJU Int，100（3）：579-587，2007
14) アステラス：社内資料；第Ⅲ試験，過活動膀胱患者を対象とした二重盲検群間比較試験
15) 西野好則，他：女性の過活動膀胱に対する抗コリン薬4剤の比較検討．泌尿器外科，22（5）：659-666，2009
16) ファイザー：社内資料；ムスカリン受容体に対する作用
17) DRUGDEX（http://www.technomics.co.jp/database/drugdex.html）
18) Laurence B, et al：Goodman & Gilman's The Pharmacological Basis of Therapeutics 12th edition，廣川書店，2013
19) Kuipers ME, et al：Solifenacin demonstrates high absolute bioavailability in healthy men. Drugs R D，5（2）：73-81，2004
20) Gotoh M, et al：Propiverine hydrochloride in Japanese patients with overactive bladder; a randomized, double-blind, placebo-controlled trial. Int J Urol，18（5）：365-373，2011
21) 久光製薬：ネオキシテープ承認申請資料（http://www.info.pmda.go.jp/shinyaku/P201300037/index.html）
22) 小柳知彦，他：神経因性膀胱，不安定膀胱に対する塩酸オキシブチニン（KL007錠）の臨床評価；プラセボとの二重盲検群間比較試験．西日本泌尿器科，48（3）：1051-1072，1986

（黒山政一，髙橋美由紀，赤嶺ちか江，平山武司，新井万理子）

同効薬比較ガイド

5 前立腺肥大症・排尿障害治療薬（α_1遮断薬）

おさえておきたい 前立腺肥大症・排尿障害の薬物治療の 基礎知識

- 前立腺肥大症の治療目的は，下部尿路閉塞の解除，下部尿路症状の軽減，患者QOLの改善です
- 前立腺肥大症の薬物治療は，肥大した前立腺を縮小させる前立腺肥大症治療薬と前立腺肥大によって生じる下部尿路症状を改善する排尿障害治療薬に大別されます
- 前立腺肥大症に対する薬物治療は排尿障害治療薬のα_1遮断薬またはホスホジエステラーゼ5（PDE5）阻害薬が基本で，即効性のあるα_1遮断薬が第一選択薬となります
- 前立腺肥大腫が大きい場合，5α還元酵素阻害薬の使用が考慮されますが，PSA値を低下させるため，前立腺がんの評価に注意が必要です
- 蓄尿症状（過活動膀胱）が明らかな場合は，抗コリン薬またはβ_3受容体作動薬（4章参照）の併用が考慮されます

α_1遮断薬の ポイント

- α_1遮断薬は，膀胱頸部および前立腺に存在するα_1受容体を遮断し，平滑筋を弛緩させることにより，機能的閉塞による下部尿路症状（排尿障害）を改善します
- 前立腺組織にはα_{1A}，α_{1D}受容体が多く発現しています。α_{1B}受容体は血管に多く分布しており，主に血圧のコントロールに関与しています
- α_{1A}受容体およびα_{1D}受容体に選択性の高いシロドシン，ナフトピジルおよびタムスロシンが選択されます
- α_1受容体サブタイプの選択性が低いテラゾシン，ウラピジル，プラゾシンは，血圧低下に伴うめまいや立ちくらみなどに注意が必要です
- シロドシンは，副作用として高頻度に射精障害がみられることがあります

前立腺肥大症の病態と薬物治療

1　前立腺肥大症とは

　前立腺は，膀胱の前下部にある尿道起始部を取り囲んでいる栗状の器官で，精液の15%～20%を占める前立腺液を分泌するが，その役割については不明な点が多い。前立腺が肥大する原因は，アンドロゲンの低下およびこれに伴う相対的なエストロゲンの上昇によるホルモンの不均衡であると考えられているが，いまだ十分には解明されていない。

　前立腺肥大症は，「前立腺の良性過形成による下部尿路機能障害を呈する疾患で，通常は前立腺腫大と下部尿路閉塞を示唆する下部尿路症状を伴う」と定義されている[1]。前立腺肥大症の下部尿路閉塞には，機械的閉塞と機能的閉塞の2つがある。機械的閉塞とは肥大した前立腺組織により膀胱頸部や尿道が圧迫された状態であり，機能的閉塞とは交感神経のα受容体を介して前立腺平滑筋が収縮することにより膀胱頸部や尿道が圧迫された状態である（図1）[2]。前立腺肥大症の主症状である下部尿路症状には，頻尿および尿意切迫感などの蓄尿症状，尿勢低下および尿線途絶などの排尿（閉塞）症状，残尿感および排尿後滴下などの排尿後症状がある。

　前立腺肥大症は中高齢男性にみられる進行性の疾患であり，その臨床的進行の危険因子として，加齢，前立腺の腫大，前立腺特異抗原（prostate specific antigen：PSA）の高値，尿流量の低下などがあげられている。前立腺の肥大（過形成）は，加齢に伴って増加し80歳代では約90%に認められるが，前立腺肥大症の有病率[国際前立腺症状スコア

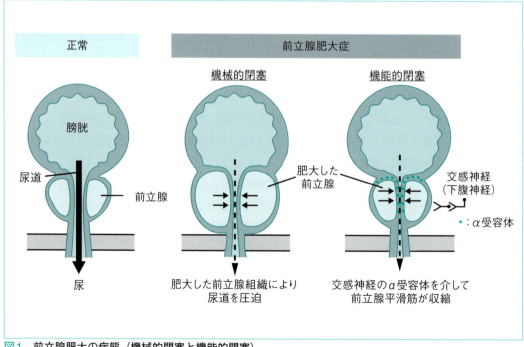

図1　前立腺肥大の病態（機械的閉塞と機能的閉塞）

(international prostate symptom score：IPSS）＞7点以上，前立腺体積＞20%，最大尿流量＜10mLのすべてを満たす割合]は，60歳代で6%，70歳代で12%と報告されている[1]。

2 診断

「男性下部尿路症状・前立腺肥大診療ガイドライン」に，診療アルゴリズム（専門医向け）が掲載されている（図2)[1]。このアルゴリズムは中高年男性（50歳以上）を対象とし，その診断は，下部尿路症状を示すほかの疾患を除外することによって行われる。診断に際して行う評価には，全症例に対して行われる基本評価，症例を選択して行われる選択評価がある。基本評価には，症状と病歴の聴取，質問票による症状・QOL（quality of life：生活の質）評価，身体所見，尿検査，血清PSA測定，尿流測定，残尿測定，前立腺超音波検査が，選択評価には排尿記録，尿培養，尿細胞診，尿流動態検査，内視鏡検査などがある[1]。排尿症状，蓄尿症状および排尿後症状の自覚症状の重症度は，IPSSにより評価する。また，前立腺肥大症は患者のQOLに大きく影響する疾患であるためQOLスコアも同時に評価し，症状の重症度と患者のQOLをあわせて評価することで治療方針を決定する（表1）[1]。

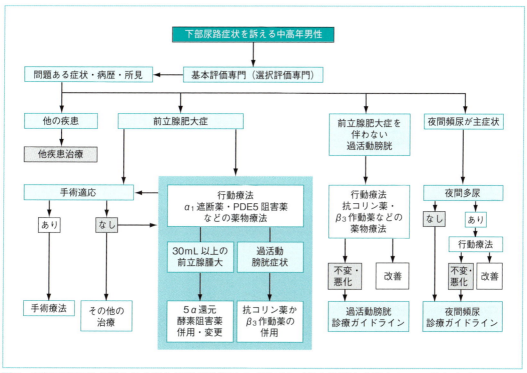

図2 下部尿路症状を訴える中高年男性の診療アルゴリズム（前立腺肥大症診療のアルゴリズム）（専門医向け）

（日本泌尿器科学会・編：男性下部尿路症状・前立腺肥大症診療ガイドライン，リッチヒルメディカル，p.4，2017を改変）

PSA（prostate specific antigen：前立腺特異抗原）

PSAは前立腺の上皮細胞から分泌される分子量33,000〜34,000の糖蛋白（蛋白質分解酵素）である。前立腺がんにより血清PSA値が上昇するため，前立腺がんの腫瘍マーカーとして使用されるが，前立腺肥大症，前立腺炎などでも上昇する。

IPSS（international prostate symptom score：国際前立腺症状スコア）

IPSSは，前立腺肥大症の自覚症状を問診により評価する指標である。7項目から構成されており，排尿症状（尿線途絶，尿勢低下，腹圧排尿），蓄尿症状（頻尿，尿意切迫感，夜間排尿回数）および排尿後症状（残尿感）が評価できる（表1）。

表1 国際前立腺症状スコア（IPSS）およびQOLスコア質問票

どれくらいの割合で次のような症状がありましたか	全くない	5回に1回の割合より少ない	2回に1回の割合より少ない	2回に1回の割合くらい	2回に1回の割合より多い	ほとんどいつも
この1カ月の間に，尿をしたあとにまだ尿が残っている感じがありましたか	0	1	2	3	4	5
この1カ月の間に，尿をしてから2時間以内にもう一度しなくてはならないことがありましたか	0	1	2	3	4	5
この1カ月の間に，尿をしている間に尿が何度もとぎれることがありましたか	0	1	2	3	4	5
この1カ月の間に，尿を我慢するのが難しいことがありましたか	0	1	2	3	4	5
この1カ月の間に，尿の勢いが弱いことがありましたか	0	1	2	3	4	5
この1カ月の間に，尿をし始めるためにお腹に力を入れることがありましたか	0	1	2	3	4	5

	0回	1回	2回	3回	4回	5回以上
この1カ月の間に，夜寝てから朝起きるまでに，ふつう何回尿をするために起きましたか	0	1	2	3	4	5

IPSS＿＿＿＿点

	とても満足	満足	ほぼ満足	なんともいえない	やや不満	いやだ	とてもいやだ
現在の尿の状態がこのまま変わらずに続くとしたら，どう思いますか	0	1	2	3	4	5	6

QOLスコア＿＿＿＿点

IPSS重症度：軽症（0〜7点），中等症（8〜19点），重症（20〜35点）
QOL重症度：軽症（0, 1点），中等症（2, 3, 4点），重症（5, 6点）

（日本泌尿器科学会・編：男性下部尿路症状・前立腺肥大症診療ガイドライン，リッチヒルメディカル，p.84, 2017より転載）

3 薬物治療

前立腺肥大症の治療は，下部尿路閉塞の解除，膀胱機能障害の改善による下部尿路症状の軽減，患者QOLの改善が目的である。症状が軽度で，患者が治療を希望しない場合には経過観察となるが，下部尿路症状が重度の場合，前立腺肥大が大きな場合，尿閉・血尿・尿路結石・腎機能障害・尿路感染などの合併症がある場合には治療の適応となる。治療法には，薬物治療のほかに行動療法＊，外科治療（手術療法）などがある。

前立腺肥大症の薬物治療は，生活指導とともに治療の初期段階から行われる。前立腺肥大症の治療薬には多くの作用機序を有する薬剤（表2）があるが，肥大した前立腺を縮小する作用のある前立腺肥大症治療薬と前立腺肥大によって生じる下部尿路症状を改善する排尿障害治療薬に大別される。

前立腺肥大症に対する薬物治療は$α_1$遮断薬またはホスホジエステラーゼ5（PDE5）阻

＊：行動療法には，体重減少，適度な運動，禁煙などの生活指導，骨盤底筋訓練や前立腺全摘出後尿失禁に対する膀胱訓練などの理学療法がある。

表2　主な前立腺肥大症・排尿障害治療薬の特徴と作用機序

分類		薬品名（主な商品名）	推奨グレード[*1]	特徴と作用機序
前立腺肥大症治療薬	5α還元酵素阻害薬	アボルブ	A	・テストステロンからDHTへ変換する5α還元酵素を阻害し，DHTの生成を抑制 ・$α_1$遮断薬との併用で，相加的な治療効果 ・性機能障害の副作用は少ない ・PSA値を低下させるため，前立腺がんの評価時は注意が必要
	抗アンドロゲン薬（合成黄体ホルモン薬）	プロスタール	C1	・前立腺におけるテストステロンの選択的取り込み阻害，受容体結合阻害などによりアンドロゲンを抑制 ・副作用として性機能障害があり，PSA値低下により前立腺がんをマスクする恐れがある
		パーセリン	C1	
排尿障害治療薬	$α_1$遮断薬	ユリーフ	A	・下部尿路組織に存在する$α_1$受容体を遮断することにより尿道括約筋や前立腺平滑筋を弛緩させて，尿道の抵抗を低下させる ・バソメット/ハイトラシン，エブランチル，ミニプレスは，$α_1$受容体のサブタイプを非選択的に阻害するため，血圧低下に注意が必要
		フリバス	A	
		ハルナール	A	
		バソメット/ハイトラシン	A[*2]	
		エブランチル	A[*2]	
		ミニプレス	C1[*2]	
	ホスホジエステラーゼ5（PDE5）阻害薬	ザルティア	A	・PDE5の阻害作用により，尿道・前立腺・膀胱頸部の平滑筋弛緩作用，血管平滑筋弛緩による血流改善作用，求心性神経活動の抑制作用を有すると考えられている
	植物エキス製剤	エビプロスタット	C1	・詳細な作用機序不明。膀胱頸部の抗炎症作用，排尿促進作用などが考えられている
		セルニルトン	C1	
	アミノ酸製剤	パラプロスト	C1	・詳細な作用機序不明。前立腺部の抗浮腫作用，前立腺組織代謝改善作用などが考えられている
	漢方製剤	八味地黄丸	C1	・作用機序不明
		牛車腎気丸	C1	

A：行うよう強く勧められる　　C1：行ってもよい
[*1] 日本泌尿器科学会・編：男性下部尿路症状・前立腺肥大症診療ガイドライン，リッチヒルメディカル，2017
[*2] 日本泌尿器科学会・編：前立腺肥大症診療ガイドライン，リッチヒルメディカル，2011

害薬が基本となる。前立腺肥大腫が30mL以上の場合は5α還元酵素阻害薬の併用（変更）を，また，蓄尿症状（過活動膀胱）が明らかな場合は，抗コリン薬またはβ3受容体作動薬（4章参照）の併用が考慮される[1]。

① 前立腺肥大症治療薬

　前立腺はアンドロゲンの標的臓器で，その発生および機能の維持にはアンドロゲンが必要となる。前立腺における主要なアンドロゲンはジヒドロテストステロン（dihydrotestosterone：DHT）で，DHTが前立腺肥大症の発症に関与していると考えられている。前立腺肥大症治療薬は，アンドロゲンの作用を抑制することにより前立腺の容量を減少させ，下部尿路通過障害を改善する作用を有している。

　前立腺肥大症治療薬として使用されている薬剤には，5α還元酵素阻害薬であるデュタステリド（アボルブカプセル：GSK）と，抗アンドロゲン薬（合成黄体ホルモン薬）であるクロルマジノン酢酸エステル（プロスタール錠・L錠：あすか製薬＝武田）およびアリルエストレノール（パーセリン錠：MSD＝第一三共）がある。

　デュタステリドは，テストステロンをDHTへ変換する5α還元酵素を阻害し，血中DHT濃度を低下させる。排尿障害治療薬であるα_1遮断薬と併用することで，より高い症状改善効果が期待できる。また，クロルマジノンおよびアリルエストレノールは前立腺組織へのテストステロンの選択的取り込み阻害およびアンドロゲン受容体を遮断することにより，アンドロゲンの作用を抑制する。

　抗アンドロゲン薬および5α還元酵素阻害薬はいずれも前立腺がんの腫瘍マーカーであるPSA値を低下させるため前立腺がんの評価に影響する恐れがあるので注意が必要である。また，抗アンドロゲン薬は，血中テストステロン濃度の低下により性欲低下，勃起・射精障害などの性機能障害を発現することがある。

② 排尿障害治療薬

　排尿障害治療薬のうち臨床で最も繁用されている薬剤はα_1遮断薬である。α_1遮断薬は，下部尿路症状を即効的に改善させることから第一選択薬となる。下部尿路組織（尿道括約筋，前立腺など）に多く存在するアドレナリンα_1受容体を遮断することにより，尿道括約筋や前立腺平滑筋を弛緩させ尿道内圧を低下し，機能的閉塞による排尿障害を改善する。前立腺肥大を縮小させる作用はない。

　PDE5阻害薬であるタダラフィル（ザルティア：リリー＝日本新薬）は，前立腺や膀胱頸部に分布するPDE5を阻害することにより局所のcyclic guanosine monophosphate（cGMP）の分解を抑制する。これによりcGMP濃度が上昇して平滑筋を弛緩させ，下部尿路症状を改善する。また，膀胱に分布する血管平滑筋による膀胱虚血の改善，膀胱求心性神経活動の抑制，炎症の軽減など多くの機序が示されている[3]。

　そのほか，植物エキス製剤，アミノ酸製剤，漢方製剤（八味地黄丸，牛車腎気丸）が使用されることがある。植物エキス製剤は，膀胱頸部の抗炎症作用などにより，アミノ酸製剤は抗浮腫作用などにより排尿障害を改善するといわれているが，詳細な作用機序は不明である。これらの薬剤は有効性の根拠が十分であるとはいいがたく，α_1遮断薬が副作用などにより使用できない場合などに選択される。

5 前立腺肥大症・排尿障害治療薬（α_1遮断薬）

 男性下部尿路障害を悪化させる薬剤[1]

多くの薬剤が副作用として男性下部尿路障害を悪化させる可能性がある（表3）。特に排尿症状を起こす可能性のある薬剤については注意が必要である。抗コリン作用を有する薬剤は少なくなく，薬剤師としても十分な留意が必要である。

表3 男性下部尿路障害を悪化させる薬剤（排尿症状を起こす可能性のある薬剤）

・オピオイド	・抗不安薬
・筋弛緩薬	・三環系抗うつ薬
・ビンカアルカロイド系薬剤	・抗パーキンソン病薬
・頻尿・尿失禁・過活動膀胱治療薬	・抗めまい・メニエール病薬
・鎮痙薬	・中枢性筋弛緩薬
・消化性潰瘍治療薬	・気管支拡張薬
・抗不整脈薬	・総合感冒薬
・抗アレルギー薬	・低血圧治療薬
・抗精神病薬	・抗肥満薬

（日本泌尿器科学会・編：男性下部尿路症状・前立腺肥大症診療ガイドライン，リッチヒルメディカル, p.7, 2017）

 ## α_1遮断薬の比較

1 α_1遮断薬の種類

α_1遮断薬は前立腺肥大症における排尿障害の治療薬として有効性が高く，第一選択薬として位置づけられている。現在，シロドシン（ユリーフ錠・OD錠：キッセイ＝第一三共），ナフトピジル（フリバス錠・OD錠：旭化成ファーマ），タムスロシン塩酸塩（ハルナールD錠：アステラス），テラゾシン塩酸塩水和物（バソメット錠：田辺三菱，ハイトラシン錠：マイランEPD），ウラピジル（エブランチルカプセル：科研＝三和化学），プラゾシン塩酸塩（ミニプレス錠：ファイザー）の6成分が臨床で用いられている。α_1受容体サブタイプの選択性の違いからテラゾシン，ウラピジルおよびプラゾシンの3成分が第一世代，シロドシン，ナフトピジルおよびタムスロシンの3成分が第二世代に分類される。

2 剤形

テラゾシン，プラゾシンは錠剤，タムスロシンは口腔内崩壊錠（OD錠），ウラピジルはカプセル剤である。シロドシン，ナフトピジルは錠剤に加えて口腔内崩壊錠（OD錠）がある。タムスロシンOD錠，ウラピジルカプセル剤は徐放性製剤であり，噛み砕いて服用すると薬物動態の変化や，一過性の血中濃度の上昇により副作用が発現する可能性があるので，噛み砕かずに服用するよう患者に説明する必要がある。

3 薬理学的作用

アドレナリンα_1受容体にはα_{1A},α_{1B},α_{1D}の3種類のサブタイプが存在する。前立腺組織にはα_{1A},α_{1D}が多く発現している。α_{1B}受容体は血管に多く分布しており,主に血圧のコントロールに関与し,排尿機能への関与は少ない。第二世代のシロドシン,ナフトピジル,タムスロシンと第一世代のプラゾシンのα_1受容体サブタイプの選択性を比較した(比較一覧表:p.80)[4),5)]。α_{1B}受容体に対するα_{1A}受容体への選択性は,シロドシンが非常に高く,タムスロシンが高い。α_{1B}受容体に対するα_{1D}受容体への選択性は,シロドシン,ナフトピジル,タムスロシンが高い。α_{1A}受容体に対するα_{1D}受容体への選択性はナフトピジルが高い。以上のことから,第一世代に分類されるプラゾシンはα_1受容体サブタイプに対する選択性が低く,第二世代に分類されるシロドシン,タムスロシンはα_{1A}受容体,ナフトピジルはα_{1D}受容体への選択性が高いといえる。したがって,受容体サブタイプへの選択性からみると第二世代の薬剤は第一世代の薬剤よりも血圧低下を起こしにくく,より下部尿路症状の改善に効果の高い薬剤であると考えられる。

4 効能・効果,用法・用量

① 効能・効果

α_{1A}受容体およびα_{1D}受容体への選択性が高い第二世代の薬剤であるシロドシン,ナフトピジルおよびタムスロシンは,前立腺肥大症に伴う排尿障害のみが適応症である。また,α_1受容体サブタイプに選択性が低い第一世代のテラゾシン,ウラピジルおよびプラゾシンは前立腺肥大症に伴う排尿障害だけでなく高血圧症にも適応を有する。ウラピジルはさらに,神経因性膀胱に伴う排尿困難に対しても適応がある。

② 用法・用量

前立腺肥大症に伴う排尿障害の適応症に対する用法は,ナフトピジルおよびタムスロシンが1日1回服用,その他の薬剤は1日2回(プラゾシンは1日2〜3回)の服用である。

5 薬物動態

薬物血中濃度が半減する時間($t_{1/2}$)はナフトピジルが15.2時間と6成分中で最も長く,用法は1日1回である。また,タムスロシンの$t_{1/2}$は11.7時間で,徐放性製剤のため,用法は1日1回である。一方,プラゾシンの$t_{1/2}$は約2時間と短い。

タムスロシンおよびテラゾシンのバイオアベイラビリティは,それぞれ100%,約80%と高い値を示している。蛋白結合率はいずれの薬剤も高値である(ウラピジルの一部薬物動態パラメータは入手できなかった)。

シロドシン,ナフトピジル,タムスロシン,ウラピジルの代謝にはチトクロムP450(CYP)代謝酵素が関与している。いずれの薬剤も,未変化体尿中排泄率は低値である。

6 臨床成績

　前立腺肥大症に伴う排尿障害における国内臨床試験成績を，比較一覧表に示した．臨床試験時にIPSSを評価指標として臨床効果が評価されているのは，シロドシンのみである．また，それぞれ異なる試験により得られたデータであり，試験ごとに評価指標も異なるため，単純に各薬剤のデータは比較できない．シロドシン，ナフトピジルおよびタムスロシンの3剤比較試験において，投与前のベースラインからの投与12週後のIPSSスコア，QOLスコア，最大尿流率および排尿後残尿量は，3剤ともに有意に改善しているが，各薬剤間での有意差は認められていない[6]．

7 安全性情報

　副作用の発現頻度は評価基準が異なるため，薬剤間での比較はできない．薬理作用より問題となる副作用は，めまいや立ちくらみなどの血圧低下に伴う症状である．α_1受容体サブタイプの選択性が低いテラゾシン，ウラピジル，プラゾシンの3製剤は特に注意が必要である．また，シロドシンでは逆行性射精などの射精障害が17.2％と高頻度で報告されているのが特徴である．

　相互作用については，すべての薬剤に共通して降圧作用を有する薬剤およびPDE5阻害作用を有する薬剤が併用注意となっている．降圧作用を有する薬剤との併用により，降圧作用が増強し過度の血圧低下を起こす恐れがある．ホスホジエステラーゼ5阻害薬は血管拡張作用を有するため，併用により症候性低血圧を起こす恐れがある．

　また，シロドシンは代謝にCYP3A4が関与しているため，CYP3A4の阻害作用が強力なアゾール系抗真菌薬との併用により，シロドシンの代謝が阻害されて血中濃度が上昇する恐れがある．そのため，減量するなどの注意が必要である．

薬剤選択時はココに注目

　α_1遮断薬は，α_1受容体サブタイプへの選択性の違いが薬剤選択のポイントである．α_1受容体サブタイプのうちα_{1A}受容体およびα_{1D}受容体に対する高い選択性の薬剤，すなわち第二世代の薬剤が前立腺肥大に伴う下部尿路症状の治療において有効性および安全性が高い．また，α_{1A}受容体およびα_{1D}受容体の選択性について，シロドシンおよびタムスロシンはα_{1A}受容体により選択的であり，ナフトピジルはα_{1D}受容体により選択的である．この選択性の違いにより，シロドシンおよびタムスロシンで十分な下部尿路障害の改善効果が得られない症例においては，ナフトピジルを投与することにより効果が得られる場合がある．

比較一覧表 5 前立腺肥大症・排尿障害治療薬（α_1遮断薬）

			第二世代		
	世代分類				
	一般名		シロドシン	ナフトピジル	タムスロシン塩酸塩
	商品名 規格 （製薬会社）		ユリーフ錠・OD錠 錠 2mg, 4mg OD錠 2mg, 4mg （キッセイ＝第一三共）	フリバス錠・OD錠 錠 25mg, 50mg, 75mg OD錠 25mg, 50mg, 75mg （旭化成ファーマ）	ハルナールD錠 OD錠 0.1mg, 0.2mg （アステラス）
	特徴		・α_{1A}受容体親和性, 選択性が高い ・代謝にCYP3A4が関与しているため, CYP3A4阻害作用を有する薬剤との併用に注意が必要	・α_{1D}受容体選択性が高い ・普通錠とOD錠の2剤形から選択が可能	・α_{1A}受容体選択性が高い ・タムスロシンを徐放性粒としたOD錠（徐放性製剤）
効能・効果/用法・用量	前立腺肥大症に伴う排尿障害		1回4mg, 1日2回（朝夕食後）	1回25mg, 1日1回より開始。1～2週間の間隔をおいて50～75mgに漸増可, 1日1回（食後）。1日75mgまで	1回0.2mg, 1日1回（食後）
	その他		×	×	×
重大な副作用	禁忌			本剤成分過敏症	
	肝機能障害			肝機能障害, 黄疸	
	意識障害			失神, 意識喪失	
	その他		×	×	×
薬理学的作用	α_1受容体親和性[*1, 4), 5)] (Ki値)	α_{1A}	0.039	23	0.012
		α_{1B}	6.5	7.8	0.12
		α_{1D}	2.2	4.4	0.030
	α_{1A}, α_{1D}受容体[*2] 選択性[4), 5)] （濃度換算後の比[*3]）	α_{1A}/α_{1B}	162	0.372	9.55
		α_{1D}/α_{1B}	2.95	1.78	3.80
		α_{1D}/α_{1A}[*4]	0.018	4.78	0.398
薬物動態	対象		健康成人男性	健康成人男性	健康成人男性
	投与量（単回）		4mg	25mg	0.2mg
	$t_{1/2}$ (hr)		5.8	15.2	11.7
	T_{max} (hr)		0.9	0.45	7.0
	バイオアベイラビリティ (%)		32.2	18.0（外国人）	100
	クリアランス (mL/min)		167.0	2,643 (CL/F)	43.4 [14)]（外国人）
	分布容積 (L)		49.5	423.3 (Vd/F)	14 [14)]（外国人）
	蛋白結合率 (%)		95.6（主α_1-酸性糖蛋白）	98.5（アルブミン）	95.2～98.1
	代謝酵素		CYP3A4, ADH/ALDH, UGT2B7	CYP2C9, CYP3A4	CYP3A4, CYP2D6
	未変化体尿中排泄率		経口投与48時間値：2.4	経口投与24時間値：≦0.01	経口投与30時間値：12～14
臨床成績	比較試験[7)～13)]	対象患者	良性前立腺肥大症患者	前立腺肥大症患者	前立腺肥大症患者
		対照薬	シロドシン ｜ タムスロシン ｜ プラセボ	ナフトピジル ｜ プラゾシン	タムスロシン ｜ プラセボ
		1日投与量・期間	8mg・12週間 ｜ 0.2mg・12週間 ｜ 12週間	25mg・2週間→50mg・2週間→75mg・2週間 ｜ 1.5mg・2週間→3mg・4週間	0.2mg・4～6週間 ｜ 4～6週間
		臨床効果 (%)	IPSS[*4]トータルスコアベースラインからの変化量（IPSSトータルスコアが25%以上の改善） －8.3 [17.1→8.8] (76.4%) ｜ －6.8 [17.0→10.2] (65.6%) ｜ －5.3 [17.1→11.8] (50.6%)	最終全般改善度「改善」および「著明改善」 71.9 ｜ 62.8	全般改善度「中等度改善」以上 32.1 ｜ 17.7
	比較試験[6)]	対象		前立腺肥大症による下部尿路症状（IPSS[*4]≧8）	
		1日投与量・期間	1回4mg 1日2回・12週間	1回50mg 1日1回・12週間	1回0.2mg 1日1回・12週間
		臨床効果 IPSS[*5]スコア変化量（点）	－4.9 [18.7→13.8]	－6.1 [17.4→11.3]	－7.3 [18.0→10.7]
		QOLスコア変化量（点）	－1.1 [4.5→3.4]	－1.4 [4.5→3.1]	－1.8 [4.5→2.7]
		最大尿流率変化量 (mL/s)	＋0.2 [9.0→9.2]	＋2.7 [8.6→11.3]	＋3.5 [8.5→12.0]
		排尿後残尿量変化量 (mL)	－22.8 [57.6→34.8]	－10.8 [39.1→28.3]	－5.1 [29.7→24.6]

*1 ヒトα_1受容体における［^{3}H］－プラゾシンの非特異的結合に対する阻害定数（値が小さいほど親和性が高い）
*2 α_{1A}およびα_{1D}は下部尿路（前立腺, 尿道, 膀胱三角部）, α_{1B}は血管に主に存在する
*3 10^M［M = pKi(α_{1A}) － pKi(α_{1B}あるいはα_{1D}), M = pKi(α_{1D}) － pKi(α_{1B})］

	第一世代		
	テラゾシン塩酸塩水和物	ウラピジル	プラゾシン塩酸塩
	バソメット錠／ハイトラシン錠 錠 0.25mg, 0.5mg, 1mg, 2mg （田辺三菱／マイランEPD）	エブランチルカプセル 徐力 15mg, 30mg （科研＝三和化学）	ミニプレス錠 錠 0.5mg, 1mg （ファイザー）
	・$α_1$受容体サブタイプに非選択的 ・排尿障害以外に，高血圧の適応も有する	・$α_1$受容体サブタイプに非選択的 ・前立腺肥大症に伴う排尿障害のみならず，神経因性膀胱に伴う排尿障害の適応も有する ・排尿障害以外に，高血圧の適応も有する	・$α_1$受容体サブタイプに選択性が低い ・排尿障害以外に，高血圧の適応も有する
	1回0.5mg，1日2回より開始。1日2mgに漸増可，分2	1回15mg，1日2回より開始。1～2週間の間隔をおいて1日60～90mgまで漸増可，分2（朝夕食後）。1日90mgまで	1回0.5mg，1日2～3回より開始。1～2週間の間隔をおいて1.5～6mgまで漸増可，分2～3
	本態性高血圧症，腎性高血圧症，褐色細胞腫による高血圧症 ※用法・用量は添付文書参照	神経因性膀胱に伴う排尿困難，本態性高血圧症，腎性高血圧症，褐色細胞腫による高血圧症 ※用法・用量は添付文書参照	本態性高血圧症，腎性高血圧症 ※用法・用量は添付文書参照
	本剤成分過敏症		
	肝機能障害，黄疸	○	×
	意識喪失	×	失神，意識喪失
	×	×	狭心症
			0.12
			0.028
			0.078
	―		0.204
			0.316
			1.55
	健康成人男性	健康成人男性	健康成人男性
	0.5mg	30mg	2mg
	12.8	3.8	約2
	0.8	3.6	1.2
	約80（外国人）	―	56.9（外国人）
	2,600	―	437（CL/F）
	17.7（Vd/F）		75.3（Vd/F）
	79～94	87.4	97
	―	CYP2D6	
	経口投与24時間値：12.9	経口投与24時間値：12	経口投与2.4
	前立腺肥大症患者	前立腺肥大症患者	前立腺肥大症患者
	テラゾシン	プラセボ	ウラピジル	プラゾシン	プラゾシン	パラプロストカプセル
	1mg・1週間 →2mg・3週間	4週間	30mg・1週間 →60mg・2週間	1.5mg・1週間 →3mg・2週間	1.5mg・1週間 →3.0mg・2週間	6CP・3週間
	最終全般改善度「改善」および「著明改善」		全般改善度「改善」および「著明改善」		最終全般改善度「中等度改善」以上	
	53.4	27.5	54.0	45.5	62.3	34.2

＊4　$α_{1A}/α_{1D}$の値より算出
＊5　国際前立腺症状スコア（international prostate symptom score）。7点満点で，値が大きいほど症状は重症であることを示す

文献

1) 日本泌尿器科学会・編:男性下部尿路症状・前立腺肥大症診療ガイドライン,リッチヒルメディカル,2017
2) 日本医療薬学会・編:病態を理解して組み立てる 薬剤師のための疾患別薬物療法Ⅲ;心臓・血管系疾患／腎疾患／泌尿・生殖器疾患. 南江堂,2011
3) 舛森直哉:前立腺肥大症;病気とくすり2018—基礎と実践 Expert's Guide,薬局,69(4):1203-1207,2018
4) 立道聡,他:シロドシン(KMD-3213)のα_1-アドレナリン受容体サブタイプ選択性及び臓器特異性. 薬学雑誌,126(増刊号):209-216,2006
5) 小林護,他:前立腺肥大症に伴う排尿障害改善薬シロドシン(ユリーフカプセル2mg,4mg)の薬理学的特徴および臨床試験成績. 日薬理誌,128(4):259-268,2006
6) Yokoyama T, et al:Effects of three types of alpha-1 adrenoceptor blocker on lower urinary tract symptoms and sexual function in males with benign prostatic hyperplasia. Int J Urol,18(3):225-230,2011
7) Kawabe K, et al:Silodosin, a new alpha1A-adrenoceptor-selective antagonist for treating benign prostatic hyperplasia:results of a phase Ⅲ randomized, placebo-controlled, double-blind study in Japanese men. BJU Int,98(5):1019-1024,2006
8) 吉田正貴,他:新規α_{1A}選択的アドレナリン受容体遮断薬シロドシンの前立腺肥大症に伴う下部尿路症状に対する有効性および安全性:第Ⅲ相二重盲検比較試験成績. 日本排尿機能学会誌,16(1):110,2005
9) 山口脩,他:前立腺肥大症に伴う排尿障害に対するナフトピジル(KT-611)の臨床評価;塩酸プラゾシンを対照薬とした二重盲検比較試験. 臨床医薬,8(3):699-722,1992
10) 河邉香月,他:前立腺肥大症に伴う排尿障害に対するYM617の臨床評価;プラセボを対照薬とした多施設共同二重盲検比較試験. 泌尿器外科,4(2):231-242,1991
11) 熊本悦明,他:前立腺肥大症に伴う排尿障害に対する塩酸テラゾシンの臨床評価(Ⅱ);プラセボを対照薬とした二重盲検比較試験. 泌尿器外科,5(9):823-840,1992
12) 河邉香月,他:前立腺肥大症に伴う排尿障害に対するウラピジル(BKU)の臨床効果;塩酸プラゾシンを対照とした二重盲検比較試験による検討. 泌尿器外科,6(3):267-279,1993
13) 山口脩,他:前立腺肥大症に伴う排尿障害に対する塩酸プラゾシン錠(ミニプレス錠)の臨床成績;多施設共同によるパラプロストカプセルとの二重盲検比較試験. 医学と薬学,19(2):411-429,1988
14) Laurence B, et al:Goodman& Gilman's The Pharmacological Basis of Therapeutics, 12th edition, 廣川書店,2013

(黒山政一,髙橋美由紀,平山武司,新井万理子)

同効薬比較ガイド

6 血糖降下薬
(SU薬, 速効型インスリン分泌促進薬, DPP-4阻害薬, GLP-1アナログ, SGLT2阻害薬)

おさえておきたい

血糖降下薬の 基礎知識

▶ 血糖降下薬は，インスリン分泌促進薬（SU薬，速効型インスリン分泌促進薬，DPP-4阻害薬，GLP-1アナログ），インスリン抵抗性改善薬（ビグアナイド薬，チアゾリジン薬），糖吸収・排泄調節薬（α-GI, SGLT2阻害薬）に分類されます

SU薬および速効型インスリン分泌促進薬の ポイント

▶ 膵臓のβ細胞膜上のSU受容体に結合しインスリン分泌を促進し，服用後短時間で血糖降下作用を発揮します

▶ ナテグリニドは透析患者への投与は禁忌，また，ナテグリニド，ミチグリニド，レパグリニドの3剤とも腎機能障害のある患者への投与は慎重投与です

インクレチン関連薬（DPP-4阻害薬, GLP-1アナログ）の ポイント

▶ インクレチンは糖濃度依存的に膵臓からのインスリン分泌を促進する働きがあり，DPP-4により不活化されます。インクレチン関連薬であるDPP-4阻害薬はDPP-4を阻害し，GLP-1アナログはDPP-4による不活化を受けにくい構造をもつことで膵臓からのインスリン分泌を促進します

▶ DPP-4阻害薬のなかでビルダグリプチン，リナグリプチンは未変化体尿中排泄率が低く，腎機能が低下している場合にも投与することができます

▶ インクレチン関連薬は単独使用では低血糖を起こしにくいため，高齢者の血糖コントロールへの有効性が報告されています

SGLT2阻害薬のポイントの ポイント

▶ SGLT2阻害薬は腎近位尿細管でのグルコース再吸収を抑制し，血液中の過剰なグルコースを排出し血糖値を低下させます

▶ イプラグリフロジンは2型糖尿病だけでなくインスリンとの併用において1型糖尿病の治療にも使用可能です

▶ 他の血糖降下薬とは異なる副作用が報告されており，脱水や性器・尿路感染症の予防・早期発見が大事です

糖尿病の病態と薬物治療

1　糖尿病とは[1]

　糖尿病とはインスリン作用不足による慢性の高血糖状態を主徴とする代謝疾患群である。1型糖尿病では，インスリンを合成・分泌する膵ランゲルハンス島のβ細胞の破壊・消失がインスリン作用不足の主要な原因である。2型糖尿病は，インスリン分泌低下やインスリン抵抗性をきたす素因を含む複数の遺伝因子に，過食（特に高脂肪食），運動不足，肥満，ストレスなどの環境因子および加齢が加わり発症する。

　1型糖尿病では，インスリンが絶対的に欠乏し，生命維持のためのインスリン治療が不可欠なインスリン依存状態であるのに対し，2型糖尿病ではインスリン分泌不全とインスリン抵抗性が主な原因であり，インスリン非依存状態である。

2　2型糖尿病の薬物治療[1]

①薬剤治療の原則

　2型糖尿病患者の多くは，肥満，高血圧，脂質代謝異常を伴うため，血糖コントロールのみならず，体重，血圧，血中脂質の改善や，禁煙，節酒，適度の運動など生活習慣の是正が重要である。そのため，患者自身が，糖尿病の病態を十分理解し，適切な運動療法や食事療法を行う必要がある。HbA1c値，血糖値やその他の代謝指標を観察し，食事療法，運動療法を2～3カ月続けても目標の血糖コントロールを達成できない場合，経口血糖降下薬が開始される（図1）[1]。

　治療薬選択の際には代謝異常の程度のみならず，年齢や肥満の程度，慢性合併症の程度，肝・腎機能，ならびにインスリン分泌能やインスリン抵抗性の程度を評価して，使用薬剤を決定する必要がある。また，3カ月間継続投与しても目標に達しない場合には，他剤との併用も含め，他の治療法を考慮する。

　体重減少や生活習慣の改善による血糖コントロールの改善に伴って糖毒性が解除され，治療薬の減量・中止が可能になることがあるため，薬剤は常に減量・中止の可能性を考慮

HbA1cの国際標準化に伴う表記法の変更[1]

　HbA1cは国際的に糖尿病治療上の重要な指標として汎用されているが，わが国で使用されてきたJapan Diabetes Society（JDS）値で付記されたHbA1cは，わが国以外のほとんどの国で使用されているNational Glycohemoglobin Standardization Program（NGSP）値と比較すると約0.4%低値であった。この問題について，（一社）検査医学標準物質機構（ReCCS）が国際標準化に向けた検査の標準化・最適化を目指して関係諸団体と協議を重ねた結果，NGSP値（%）＝JDS値（%）×1.02＋0.25%という換算式が確定し，2012年4月1日以降，NGSP値での運用が開始された。
①JDS値で4.9%以下　　　：NGSP値（%）＝JDS値（%）＋0.3%
②JDS値で5.0～9.9%　　　：NGSP値（%）＝JDS値（%）＋0.4%
③JDS値で10.0～14.9%：NGSP値（%）＝JDS値（%）＋0.5%

6 血糖降下薬（SU薬，速効型インスリン分泌促進薬，DPP-4阻害薬，GLP-1アナログ，SGLT2阻害薬）

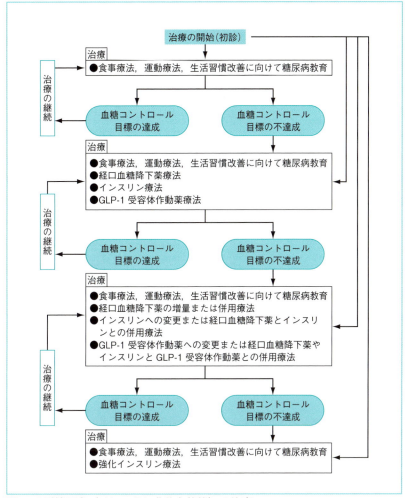

図1　2型糖尿病（インスリン非依存状態）の治療
（日本糖尿病学会編・著：糖尿病治療ガイド2018-2019, p.32, 文光堂, 2018）

しつつ投与を行っていく。

　2型糖尿病の場合，多くは無症状か症状があっても軽いので，診断時点ですでに合併症（網膜症，腎症，神経障害）をもっていることがまれではない。そのため，合併症があれば，それに対する治療も行う必要がある。

②血糖降下薬の選択

　経口血糖降下薬は，インスリン分泌促進薬としてスルホニル尿素（SU）薬，速効型インスリン分泌促進薬（グリニド系薬），dipeptidyl peptidase-4（DPP-4）阻害薬，GLP-1アナログ，インスリン抵抗性改善薬としてビグアナイド薬，チアゾリジン薬，糖吸収・排泄調節薬としてα-グルコシダーゼ阻害薬（α-GI），sodium glucose cotransporter（SGLT2）阻害薬の3つに大きく分類され，病態にあわせて選択する（図2）[1]。

　2型糖尿病発症の早期では食前血糖は保たれ，食後インスリン分泌のタイミングの遅れから食後高血糖をきたすため，DPP-4阻害薬や速効型インスリン分泌促進薬による早期インスリン分泌の改善，α-GIによる糖流入の遅延が，病態に合致した治療として重要と

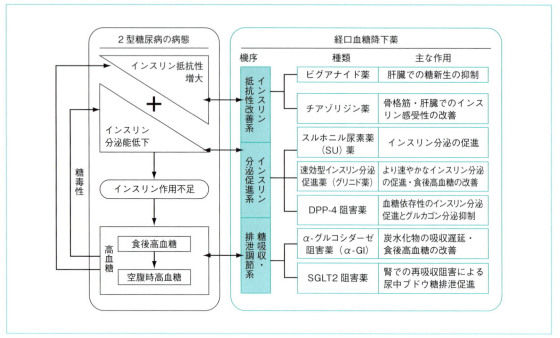

図2　病態にあわせた経口血糖降下薬の選択

（日本糖尿病学会編・著：糖尿病治療ガイド2018-2019．p.33，文光堂，2018）

なる。

　インスリン分泌が障害されると食前血糖の上昇をきたし，基礎インスリン分泌の促進も必要となるため，SU薬が使用される。さらにインスリン分泌が低下すると，インスリン非依存状態であっても良好な血糖コントロールを得るためにインスリン療法が必要となってくる。

　肥満を伴う2型糖尿病の場合は，生活改善による減量・インスリン抵抗性の改善が重要であり，インスリン抵抗性改善薬や体重増加をきたしにくい薬剤の使用が有効である。ビグアナイド薬はインスリン抵抗性を改善し，体重増加をきたしにくく，肥満型糖尿病の多い欧米では第一選択薬とされている[2]。DPP-4阻害薬は体重減少効果を示す報告はないが，体重増加をきたしにくいことが確認されている（表1）[3,4]。

　GLP-1アナログは体重減少効果がエキセナチドの第Ⅲ相試験等の臨床試験で報告されており，長期間安定した血糖低下が期待できる。

　SGLT2阻害薬は複合心血管イベントを有意に減少させた薬剤であり，インスリン分泌によらない血糖降下作用をもつことから，2型糖尿病だけでなく1型糖尿病への適応追加が期待される。

血糖降下薬が適応とならない場合

　1型糖尿病，糖尿病合併妊婦，糖尿病ケトアシドーシスなどの高血糖性の昏睡，重篤な感染症，全身管理が必要な外科手術時などはインスリン療法の絶対的適応であり，経口血糖降下薬の治療は行ってはならない。

6 血糖降下薬（SU薬，速効型インスリン分泌促進薬，DPP-4阻害薬，GLP-1アナログ，SGLT2阻害薬）

表1 経口血糖降下薬の禁忌および副作用

作用	種類	主な副作用	低血糖リスク	体重変化	細小血管症合併症抑制効果		大血管症合併症抑制効果		主な禁忌・適応外
					アジア人	欧米人	アジア人	欧米人	
インスリン抵抗性改善	ビグアナイド薬	乳酸アシドーシス(※※)，胃腸障害，ビタミンB_{12}低下症	低	なし		◎	◎（日本人）◎（中国人）	◎	乳酸アシドーシスの既往，過度の飲酒(※)
	チアゾリジン薬	浮腫，心不全，骨折，発がんの可能性，黄斑浮腫	低	増加			△（日本人）	△	心不全，膀胱がん(※)
インスリン分泌促進	スルホニル尿素薬	肝障害	高	増加	◎		○		(※)
	グリニド系薬		中				○		(※)
	DPP-4阻害薬	低血糖の増強，胃腸障害，急性膵炎，心不全	低	なし			△		(※)
食後高血糖改善	α-グルコシダーゼ阻害薬	肝障害，胃腸障害（放屁・下痢・腹満・便秘）	低	なし			△		(※)
ブドウ糖排泄促進	SGLT2阻害薬	尿路性器感染症，脱水，皮疹，ケトアシドーシス，下肢切断，骨折	低	減少		○		◎	(※)

(※) 全経口血糖降下薬共通：1型糖尿病，糖尿病昏睡，ケトアシドーシス，重症の肝障害・腎障害・感染症，妊娠（インスリン治療の絶対適応である）
(※※) 適正使用条件下ではリスクは増加しない
◎：実証されている ○：示唆されている △：有効性は実証されていない 空欄：出版エビデンスなし
（一般社団法人日本糖尿病・生活習慣病ヒューマンデータ学会糖尿病標準診療マニュアル作成委員会：糖尿病標準診療マニュアル（一般診療所・クリニック向け）第14版．P.6，2018）

SU薬および速効型インスリン分泌促進薬の比較

1 SU薬および速効型インスリン分泌促進薬の種類

　SU薬は，第一世代から第三世代に分類されている。第一世代は，他世代と比較して作用がマイルドであるのが特徴だが，現在ではあまり使用されなくなっている。

　第二世代には，グリベンクラミド（オイグルコン錠：中外，ダオニール錠：サノフィ），グリクラジド（グリミクロン錠・HA錠：大日本住友）の2成分があげられる。グリベンクラミドはSU薬のなかで最も血糖降下作用が強力であるが，低血糖のリスクが高い。米国糖尿病学会（American Diabetes Association：ADA）や欧州糖尿病学会（European Association for the Study of Diabetes：EASD）のガイドラインでは，グリベンクラミドや第一世代であるクロルプロパミド（アベマイド錠：小林化工）以外のSU薬を使用するように推奨されている[5]。グリクラジドには血小板機能抑制作用，抗血栓作用があり，糖尿病性網膜症の進展抑制作用が期待できるとされている[6]。

　第三世代には，グリメピリド（アマリール錠・OD錠：サノフィ）があげられ，強力な血糖降下作用をもつと同時に肝臓，末梢組織でのインスリン抵抗性を改善することが知られている。

　速効型インスリン分泌促進薬には，ナテグリニド（スターシス錠：アステラス，ファス

ティック錠：味の素製薬＝持田），ミチグリニドカルシウム水和物（グルファスト錠・OD錠：キッセイ＝武田），レパグリニド（シュアポスト錠：大日本住友）の3成分があげられる。SU薬と同様にインスリン分泌を促進するが，より速やかに効果が発現し，短時間で消失する。レパグリニドは，3成分のなかでは血糖降下作用が最も強い。また，服薬錠数の減少による服薬コンプライアンスの向上を目的にSU薬と速効型インスリン分泌促進薬には他剤との配合剤がある。チアゾリジン薬とSU薬の配合剤としてピオグリタゾン塩酸塩／グリメピリド（ソニアス配合錠LD・HD：武田），速効型インスリン分泌促進薬とα-GIの配合剤としてミチグリニドカルシウム水和物／ボグリボース（グルベス配合錠：キッセイ）がそれぞれ販売されている。

2 薬理学的作用

図3にインスリンの分泌機構とSU薬・速効型インスリン分泌促進薬の作用機序を示す[7]。

①インスリンの分泌機構

1）腸管から吸収されたブドウ糖が膵臓のβ細胞膜上の糖輸送担体2（GLUT2）を介して細胞内に移行し，細胞質の解糖系とミトコンドリア内のTCAサイクルを経てATPが産生される。

2）細胞内ATP増加により，ATP/ADP比が上昇し，膵臓のβ細胞膜上にあるATP感受性K^+チャネルが閉鎖し，細胞膜が脱分極する。

3）脱分極により膜電位依存性Ca^{2+}チャネルが開口，細胞内へCa^{2+}の流入が起こり，インスリン分泌顆粒の放出が惹起される。

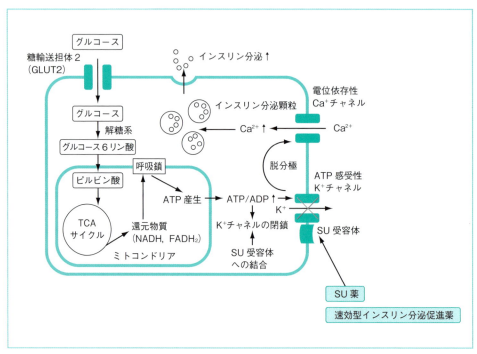

図3　インスリン分泌機構とSU薬・速効型インスリン分泌促進薬の作用機序

（池田富貴, 他：糖尿病治療薬 インスリン分泌促進薬. 臨牀と研究, 89 (1)：20, 2012より改変）

②膵臓のβ細胞膜上のATP感受性K⁺チャネルに対する作用

SU薬ならびに速効型インスリン分泌促進薬は膵臓のβ細胞膜上のATP感受性K⁺チャネルを構成するSU受容体（SUR1）サブユニットと結合し，ATP感受性K⁺チャネルを閉鎖させることで，電位依存性Ca⁺チャネルが開口し細胞内へCa^{2+}が流入し，インスリン分泌を促進する。

③その他のATP感受性K⁺チャネルに対する作用

ATP感受性K⁺チャネルは，K⁺チャネルのサブユニット（Kir）とSU受容体がなすサブユニット（SUR）が結合したものが4つ集まった，ヘテロ八量体構造である。KirにはKir6.1とKir6.2の2種類の，SURにはSUR1（膵臓のβ細胞），SUR2A（心筋・骨格筋）およびSUR2B（平滑筋／血管平滑筋）の3種類のサブタイプが存在する。表2に各部位におけるATP感受性K⁺チャネルの分布とそれぞれのサブユニットの構成を示す[8]。

比較一覧表（p.100）に示すように，SU薬ならびに速効型インスリン分泌促進薬は，膵臓のβ細胞のATP感受性K⁺チャネル構成成分であるSUR1のSU受容体平均結合占有率は高いが，薬剤により差がある。

グリクラジドおよび速効型インスリン分泌促進薬については，SUR1に対する特異度が高く，SUR2AやSUR2Bとはほとんど結合しないことが明らかにされている[8]。一方で，グリベンクラミドやグリメピリドは，SUR2AとSUR2Bのいずれに対しても親和性をもち，特に，SUR2Aについては臨床用量において，心筋のATP感受性K⁺チャネルの開口を妨げることが示唆されている[9]。ただし，グリメピリドについては，心筋に結合はするがミトコンドリアのSU受容体ではないため，心筋に影響を与えないことが報告されている[10]。

表2 ATP感受性K⁺チャネルの分布と構成

SU受容体の分布	SUR	Kir
膵臓のβ細胞	SUR1	Kir6.2
心筋	SUR2A	
骨格筋		
平滑筋／血管平滑筋	SUR2B	Kir6.1（Kir6.2）

（池田富貴，他：糖尿病治療薬 インスリン分泌促進薬．臨牀と研究，89（1）：20，2012より改変）

3 効能・効果，用法・用量

①効能・効果

SU薬は，食事療法，運動療法によっても十分良好な血糖コントロールが得られないインスリン分泌が低下した中等度までの2型糖尿病患者に適応がある。高度の肥満がある患者やインスリン抵抗性が亢進している患者への投与は推奨できない。

速効型インスリン分泌促進薬は，食事療法，運動療法およびα-GIで十分な血糖コントロールができない食後高血糖を示す患者に適応がある。作用時間が短く，インスリンの追加分泌を促進させるため，インスリン基礎分泌が保たれ，空腹時血糖はほぼ正常に維持できているが，食後高血糖を示す軽度の2型糖尿病患者に推奨される。

②用法・用量

　SU薬は，通常1日に1〜2回，空腹時血糖の程度に応じて食前または食後に投与する．副作用の二次無効を避けるためには，少量から開始することが重要である．

　速効型インスリン分泌促進薬は，作用時間が短いため，1日3回毎食直前に内服する．食後に服用すると作用が減弱される．

4　薬物動態

　SU薬は肝臓で代謝され腎臓で排泄されるが，未変化体尿中排泄率はいずれの薬剤においても低値である．しかしながら，活性は弱いものの代謝物が活性を有するSU薬では，腎機能低下時に過剰な血糖降下作用を引き起こすことがあり，特に薬物血中濃度が半減する時間（$t_{1/2}$）の長い薬剤では低血糖症状が遷延しやすい．

　また，蛋白結合率は，グリベンクラミドで99%以上，グリクラジドで93.7%，グリメピリドで99.4%といずれも高く，蛋白結合率の変化が遊離型薬物の血中濃度の変動要因となるため，注意が必要である．

　非ステロイド系抗炎症薬は，SU薬との蛋白結合を阻害してSU薬の作用を増強することが知られている．一方，SU薬には胎盤透過性があるため，妊娠中または妊娠する可能性の高い場合および授乳中には経口血糖降下薬は使用せず，注射剤のインスリン製剤を使用する．

　速効型インスリン分泌促進薬は，SU薬と比べて最高血中濃度到達時間（T_{max}）および$t_{1/2}$が短く，作用時間が短いのが特徴である．また，SU薬と同様に代謝物の活性も弱く，未変化体尿中排泄率はいずれの薬剤においても低値である．蛋白結合率については，いずれの薬剤でも高く，ナテグリニドで99%以上，ミチグリニドで約97%，レパグリニドで98.3〜98.6%である．

5　臨床成績

①SU薬ならびにレパグリニドの合併症予防効果[11)〜13)]

　英国大規模臨床試験（United Kingdom Prospective Diabetes Study：UKPDS）の結果，SU薬を用いた血糖コントロール強化療法が細小血管障害の予防，進展予防に有効であることが示されている．また，試験後10年間の観察研究であるUKPDS80において，血糖値の差は早期に消失するにもかかわらず，細小血管障害の有意なリスク軽減効果は10年間にわたり継続し，心筋梗塞や全死亡のリスクが低下することが新たに報告され，SU薬を用いた強化療法の大血管障害に対する抑制効果が示されている．

　一方，他報告では，大血管症発症や死亡率の観点から一次予防（全死亡率），二次予防（全死亡率，大血管症発症率）ともに，SU薬のグリクラジドと速効型インスリン分泌促進薬のレパグリニドがビグアナイド薬のメトホルミンと同程度の予防効果を示すこと，グリメピリドや他のSU薬はメトホルミンよりもその効果が劣る傾向を示すことが報告されている[13)]．

②速効型インスリン分泌促進薬の比較[14)〜16)]

　海外の多施設無作為化比較試験でレパグリニドとナテグリニドを比較した結果，食後高血糖の低下作用は同程度であったが，空腹時の血糖値の低下作用はレパグリニド群で有意に大きかったことが報告されている。他報告やわが国における臨床試験でもレパグリニドはナテグリニドより有意な血糖改善効果が報告されているが，低血糖や体重増加が多いとの報告もあり，副作用に注意が必要である。

　ナテグリニドとミチグリニドの比較については，二重盲検無作為化比較試験の結果，両者でHbA1cの変化，12週の食後2時間血糖値，20週の空腹時血糖値ならびに食後2時間血糖値に有意差を認めなかったことが報告されている。一方，有害事象については，ナテグリニド群で低血糖の頻度が多かったことが報告されている。

③速効型インスリン分泌促進薬の大規模臨床試験（NAVIGATOR試験）

　心血管疾患の既往あるいは心血管リスクを有する耐糖能障害患者に対するナテグリニドの投与で，1）糖尿病の発症，2）心疾患イベントの発症について検討した大規模臨床試験（Nateglinide And Valsartan in Impaired Glucose Tolerance Outcomes Research：NAVIGATOR試験）では，1），2）のいずれにおいても有意な予防効果は認められなかった[17)]。

6　安全性情報

①禁忌

　SU薬の禁忌となる病態の多くは，インスリン治療が絶対適応になる場合である。重篤な腎機能低下患者，特に透析患者では薬剤の作用時間が延長し，低血糖が遷延することが報告されている。

　速効型インスリン分泌促進薬のナテグリニドは，低血糖の遷延のおそれから透析を必要とするような重篤な腎機能患者には禁忌となっており，ミチグリニドカルシウム水和物とレパグリニドに関しては慎重投与となっている。

②副作用

　主な副作用は低血糖である。SU薬のなかでも特にグリベンクラミドは作用時間が長いため，低血糖が遷延するので注意が必要である。

　SU薬とDPP-4阻害薬との併用において重篤な低血糖による意識障害を起こす症例が報告されており，SU薬で治療中の患者にシタグリプチン，ビルダグリプチン，アログリプチン，リナグリプチンを追加投与する場合は，SU薬の減量が望ましい。特に高齢（65歳以上），軽度腎機能低下（Cr 1.0mg/dL以上），あるいは両者が併存する患者への投与時には，SU薬の減量を必須とする[1)]。また，SU薬は服用によって体重増加をきたしやすく，肥満を助長する傾向がある。

　速効型インスリン分泌促進薬は，SU薬と比べ短時間・速効型のインスリン分泌のため，低血糖や体重増加を起こしにくいが，内服後に食事摂取をしなければ低血糖を起こしうるため，食直前の内服が重要である。

　SU薬を長期に使用すると血糖降下作用が減弱してくることがあるが，それを二次無効

とよぶ。この要因はさまざまであるが，生活習慣の乱れなど患者側の要因やSU薬そのものによる膵臓のβ細胞の疲弊などが考えられる。ただし，グリクラジドに関しては他のSU薬とは異なり，膵臓のβ細胞機能に対して保護的に作用されることも臨床的に示唆されており[18]，グリクラジドは二次無効になりにくいと考えられる。

③DPP-4阻害薬・GLP-1アナログ・SGLT2阻害薬併用時のSU薬・速効型インスリン分泌促進薬の注意点

膵臓のβ細胞からのインスリン分泌は，グルコース刺激による「惹起経路」と食事の経口摂取刺激により腸管から分泌される消化管ホルモンインクレチン〔GLP-1（glucagon-like peptide-1），GIP（gastric inhibitory polypeptideまたはglucose-dependent insulinotropic polypeptide）〕による「増幅経路」により調節されている。

SU薬や速効型インスリン分泌促進薬のグリニド系薬は，いずれも膵臓のβ細胞に発現するATP感受性K^+チャネルに作用し，インスリン分泌の惹起経路が活性化する。一方，DPP-4阻害薬やGLP-1アナログは増幅経路を活性化するため，両者の併用により強力にインスリン分泌を促進することができる。

しかし，低血糖時においてもSU薬によって惹起経路が活性化されることから，SU薬にDPP-4阻害薬やGLP-1アナログを併用すると重篤な低血糖が起こる可能性がある。そのため，特に高齢者などではSU薬をあらかじめ減量することが推奨されている（表3）[19]。SU薬とDPP-4阻害薬併用後，血糖コントロールが不十分な場合は，必要に応じてSU薬を増量し，低血糖の発現がみられればさらにSU薬を減量する[19]。

一方，SGLT2阻害薬は近位尿細管でのグルコース再吸収を減らすことで糖毒性を改善するが，その結果インスリンの効きが急に良くなり低血糖が起こっている可能性がある[20]。このように，インスリン，SU薬または速効型インスリン分泌促進薬を投与中の患者へのSGLT2阻害薬の追加は重症低血糖を起こすおそれがあり，あらかじめインスリン，SU薬または速効型インスリン分泌促進薬の減量を検討することが必要である[19]。

表3　DPP-4阻害薬併用時のSU薬推奨用量[19]

SU薬	推奨用量
グリメピリド（アマリール）	2mg/日以下
グリベンクラミド（オイグルコン，ダオニール）	1.25mg/日以下
グリクラジド（グリミクロン）	40mg/日以下

（日本糖尿病学会：インクレチン（GLP-1受容体作動薬とDPP-4阻害薬）の適正使用に関する委員会を参考に作成）

薬剤選択時はココに注目

SU薬ならびに速効型インスリン分泌促進薬は作用点が同じ膵臓のβ細胞膜上のSU受容体であるため，併用は無効である。

両薬剤はインスリン分泌能が比較的保たれている場合に用い，SU薬は中等度までの2型糖尿病患者の空腹時高血糖の改善に主に推奨され，$t_{1/2}$ならびに作用時間の短い速効型インスリン分泌促進薬は，空腹時血糖はほぼ正常に維持できているが，食後高血糖を示す軽度の2型糖尿病患者に推奨される。薬剤間の選択については，血糖降下作用の強さ・作用時間や$t_{1/2}$の長さ・心血管系への影響などを考慮するべきである。

インクレチン関連薬（DPP-4阻害薬とGLP-1アナログ）の比較

1 DPP-4阻害薬とGLP-1アナログの種類

　DPP-4阻害薬は活性型GLP-1および活性型GIP濃度を高め，血糖降下作用を発揮する。単独投与では低血糖の可能性は低く，近年では高齢者における有用性が報告されている。現在，アログリプチン安息香酸塩（ネシーナ錠：武田），シタグリプチン酸塩水和物（ジャヌビア錠：MSD，グラクティブ錠：小野），ビルダグリプチン（エクア錠：ノバルティス），リナグリプチン（トラゼンタ錠：日本ベーリンガー），アナグリプチン（スイニー錠：三和化学＝興和創薬＝興和），テネリグリプチン臭化水素酸塩水和物（テネリア錠：田辺三菱＝第一三共），サキサグリプチン水和物（オングリザ錠：協和発酵キリン），トレラグリプチンコハク酸塩（ザファテック錠：武田），オマリグリプチン（マリゼブ錠：MSD）の9成分が販売されており，臨床で用いられている。また，メトホルミン塩酸塩，ピオグリタゾン塩酸塩，SGLT2阻害薬との配合剤も販売されており，併用薬剤や投与量の調節を終えた症例では各単剤による併用療法より服薬剤数を減らすことのできる治療の選択肢となっている（表4）。
　GLP-1アナログは生体内において分解されやすいGLP-1に修飾基を付加するなどの持続化を図った注射製剤である。現在，リラグルチド（ビクトーザ皮下注：ノボ），エキセナチド（バイエッタ皮下注ペン，ビデュリオン皮下注用ペン：アストラゼネカ），リキシセナチド（リキシミア皮下注：サノフィ），デュラグルチド（トルリシティ皮下注アテオス：リリー＝大日本住友），セマグルチド（オゼンピック皮下注：ノボ）の6成分が承認されている。これらのDPP-4阻害薬，GLP-1アナログの特徴を比較する。

2 薬理学的作用

　GLP-1やGIPは血糖濃度依存的に膵臓からのインスリン分泌を促進させる働きをもつがDPP-4により不活化される。DPP-4阻害薬はDPP-4活性を阻害することでGLP-1や

表4　DPP-4阻害薬配合剤一覧

商品名	配合薬剤一般名	用量	用法
リオベル（武田）	アログリプチン	25mg	1日1回　1回1錠 朝食前または朝食後
	ピオグリタゾン塩酸塩	LD：15mg HD：30mg	
エクメット（ノバルティス）	ビルダグリプチン	50mg	1日2回　1回1錠 朝夕
	メトホルミン塩酸塩	LD：250mg HD：500mg	
イニシンク（武田）	アログリプチン	25mg	1日1回　1回1錠 食直前または食後
	メトホルミン塩酸塩	500mg	
カナリア（田辺三菱＝第一三共）	テネリグリプチン	20mg	1日1回　1回1錠 朝食前または朝食後
	カナグリフロジン	100mg	
スージャヌ（MSD＝アステラス）	シタグリプチン	50mg	1日1回　1回1錠 朝食前または朝食後
	イプラグリフロジン	50mg	

GIPの血中濃度を上昇させ，GLP-1アナログはDPP-4による不活化を受けにくい構造の付加などを行うことでGLP-1受容体へ持続的に作用し，膵臓からのインスリン分泌を促進させる薬剤である（図4）[21]。

GLP-1やGIPは膵β細胞に対する作用だけでなく，さまざまな生理作用を有している。なかでもGLP-1のグルカゴン分泌抑制作用は，インスリン分泌促進作用とともに糖尿病の代謝異常の是正に重要であると考えられている。膵β細胞への作用のほか，胃内容物の排泄抑制作用，中枢神経での食欲抑制作用，心筋に対する保護作用など，多彩な膵外作用も注目されている（表5）[22]。

生体にはDPP-4以外にDPP-6，DPP-8，DPP-9など多種のDPPが存在し，各々ペプチドの不活性化あるいは活性化を担っている。そのため，他のDPPを阻害することによる副作用が懸念されるが，DPP-4阻害薬はDPP-4に対する選択性が高いため，他のDPPとの交差反応は少ないと考えられている[23]（比較一覧表）。

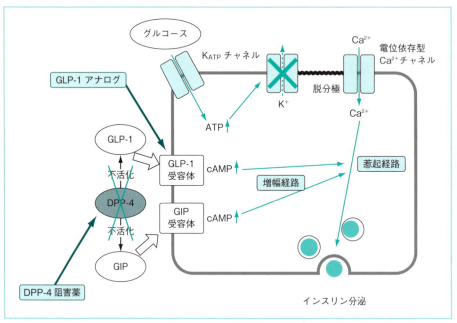

図4　DPP-4阻害薬の作用機序
（武田薬品工業：ネシーナ錠インタビューフォーム第11版2014年10月改訂，p29-30を参考に作成）

表5　インクレチンの作用[22]

インクレチン	作用部位	作用
GLP-1	膵島	血糖依存性インスリン分泌促進 血糖依存性グルカゴン分泌促進 膵β細胞のアポトーシス抑制
	消化管	消化管運動抑制 胃排泄遅延
	中枢神経	食欲抑制
	心臓	心筋保護
GIP	膵島	血糖依存性インスリン分泌促進
	脂肪	中性脂肪蓄積
	骨	骨芽細胞活性化

（Drucker DJ：The biology of incretin hormones. Cell Metab, 3（3）：153-165, 2006を参考に作成）

3 効能・効果，用法・用量

①効能・効果

・DPP-4阻害薬

2型糖尿病に適応があり，第一選択薬としても使用可能である。

配合剤（表4）に関しては2型糖尿病の第一選択薬とはできず，単剤での併用療法にて状態が安定している場合に使用できる。

・GLP-1アナログ

2型糖尿病に適応があり，エキセナチド以外の製剤では第一選択薬として使用可能である。

②用法・用量

・DPP-4阻害薬

アログリプチン，シダグリプチン，リナグリプチン，テネリグリプチン，サキサグリプチンは1日1回投与，ビルダグリプチン，アナグリプチンは1日2回製剤であるが腎機能低下時には1日1回投与へ減量が必要である。トレラグリプチンとオマリグリプチンは週1回投与である。

・GLP-1アナログ

ペン型のプレフィルド製剤であり，自己注射が可能である。リラグルチド，リキシセナチドは1日1回，エキセナチドは1日2回製剤と週1回製剤があり，デュラグルチド，セマグルチドは週1回投与である。リラグルチド，リキシセナチド，セマグルチドは投与量を漸増する必要がある。

4 薬物動態

DPP-4阻害薬の作用時間はおおむね半減期の長さによって比較することができるが，サキサグリプチンは$t_{1/2}$が6.5時間と短いものの，DPP-4に結合した後の乖離速度が遅いため作用が持続し1日1回投与が可能となっている。また，週1回投与製剤であるトレラグリプチンコハク酸塩やオマリグリプチンにおいて，その他の製剤と半減期の大きな違いはないが，より低濃度で作用するため投与7日目のトラフ濃度においても同等のDPP-4阻害活性を示すことが報告されている[24), 25)]。

GLP-1アナログは主に蛋白分解過程によってペプチドやアミノ酸に分解されることからCYPとの相互作用は報告されていない。また，GLP-1アナログによる胃内容排泄遅延が併用薬の薬物動態に影響を及ぼすかどうか試験されているが，いずれのGLP-1アナログ製剤においても併用薬の薬物動態パラメータに影響はなく併用薬の用量調節は不要であると考えらえる。

5 臨床成績

いずれの薬剤も臨床試験において，比較一覧表に示すようにプラセボあるいは対象薬と比較して良好なHbA1cおよび空腹時血糖の低下が示されている。

2016年に発表されたLEADER試験[26)]では，心血管疾患リスクの高い2型糖尿病患者に

おけるリラグルチドの心血管アウトカムに対する長期効果の検討が行われている。9,340例を対象にリラグルチド対プラセボのランダム化比較試験を行った結果，心血管死の発生はプラセボ群6.0%に対しリラグルチド群4.7%と有意に少なかった。また，副次評価項目である腎アウトカムの発生がプラセボ群（337例/4,672例）に対しリラグルチド群（268例/4,668例）と有意に少なかったことが報告された[27]。

6 安全性情報

①禁忌

DPP-4阻害薬，GLP-1アナログの多くで，重症ケトーシス，糖尿病性昏睡または前昏睡，1型糖尿病の患者，重症感染症，手術前後，重篤な外傷のある患者が禁忌となっている。

なお，エキセナチドの臨床試験において，腎機能障害のある患者で本剤のクリアランスの低下が報告されており，特に透析患者を含む重度の腎機能障害のある患者では，悪心，嘔吐，下痢などの消化器系の副作用の発現により脱水状態に至り，腎機能障害が悪化するおそれがあることから透析患者を含む重度腎機能障害のある患者への投与は禁忌となっている。

②副作用

シタグリプチンの国内臨床試験での副作用は1,581例中181例（11.4%）であり，主なものは低血糖症，便秘，空腹，腹部膨満感であった。重大な副作用としては，いずれも頻度不明であるが，アナフィラキシー反応，皮膚粘膜眼症候群，剥奪性皮膚炎，肝機能障害，黄疸，急性腎不全，急性膵炎，さらに市販後には間質性肺炎が報告されている。

ビルダグリプチンは国内外で重篤な肝機能障害が報告されている。リナグリプチンは重大な副作用として腸閉塞が報告されている。

シタグリプチン，アログリプチン，ビルダグリプチン，リナグリプチン，サキサグリプチン，dutogliptinについて膵炎・がんのリスクと心血管イベントの抑制効果に関するメタ解析において膵炎・がんのオッズ比に差はないことが報告されている[28), 29)]。

DPP-4阻害薬の副作用として類天疱瘡が報告されており，発症者のヒト白血球型抗原（HLA）遺伝子を解析した結果，86%がHLA遺伝子「HLA-DQB1*03：01」を保有しており，一般的な日本人の保有率18%と比較して統計的に高頻度であることが示された[30]。

GLP-1アナログにおいてもDPP-4阻害薬と共通する低血糖症，胃腸障害などが報告されている。DPP-4阻害薬にはない副作用として，注射部位反応があげられる。注射部位反応の頻度は持続化の方法としてマイクロスフェアを用いたエキセナチドが5%以上と最も頻度が高く，その他の薬剤の報告頻度は5%未満と大きな差はなかった。

薬剤選択時はココに注目

インクレチン関連薬の薬剤選択に際しては，患者の腎機能や肝機能をもとに各薬剤の体内動態を考慮する必要がある。また，服薬コンプライアンスの状況に応じて服用回数の少ない薬剤や配合錠を選択することができる。

③SU薬・速効型インスリン分泌促進薬併用時の注意点

インクレチン関連薬とSU薬・速効型インスリン分泌促進薬の併用により低血糖のリスクが高まることからSU薬の減量を考慮する必要がある（p.91「②副作用」参照）。

SGLT2阻害薬

1 SGLT2阻害薬の種類

SGLT2阻害薬はインスリンとは独立した作用を示す経口血糖降下薬である。

現在，イプラグリフロジンL-プロリン（スーグラ錠：アステラス），ダパグリフロジンプロピレングリコール（フォシーガ錠：アストラゼネカ＝小野），ルセオグリフロジン水和物（ルセフィ錠：大正製薬＝ノバルティス），トホグリフロジン水和物（デベルザ錠／アプルウェイ錠：興和＝興和創薬／サノフィ），カナグリフロジン水和物（カナグル錠：田辺三菱），エンパグリフロジン（ジャディアンス錠：日本ベーリンガー）の6成分が販売されている。

これらのSGLT2阻害薬の特徴を比較する。また，DPP-4阻害薬との配合剤としてカナグル配合錠，スージャヌ配合錠が販売されている。（p.93「インクレチン関連薬」参照）

2 薬理学的作用

SGLTは，Na^+の濃度勾配を駆動力としてグルコースを細胞内へ能動輸送するトランスポーターであり，SGLT1は消化管，SGLT2は腎近位尿細管においてグルコースの吸収または再吸収を担っている。SGLT2阻害薬は，腎近位尿細管でのグルコース再吸収を抑制し，血液中の過剰なグルコースを体外に排出することで血糖値を低下させ，2型糖尿病における血糖コントロールを改善する（図5）[31]。

3 効能・効果，用法・用量

SGLT2阻害薬の効能効果は2型糖尿病であり，1日1回の服用で効果が得られる（比較一覧表）。イプラグリフロジンはインスリン製剤との併用において1型糖尿病の適応が追加され，ダパグリフロジンは1型糖尿病への効能・効果追加の承認申請中である。

4 薬物動態

SGLT2阻害薬のバイオアベイラビリティは高く，経口投与後に未変化体が薬効を発揮した後，肝臓にて代謝を受け代謝物が尿中または糞中に排泄されると考えられる。代謝に関してはグルクロン酸抱合を受ける薬剤が多く，ルセオグリフロジン水和物とトホグリフロジン水和物がCYPで代謝を受けるがCYPに関連する薬物相互作用については報告されていない[32]。

5 臨床成績

エンパグリフロジンは糖尿病治療薬として初めて複合心血管イベントならびに心血管死を有意に減少させた薬剤として報告されている[33]。18歳以上の2型糖尿病患者（BMI 45以下，eGFR 30mL/min/1.75m²以上）を対象とした二重盲検試験であり，心血管イベントの発生頻度をプライマリーエンドポイントに設定している。エンパグリフロジン群における心血管イベントの発生率は10.5%であり，プラセボ群の12.1%と比較して有意に少なかった。

カナグリフロジンは2型糖尿病治療での効果のみならず，肝がんの発症を遅延・抑制する可能性が示唆されている。非アルコール性脂肪性肝疾患（nonalcoholic fatty liver disease：NAFLD）は非アルコール性肝炎（non-alcoholic steatohepatitis：NASH）や肝硬変，肝細胞がんの発症に寄与しており，NAFLDは肥満や2型糖尿病の併存がある場合に発現率が高いことが知られている。動物実験において，ヒト肥満症患者と同様の糖脂質代謝障害を呈するNASHモデルマウスへカナグリフロジンを経口投与したところ肝繊維化を遅延し，脂肪肝，NASHおよびNASH肝がんの発症を遅延・抑制することが示された[34]。また，食事療法や運動療法の指導を行っても十分な治療効果が得られず，腹部超音波検査で脂肪肝の所見が確認される2型糖尿病症例を対象に，カナグリフロジンを24週間投与し，治療開始前と24週目の肝生検結果を比較したところ，肝細胞脂肪化の程度が改善したことが報告されている[35]。

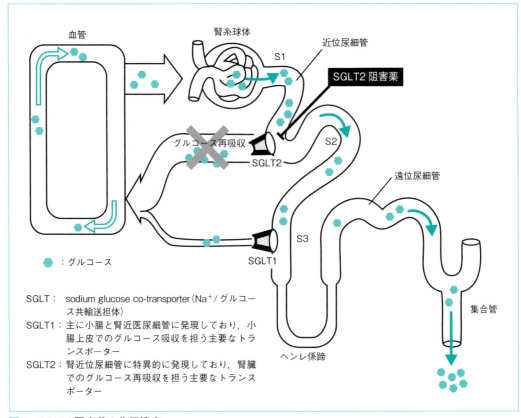

図5　SGLT2阻害薬の作用機序

（アステラス製薬：スーグラ錠インタビューフォーム第9版2018年12月改訂，p.62より）

6 安全性情報

①禁忌

禁忌の項目は共通しており，重症ケトーシス，糖尿病性昏睡または前昏睡の患者，重症感染症，手術前後，重篤な外傷のある患者となっている。

②副作用

報告されている副作用の主なものとして低血糖，ケトアシドーシス，脱水・脳梗塞等，皮膚症状，尿路・性器感染症がある。尿路・性器感染症については女性に多いが男性でも報告されおり，投与開始から2，3日および1週間以内に起こる例もあれば2ヵ月程度経って起こる例もある。

各薬剤の市販後において副作用，有害事象報告が数多く報告されたことから「SGLT2阻害薬の適正使用に関する委員会」が発足し，2014年6月13日に「SGLT2阻害薬の適正使用に関するRecommendation」が公表された。その後も特定使用成績調査の結果なども含め改訂されている（図6）。

---

1. インスリンやSU薬などインスリン分泌促進薬と併用する場合には，低血糖に十分留意して，それらの用量を減じる。患者にも低血糖に関する教育を十分行うこと。
2. 75歳以上の高齢者あるいは65歳から74歳で老年症候群（サルコペニア，認知機能低下，ADL低下など）のある場合には慎重に投与する。
3. 脱水防止について患者への説明も含めて十分に対策を講じること。利尿薬の併用の場合には特に脱水に注意する。
4. 発熱・下痢・嘔吐などがあるときないしは食思不振で食事が十分摂れないような場合（シックデイ）には必ず休薬する。
5. 全身倦怠・悪心嘔吐・体重減少などを伴う場合には，血糖値が正常に近くてもケトアシドーシスの可能性があるので，血中ケトン体を確認すること。
6. 本剤投与後，薬疹を疑わせる紅斑などの皮膚症状が認められた場合には速やかに投与を中止し，皮膚科にコンサルテーションすること。また，必ず副作用報告を行うこと。
7. 尿路感染・性器感染については，適宜問診・検査を行って，発見に努めること。問診では質問紙の活用も推奨される。発見時には，泌尿器科，婦人科にコンサルテーションすること。

図6 SGLT2阻害薬の適正使用に関するRecommendation
（日本糖尿病学会：「SGLT2阻害薬の適正使用に関する委員会」2016年5月12日より引用）

③SU薬・速効型インスリン分泌促進薬併用時の注意点

SU薬にSGLT2阻害薬を併用する場合には，DPP-4阻害薬の場合に準じてSU薬の減量を検討することが必要とされている。（p.87「SU薬・速効型インスリン分泌促進薬」参照）

薬剤選択時はココに注目

トホグリフロジンおよびカナグリフロジンにおいては投与量が一律であるため，治療効果をみながら用量調節を行う可能性がある場合は他の製剤が調節性に優れている。

各製剤におけるSGLT2選択性の高低が副作用や治療効果へ影響するかどうかは今後の報告が待たれるところである。

| 比較一覧表 | 6-1 スルホニル尿素（SU）薬，速効型インスリン分泌促進薬 |

	分類	スルホニル尿素（SU）薬		
		第二世代		第三世代
	一般名	グリベンクラミド	グリクラジド	グリメピリド
	商品名 規格 （製薬会社）	オイグルコン錠／ ダオニール錠 錠 1.25mg, 2.5mg （中外／サノフィ）	グリミクロン錠・HA錠 錠 40mg 錠〔HA〕20mg （大日本住友）	アマリール錠・OD錠 錠 0.5mg, 1mg, 3mg OD錠 0.5mg, 1mg, 3mg （サノフィ）
	特徴	・SU薬の中ではインスリン分泌促進作用が最も強く，血糖降下作用も最も強い ・低血糖の誘発頻度が高い	・血糖降下作用以外に血小板機能抑制作用，抗血栓作用があり，糖尿病性網膜症の進展抑制作用が期待できる	・インスリン分泌促進作用はグリベンクラミドに劣るが，強い膵外作用にてグリベンクラミドと同等の血糖降下作用がある
	効能・効果	インスリン非依存型糖尿病（ただし，食事療法・運動療法のみで十分な効果が得られない場合に限る）		
	用法・用量	1日1.25〜2.5mg，分1（朝食前または後）または分2（朝夕食前または後）。適宜増量して維持量を決定する。1日10mgまで	1日40mgより開始し，分1〜2〔（朝または朝夕）食前または食後〕。維持量は1日40〜120mg。1日160mgまで	1日0.5〜1mgより開始し，分1〜2〔朝または朝夕（食前または食後）〕。維持量は1日1〜4mg。1日6mgまで
	警告	重篤かつ遷延性の低血糖症を起こすことがある。用法・用量，使用上の注意に特に留意すること		
禁忌	妊婦・妊娠可能性	○	○	○
	重症感染症，手術前後，重篤な外傷	○	○	○
	成分過敏症	本剤，スルホンアミド系薬剤	本剤，スルホンアミド系薬剤	本剤，スルホンアミド系薬剤
	代謝性疾患	重症ケトーシス，糖尿病性昏睡または前昏睡，インスリン依存型糖尿病（若年型糖尿病，ブリットル型糖尿病等）	重症ケトーシス，糖尿病性昏睡または前昏睡，インスリン依存型糖尿病	重症ケトーシス，糖尿病性昏睡または前昏睡，インスリン依存型糖尿病（若年型糖尿病，ブリットル型糖尿病等）
	重篤な肝または腎機能障害	○	○	○
	下痢，嘔吐等の胃腸障害	○	○	○
	その他	ボセンタン水和物を投与中	×	×
重大な副作用	低血糖	○	○	○
	血液障害	溶血性貧血，無顆粒球症	無顆粒球症	汎血球減少，無顆粒球症，溶血性貧血，血小板減少，（類薬）再生不良性貧血
	肝障害	肝機能障害，黄疸，肝炎	肝機能障害，黄疸	肝機能障害，黄疸
	心筋梗塞	×	×	×
	その他	×	×	×

＊1 ただし，食事療法・運動療法のみ，または，食事療法・運動療法に加えて，α-グルコシダーゼ阻害薬，ビグアナイド系薬剤，チアゾリジン系薬剤のいずれかの使用による治療で十分な効果が得られない場合に限る。

→ 薬理学的作用，薬物動態，作用時間の比較は102～103ページ

→ DPP-4阻害薬の比較は104～107ページ，GLP-1アナログの比較は108～109ページ，SGLT2阻害薬の比較は110～111ページ

	速効型インスリン分泌促進薬（グリニド系薬）		
	ナテグリニド	ミチグリニドカルシウム水和物	レパグリニド
	スターシス錠/ファスティック錠 錠 30mg，90mg （アステラス/EAファーマ＝持田）	グルファスト錠・OD錠 錠 5mg，10mg OD錠 5mg，10mg （キッセイ＝武田）	シュアポスト錠 錠 0.25mg，0.5mg （大日本住友）
	・血糖降下作用はナテグリニドとミチグリニドで同等 ・透析患者に禁忌	・血糖降下作用はナテグリニドとミチグリニドで同等 ・グリニド系薬の中で約15分と最も速やかに最高血中濃度に到達するため，食前5分以内の服用が推奨されている	・グリニド系薬の中で最も血糖降下作用が強いが，低血糖や体重増加が多いとの報告あり
	2型糖尿病における食後血糖推移の改善[*1]	2型糖尿病	
	1回90mg，1日3回（毎食直前）。1回量を120mgまで増量可	1回10mg，1日3回（毎食直前）	1回0.25mgより開始し，1日3回（毎食直前）。維持量は1回0.25～0.5mg。維持量は1回0.25～0.5mg。1回量を1mgまで増量可
	×	×	×
	○	○	○
	○	○	○
	本剤	本剤	本剤
	重症ケトーシス，糖尿病性昏睡または前昏睡，1型糖尿病		
	透析を必要とするような重篤な腎機能障害	×	×
	×	×	×
	×	×	×
	○	○	○
	×	×	×
	肝機能障害，黄疸	肝機能障害	肝機能障害
	○	○	○
	突然死	×	×

比較一覧表 6-1 スルホニル尿素（SU）薬，速効型インスリン分泌促進薬

	分類		スルホニル尿素（SU）薬		
			第二世代		第三世代
	一般名		グリベンクラミド	グリクラジド	グリメピリド
	商品名 規格 （製薬会社）		オイグルコン錠/ ダオニール錠 錠 1.25mg, 2.5mg （中外/サノフィ）	グリミクロン錠・HA錠 錠 40mg 錠〔HA〕20mg （大日本住友）	アマリール錠・OD錠 錠 0.5mg, 1mg, 3mg OD錠 0.5mg, 1mg, 3mg （サノフィ）
薬理学的作用	血糖降下作用[6),7)]		グリクラジド　<<　グリベンクラミド・グリメピリド		
	各薬剤の平均常用量薬物動態値 K_{ATP}チャネル阻害定数[36),*2]	D (mg/day)	1.875	80	2.5
		CL (mL/min/kg)	0.48	0.25	47.8 (mL/min)
		F	0.45	1	0.62
		f	0.055	0.06	0.006
		$C_{ss}\cdot f$ (nM)	2.27	687	0.275
		Ki_{SUR1} (nM)	2.53	353	3.0
		Ki_{SUR2A} (nM)	27	8.0×10^5	5.4
		Ki_{SUR2B} (nM)			7.3
		Ki_{SUR2A}/Ki_{SUR1}	10.7	2,266	1.8
	常用量服用時のSU受容体平均結合占有率(%)[36),*2]	SUR1 φ	47.2	66.1	8.4
		SUR2A φ	7.8	0.086	4.8
		SUR2B φ	〔親和性あり[8)]〕	〔ほとんど結合しない[9)]〕	3.6
		SUR1 φ/SUR2A φ	6.1	769	1.8
薬物動態	対象		腎・肝障害のない糖尿病患者	健康成人	健康成人男子
	投与量（単回）		2.5mg	40mg	1mg
	T_{max} (hr)		1.5	4	1.33
	$t_{1/2}$ (hr)		2.7	8.6	1.47
	バイオアベイラビリティ(%)		──	(AUC = 37.2μg・h/mL)	107
	クリアランス (mL/min)		代謝物M1の腎クリアランス：約100（外国人）	13.5	47.8
	分布容積 (L)		40（外国人, 1mg静脈内投与時）	17.4	8.8
	蛋白結合率 (in vitro)(%)		99以上（外国人）	93.7	99.4
	未変化体尿中排泄率(%)		なし（すべて代謝物）	なし（すべて代謝物）	なし（すべて代謝物）
	活性代謝物の生成		M1：グリベンクラミドの4位が-OHに代謝されたもの M2：グリベンクラミドの3位が-OHに代謝されたもの	ヒドロキシメチル体	主代謝物として水酸化体（M1）およびカルボン酸体（M2）
	代謝酵素		CYP2C9, CYP3A4	──	CYP2C9
	作用時間 (hr)		12～24	12～24	12～24

*2　体重60kgと仮定した場合の各種パラメータ[19)]
D：平均常用量　CL：全身クリアランス　F：吸収率　f：血清蛋白非結合率　C_{SS}：常用量服用時の平均血漿中薬物濃度
Ki_{SUR1}：膵β細胞ATP感受性K^+チャネル阻害定数　Ki_{SUR2A}：心筋ATP感受性K^+チャネル阻害定数　Ki_{SUR2B}：平滑筋ATP感受性K^+チャネル阻害定数
SUR1 φ：膵β細胞SU受容体平均結合占有率　SUR2A φ：心筋SU受容体平均結合占有率　SUR2B φ：平滑筋SU受容体平均結合占有率
（SUR1 φ/SUR2A φ：値が大きいほど，膵β細胞への選択性が高い）

特徴，効能・効果，用法・用量，警告，禁忌，重大な副作用の比較は100～101ページ

　DPP-4阻害薬の比較は104～107ページ，GLP-1アナログの比較は108～109ページ，SGLT2阻害薬の比較は110～111ページ

	速効型インスリン分泌促進薬（グリニド系薬）		
	ナテグリニド	ミチグリニドカルシウム水和物	レパグリニド
	スターシス錠/ファスティック錠 錠 30mg, 90mg （アステラス/EAファーマ＝持田）	グルファスト錠・OD錠 錠 5mg, 10mg OD錠 5mg, 10mg （キッセイ＝武田）	シュアポスト錠 錠 0.25mg, 0.5mg （大日本住友）
		ナテグリニド・ミチグリニド　＜　レパグリニド	
	270	30	
	0.103（＜65歳），0.093（≧65歳） (L/hr/kg)	1.73	
	0.9	0.93	
	0.009	0.03	
	46.44（＜65歳），51.44（≧65歳）	15.89	
	434	3.8	
	1.45×10^5	3.3×10^3	
	──────	4.6×10^3	
	334	868	
	9.7（＜65歳） 10.6（≧65歳）	80.7	
	0.032（＜65歳） 0.035（≧65歳）	0.49	
	〔ほとんど結合しない[8]〕	0.34	
	303（＜65歳） 303（≧65歳）	165	
	健康成人男子	健康成人男子	健康成人男性
	60mg・空腹時単回	10mg	0.25mg
	0.92	0.23	0.5
	1.27	1.19	0.77
	約73	93以上（外国人）	62.5（外国人）
	約500	116.2～126	543.3（外国人）
	約10	9.8～10.5	24.4（外国人）
	99以上	約97	98.3～98.6
	約5	ほとんどなし（数%）	ほとんどなし
	M1：イソプロピル基の水酸化体 M7：イソプロピル基の脱水素体	グルクロン酸抱合体およびヒドロキシ体	わずかにあり （M5：弱い血糖降下作用）
	CYP2C9	UGT1A9および1A3，CYP2C9	CYP2C8，一部CYP3A4
	3	3	4

比較一覧表 6-2 DPP-4阻害薬

	一般名	アログリプチン安息香酸塩	シタグリプチンリン酸塩水和物	ビルダグリプチン	リナグリプチン
	薬剤名 規格 （製薬会社）	ネシーナ錠 錠 6.25mg, 12.5mg, 25mg （武田）	ジャヌビア錠／グラクティブ錠 錠 12.5mg, 25mg, 50mg, 100mg （MSD／小野）	エクア錠 錠 50mg （ノバルティス）	トラゼンタ錠 錠 5mg （日本ベーリンガー）
	特徴	・シタグリプチン，ビルダグリプチンに比べてDPP-4阻害活性が強い	・50mg単回投与で24時間後の血漿中DPP-4活性阻害率は92％であり，1日1回の投与で十分な効果を発揮する	・未変化体の腎排泄率が約23％であり，腎機能低下に伴う血中濃度の急激な上昇がみられない	・胆汁排泄型であるため，腎不全患者でも用量調節を必要としない
	効能・効果	2型糖尿病			
	用法・用量	1回25mg，1日1回	1回50mg，1日1回。1回100mg，1日1回まで増量可	1回50mg，1日2回（朝夕）。状態に応じて1日50mg，1日1回（朝）	1回5mg，1日1回
	腎機能障害時の投与量 （Ccr mL/min）	・30≦～＜50：12.5mg，1日1回 ・＜30：6.25mg，1日1回	・30≦～＜50：25mg（最大50mg），1日1回 ・＜30：12.5mg（最大25mg），1日1回	中等度以上・透析中の末期腎不全患者：50mg，1日1回（朝）など	—
禁忌	重症感染症，手術前後，重篤な外傷	○	○	○	○
	本剤成分過敏症	○	○	○	○
	代謝性疾患	重症ケトーシス，糖尿病性昏睡または前昏睡，1型糖尿病		糖尿病性ケトアシドーシス，糖尿病性昏睡，1型糖尿病	糖尿病性ケトアシドーシス，糖尿病性昏睡または前昏睡，1型糖尿病
	肝機能障害	×	×	重度の肝機能障害	
	腎機能障害	×	×	×	×
	その他	×	×	×	×
重大な副作用	低血糖	○	○	低血糖症	低血糖症
	皮膚障害	皮膚粘膜眼症候群，多形紅斑，類天疱瘡	皮膚粘膜眼症候群，剥脱性皮膚炎，類天疱瘡	類天疱瘡	
	肝障害	肝機能障害，黄疸		肝機能障害，肝炎	肝機能障害
	急性膵炎	○	○	○	○
	間質性肺炎	○	○	○	○
	腸閉塞	○	○	○	○
	横紋筋融解症	○	○	○	×
	その他	×	アナフィラキシー反応，急性腎不全，血小板減少	血管浮腫	×

薬物動態，臨床試験，IC$_{50}$（nM）の比較は106〜107ページ

 スルホニル尿素（SU）薬，速効型インスリン分泌促進薬の比較は100〜103ページ，GLP-1アナログの比較は108〜109ページ，SGLT2阻害薬の比較は110〜111ページ

	アナグリプチン	テネリグリプチン臭化水素酸塩水和物	サキサグリプチン水和物	トレラグリプチンコハク酸塩	オマリグリプチン
	スイニー錠 錠100mg （三和化学＝興和創薬＝興和）	テネリア錠 錠20mg （田辺三菱＝第一三共）	オングリザ錠 錠2.5mg，5mg （協和発酵キリン）	ザファテック錠 錠50mg，100mg （武田）	マリゼブ錠 錠12.5mg，25mg （MSD）
	・DPP-4を高選択的に阻害する	・日本で開発されたDPP-4阻害薬	・DPP-4に結合後，解離速度が遅く作用が持続的	・世界初の週1回投与の経口血糖降下薬	・週1回投与の経口血糖降下薬。肝臓での代謝をほとんど受けない
	2型糖尿病				
	1回100mg，1日2回（朝夕）。1回量を200mgまで増量可	1回20mg，1日1回。1回40mg，1日1回に増量可	1回5mg，1日1回。1回2.5mg，1日1回投与も可	1回100mg，週1回	1回25mg，週1回
	＜30：100mg，1日1回	—	＜50：2.5mg，1日1回	30≦〜＜50：50mg，週1回	eGFR（mL/min/1.73m^2）＜30：12.5mg，週1回
	○	○	○	○	○（インスリン注射による血糖管理が望まれる）
	○	○	○	○	○
	重症ケトーシス，糖尿病性昏睡または前昏睡，1型糖尿病				
	×	×	×	×	×
	×	×	×	高度腎機能障害または透析中の末期腎不全	×
	×	×	×	×	×
	○	○	○	○	○
	類天疱瘡				
	×	肝機能障害	×	×	×
	○	○	○	（類薬）	（類薬）
	×	○	×	×	×
	○	○	○	（類薬）	（類薬）
	×	×	×	×	×
	×	×	過敏症反応	×	×

比較一覧表 6-2 DPP-4阻害薬

	一般名	アログリプチン安息香酸塩	シタグリプチンリン酸塩水和物	ビルダグリプチン	リナグリプチン	
	薬剤名 規格 (製薬会社)	ネシーナ錠 錠 6.25mg, 12.5mg, 25mg (武田)	ジャヌビア錠/グラクティブ錠 錠 12.5mg, 25mg, 50mg, 100mg (MSD/小野)	エクア錠 錠 50mg (ノバルティス)	トラゼンタ錠 錠 5mg (日本ベーリンガー)	
薬物動態	対象	健康成人	健康成人	健康成人男子	日本人健康成人男性	
	投与量(単回)	25mg	50mg	50mg	5mg	
	T_{max} (hr)	1.1	2.0	1.5	6.00	
	$t_{1/2}$ (hr)	17.1	11.4	1.77	105	
	バイオアベイラビリティ (%)	──	約87	85 (外国人)	約30 (外国人)	
	クリアランス (mL/min)	262.5 (CL/F)	(腎クリアランス:397~464) (CL/F)	677 (外国人)	913 (CL/Fss)	
	分布容積 (L)	430.86 (外国人)	198 (外国人)	70.5 (外国人)	11,300 (Vz/Fss)	
	蛋白結合率 (in vitro)(%)	28.2~38.4	約38	9.3	84~98.8	
	未変化体尿中排泄率 (%)	経口投与72hr値:67.77	経口投与79~88	経口投与36hr値:22.7	経口投与24hr値:0.6	
	活性代謝物の生成	代謝物M-I (N-脱メチル化)	M1, M2およびM5 (シタグリプチンと比較して, DPP-4阻害活性がそれぞれ 約1/300, 1/1,000および1/1,000)	M20.2 (グルクロン酸抱合体)	×	
	代謝酵素	CYP2D6, CYP3A4	CYP3A4, CYP2C8	関与は低い	CYP3A4	
臨床試験	対象患者	食事療法, 運動療法を実施するも血糖コントロールが不十分な2型糖尿病患者		食事療法・運動療法のみで血糖コントロールが十分に得られていない2型糖尿病患者	血糖コントロールが不十分な日本人2型糖尿病患者	
	投与薬剤	アログリプチン (n=80) / プラセボ (n=75)	シタグリプチン / プラセボ	ビルダグリプチン (n=71) / プラセボ (n=71)	リナグリプチン (n=159) / プラセボ (n=80)	
	1日投与量 投与期間	25mg / ── 12週間(1日1回朝食前)	50mg / ── 12週間(1日1回朝食前)	50mg / ── 12週間(1日2回朝・夕)	5mg / ── 12週間(1日1回朝食前)	
	HbA1c (%) 投与前からの変化量	-0.77 (JDS値) / 0.05 (JDS値)	-0.7 (JDS値) / 0.3 (JDS値)	-0.67 (NGSP値) / 0.28 (NGSP値)	-0.49 (NGSP値) / 0.39 (NGSP値)	
	群間差	-0.82***	-1.0**	-0.95**	-0.87***	
	空腹時血糖 (mg/dL) 投与前からの変化量	-17.5 / 5.6	-11 / 6	-14.12 / 2.39	-12.3 / 7.4	
	群間差	-23.1	-18	-16.51**	-19.7***	
IC_{50} (nM)	DPP-4	6.9 ± 1.5	17.9 ± 7.4	23.8 ± 1.6	1~3.6	
	DPP-8	>100,000	48,000	>100,000	──	
	DPP-9	>100,000	>100,000	1,400 ± 200	──	

***p<0.0001, **p<0.001, *p<0.01

➡ 特徴，効能・効果，用法・用量，腎機能障害時の投与量，禁忌，重大な副作用の比較は104～105ページ

➡ スルホニル尿素（SU）薬，速効型インスリン分泌促進薬の比較は100～103ページ，GLP-1アナログの比較は108～109ページ，SGLT2阻害薬の比較は110～111ページ

アナグリプチン		テネリグリプチン臭化水素酸塩水和物		サキサグリプチン水和物		トレラグリプチンコハク酸塩		オマリグリプチン	
スイニー錠 錠 100mg （三和化学＝興和創薬＝興和）		テネリア錠 錠 20mg （田辺三菱＝第一三共）		オングリザ錠 錠 2.5mg，5mg （協和発酵キリン）		ザファテック錠 錠 50mg，100mg （武田）		マリゼブ錠 錠 12.5mg，25mg （MSD）	
健康成人男子		健康成人		健康成人		健康成人		日本人健康成人	
100mg		20mg		5mg		100mg		25mg	
0.92		1.8		0.8		1.3		1	
6.20		24.2		6.5		18.5		38.89	
—		—		≧74.9		—		≧74	
315		169		35.9		255.8（CL/F）		52.68（CL/F）	
2.59～4.20L/kg（Vd/F）		—		85.2		689.32～1,334.46（Vd/F）（外国人）		591（Vd/F）	
37.1～48.2		77.6～82.2		12		76～79（外国人）		24～75	
経口投与72hr値：49.87		経口投与24hr値：21.0～22.1		経口投与24hr値：15.8		経口投与168hr値 76.6		経口投与168hr値 約74	
×		M1，M2，M4およびM5（IC_{50}比はそれぞれ38.5，40.1，1.07，5.69）		M2（アダマンタン環の水酸化）		代謝物M-1（N-脱メチル化）		×	
コリンエステラーゼおよびカルボキシルエステラーゼ		主にCYP3A4，フラビン含有モノオキシゲナーゼ（FMO1およびFMO3）		CYP3A4/5		CYP2D6，CYP3A4		関与は低い	
食事療法または食事療法・運動療法で血糖コントロールが不十分な2型糖尿病患者		食事療法および運動療法で血糖コントロールが不十分な2型糖尿病患者		食事療法および運動療法あるいは食事療法および運動療法継続下で経口血糖降下薬を1剤のみ服用し血糖コントロールが不十分な2型糖尿病患者		食事療法，運動療法を実施しても血糖コントロールが不十分な2型糖尿病患者		食事/運動療法を実施しても十分な血糖コントロールが得られない日本人2型糖尿病患者	
アナグリプチン（n=69）	プラセボ（n=63）	テネリグリプチン（n=99）	プラセボ（n=104）	サキサグリプチン（n=81）	プラセボ（n=87）	トレラグリプチン（n=55）	プラセボ（n=55）	オマリグリプチン（n=166）	プラセボ（n=82）
200mg	—	20mg	—	5mg	—	100mg	—	25mg	—
12週間（1日2回朝夕食直前）		12週間（1日1回）		12週間（1日1回）		12週間（週1回投与）		24週間（週1回投与）	
−0.75（NGSP値）	0.1（NGSP値）	−0.62（NGSP値）	0.17（NGSP値）	−0.90（NGSP値）	−0.08（NGSP値）	−0.55（NGSP値）	0.35（NGSP値）	−0.66（NGSP値）	0.13（NGSP値）
−0.86**		−0.79***		0.82***		−0.90***		−0.79**	
−19.5	−4.1	−19.2	−0.2	−15.1	1	−11.5	9.8	−18.52	−6.23
−15.4*		−19.0***		—		−21.4***		−12.28**	
5.8±0.4		1.75（1.62～1.89）		12.8±0.6		1.3（1.1～1.5）		1.6	
84,700±9,800		189		—		>100,000		>100,000	
56,100±5,300		150		—		>100,000		>100,000	

比較一覧表 6-3 GLP-1アナログ

一般名		リラグルチド（遺伝子組み換え）	エキセナチド		
薬剤名 規格（製薬会社）		ビクトーザ皮下注 キット［皮下注］18mg/3mL（ノボ）	バイエッタ皮下注ペン5μg、10μg キット［皮下注］300μg（アストラゼネカ）	ビデュリオン皮下注用ペン キット［皮下注］2mg（アストラゼネカ）	
特徴		GLP-1に脂肪酸を付加して作用の持続化を図った，ヒトGLP-1アナログ製剤	GLP-1アミドに53%の相同性を示す化学合成により生成された製剤。細かな用量調節が不要のため簡便である	エキセナチドをマイクロスフェア内に包埋することで徐放化し，週1回の皮下投与で効果が持続する	
効能・効果		2型糖尿病	2型糖尿病*3	2型糖尿病*4	
用法・用量		1回0.9mg，1日1回（朝または夕）皮下注。1回0.3mg，1日1回から開始し，1週間以上の間隔で0.3mgずつ増量。1日0.9mgまで	1回5μg，1日2回（朝夕食前）皮下注。投与開始から1か月以上の経過観察後，1回10μg，1日2回に増量可	1回2mg，週1回皮下注	
禁忌	本剤成分過敏症	○	○	○	
	糖尿病性ケトアシドーシス，糖尿病性昏睡または前昏睡，1型糖尿病	糖尿病性ケトアシドーシス，糖尿病性昏睡，1型糖尿病	○	○	
	重症感染症，手術	○	○	○	
	腎機能障害	×	透析患者を含む重度腎機能障害		
重大な副作用	低血糖	○	○	○	
	急性膵炎	膵炎	○	○	
	腸閉塞		○	○	
	腎不全	×	○	○	
	アナフィラキシー反応，血管浮腫	×	○	○	
薬物動態	対象	健康成人	日本人2型糖尿病患者	外国人2型糖尿病患者	
	投与量（単回）	15μg/kg（体重60kgで0.9mgに相当）	5μg	2.5mg	
	T_{max}（時間）	10	1.5	投与後0～48時間：2.1 投与後48時間以降：48.1（日）	
	$t_{1/2}$（時間）	10.88	1.27		
	バイオアベイラビリティ（%）	55	96～153（腹部投与）	25	
	クリアランス（mL/min）	9.21（CL/F）	168.3（CL/F）		
	分布容積（L）	8.64（Vd/F）	19.1（Vd/F）		
	蛋白結合率（in vitro）（%）	98.7～99.2	——	——	
	未変化体尿中排泄率（%）	——	——	——	
	活性代謝物の生成	——	——	——	
	代謝酵素	ジペプチジルペプチダーゼ 中性エンドペプチダーゼ	——	——	
臨床試験	対象患者	SU薬を投与中の2型糖尿病患者	SU剤で十分な効果が得られない日本人2型糖尿病	経口血糖降下薬単剤または2剤併用にて効果不十分な2型糖尿病患者	
	投与薬剤	リラグルチド＋SU剤（継続薬）（n=88）	SU剤（継続薬）（n=88）	エキセナチド＋SU剤（継続薬）（n=64）	SU剤（継続薬）（n=34）	エキセナチド（週1回製剤）（n=340）	エキセナチド（1日2回製剤）（n=338）
	1日投与量・投与期間	リラグルチド0.9mg 1日1回 SU剤 前治療用法用量 24週間		エキセナチド5μg 1日2回 SU剤 前治療用法用量 24週間		週1回製剤 2.0mg 1日2回製剤 10μg 26週	
	HbA1c（%） 投与前からの変化量	-1.7	-0.41	-1.34	-0.28	-1.43	-1.12
	群間差	-1.29***		-1.06**		-0.31	
	空腹時血糖（mg/dL）投与前からの変化量	-44.9	-12.6	——		——	
	群間差	-32.4***					

*3 ただし，食事療法・運動療法に加えてスルホニルウレア剤（ビグアナイド系薬剤またはチアゾリジン系薬剤との併用を含む）を使用しても十分な効果が得られない場合に限る。

> スルホニル尿素（SU）薬，速効型インスリン分泌促進薬の比較は100〜103ページ，DPP-4阻害薬の比較は104〜107ページ，SGLT2阻害薬の比較は110〜111ページ

	リキシセナチド	デュラグルチド（遺伝子組み換え）	セマグルチド（遺伝子組み換え）
	リキスミア皮下注 キット［皮下注］300μg/3mL（アストラゼネカ）	トルリシティ皮下注アテオス キット［皮下注］0.75mg（リリー＝大日本住友）	オゼンピック皮下注 1筒［皮下注］2mg/1.5mL（ノボ）
	・DPP-4による分解に抵抗を示す構造を持つことで作用が持続	・GLP-1アナログと改変ヒト免疫グロブリンを共有結合させクリアランスを低下させ，持続性を高めた1週間製剤	・リラグルチドに類似した構造を持ち，さらに化学構造に修飾を行うことで半減期を長くした週1回製剤 ・薬価未収載（2019年3月現在）
	2型糖尿病		
	1回20μg，1日1回朝食前に皮下注。1回10μg，1日1回から開始し，1週間以上投与した後1回15μg，1日1回に増量し，1週間以上投与した後1回20μg，1日1回に増量する。1日20μgまで	1回0.75mg，週1回皮下注	1回0.25mg，週1回から開始し，4週間投与した後，1回0.5mg，週1回に増量。維持量：1回0.5mg，週1回。1回0.5mg，週1回を投与しても効果不十分な場合は，1回1.0mg，週1回まで増量できる
	○	○	○
	○	○	○
	×	×	×
	○	○	○
	○	（類薬）	（類薬）
	（類薬）	（類薬）	×
	×	×	×
	○	○	×
	日本人2型糖尿病患者	日本人2型糖尿病患者	日本人健康男性
	10μg	1mg	1mg
	1.5	48	36（反復投与）
	2.01	115	163（反復投与）
	──	44.3（外国人）	89
	490（CL/F）（反復投与）	1.45（CL/F）（反復投与）	0.55（CL/F）（反復投与）
	96（Vd/F）	11.9（Vd/F）	7.7
	53〜57	──	>99
	──	──	3.12
	食事療法・運動療法でコントロール不十分な2型糖尿病患者	経口血糖降下薬単独療法を中止したまたは経口血糖降下薬による治療を受けていない日本人2型糖尿病患者	食事療法および運動療法で血糖コントロールが不十分な2型糖尿病患者
	リキシセナチド（n=120）	プラセボ（n=122）	デュラグルチド（n=280）	プラセボ（n=70）	セマグルチド（n=128）	プラセボ（n=129）
	リキシセナチド20μg　1日1回　12週		デュラグルチド0.75mg　週1回　26週		セマグルチド0.5mg　週1回　30週間	
	−0.73	−0.17	−1.43	0.14	−1.5	0
	−0.56***		−1.57**		−1.4	
	−12.2	3.4	──		──	
	−15.6					

*4　ただし，食事療法・運動療法に加えてスルホニルウレア剤，ビグアナイド系薬剤およびチアゾリジン系薬剤（各薬剤単独療法または併用療法を含む）による治療で十分な効果が得られない場合に限る。
***p＜0.0001，**p＜0.001，*p＜0.01

比較一覧表 6-4 SGLT2阻害薬

一般名		イプラグリフロジンL-プロリン	ダパグリフロジンプロピレングリコール	ルセオグリフロジン水和物
薬剤名 規格 (製薬会社)		スーグラ錠 錠 25mg, 50mg (アステラス)	フォシーガ錠 錠 5mg, 10mg (アストラゼネカ=小野)	ルセフィ錠 錠 2.5mg, 5mg (大正製薬=ノバルティス)
特徴		SGLT1に対するSGLT2選択性は254倍と他剤と比べて選択性が低いものの、臨床用量における血中濃度ではSGLT1阻害作用の寄与は低い	SGLT1に対するSGLT2選択性は1,242倍と高く、ヒトにおけるSGLT1の薬理作用寄与は低いと考えられている	SGLT1に比べ1,000倍以上のSGLT2選択性を持つ。未変化体のみならず、代謝物M2についてもSGLT2阻害作用に寄与する可能性が報告されている
効能・効果		1型糖尿病、2型糖尿病	2型糖尿病	
用法・用量		1回50mg、1日1回（朝食前または朝食後） 1回100mg、1日1回まで増量可 1型糖尿病はインスリン製剤と併用	1回5mg、1日1回 1回10mg、1日1回まで増量可	1回2.5mg、1日1回（朝食前または朝食後） 1回5mg、1日1回まで増量可
禁忌	本剤成分過敏症	○	○	○
	重症ケトーシス、糖尿病性昏睡または前昏睡	○	○	○
	重症感染症、手術前後、重篤な外傷	○	○	○
重大な副作用	低血糖	○	○	○
	腎盂腎炎、敗血症	○	○	○
	脱水	○	○	○
	ケトアシドーシス	○	○	○
薬物動態	対象	2型糖尿病患者	健康成人	健康成人
	投与量（単回）	50mg	10mg	2.5mg
	T_{max}（時間）	1.43	1.25	1.11
	$t_{1/2}$（時間）	14.97	12.1	11.2
	バイオアベイラビリティ (%)	90.2（外国人）	78（外国人）	——
	クリアランス（mL/min）	181.6（外国人）	255	42.6 (CL/F)
	分布容積 (L)	127（外国人）	118	41.3 (Vd/F)
	蛋白結合率 (in vitro) (%)	94.6〜96.5	約91	96〜96.3
	未変化体尿中排泄率 (%)	約1	2%未満	経口72hr値：4.47
	活性代謝物の生成	——	——	M2（血漿中の未変化体モル比12〜14.8%）
	代謝酵素	グルクロン酸抱合	グルクロン酸抱合	CYP3A4/5
臨床試験	対象患者	食事療法、運動療法のみで血糖コントロールが不十分な2型糖尿病患者	食事/運動療法を実施しても十分な血糖コントロールが得られない日本人2型糖尿病患者	食事療法、運動療法を実施しても血糖コントロールが不十分な2型糖尿病患者
	投与薬剤	イプラグリフロジンL-プロリン (n=72) / プラセボ (n=69)	ダパグリフロジンプロピレングリコール (n=58) / プラセボ (n=54)	ルセオグリフロジン水和物 (n=56) / プラセボ (n=57)
	1日投与量・投与期間	50mg / —— ／ 12週間（1日1回）	5mg / —— ／ 12週間（1日1回）	2.5mg / —— ／ 12週間（1日1回）
	HbA1c (%) 投与前からの変化量	−0.79（NGSP値） / 0.49（NGSP値）	−0.37（NGSP値） / 0.37（NGSP値）	−0.39（NGSP値） / 0.22（NGSP値）
	群間差	−1.29**	−0.74***	−0.61**
	空腹時血糖 (mg/dL) 投与前からの変化量	−31.4 / 9.8	−2.06 / −0.05	−16.8 / 8.1
	群間差	−46**	−2.01***	−24.9**
IC_{50} (nM)	SGLT2	7.38	0.55	2.26
	SGLT1	1,880	810	2,900

***$p<0.0001$, **$p<0.001$, *$p<0.01$

スルホニル尿素（SU）薬，速効型インスリン分泌促進薬の比較は100〜103ページ，GLP-1アナログの比較は108〜109ページ，SGLT2阻害薬の比較は110〜111ページ

	トホグリフロジン水和物	カナグリフロジン水和物	エンパグリフロジン
	デベルザ錠／アプルウェイ錠 錠 20mg （興和＝興和創薬／サノフィ）	カナグル錠 錠 100mg （田辺三菱）	ジャディアンス錠 錠 10mg，25mg （日本ベーリンガー）
	・SGLT1やその他アイソフォームに比べ500倍以上のSGLT2選択性が確認されている	他剤と比較してSGLT1のIC₅₀値がSGLT2に対する値の158倍と選択性が低いが，臨床試験における消化器症状の副作用頻度は他剤と差は無い	SGLT阻害作用を持つ天然物フロリジンに糖骨格およびアグリコンを付加し，SGLT1に比べて5,000倍弱の高いSGLT2選択性を有する
	2型糖尿病		
	1回20mg，1日1回（朝食前または朝食後）	1回100mg，1日1回（朝食前または朝食後）	1回10mg，1日1回（朝食前または朝食後） 1回25mg，1日1回まで増量可
	○	○	○
	○	○	○
	○	○	○
	○	○	○
	○	○	○
	○	○	○
	○	○	○
	健康成人	2型糖尿病患者	健康成人男性
	20mg	100mg	10mg
	1	1	1.5
	5.29	10.2	9.88
	97.5	約65％（外国人）	─
	166	263（CL/F）	183.3（CL/F）
	50.6	229（Vd/F）	76.5（Vd/F）
	82.3〜82.6％	約98％	84.7
	経口48hr値：18.2	経口96hr値：10.416	経口72hr値：21.3
	脱水素体，一級水酸化体など	M5，M7（グルクロン酸抱合体）	─
	CYP2C18，CYP4A11，CYP4F3B，CYP2C18，CYP3A4，CYP3A5	主にグルクロン酸抱合	グルクロン酸抱合
	食事療法・運動療法にて血糖コントロールが不十分な2型糖尿病患者	食事療法および運動療法で血糖コントロールが不十分な2型糖尿病患者	食事，運動療法を実施したにもかかわらず血糖コントロールが不十分な日本人の2型糖尿病患者
	トホグリフロジン（n=58）	プラセボ（n=56）	カナグリフロジン（n=90）	プラセボ（n=93）	エンパグリフロジン（n=109）	プラセボ（n=109）
	20mg	─	100mg	─	10mg	─
	24週間（1日1回投与）		24週間（1日1回投与）		12週間（1日1回投与）	
	−1.017（NGSP値）	−0.028（NGSP値）	−0.74（NGSP値）	0.29（NGSP値）	−0.4（NGSP値）	0.3（NGSP値）
	−0.990＊＊＊		−1.03＊＊		−0.70	
	−35.899	−8.561	−31.6	3.7	−25.28	4.06
	−27.338		−35.3＊＊		−29.34	
	0.0145		4.2		1.3	
	8.2		663		6,278	

文献

1) 日本糖尿病学会編・著：糖尿病治療ガイド2018-2019. 文光堂, 2018
2) Inzucchi SE, et al：Management of hyperglycaemia in type 2 diabetes：a patient-centered approach. Position statement of the American Diabetes Association (ADA) and the European Association for the Study of Diabetes (EASD). Diabetologia, 55 (6)：1577-1596, 2012
3) Karagiannis T, et al：Dipeptidyl peptidase-4 inhibitors for treatment of type 2 diabetes mellitus in the clinical setting：systematic review and meta-analysis. BMJ, 344；e1369, 2012
4) 一般社団法人日本糖尿病・生活習慣病ヒューマンデータ学会 糖尿病標準診療マニュアル作成委員会：糖尿病標準診療マニュアル（一般診療所・クリニック向け）第14版. p.6, 2018
5) Nathan DM, et al：Medical management of hyperglycemia in type 2 diabetes：a consensus algorithm for the initiation and adjustment of therapy.：a consensus statement of the American Diabetes Association and the European Association for the Study of Diabetes. Diabetes Care, 32 (1)：193-203, 2009
6) 松山賢治, 他：ハイリスク治療薬2010：830-849, じほう, 2010
7) 池田富貴, 他：糖尿病治療薬 インスリン分泌促進薬. 臨牀と研究, 89 (1)：19-23, 2012
8) Gribble FM, et al：Differential selectivity of insulin secretagogues：mechanisms, clinical implications, and drug interactions. J Diabetes Complications, 17 (2 Suppl)：11-15, 2003
9) Gribble FM, et al：Tissue specificity of sulfonylureas：studies on cloned cardiac and beta-cell K (ATP) channels. Diabetes, 47 (9)：1412-1418, 1998
10) Mocanu MM, et al：Glimepiride, a novel sulfonylurea, does not abolish myocardial protection afforded by either ischemic preconditioning or diazoxide. Circulation, 103 (25)：3111-3116, 2001
11) UK Prospective Diabetes Study (UKPDS) Group：Intensive blood-glucose control with sulphonylureas or insulin compared with conventional treatment and risk of complications in patients with type 2 diabetes (UKPDS 33). Lancet, 352 (9131)：837-853, 1998
12) Holman RR, et al：10-year follow-up of intensive glucose control in type 2 diabetes. N Engl J Med, 359 (15)：1577-1589, 2008
13) Schramm TK, et al：Mortality and cardiovascular risk associated with different insulin secretagogues compared with metformin in type 2 diabetes, with or without a previous myocardial infarction：a nationwide study. Eur Heart J, 32 (15)：1900-1908, 2011
14) Rosenstock J, et al：Repaglinide versus nateglinide monotherapy：a randomized, multicenter study. Diabetes Care, 27 (6)：1265-1270, 2004
15) Gao X；Mitiglinide Versus Nateglinide Comparison Study Group：Multicentre, double-blind, randomized study of mitiglinide compared with nateglinide in type 2 diabetes mellitus patients in China. J Int Med Res, 37 (3)：812-821, 2009
16) Li L, et al：Efficacy and safety of mitiglinide versus nateglinide in newly diagnose patients with type 2 diabetes mellitus：a randomized double blind trial. Diabetes Obes Metab, 14 (2)：187-189, 2012
17) NAVIGATOR Study Group：Effect of nateglinide on the incidence of diabetes and cardiovascular events. N Engl J Med, 362 (16)：1463-1476, 2010
18) Kimoto K, et al：Gliclazide protects pancreatic beta-cells from damage by hydrogen peroxide. Biochem Biophys Res Commun, 303 (1)：112-119, 2003
19) 日本糖尿病学会：インクレチン（GLP-1受容体作動薬とDPP-4阻害薬）の適正使用に関する委員会
20) 日本糖尿病学会：SGLT2阻害薬の適正使用に関するRecommendation
21) 武田薬品工業：ネシーナ錠インタビューフォーム（第11版, 2014年10月改訂）
22) Drucker DJ：The biology of incretin hormones. Cell Metab, 3 (3)：153-165, 2006
23) Kirby M, et al：Inhibitor selectivity in the clinical application of dipeptidyl peptidase-4 inhibition. Clin Sci (Lond), 118 (1)：31-41, 2009
24) 武田薬品工業：ザファテック錠審査報告書. 2015年3月26日
25) MSD：マリゼブ錠審査報告書. 2015年9月28日
26) Buse JB, et al.：Liraglutide and Cardiovascular Outcomes in Type 2 Diabetes. N Engl J Med, 375 (18)：1798-1799, 2016
27) Mann JFE, et al.：Liraglutide and Renal Outcomes in Type 2 Diabetes. N Engl J Med, 377：839-848, 2017
28) Monami M, et al：Safety of dipeptidyl peptidase-4 inhibitors：a meta-analysis of randomized clinical trials. Curr Med Res Opin, 27 Suppl 3：57-64, 2011
29) Monami M, et al.：Dipeptidyl peptidase-4 inhibitors and pancreatitis risk：a meta-analysis of randomized clinical trials. Diabetes Obes Metab, 16 (1)：48-56, 2014
30) Ujiie H, et al.：HLA-DQB1*03：01 as a Biomarker for Genetic Susceptibility to Bullous Pemphigoid Induced by DPP-4 Inhibitors. J Invest Dermatol, 138 (5)：1201-1204, 2018
31) アステラス製薬：スーグラ錠インタビューフォーム（第9版, 2018年12月改訂）
32) Yamane M, et al：In vitro profiling of the metabolism and drug-drug interaction of tofogliflozin, a potent and highly specific sodium-glucose co-transporter 2 inhibitor, using human liver microsomes, human hepatocytes, and recombinant human CYP45 (3). Xenobiotica：230-238, 2015
33) Zinman B, et al：Empagliflozin, Cardiovascular Outcomes, and Mortality in Type 2 Diabetes. N Engl J Med, 373 (22)：2117-2128, 2015
34) Shiba K, et al：Canagliflozin, an SGLT2 inhibitor, attenuates the development of hepatocellular carcinoma in a mouse model of human NASH. Sci Rep, 8 (1)：2362, 2018
35) Norio A, et al.：Impact of sodium-glucose co-transporter 2 inhibitor for non-alcoholic fatty liver disease complicated by diabetes mellitus —Prospective study based on the serial liver biopsy—. Kanzo, 57：502-504, 2016
36) 宮﨑浩行, 他：虚血性心疾患発症に及ぼす経口血糖降下剤の影響. 医療, 61：458-465, 2007

（三浦義彦, 鈴木 藍）

同効薬比較ガイド

7 インスリン製剤

おさえておきたい

インスリン療法の ポイント

- ▶ 糖尿病は，インスリン作用不足による慢性の高血糖状態を主徴とする代謝疾患群であり，1型糖尿病と2型糖尿病に大別されます
- ▶ 1型糖尿病は，インスリンが絶対的に欠乏し生命維持のためのインスリン療法が不可欠なインスリン依存状態です
- ▶ インスリン療法は，生理的かつ最も確実に血糖値を降下させることができる治療法です
- ▶ インスリン療法には，絶対的適応と相対的適応があります
- ▶ インスリン療法の基本は，健常人にみられる血中インスリンの変動パターンをインスリン注射によって模倣することです

インスリン製剤の ポイント

- ▶ インスリン製剤は，基礎分泌を補うもの，追加分泌を補うもの，基礎分泌と追加分泌の両方を補うものに分けられます
- ▶ インスリン製剤は，作用発現時間や作用持続時間によって，超速効型，速効型，中間型，混合型，持効型溶解，持効型溶解＋超速効型に分けられます
- ▶ インスリン製剤は，剤形によって，バイアル製剤，カートリッジ製剤，プレフィルド/キット製剤に分けられます
- ▶ 患者に最も適した製剤と注射法の組み合わせは，高い治療効果を発揮します

インスリン製剤による薬物療法（インスリン療法）

1 インスリン依存状態と非依存状態

　糖尿病は，インスリン作用不足による慢性の高血糖状態を主徴とする代謝疾患群であり，1型糖尿病と2型糖尿病に大別される。

　1型糖尿病は，インスリンを合成・分泌する膵ランゲルハンス島β細胞（膵β細胞）の破壊・消失がインスリン作用不足の主要な原因である。主に自己免疫を基礎にした膵β細胞の破壊，HLA（human leucocyte antigen）などの遺伝因子に何らかの誘因・環境因子が加わって発症する。1型糖尿病は，インスリンが絶対的に欠乏し，生命維持のためのインスリン療法が不可欠なインスリン依存状態である。一方，2型糖尿病ではインスリン分泌不全とインスリン抵抗性が主な原因であり，インスリン非依存状態である。

　ただし，1型糖尿病においても，発症初期は食事療法や運動療法により，良好な血糖値が得られる状態（インスリン非依存状態），2型糖尿病であっても，感染や清涼飲料水の多飲などによりケトアシドーシスを発症し，救命にインスリンが必要な状態（インスリン依存状態）がある。

　糖尿病の病態による分類と特徴について表1に示す[1]。

表1　糖尿病の病態（インスリン依存状態と非依存状態）と特徴

糖尿病の病態	インスリン依存状態	インスリン非依存状態
特徴	インスリンが絶対的に欠乏し，生命維持のためインスリン治療が不可欠	インスリンの絶対的欠乏はないが，相対的に不足している状態。生命維持のためにインスリン治療が必要ではないが，血糖コントロールを目的としてインスリン治療が選択される場合がある
臨床指標	血糖値：高い，不安定 ケトン体：著増することが多い	血糖値：さまざまであるが，比較的安定している ケトン体：増加するがわずかである
治療	1. 強化インスリン療法 2. 食事療法 3. 運動療法（代謝が安定している場合）	1. 食事療法 2. 運動療法 3. 経口薬，GLP-1受容体作動薬またはインスリン療法
インスリン分泌能	空腹時血中Cペプチド0.6ng/mL未満が目安となる	空腹時血中Cペプチド1.0ng/mL以上

（日本糖尿病学会編・著：糖尿病治療ガイド2018-2019．p.17, 文光堂，2018）

Cペプチド

　Cペプチドはインスリンの前駆物質であるプロインスリンの構成成分。膵β細胞内でインスリン部分とCペプチド部分に分離され，1：1の割合で血中に分泌される。インスリンは生体内で代謝・分解されるが，Cペプチドはほとんど代謝されず血中に存在し，尿中に排泄される。このCペプチドの測定により患者のインスリン分泌量を推定できる。空腹時血中Cペプチド値0.6ng/mL未満，24時間尿中Cペプチド排泄量20μg/日以下であれば，インスリン依存状態と考えられる。

2 適応

インスリン療法は，インスリン製剤や注射器具の改良，自己検査用グルコース測定器の普及などにより，治療環境が著しく改善された。その結果，インスリン自己注射は1型糖尿病患者のみでなく，一部の2型糖尿病患者に対しても治療手段として広く用いられている。

1型糖尿病，糖尿病昏睡（糖尿病ケトアシドーシス昏睡，高血糖高浸透圧症候群），糖尿病合併妊娠では，インスリンの使用が絶対的適応となる。ほかに重篤な感染症，全身管理が必要な外科手術時にも，インスリンの使用が勧められる。2型糖尿病では，食事療法，運動療法，および経口血糖降下薬によっても血糖コントロールができない場合や，高血糖による糖毒性を解除する目的でインスリン療法が行われる。

インスリン療法の絶対的適応と相対的適応について表2に示す[2]。

表2 インスリン療法の絶対的適応と相対的適応

絶対的適応
① 1型糖尿病を含むインスリン依存状態
② 高血糖性の昏睡（糖尿病ケトアシドーシス，高血糖高浸透圧症候群，乳酸アシドーシス）
③ 重度の肝障害，腎障害を合併し，食事療法でコントロールが不十分なとき
④ 重症感染症，外傷，中等度以上の外科手術（全身麻酔施行例など）のとき
⑤ 糖尿病合併妊婦（妊娠糖尿病で食事療法のみで良好な血糖コントロールが得られない場合も含む）
⑥ 静脈栄養時の血糖コントロール

相対的適応
① インスリン非依存状態でも，著明な高血糖（空腹時血糖値250mg/dL以上，随時血糖値350mg/dL以上）を認める場合や，ケトーシス（尿ケトン陽性など）傾向を認める場合
② インスリン以外の薬物療法では良好な血糖コントロールが得られない場合
③ 痩せ型で栄養状態が低下している場合
④ ステロイド治療時に高血糖を認める場合
⑤ 糖毒性を積極的に解除する場合

（日本糖尿病学会・編：糖尿病診療ガイドライン2016．p.125，2016，南江堂より本文を表に改変し転載）

3 強化インスリン療法

インスリンの分泌には，1日中ほぼ一定量を持続的に分泌する「基礎分泌」と食事後などの血糖値の上昇に応じた一時的な「追加分泌」がある。

①強化インスリン療法

強化インスリン療法は，「基礎分泌」と「追加分泌」を適宜補うため，頻回注射するか，持続皮下インスリン注入療法（continuous subcutaneous insulin infusion：CSⅡ）で行う。いずれも患者自身による血糖自己測定で血糖値をチェックし，医師の指示のもと決められた範囲内でインスリンの投与量を調節しながら，より良好な血糖コントロールを目指す治療法である。

②その他の療法

1）頻回注射が困難な患者や強化インスリン療法の適応でない患者には，混合型または中間型の1〜2回皮下注射あるいは持効型溶解インスリンの1回皮下注射など，病状に適

した注射法を行う．
2) 基礎分泌が保たれている患者では，速効型（または超速効型）インスリンの毎食（直）前3回注射など，強化インスリン療法に準じた注射法を行う．
3) インスリンと経口血糖降下薬，GLP-1（glucagon-like peptide-1）受容体作動薬を併用することがある．

4　エビデンス

①1型糖尿病患者へのインスリン療法による血糖管理のエビデンス

　DCCT（Diabetes Control and Complications Trial）[3]は，1型糖尿病患者を対象とした前向き臨床試験である．強化インスリン療法群における平均6.5年の観察期間のHbA1cは約7.4％で，従来療法群（HbA1cは約9.4％）と比較して有意に低く維持され，糖尿病性細小血管障害の発症・進展は有意に抑制されていることを明らかにした．
　さらに，DCCT終了後4年間にわたって追跡したEDIC（Epidemiology of Diabetes Interventions and Complications）study[4]は，観察期間中のHbA1cは両群ともに8％に近づいたにもかかわらず，強化療法群では網膜症と腎症の発症・進展が抑制されることを明らかにした．

②2型糖尿病患者へのインスリン療法による血糖管理のエビデンス

　インスリン使用中の2型糖尿病患者を対象にしたKumamoto study[5]は，約6年間の観察期間中にHbA1cが7.1％前後に維持された強化療法群では，HbA1cが9.4％にとどまった従来療法群と比較して，合併症の発症・進展が有意に抑制されたことを明らかにした．一方，DCCT，Kumamoto studyともに，強化療法によっても合併症の発症・進展は完全には阻止しえなかったこと，HbA1cが低くなるほど重症低血糖のリスクが高まることなど，現行の強化療法による血糖コントロールにはいまだ限界があることも示された．

HbA1c

　HbA1cは，血液中のブドウ糖と赤血球中のヘモグロビンが結合したものである．赤血球の寿命は約120日（4カ月）であり，この間に徐々にブドウ糖と結合する．血糖値が高いほどブドウ糖とヘモグロビンの結合が増え，HbA1cも多くなる．したがって，血液中のHbA1c値は赤血球の寿命の半分くらいに当たる時期の血糖値の平均を反映することになる．すなわち，HbA1c値は採血時から1～2カ月間の平均血糖値を反映するものである．
　HbA1c基準値（NGSP）　耐糖能正常者：4.6～6.2％　糖尿病型：6.5％以上

5　安全性

　インスリン療法で最も注意が必要なのは低血糖である．強化インスリン療法により血糖コントロールが良好になるのと比例して，重症低血糖が多くなることが知られている．

低血糖時の症状としては、血糖値が正常値を超えて急速に降下することにより、交感神経刺激症状として、発汗、不安、動悸、頻脈、手指振戦、顔面蒼白などを発症する。中枢神経症状としては、血糖値が50mg/dL程度まで低下した場合は、中枢神経のエネルギー不足による頭痛、眼のかすみ、空腹感、眠気（あくび）などを発症し、50mg/dL以下では、意識レベルの低下、異常行動、痙攣などが出現し、昏睡状態に陥る。このような低血糖のリスクを予防するためには、ブドウ糖あるいはそれに代わるものを必ず携帯し、低血糖による症状を感じたら直ちに摂取するなど、低血糖に対する適切な処置や、血糖自己測定による効果的な予防などの患者教育が必須である。

また、強化インスリン療法による急激な血糖コントロールにより、糖尿病網膜症や神経障害の増悪を認める場合があるため、注意が必要である。さらに、長期的リスクとして、適切な食事療法が行われていない場合は体重増加にも注意が必要である。

インスリンにおけるその他の副作用として、抗インスリン抗体によるインスリン抵抗性、インスリンアレルギー、インスリン浮腫、注射局所のリポジストロフィーなどが起こることがある。

インスリンの作用機序と薬物動態

1 作用機序

インスリンの作用機序は、下記①〜④となる（図1）[6]。
①血液中のインスリンが筋や脂肪細胞などの標的細胞膜上の受容体に結合する（インスリン受容体は、α、βの2種類のサブユニットからなる）。
②インスリンの結合により、受容体はリン酸化されて活性化し、細胞内の別の蛋白質〔インスリン受容体基質（IRS）など〕をリン酸化する。
③この蛋白質がさらに下流の種々の蛋白質へと次々にシグナルを伝え、最終的にGLUT4の細胞膜上への移動、代謝酵素の活性化、不活性化、遺伝子発現などが起こる。
④筋・脂肪細胞内への糖の取り込みやグリコーゲン、脂肪、蛋白質の合成が促進され、糖新生および脂肪、蛋白質の分解は抑制される。

2 薬物動態

インスリンは、21個のアミノ酸からなるA鎖と30個のアミノ酸からなるB鎖が2カ所のジスルフィド結合でつながっている、2本鎖のポリペプチドである。高濃度のインスリン製剤は6量体を形成しているが、皮下組織で2量体→モノマー（単量体）に分離して血管より吸収される。単量体のインスリンは生体内で短時間のうちに代謝・分解され、主に尿中に排泄される。インスリンの分解酵素としては、インスリナーゼやグルタチオンインスリントランスヒドロゲナーゼなどが関与している。

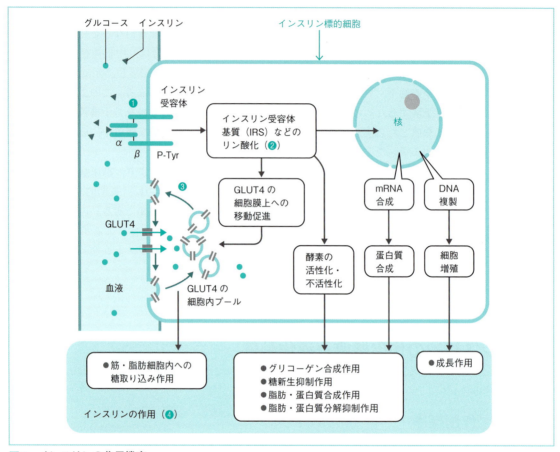

図1 インスリンの作用機序
(医療情報科学研究所・編：インスリンの分泌と作用のメカニズム．病気がみえる vol.3 糖尿病・代謝・内分泌, p.10, メディックメディア, 2014を改変)

①腎機能障害時

膵β細胞から分泌されたインスリンの約50％は肝臓に取り込まれ，体循環の約1/3が腎から排泄される．腎機能低下時のインスリンクリアランスとしては，糸球体濾過量（glomerular filtration rate：GFR）が20mL/分未満になると低下し，薬物血中濃度が半減する時間（$t_{1/2}$）が延長する[2]．

②肝機能障害時

肝糖取り込みの著明な低下，および肝糖新生の能力低下のため，著明な食後高血糖と空腹時低血糖，特に夜間低血糖という現象が同時に起こる．このため，超速効型インスリン投与量は多量を必要とするが，基礎インスリン補充についてはむしろほとんど必要のない症例が多い．

インスリン製剤の比較

1　インスリン製剤の種類（作用時間による分類）

　インスリン製剤には，ヒトのβ細胞から分泌されるインスリンと同じアミノ酸配列のインスリンヒト製剤，インスリンと同じ生理作用をもちながら薬物動態の改善を目的にアミノ酸配列を一部組み換えたインスリンアナログ製剤がある。いずれの製剤もその作用発現時間，最大作用発現時間，作用持続時間により，①超速効型，②速効型，③中間型，④混合型，⑤持効型溶解に分類される。
　それぞれの製剤の作用を図2に示す[7]。

①超速効型インスリン製剤

　超速効型インスリン製剤には，インスリンアスパルト（ノボラピッド注100単位/mL・ペンフィル・フレックスタッチ・フレックスペン・イノレット：ノボ），インスリンリスプロ（ヒューマログ注100単位/mL・カート・ミリオペン：リリー），インスリングルリジン（アピドラ注100単位/mL・カート・ソロスター：サノフィ）の3薬剤がある。いずれの製剤も，インスリンのアミノ酸配列を変えることにより，皮下投与後6量体から単量体へ速やかに解離し，皮下から速やかに吸収されるように設計されたインスリンアナログ製剤である。
　従来のインスリンヒト速効型製剤の問題点として，①食事による生理的なインスリン分泌に比べて作用発現時間・最大作用発現時間が遅い（食後の血糖上昇を十分に抑制するためには食事の30分前の投与が必要），②作用時間が長い（食後血糖を十分に抑えると次回食事前の血糖が下がり過ぎる），③注射時間がずれると食後血糖を抑えることができず，食前に低血糖を起こす，などがあり，これら問題点の改善を目的に超速効型インスリンが開発された。
　また，アスパルトとリスプロは製剤中に錯化剤としての亜鉛（Zn）を含み6量体を形成しているが，皮下注射後は速やかに単量体に分離して血流中に吸収され，効果を発現する。一方，グルリジンは構造上Znを含まず，アナログ製剤のなかでも吸収がより速やかであるとされている。
　超速効型インスリン製剤の特徴としては，①速効型インスリンと比較して皮下注射後の作用発現が速く，最大作用発現時間が短い（約2時間），②食直前の投与で食事による血糖値の上昇を抑制する，③食直前1日3回の注射では昼食前，夕食前にインスリン効果が消失し血糖値が上昇することがあるので，この場合には持効型溶解インスリンを朝または就寝前に，あるいは中間型インスリンを朝と夕（または就寝前）に併用する，などがあげられる。

②速効型インスリン製剤

　速効型インスリン製剤には，インスリンヒトを成分とする2薬剤（ノボリンR注100単位/mL・フレックスペン：ノボ，ヒューマリンR注100単位/mL・カート・ミリオペン：リリー）がある。製剤内ではZn2分子を含む6量体で存在し，皮下注射後にZnが取り除

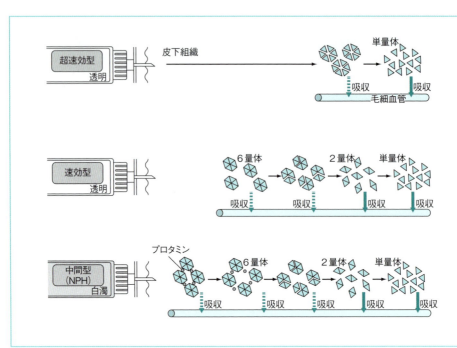

図2　インスリン製剤の種類（作用と分類）

かれて，2量体または単量体に解離してから血中へ移行する。そのため皮下注射の場合，作用発現時間は30分〜1時間，最大作用発現時間は1〜3時間，作用持続時間は5〜8時間とされており，食前の投与で食後の血糖値の上昇を抑える。ノボリンR，ヒューマリンRのいずれも，糖尿病ケトアシドーシスや高血糖高浸透圧症候群などの急性合併症発症時には，少量持続静脈注射による治療がなされる。

③中間型インスリン製剤

　中間型インスリン製剤には，インスリンヒトを成分とする2薬剤（ヒトイソフェンインスリン水性懸濁；ノボリンN注フレックスペン：ノボ，ヒューマリンN注100単位/mL・カート・ミリオペン：リリー）がある。

　中間型インスリン製剤はNPH（neutral protamine hagedorn）ともよばれ，持続化剤としてプロタミン硫酸塩を添加した製剤である。皮下注射後は皮下で結合が徐々に解離し，6量体から2量体，さらに単量体となり血中へ移行する。また，懸濁製剤のため，十分混和し均一にした後に使用する必要がある。作用発現時間は30分〜3時間，最大作用発現時間は2〜12時間，作用持続時間は18〜24時間とされている。

④混合型インスリン製剤

　混合型インスリン製剤には，インスリンヒトを成分とする5薬剤（ヒト二相性イソフェンインスリン水性懸濁；ノボリン30R注フレックスペン・イノレット30R注：ノボ，ヒューマリン3/7注100単位/mL・カート・ミリオペン：リリー），インスリンアナログ製剤として，インスリンアスパルトを成分とする4薬剤（ノボラピッド30ミックス注ペンフィル・フレックスペン，ノボラピッド50ミックス注フレックスペン，ノボラピッド70ミッ

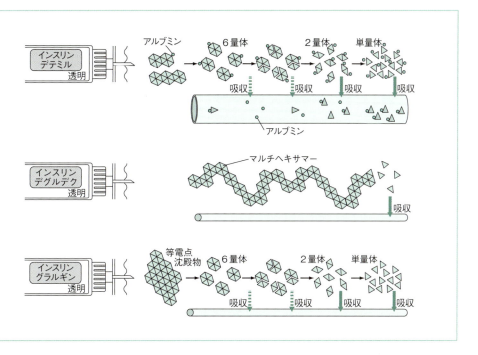

(朝倉俊成（横田千津子，他・監編）：病気と薬 パーフェクトBOOK2011, p.40-41, 南山堂, 2011を改変して掲載)

クス注フレックスペン：ノボ）と，インスリンリスプロを成分とする4薬剤（ヒューマログミックス25注カート・ミリオペン，ヒューマログミックス50注カート・ミリオペン：リリー）がある。

混合型インスリン製剤は，超速効型または速効型インスリンと中間型インスリンをさまざまな比率であらかじめ混合してある。超速効型または速効型インスリンと中間型インスリンのそれぞれの作用発現時間に効果が発現し，作用持続時間は中間型インスリンとほぼ同じである。懸濁製剤のため，十分混和し均一にした後に使用する必要がある。

インスリンヒトを用いた混合型（二相性）インスリン製剤の作用発現時間は30分～1時間，最大作用発現時間は2～12時間，作用持続時間は18～24時間とされている。インスリンアナログ製剤を用いた混合型インスリン製剤の作用発現時間は10～20分，最大作用発現時間は30分～6時間，作用持続時間は18～24時間とされている。

各製剤の混合比率を表3に示す。

⑤持効型溶解インスリン製剤

持効型溶解インスリン製剤には，インスリンデテミル（レベミル注ペンフィル・フレックスペン・イノレット：ノボ），インスリンデグルデク（トレシーバ注ペンフィル・フレックスタッチ：ノボ），インスリングラルギン（ランタス注100単位/mL・カート・ソロスター・ランタスXR注ソロスター：サノフィ，インスリングラルギンBS注カート「リリー」・ミリオペン「リリー」：リリー，インスリングラルギンBS注キット「FFP」：富士フイルム）がある。

いずれの薬剤もインスリンアナログ製剤である。皮下注射後，緩徐に吸収され作用発現が遅く（1～2時間），ほぼ1日にわたり持続的な作用を示すのが特徴である。2015年には，

表3　混合型インスリン製剤の混合比率

商品名	混合比率
ノボリン30R	速効型溶解インスリン：中間型イソフェンインスリン＝3：7
ヒューマリン3/7	速効型水溶性インスリン：中間型イソフェンインスリン＝3：7
ノボラピッド30ミックス	超速効型溶解インスリンアスパルト：中間型プロタミン結晶性インスリンアスパルト＝3：7
ノボラピッド50ミックス	超速効型溶解インスリンアスパルト：中間型プロタミン結晶性インスリンアスパルト＝5：5
ノボラピッド70ミックス	超速効型溶解インスリンアスパルト：中間型プロタミン結晶性インスリンアスパルト＝7：3
ヒューマログミックス25	超速効型インスリンリスプロ：中間型インスリンリスプロ＝25：75
ヒューマログミックス50	超速効型インスリンリスプロ：中間型インスリンリスプロ＝50：50

　持効型溶解インスリンのインスリンデグルデグ（70％）と超速効型インスリンのインスリンアスパルト（30％）を配合した製剤（ライゾデグ配合注フレックスタッチ：ノボ）が発売された。
　インスリンデテミルはB鎖30位トレオニンを除去して，29位のリジンに直鎖飽和脂肪酸（ミリスチン酸）を付加させた構造を有する。皮下注射後，このB鎖29位に結合したミリスチン酸がアルブミンと結合し，インスリンは結合型と遊離型で平衡関係となるため，作用は持続する。皮下注射後約1時間で作用が発現し，最大作用発現時間は3〜14時間であり，約24時間効果が持続する。pHが中性（pH7.20〜7.60）に調節されているため，注射時の刺激が他の持効型溶解インスリン製剤と比較して少ないとされている。
　インスリンデグルデクは，B鎖30位のトレオニンを除去して，29位のリジンにグルタミン酸をスペーサーとしてヘキサデカン二酸と結合させた構造を有する。投与後に皮下組織において可溶性で安定したマルチヘキサマー（6量体が鎖のように多数つながった集合体）として一時的にとどまり，単量体はマルチヘキサマーから徐々に解離することにより，持続的に血中へ移行する。そのため，最大作用発現時間にはピークがなく，42時間以上効果が持続する。
　インスリングラルギンは，A鎖21位アスパラギン酸をグリシンに置換し，B鎖30位のトレオニンにアルギニンを2つ延長させた構造を有する。通常のインスリンヒトは等電点がpH5.5であるが，インスリン分子の一部を修飾しpH6.7とした。インスリングラルギンの溶液内pHは3.5〜4.5であり，皮下注射後は皮下組織のpHが7.4であるため，等電点沈殿を起こして難溶性となり，徐々に溶解しながら6量体→2量体→単量体となり血中へ移行する。そのため最大作用発現時間にはピークがなく，ほぼ24時間効果が持続する。
　持効型溶解インスリン製剤は，不足している基礎インスリン分泌を補充し，空腹時血糖値の上昇を抑える，中間型と比較して作用強度の変動が少なく低血糖（特に夜間）の頻度が減少する，早朝空腹時血糖値が安定するなどの利点がある。食後の血糖上昇に対する抑制効果は強くないため，食後高血糖が顕著な場合には経口血糖降下薬や超速効型インスリン製剤などを併用する。

表4 主なインスリンペン型注入器と使用カートリッジ製剤

インスリンペン型注入器	インスリン注入量 (単位刻み)	使用カートリッジ製剤
ヒューマペンラグジュラ	1〜60U (1U)	ヒューマログ注カート ヒューマログミックス25注カート ヒューマログミックス50注カート ヒューマログN注カート ヒューマリンR注カート ヒューマリン3/7注カート ヒューマリンN注カート インスリングラルギンBS注カート「リリー」
ヒューマペンラグジュラHD	1〜30U (0.5U)	
ノボペンエコー	1〜30U (0.5U)	ノボラピッド注ペンフィル ノボラピッド30ミックス注ペンフィル レベミル注ペンフィル トレシーバ注ペンフィル
ノボペン4	1〜60U (1U)	
イタンゴ	1〜60U (1U)	アピドラ注カート ランタス注カート

⑥持効型溶解インスリン＋超速効型インスリン製剤

　持効型溶解インスリン＋超速効型インスリン製剤には，インスリンデグルデク（70％）と超速効型インスリンのインスリンアスパルト（30％）を成分とする薬剤（ライゾデグ配合注フレックスタッチ：ノボ）がある。世界で初めて1本のペンに持効型溶解インスリンと超速効型インスリンを配合した溶解インスリンアナログ製剤である。従来の混合型インスリンあるいは2相性インスリンアナログとは異なり，懸濁操作が不要である。

2 剤形

　インスリン製剤は，剤形によってバイアル製剤，カートリッジ製剤，プレフィルド／キット製剤に分けられる。

①バイアル製剤

　単位メモリのついた100単位製剤用インスリン専用シリンジで使用する。最近では自己注射用に用いることは少なく，主に入院患者に対して静脈内に投与するときやCSIIの場合に用いる。

②カートリッジ製剤

　専用のインスリンペン型注入器にインスリンカートリッジ製剤を装着して使用する。使用インスリン量の多い1型糖尿病患者への使用は，保管スペースの削減，医療費の軽減などの観点において有用である。主なインスリンペン型注入器とカートリッジ製剤を表4に示す。

③プレフィルド/キット製剤

　製剤と注入器が一体型の使い捨てタイプのインスリン製剤。カートリッジ製剤とは異なり，カートリッジ交換の必要がないため，操作がより簡便である。携帯しやすいなどの利点に加えて，高齢者など操作への慣れに時間がかかるような患者へ導入しやすいなどの利点がある。デメリットとしては，カートリッジ製剤に比べて高価である，廃棄物が多いなどがある。

3　身体障害者に適したデバイス

①視覚障害患者

　ダイアル文字の大きさを比較すると，大きい順にイノレット＞フレックスタッチ＞フレックスペン＞ミリオペン・ソロスターとなる。数字が小さい機種も製薬会社が提供するルーペを使用すると，かなり補正される。

　失明している場合は単位数を音で確認する必要があるため，フレックスペンなどクリック音やクリック感が大きい機種を選択するとよい。

②手指障害患者

　手指障害患者には，注入ボタンを押したときに感じる圧力（注入圧）が小さい機種の使用が望ましい。注入圧は注入器の構造上の差や注入する量によっても異なるが，市販の注入器を注入圧の小さい順に列記すると，フレックスタッチ＜イノレット＜ミリオペン・ソロスター＜フレックスペンとなる。なかでもフレックスタッチは注入圧が最も小さく，注入ボタンが伸びないことから，手指の機能に障害のある患者や，高齢者などの握力や手指の力の弱い患者にも適した注入器であると考えられる。また，これらの患者が感じがちな注入ボタンの押しづらさなどは，製薬会社が提供する注入補助具を使用することでかなり補正される。

薬剤選択時はココに注目

- できるだけ生理的なインスリン分泌を模倣することができる製剤を選択する。
- 基礎分泌の補充には持効型溶解もしくは中間型インスリンを，追加分泌の補充には超速効型もしくは速効型のインスリンを選択する。
- 各デバイスの利点・欠点を熟知し，患者に合った剤形を選択する。
- 筋肉注射および静脈注射が可能なのは，インスリンヒト（速効型インスリン）とインスリンアスパルト（超速効型インスリン）のみである。
- 妊婦に投与する際は，製剤による安全性評価の違いに留意する。

7 インスリン製剤

同効薬を比較するうえでキチンと理解しておきたい8つのキーワード

①未変化体尿中排泄率

　生体内に投与された薬物は未変化体（主に活性薬物）のまま，あるいは肝臓などで代謝された代謝物（主に非活性代謝物）として，尿中や糞中へ排泄される。未変化体尿中排泄率とは，投与された薬物のうち，肝臓などで代謝されずに未変化体（活性薬物）のまま尿中へ排泄される割合のことである。

　未変化体尿中排泄率が70％以上の場合，活性薬物のほとんどが腎臓によりクリアランスされる（薬効を失う）ので，腎排泄型薬物に分類される。未変化体尿中排泄率が30％以下の場合，70％以上が腎臓以外でクリアランスされる（主に肝臓による代謝）ので，肝代謝型薬物に分類される。

　このように，未変化体尿中排泄率から，活性薬物がどの臓器でどの程度クリアランスされるのかを推定することができる。なお，添付文書やインタビューフォーム等に「総尿中排泄率」の記載が散見されるが，この値は"未変化体と代謝物を合算した値"であり，主にクリアランスされる臓器の推定はできないため，混同しないよう注意が必要である。

②50％阻害濃度（IC_{50}）

　50％阻害濃度〔IC_{50}：half maximal（50％）inhibitory concentration〕は，ある酵素反応を50％阻害する阻害薬の濃度のことである。阻害薬の作用の強さの指標の一つとして用いられ，値が小さいほど強力な阻害薬であるといえる。IC_{50}が *in vitro* の値であるのに対し，50％効果濃度〔EC_{50}：half maximal（50％）effective concentration〕は *in vivo* の値であり，最大反応の50％の効果を示す薬物の濃度を示す。

　また，ある薬物を投与した対象動物の半数に効果が表れる用量を50％有効量〔ED_{50}：half maximal（50％）effective dose〕，半数を死亡させる用量を50％致死量〔LD_{50}：half maximal（50％）lethal dose〕という。

（川野千尋，飛田夕紀）

比較一覧表　7　インスリン製剤

(製品は改良等のため写真と異なることがありますので、利用者は必要に応じ、各製品の発売元のホームページ等で最新の情報をご確認ください。)

分類	超速効型 インスリンアナログ		
一般名	インスリン アスパルト（遺伝子組換え）	インスリン リスプロ（遺伝子組換え）	インスリン グルリジン（遺伝子組換え）
商品名（製薬会社）	ノボラピッド（ノボ）	ヒューマログ（リリー）	アピドラ注（サノフィ）
特徴	インスリンのアミノ酸配列を一部組み換えたインスリンアナログ製剤 / 速効型より皮下注射後の作用発現時間が早く、作用持続時間が短い		
性状	無色澄明		
pH	7.20〜7.60	7.0〜7.8	
浸透圧比	0.8〜1.0	約0.9	0.9〜1.1
製剤写真／規格 ①バイアル製剤	ノボラピッド®注 100単位/mL　注100単位/mL（10mL）	ヒューマログ®注 100単位/mL　注100単位/mL（10mL）	アピドラ®注 100単位/mL　注100単位/mL（10mL）
②カートリッジ製剤	ノボラピッド®注ペンフィル®　注100単位/mL（3mL）	ヒューマログ®注カート　注100単位/mL（3mL）	アピドラ®注カート　注100単位/mL（3mL）
③プレフィルド／キット製剤	ノボラピッド®注フレックスタッチ®　キット100単位/mL（3mL）／ノボラピッド®注フレックスペン®　キット100単位/mL（3mL）／ノボラピッド®注イノレット®　キット100単位/mL（3mL）	ヒューマログ®注ミリオペン®　キット100単位/mL（3mL）	アピドラ®注ソロスター®　キット100単位/mL（3mL）
効能・効果	インスリン療法が適応となる糖尿病		
用法*1　【 】内はバイアル製剤のみ	毎食直前に皮下注射【必要に応じ静脈内注射、持続静脈内注入または筋肉内注射】	毎食直前（15分以内）に皮下注射【必要に応じ持続皮下注入ポンプを用いて投与】	毎食直前（15分以内）に皮下注射【必要に応じポータブルインスリン用輸液ポンプを用いて投与】
禁忌	低血糖症状、本剤成分過敏症		
重大な副作用	低血糖、アナフィラキシーショック、血管神経性浮腫		低血糖、ショック、アナフィラキシー
作用発現時間 (hr)	10〜20min	<15min	
最大作用発現時間 (hr)	1〜3	0.5〜1.5	
作用持続時間 (hr)	3〜5		
適用上の注意*2	①：リン酸緩衝液を含む製剤である／②③：静脈内に投与しない*3	①：ヒューマリンN注と混合して使用することができる／静脈内に投与しない*3	①：NPHインスリン製剤以外のインスリン製剤と混合しない／静脈内に投与しない*3
保管方法・使用期限*4	・凍結を避け、2〜8℃で遮光保存 ・使用中は冷蔵庫に入れず、室温に保管し、4週間以内に使用	・凍結を避け、2〜8℃で遮光保存 ・②：ペン型注入器に装着したまま冷蔵庫に保存しない ・③：使用開始後は冷蔵庫に保存しない ・使用開始後28日以内に使用	・凍結を避け、2〜8℃で遮光保存 ・②：ペン型注入器に装着したまま冷蔵庫に保存しない ・③：使用開始後は冷蔵庫に保存しない ・②③：使用開始後4週間は安定

*1　用量および、持効型または中間型インスリンとの併用については添付文書参照
*2　添付文書の「適用上の注意」を参考に作成。①〜③の番号は、「製剤写真／規格」欄の番号と対応。このほか、各薬剤に共通して投与部位に関する注意が記載されている。添付文書参照

➡ 混合型の比較は128〜129ページ
➡ 中間型，持効型，超即効型＋持効型の比較は130〜131ページ

（写真提供：ノボ ノルディスク ファーマ株式会社・日本イーライリリー株式会社・サノフィ株式会社）

速効型	
インスリンヒト	
インスリンヒト（遺伝子組換え）	
ノボリンR（ノボ）	ヒューマリンR（リリー）
•糖尿病ケトアシドーシスや高浸透圧高血糖症候群などに少量持続静脈注射による治療が可能	
無色澄明	
7.0〜7.8	
0.6〜0.8	約0.8
ノボリン®R注 100単位/mL　注100単位/mL（10mL）	ヒューマリン®R注 100単位/mL　注100単位/mL（10mL）
	ヒューマリン®R注カート　注100単位/mL（3mL）
ノボリン®R注フレックスペン®　キット100単位/mL（3mL）	ヒューマリン®R注ミリオペン®　キット100単位/mL（3mL）
インスリン療法が適応となる糖尿病	
毎食前に皮下注射【糖尿病昏睡には，必要に応じ皮下，筋肉内，静脈内注射または持続静脈内注入を行う】	
低血糖症状，本剤成分過敏症	
低血糖，アナフィラキシーショック，血管神経性浮腫	
約0.5	0.5〜1
1〜3	
約8	5〜7
•①：中間型インスリンヒト製剤と混注できる。緩衝液を含まない •③：静脈内に投与しない*3	•①：緩衝液を含まない。リン酸緩衝液を含むインスリンヒト製剤と混合して使用できる •②③：皮下注射により投与する*3
•凍結を避け，2〜8℃で遮光保存 •使用中は冷蔵庫に入れず，室温に保管し，6週間以内に使用	•凍結を避け，2〜8℃で遮光保存 •②：ペン型注入器に装着したまま冷蔵庫に保存しない •③：使用開始後は冷蔵庫に保存しない •使用開始後28日以内に使用

＊3　ただし，皮下注射したとき，まれに注射針が血管内に入り，注射後直ちに低血糖が現れることがあるので注意する
＊4　①〜③の番号は，「製剤写真／規格」欄の番号と対応

比較一覧表 7 インスリン製剤

(製品は改良等のため写真と異なることがありますので，利用者は必要に応じ，各製品の発売元のホームページ等で最新の情報をご確認ください。)

分類	混合型 ヒト二相性イソフェンインスリン水性懸濁	
一般名	インスリンヒト（遺伝子組換え）	
商品名（製薬会社）	ノボリン30R（ノボ）	ヒューマリン3/7（リリー）
特徴	・速効型インスリンと中間型インスリンを3：7で混合 ・作用発現時間は速効型，持続時間は中間型インスリンとほぼ同じ	
性状	白色の懸濁液	
pH	6.9〜7.5	7.0〜7.8
浸透圧比	0.8〜1.0	約0.8
製剤写真／規格 ①バイアル製剤	—	ヒューマリン®3/7注 100単位/mL 注 100単位/mL（10mL）
製剤写真／規格 ②カートリッジ製剤	—	ヒューマリン®3/7注カート 注 100単位/mL（3mL）
製剤写真／規格 ③プレフィルド／キット製剤	ノボリン®30R注フレックスペン® キット 100単位/mL（3mL） イノレット®30R注 キット 100単位/mL（3mL）	ヒューマリン®3/7注ミリオペン® キット 100単位/mL（3mL）
効能・効果	インスリン療法が適応となる糖尿病	
用法 ※用量は添付文書参照	朝食前と夕食前30分以内（1日1回投与のときは朝食前）に皮下注射	
禁忌	低血糖症状，本剤成分過敏症	
重大な副作用	低血糖，アナフィラキシーショック，血管神経性浮腫	
作用発現時間（hr）	約0.5	0.5〜1
最大作用発現時間（hr）	2〜8	2〜12
作用持続時間（hr）	約24	18〜24
適用上の注意[*2]	・懸濁製剤のため，十分混和し均一にした後，使用する ・静脈内に投与しない[*3]	・①：速効型インスリンヒト製剤と混注できる ・懸濁製剤のため，十分混和し均一にした後，使用する ・静脈内に投与しない[*3]
保管方法・使用期限[*4]	・凍結を避け，2〜8℃で遮光保存 ・使用中は冷蔵庫に入れず，室温に保管し，6週間以内に使用	・凍結を避け，2〜8℃で遮光保存 ・②：ペン型注入器に装着したまま冷蔵庫に保存しない ・③：使用開始後は冷蔵庫に保存しない ・使用開始後28日以内に使用

[*2] 添付文書の「適用上の注意」を参考に作成。①〜③の番号は，「製剤写真／規格」欄の番号と対応。このほか，各薬剤に共通して投与部位に関する注意が記載されている。添付文書参照

➡ 超速効型，速効型の比較は126～127ページ
➡ 中間型，持効型，超即効型＋持効型の比較は130～131ページ

（写真提供：ノボ ノルディスク ファーマ株式会社・日本イーライリリー株式会社・サノフィ株式会社）

混合型					
二相性インスリンアナログ					
インスリンアスパルト（遺伝子組換え）				インスリンリスプロ（遺伝子組換え）	
ノボラピッド30ミックス（ノボ）	ノボラピッド50ミックス（ノボ）	ノボラピッド70ミックス（ノボ）	ヒューマログミックス25（リリー）	ヒューマログミックス50（リリー）	
• 超速効型インスリンと中間型インスリンをさまざまな比率（30：70，50：50，70：30，25：75）で混合 • 作用発現時間は超速効型，持続時間は中間型インスリンとほぼ同じ					
白色の懸濁液					
7.20～7.44		7.10～7.44		7.0～7.8	
0.8～1.1		0.8～1.1		約0.9	
ノボラピッド®30ミックス注ペンフィル® 注 100単位/mL（3mL）			ヒューマログ®ミックス25注カート 注 100単位/mL（3mL）	
			ヒューマログ®ミックス50注カート 注 100単位/mL（3mL）	
ノボラピッド®30ミックス注フレックスペン® キット 100単位/mL（3mL）			ヒューマログ®ミックス25注ミリオペン® キット 100単位/mL（3mL）	
ノボラピッド®50ミックス注フレックスペン® キット 100単位/mL（3mL）					
ノボラピッド®70ミックス注フレックスペン® キット 100単位/mL（3mL）			ヒューマログ®ミックス50注ミリオペン® キット 100単位/mL（3mL）	
インスリン療法が適応となる糖尿病					
• 70ミックス注：毎食直前に皮下注射 • 70ミックス注以外：朝食直前と夕食直前（1日1回投与のときは朝食直前）に皮下注射			朝食直前と夕食直前（15分以内。1日1回投与のときは朝食直前）に皮下注射	
低血糖症状，本剤成分過敏症					
低血糖，アナフィラキシーショック，血管神経性浮腫					
10～20min			＜15min	
1～4			0.5～6	0.5～4
約24			18～24	
• 懸濁製剤のため，十分に混和し均一にした後，使用する • 静脈内に投与しない*3					
• 凍結を避け，2～8℃で遮光保存 • 使用中は冷蔵庫に入れず，室温に保管し，4週間以内に使用			• 凍結を避け，2～8℃で遮光保存 • ②：ペン型注入器に装着したまま冷蔵庫に保存しない • ③：使用開始後は冷蔵庫に保存しない • 使用開始後28日間は安定	

*3　ただし，皮下注射したとき，まれに注射針が血管内に入り，注射後直ちに低血糖が現れることがあるので注意する
*4　①～③の番号は，「製剤写真／規格」欄の番号と対応

比較一覧表　7　インスリン製剤

（製品は改良等のため写真と異なることがありますので，利用者は必要に応じ，各製品の発売元のホームページ等で最新の情報をご確認ください。）

分類	中間型		持効型
	ヒトイソフェンインスリン水性懸濁		インスリンアナログ
一般名	インスリンヒト（遺伝子組換え）		インスリン デテミル（遺伝子組換え）
商品名（製薬会社）	ノボリンN（ノボ）	ヒューマリンN（リリー）	レベミル（ノボ）
特徴	・持続化剤としてプロタミン硫酸塩を含有		・pHが中性で注射時の刺激が少ない
性状	白色の懸濁液		無色澄明
pH	6.9〜7.5	7.0〜7.5	7.20〜7.60
浸透圧比	0.8〜1.0	約0.9	約0.8〜1.1
製剤写真／規格 ①バイアル製剤	—	ヒューマリン®N注 100単位/mL 注 100単位/mL（10mL）	—
製剤写真／規格 ②カートリッジ製剤	—	ヒューマリン®N注カート 注 100単位/mL（3mL）	レベミル®注ペンフィル® 注 100単位/mL（3mL）
製剤写真／規格 ③プレフィルド／キット製剤	ノボリン®N注フレックスペン® キット 100単位/mL（3mL）	ヒューマリン®N注ミリオペン® キット 100単位/mL（3mL）	レベミル®注フレックスペン® キット 100単位/mL（3mL） ／ レベミル®注イノレット® キット 100単位/mL（3mL）
効能・効果	インスリン療法が適応となる糖尿病		
用法 ※用量は添付文書参照	朝食前30分以内に皮下注射		1日1回皮下注射。注射時刻は夕食前または就寝前のいずれでもよいが，毎日一定とする。他のインスリン製剤との併用において，投与回数を1日2回にする場合は朝食前・夕食前，または朝食前・就寝前に投与
禁忌	低血糖症状，本剤成分過敏症		
重大な副作用	低血糖，アナフィラキシーショック，血管神経性浮腫		
作用発現時間（hr）	約1.5	1〜3	約1
最大作用発現時間（hr）	4〜12	8〜10	3〜14
作用持続時間（hr）	約24	18〜24	約24
適用上の注意*2	・懸濁製剤のため，十分混和し均一にした後，使用する ・静脈内に投与しない*3	・①：速効型インスリンヒト製剤と混注できる ・懸濁製剤のため，十分混和し均一にした後，使用する ・静脈内に投与しない*3	・他のインスリン製剤と混合しない ・静脈内に投与しない*3
保管方法・使用期限*4	・凍結を避け，2〜8℃で遮光保存 ・使用中は冷蔵庫に入れず，室温に保管し，6週間以内に使用	・凍結を避け，2〜8℃で遮光保存 ・②：ペン型注入器に装着したまま冷蔵庫に保存しない ・③：使用開始後は冷蔵庫に保存しない ・使用開始後28日以内に使用	・凍結を避け，2〜8℃で遮光保存 ・使用中は冷蔵庫に入れず，室温に保管し，6週間以内に使用

*2 添付文書の「適用上の注意」を参考に作成。①〜③の番号は，「製剤写真／規格」欄の番号と対応。このほか，各薬剤に共通して投与部位に関する注意が記載されている。添付文書参照

- 超速効型，速効型の比較は126〜127ページ
- 混合型の比較は128〜129ページ

(写真提供：ノボ ノルディスク ファーマ株式会社・日本イーライリリー株式会社・サノフィ株式会社)

持効型		超即効型＋持効型
インスリンアナログ		インスリンアナログ
インスリン デグルデク（遺伝子組換え）	インスリン グラルギン（遺伝子組換え）	インスリン デグルデク（遺伝子組換え）／インスリン アスパルト（遺伝子組換え）
トレシーバ（ノボ）	ランタス（サノフィ）	ライゾデグ（ノボ）
・作用発現にピークはなく，42時間以上効果が持続する	・作用発現にピークはなく，ほぼ24時間効果が持続する	・超速効型と持効型の配合剤 ・1日1回または2回投与を選択できる
		無色澄明
7.20〜8.00	3.5〜4.5	7.00〜7.80
0.8〜1.2	約0.8	0.8〜1.2
	ランタス®注 100単位/mL　注 100単位/mL（10mL）	
トレシーバ®注ペンフィル®　注 100単位/mL（3mL）	ランタス®注カート　注 100単位/mL（3mL）	
トレシーバ®注フレックスタッチ®　キット 100単位/mL（3mL）	ランタス®注ソロスター®　キット 100単位/mL（3mL） ランタス®XR注ソロスター®　キット 300単位/mL（1.5mL）	ライゾデグ®配合注フレックスタッチ®　キット 100単位/mL（3mL）（インスリン デグルデク70単位＋インスリン アスパルト30単位/mL）
インスリン療法が適応となる糖尿病		
1日1回皮下注射。注射時刻は原則として毎日一定とするが，必要な場合は注射時刻を変更できる	1日1回皮下注射。注射時刻は朝食前または就寝前のいずれでもよいが毎日一定とする	1日1〜2回投与 1日1回投与のときは，主たる食事の直前に投与し，毎日一定とする。 1日2回投与のときは，朝食直前と夕食直前に投与
低血糖症状，本剤成分過敏症		
低血糖，アナフィラキシーショック	低血糖，ショック，アナフィラキシー	低血糖，アナフィラキシーショック
―（定常状態において作用が持続する）	1〜2	10min
明らかなピークなし		1.2
＞42	約24	＞26
・他の薬剤と混合しない ・静脈内および筋肉内に投与しない*3	・他のインスリン製剤と混合しない ・静脈内に投与しない*3	・他の薬剤と混合しない ・静脈内および筋肉内に投与しない*3
・凍結を避け，2〜8℃で遮光保存 ・使用中は冷蔵庫に入れず，室温に保管し，8週間以内に使用	・凍結を避け，2〜8℃で遮光保存 ・②：ペン型注入器に装着したまま冷蔵庫に保存しない ・③：使用開始後は冷蔵庫に保存しない ・使用開始後4週間を超えたものは使用しない（XR注ソロスターは6週間）	・凍結を避け，2〜8℃で遮光保存 ・使用中は冷蔵庫に入れず，室温に保管し，4週間以内に使用

*3　ただし，皮下注射したとき，まれに注射針が血管内に入り，注射後直ちに低血糖が現れることがあるので注意する
*4　①〜③の番号は，「製剤写真／規格」欄の番号と対応

文献

1）日本糖尿病学会・編著：糖尿病治療ガイド2018-2019．p.17，文光堂，2018
2）日本糖尿病学会・編：糖尿病診療ガイドライン2016．p.125，南江堂，2016
3）Nathan DM, et al：The effect of intensive treatment of diabetes on the development and progression of long-term complications in insulin-dependent diabetes mellitus. N Engl J Med, 329（14）：977-986, 1993
4）Lachin JM, et al：Retinopathy and nephropathy in patients with type 1 diabetes four years after a trial of intensive therapy. N Engl J Med, 342（6）：381-389, 2000
5）Ohkubo Y, et al：Intensive insulin therapy prevents the progression of diabetic microvascular complications in Japanese patients with non-insulin-dependent diabetes mellitus：a randomized prospective 6-year study. Diabetes Res Clin Pract, 28（2）：103-117, 1995
6）医療情報科学研究所・編：インスリンの分泌と作用のメカニズム．病気がみえるvol.3 糖尿病・代謝・内分泌．p.10，メディックメディア，2014
7）朝倉俊成（横田千津子，他・監編）：病気と薬パーフェクトBOOK2011．p.40-41，南山堂，2011

（平山武司，鶴川百合）

同効薬比較ガイド

8 骨粗鬆症治療薬
（経口ビスホスホネート製剤）

おさえて おきたい

骨粗鬆症治療の 基礎知識

- 骨粗鬆症の治療は，骨折危険性を抑制し，QOLの維持改善を図ることを目的とします
- 治療は薬物治療と薬物治療以外の食事指導，運動指導，理学療法などの組み合わせにより行われます
- 治療薬は，骨密度上昇効果や骨折抑制効果と，疼痛改善などのQOL効果，服薬コンプライアンスなどを考慮し決定します
- 服薬不遵守例では，骨折の抑制率が低下し，施設利用の必要性が高まるなど患者の予後や医療費に悪影響を与えます。そのため，適切な服薬管理が非常に重要です

骨粗鬆症治療薬（経口ビスホスホネート製剤）の ポイント

- 基本構造であるP-C-P結合の炭素原子に結合する側鎖により，第一世代薬（エチドロネート），第二世代薬（アレンドロネート，イバンドロネート），第三世代薬（ミノドロネート，リセドロネート）に分類されています
- 経口ビスホスホネート製剤は，消化管からの吸収率が低く，食事に大きく影響を受けます。そのため，エチドロネートは食間，その他の製剤は起床時の服用となっています
- ビスホスホネート製剤は，薬剤の投与が一定期間行われずに血液中の薬物濃度が低下しても，組織（骨）中に沈着し，有効性を発揮します。これを臨床応用し，リセドロネートおよびアレンドロネートでは1週間に1回投与の高用量製剤が，ミノドロネートでは4週間に1回，リセドロネートおよびイバンドロネートでは1カ月に1回投与の高用量製剤が市販されています

骨粗鬆症の病態と薬物治療

1 骨粗鬆症とは

　世界保健機関（WHO）の定義では，骨粗鬆症は「低骨量と骨組織の微細構造の異常を特徴とし，骨の脆弱性が増大し，骨折の危険性が増加する疾患である」とされている[1]。

　わが国における骨粗鬆症患者は約1,300万人と推定されており，人口の高齢化に伴いその患者数は経年的に増加している。日本人大規模住民コホート参加者における調査では，一般住民での40歳以上の骨粗鬆症の有病率は，腰椎L2~L4で男性3.4％，女性19.2％，大腿骨頸部の場合男性12.4％，女性26.5％と報告されている[2]。

　骨粗鬆症は，生活機能や生活の質（quality of life：QOL）を低下させるだけでなく，長期的には骨折の有無にかかわらず死亡リスクを有意に上昇させる[3]。

2 発症機序

　骨粗鬆症は，骨密度の低下と骨質の劣化により骨強度が低下する疾患である。骨質は，骨の新陳代謝機構である骨リモデリングの亢進，骨基質を合成する細胞機能や骨基質の周囲環境の変化（酸化や糖化のレベルの亢進），またビタミンDやビタミンKの不足により劣化する。骨粗鬆症の患者の病態は多様で，骨密度の低下や骨質の劣化の仕方は一様ではない。

骨リモデリング

　骨は骨芽細胞によって骨形成されると同時に破骨細胞によって骨吸収され，常に新しく作り直されるという新陳代謝を繰り返している。このことを「骨の再構築（リモデリング）」という。通常は骨吸収と新たな骨形成のバランスが保たれているが，このバランスが崩れ骨吸収が上回った状態が続くと骨量が減少する。その結果，骨がもろくなり，骨折の危険性が増加する疾患が骨粗鬆症である。

骨密度（bone mineral density：BMD）

　骨密度は，骨の単位面積（cm²）あたりの骨塩量（g）で算出される。骨塩量（bone mineral content：BMC）は，各種の骨密度測定法を用いてカルシウムの当該質量として算出される。2重X線吸収法（DXA法：Dual-energy X-ray absorptiometry）による腰椎もしくは大腿骨頸部骨密度が標準とされている。若年齢の平均BMD値（基準値）を100％として，被験者BMD値と比べて％を出した「若年成人平均値（Young Adult Mean：YAM）」が，骨粗鬆症診断基準に用いられている。

3 薬物治療

　骨粗鬆症の治療は，骨折危険性を抑制しQOLの維持改善を図ることが目的となる。骨粗鬆症の治療は，薬物治療と薬物治療以外の食事指導，運動指導，理学療法等の組み合わせにより行われる。

薬物治療の開始は，骨粗鬆症の診断を行うとともに個人が有する多様な骨折危険因子を総合的に考慮し，骨折危険性を評価したうえで決定される．2008年，WHOは世界の大規模前向きコホート研究のメタアナリシスから得られた危険因子を用い，10年以内に骨折が生じる確率（％）を求める骨折リスク評価ツール，FRAX®（http://www.shef.ac.uk/FRAX/）を公表した[4]．骨折危険因子としては，年齢，性別，体重，身長，大腿骨頸部骨密度〔骨密度が計測できない場合は肥満指数（BMI）〕，既存骨折，両親の大腿骨近位部骨折歴，現在の喫煙，アルコール1日3単位以上摂取，ステロイド薬使用，関節リウマチ，続発性骨粗鬆症（の原因疾患）の有無が用いられている．FRAX®は，簡便に骨折高リスク者を判別できるツールとして用いられており，算出される骨折確率は薬物治療開始のカットオフ値として用いられている．治療開始のカットオフ値は各国の医療経済や医療の状況を考慮して決定するよう各国に委ねられているが，わが国においては「FRAX®の骨折確率15％以上」が治療開始基準とされている．ただし，75歳以上の女性では90％以上がFRAX®骨折確率15％以上となるため，75歳未満に対して適用する（図1）[5]．

骨粗鬆症の薬物治療の服薬不遵守率（処方どおりの服薬ができない例の割合）は，治療開始後1年で45.2％，5年以内で52.1％と報告されている[6]．服薬コンプライアンス低下の要因には，骨粗鬆症の患者は高齢である場合が多く，ほかに複数の薬剤を服用しているこ

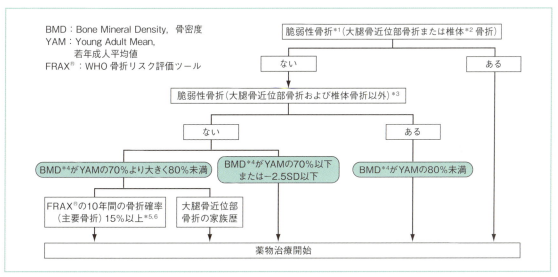

図1　骨粗鬆症（原発性）の薬物治療開始基準

＊1：軽微な外力によって発生した非外傷性骨折．軽微な外力とは，立った姿勢からの転倒か，それ以下の外力をさす．
＊2：形態椎体骨折のうち，3分の2は無症候性であることに留意するとともに，鑑別診断の観点からも脊椎エックス線像を確認することが望ましい．
＊3：その他の脆弱性骨折：軽微な外力によって発生した非外傷性骨折で，骨折部位は肋骨，骨盤（恥骨，坐骨，仙骨を含む），上腕骨近位部，橈骨遠位端，下腿骨．
＊4：骨密度は原則として腰椎または大腿骨近位部骨密度とする．また，複数部位で測定した場合にはより低い％値またはSD値を採用することとする．腰椎においてはL1〜L4またはL2〜L4を基準値とする．ただし，高齢者において，脊椎変形などのために腰椎骨密度の測定が困難な場合には大腿骨近位部骨密度とする．大腿骨近位部骨密度には頸部またはtotal hip (total proximal femur) を用いる．これらの測定が困難な場合には橈骨，第二中手骨の骨密度とするが，この場合は％のみ使用する．
＊5：75歳未満で適用する．また，50歳代を中心とする世代においては，より低いカットオフ値を用いた場合でも，現行の診断基準に基づいて薬物治療が推奨される集団を部分的にしかカバーしないなどの限界も明らかになっている．
＊6：この薬物治療開始基準は原発性骨粗鬆症に関するものであるため，FRAX®の項目のうち糖質コルチコイド，関節リウマチ，続発性骨粗鬆症にあてはまる者には適用されない．すなわち，これらの項目がすべて「なし」である症例に限って適用される．

（骨粗鬆症の予防と治療ガイドライン作成委員会・編：骨粗鬆症の予防と治療ガイドライン2015年版，p.63，ライフサイエンス出版，2015）

前向きコホート研究（prospective cohort study）

ある疾患の原因となる可能性がある要因を調べ，その影響下にある人を対象に，どのような病態が発症するかについて現在から未来に向かって追跡調査する研究を，前向きコホート研究という。暴露から発症までの自然な過程を観察することになるので，選択バイアスがかからず，リスク比の算出や危険因子がどれくらい発症に寄与するか等が明らかとなる。

メタアナリシス

複数の臨床試験の結果を数学的な手法を使って統合し，統合した結果に基づいて薬剤の効果等の結論を導く手法をいう。この手法を用いて分析した結果の信頼性は高いといわれている一方で，統合する元となる臨床試験結果の信頼性が高くなければ妥当な結論が得られないという限界もある。特に公表される論文の結果を統合する場合，ネガティブな結果の論文は公表されない傾向があり，よい結果に偏っている可能性には注意する必要がある（公表バイアス）。

と，日常生活動作（ADL）の低下などがあげられている。服薬不遵守がみられた例では，骨折の抑制率が低下し，施設利用の必要性が高まるなど患者の予後や医療費に悪影響を与えるとされており[7,8]，適切な服薬管理が非常に重要となる。

経口ビスホスホネート製剤の比較

1 骨粗鬆症治療薬の種類

現在，保険適用となっている主な骨粗鬆症治療薬を表1に示した。治療薬は，骨密度上昇効果や骨折抑制効果に加えて，疼痛改善などのQOL効果，服薬コンプライアンスに影響する因子等を考慮し決定される。「骨粗鬆症の予防と治療ガイドライン2015年版」では，骨密度，椎体骨折，非椎体骨折，大腿骨近位部骨折の4項目について，骨粗鬆症治療薬の推奨度（グレード）を示している（表2)[5]。

ビスホスホネート製剤は，さまざまな病態における骨折予防効果が証明され，骨粗鬆症の標準的治療薬として広く用いられている。

本項では，現在国内で市販されている経口ビスホスホネート製剤5成分のエチドロネート（エチドロン酸二ナトリウム）（ダイドロネル錠：大日本住友），アレンドロネート（アレンドロン酸ナトリウム水和物）（フォサマック錠：MSD，ボナロン錠・経口ゼリー：帝人ファーマ），リセドロネート（リセドロン酸ナトリウム水和物）（アクトネル錠：味の素製薬＝エーザイ，ベネット錠：武田），ミノドロネート（ミノドロン酸水和物）（ボノテオ錠：アステラス，リカルボン錠：小野），イバンドロネート（イバンドロン酸ナトリウム水和物）（ボンビバ錠：中外）を比較する。

2 規格・包装

腸管から吸収されたビスホスホネートは，薬剤の投与が一定期間行われずに血液中の薬

表1 主な骨粗鬆症治療薬の分類と作用機序

分類	一般名（主な商品名）	作用機序
カルシウム製剤	・L-アスパラギン酸カルシウム（アスパラ-CA錠200） ・リン酸水素カルシウム	カルシウムを補給し，血中カルシウム濃度を上昇させ，副甲状腺ホルモン（PTH）の分泌を抑制することで骨吸収を抑制
女性ホルモン製剤	・エストリオール（エストリール錠） ・17βエストラジオール（エストラーナテープ） ・エストラジオール（ジュリナ錠） ・エストラジオール・レボノルゲストレル配合剤（ウェールナラ配合錠）	閉経後のエストロゲン欠乏に伴う骨量減少に対し，エストロゲンを補充することにより，骨吸収を抑制
活性型ビタミンD_3製剤	・アルファカルシドール（アルファロールカプセル・散・内用液，ワンアルファ錠・内用液） ・カルシトリオール（ロカルトロールカプセル・注） ・エルデカルシトール（エディロールカプセル）	腸管からのカルシウム吸収促進，腎臓でのカルシウム再吸収促進，PTH合成・分泌抑制等により骨吸収を抑制。骨芽細胞に作用し，骨形成を促進
ビタミンK_2製剤	メナテトレノン（グラケーカプセル）	骨に存在するオステオカルシンを介して，骨形成を促進。破骨細胞の形成を抑制
経口ビスホスホネート製剤	・エチドロネート（ダイドロネル錠） ・アレンドロネート（フォサマック錠/ボナロン錠・経口ゼリー） ・リセドロネート（アクトネル錠/ベネット錠） ・ミノドロネート（ボノテオ錠/リカルボン錠） ・イバンドロネート（ボンビバ錠）	破骨細胞に作用し，骨吸収を抑制
選択的エストロゲン受容体モジュレーター（SERM）	・ラロキシフェン塩酸塩（エビスタ錠） ・バゼドキシフェン酢酸塩（ビビアント錠）	エストロゲン受容体を介して骨吸収を抑制
カルシトニン製剤	・エルカトニン（エルシトニン注） ・カルシトニン（サケ）（カルシトラン注）	破骨細胞に直接作用し，骨吸収を抑制
副甲状腺ホルモン製剤	・テリパラチド（遺伝子組換え）（フォルテオ皮下注キット600μg） ・テリパラチド酢酸塩（テリボン皮下注用56.5μg）	ヒトPTHのN末端側の1-34ペプチド断片。前駆細胞の分化促進作用等により骨芽細胞の数を増加させ，骨形成を促進
イソフラボン系製剤	・イプリフラボン（オステン錠）	骨に直接作用し骨吸収を抑制。エストロゲンのカルシトニン分泌抑制を抑制し，間接的に骨吸収を抑制，骨形成を促進
蛋白同化ホルモン	・メテノロン酢酸エステル（プリモボラン錠・デポー筋注100mg）	骨芽細胞のアンドロゲン受容体を介して，骨形成を促進
抗RANKL抗体薬	・デノスマブ（遺伝子組換え）（プラリア皮下注60mgシリンジ）	RANKLを標的とするヒト型IgG2モノクローナル抗体製剤。RANKLを特異的に阻害し，破骨細胞の形成を抑制することにより骨吸収を抑制

　物濃度が低下しても，組織（骨）中に沈着し，有効性を発揮する。これを応用し，リセドロネートおよびアレンドロネートでは，連日投与と週1回（7倍量を投与）との有効性（腰椎骨密度増加率，新規椎体骨折発生率）の比較試験が行われ，同等であることが確認されたことから，1週間に1回投与を行う高用量製剤が市販された。その後，ミノドロネートは4週間に1回投与を，リセドロネートおよびイバンドロネートでは1カ月に1回投与を行う高用量製剤が市販されている。

　第一世代薬であるエチドロネートは，2週間投与後10〜12週間休薬の周期的間歇投与を行う。アレンドロネート，リセドロネート，ミノドロネートの高用量製剤は，各社ともに低用量製剤との飲み間違いを防止のための工夫を凝らしたパッケージが市販されている。医薬品の採用を検討する際にはパッケージの形状や患者説明資材の内容をよく比較することも必要である。

表2 骨粗鬆症治療薬の有効性の評価一覧

分類	薬物名	骨密度	椎体骨折	非椎体骨折	大腿骨近位部骨折
カルシウム薬	L-アスパラギン酸カルシウム	B	B	B	C
	リン酸水素カルシウム	B	B	B	C
女性ホルモン薬	エストリオール	C	C	C	C
	結合型エストロゲン[*1]	A	A	A	A
	エストラジオール	A	B	B	C
活性型ビタミンD_3薬	アルファカルシドール	B	B	B	C
	カルシトリオール	B	B	B	C
	エルデカルシトール	A	A	B	C
ビタミンK_2薬	メナテトレノン	B	B	B	C
ビスホスホネート薬	エチドロン酸	A	B	C	C
	アレンドロン酸	A	A	A	A
	リセドロン酸	A	A	A	A
	ミノドロン酸	A	A	C	C
	イバンドロン酸	A	A	B	C
SERM	ラロキシフェン	A	A	B	C
	バゼドキシフェン	A	A	B	C
カルシトニン薬[*2]	エルカトニン	B	B	C	C
	サケカルシトニン	B	B	C	C
副甲状腺ホルモン薬	テリパラチド(遺伝子組換え)	A	A	A	C
	テリパラチド酢酸塩	A	A	C	C
抗RANKL抗体薬	デノスマブ	A	A	A	A
その他	イプリフラボン	C	C	C	C
	ナンドロロン[*3]	C	C	C	C

*1:骨粗鬆症は保険適用外
*2:疼痛に関して鎮痛作用を有し,疼痛を改善する(A)
*3:現在,販売していない

薬物に関する「有効性の評価(A, B, C)」
骨密度上昇効果
A:上昇効果がある
B:上昇するとの報告がある
C:上昇するとの報告はない

骨折発生抑制効果(椎体,非椎体,大腿骨近位部それぞれについて)
A:抑制する
B:抑制するとの報告がある
C:抑制するとの報告はない

(骨粗鬆症の予防と治療ガイドライン作成委員会・編:骨粗鬆症の予防と治療ガイドライン2015年版,p.158,ライフサイエンス出版,2015)

また,骨ページェット病に対するリセドロネートの用法・用量は1日1回17.5mg,すなわち骨粗鬆症用量の7倍量を8週連日投与するので注意を要する。なお,骨ページェット病用のパッケージが発売されているため,適応症によりパッケージが選択可能である。

3 薬理学的作用(構造と作用機序)

ビスホスホネート製剤は,2つのC-P結合を特徴とする化合物である。酸素原子の代わりに炭素原子をもったピロリン酸の類似体で,P-C-P骨格を有することから生体内で代謝されにくい。基本構造であるP-C-P結合の炭素原子に結合する,側鎖を修飾した各種

のビスホスホネート製剤が創製されている。

ビスホスホネート製剤は側鎖により，エチドロネートが第一世代（側鎖に窒素を含まない），アレンドロネート，イバンドロネートが第二世代（側鎖に窒素を含むが，環状構造を有しない），ミノドロネートとリセドロネートが第三世代（側鎖に窒素を含み，環状構造を有する）に分類されている。

ビスホスホネート製剤は，骨組織に特異的に分布し破骨細胞による骨吸収の開始に伴って骨組織から遊離し，破骨細胞に取り込まれることによって骨吸収の抑制，破骨細胞のアポトーシスを誘導するといった強力な骨吸収抑制作用を有している。その骨吸収抑制能は，側鎖の違いにより，第一世代に比較し，第二，第三世代は1,000～1万倍能力が高いとされている[9]。

4 効能・効果，用法・用量

骨粗鬆症以外の適応症を有する製剤もあり，エチドロネートは脊椎損傷後，股関節形成術後における初期および進行期の骨ページェット病，異所性骨化の抑制の適応症を有している。また，2008年にはリセドロネートの高用量製剤（17.5mg）で，骨ページェット病の適応症が追加となっている。

経口ビスホスホネート製剤はいずれも消化管からの吸収率が低く，またその吸収量は食事に大きく影響を受ける。そのため，適応症に関係なくエチドロネートは食間，その他の製剤は起床時の服用となっている。

エチドロネートを除く他の製剤は，薬剤服用後，少なくとも30分（イバンドロネートは60分）は横にならず，水以外の飲食や他の薬剤の経口摂取も服用後30分以上経過した

骨粗鬆症治療薬の服薬コンプライアンスを高めるための方策

服薬コンプライアンスが低下する要因には，すべての薬剤に共通の要因と，薬剤に特徴的な要因がある。欧米のエビデンスではあるが，服薬コンプライアンスが低下する要因として次の項目があげられている[10]。

服薬コンプライアンスの低下要因（括弧内：中止例中の頻度）
・すべての薬物に共通 　治療への無理解（11%），費用負担（5～12%），他の健康上の問題（低ADL，喫煙など）（2～10%），薬物の不信（3～5%），服薬動機の不足（21%），他剤への変更（19%） ・アレンドロネート 　胃腸障害（48～52%），骨格筋に対する作用（5～10%），服薬の不便さ（14%） ・リセドロネート 　胃腸障害（15%），その他の副作用（5%）

同様に欧米の報告[10]〜[12]であるが，一般的な教育パンフレットを用いての患者指導だけでは，服薬コンプライアンスは変化しなかったことが報告されている。また，何もモニターすることなく漫然と薬剤を使用しているだけの群に比し，看護師がモニターに関与することや，骨代謝マーカーを測定し，その結果を確認することは，明らかに服薬コンプライアンスを向上させたとの報告がある。

服薬コンプライアンスを高めるための方策は，地道なものではあるが，患者の診断，薬剤の処方，治療の各過程において，医師，看護師，薬剤師がよく連携し，患者に繰り返し服薬の重要性を伝えることにあるといえる。

後とする必要がある。さらに，カルシウムの摂取には特に注意が必要で，薬剤服用に用いる水はカルシウムやマグネシウム等を多く含むミネラルウォーターは避けなければならない。

経口ビスホスホネート製剤は，服用時間や服用方法に制約が多く，ノンコンプライアンスの原因になるとも考えられている。アレンドロネートの1日1回投与製剤と週1回投与製剤の1年以上服薬継続率を比較した臨床試験では，週1回投与製剤のほうが良好な成績が得られている[6]。骨粗鬆症治療薬は長期的な服用を必要とする薬剤であることから，患者の服薬コンプライアンスなどの状況をよく確認し，適切な製剤を選択する必要がある。

5 薬物動態

経口ビスホスホネート製剤はいずれも消化管からの吸収率が低く，バイオアベイラビリティが極めて低い。骨に分布しない未変化体は代謝を受けずにほとんど尿中に排泄されるが，その尿中排泄率もミノドロネート，リセドロネート，アレンドロネート，イバンドロネートでは1％未満，エチドロネートが約3％と低い値を示している。リセドロネートは，他の3成分に比較して蛋白結合率が低い。

6 臨床成績

①国内臨床成績（骨密度増加率，骨折発生率）

エチドロネート，リセドロネート，アレンドロネートの低用量製剤の場合，エチドロネートおよびアレンドロネートはアルファカルシドールを，リセドロネートはエチドロネートを対照薬として退行期骨粗鬆症患者を対象に国内臨床試験が行われている。

すべて異なる試験によるデータを掲載しているため，直接比較はできないが，エチドロネート，リセドロネート，アレンドロネートの3成分は対照薬に比較して有意に腰椎の骨密度を増加させている。また，リセドロネートおよびエチドロネートでは，新規椎体骨折発生率についても対照薬に比較して低い値が得られている。腰椎骨密度増加率または新規椎体骨折発生率については，プラセボを対照とした海外の臨床試験でも，プラセボに比較してリセドロネート，アレンドロネート，エチドロネートのほうが有意に優れた成績を示している。

ミノドロネートの低用量製剤については，アレンドロネートを対照薬として退行期骨粗鬆症患者を対象に第Ⅲ相二重盲検骨密度試験が行われており，腰椎平均骨密度についてアレンドロネート群との非劣性が検証されている。またプラセボを対照として退行期骨粗鬆症患者を対象に第Ⅲ相二重盲検骨折試験が行われており，日本人におけるプラセボに対する骨折防止効果が初めて検証されている。

リセドロネート，アレンドロネートおよびミノドロネートの高用量製剤の国内臨床試験は，それぞれ同一成分の低用量製剤の連日投与を対照薬として行われている。いずれの製剤も低用量製剤連日投与群と高用量製剤投与群の間で腰椎骨密度増加率，新規椎体骨折発生率の変化率に有意差はなく，同等性が確認されている。

イバンドロネートは，国内では1カ月に1回ボーラス投与する静注シリンジ製剤（1mg/mL）が先に承認・発売されており，その後経口剤が承認された。イバンドロネート経口剤の第Ⅲ相試験は，注射剤の間欠静脈内投与（1mg，月1回）を対照として行われており，

骨量増加において非劣性が確認されている。

②国内外のエビデンスによる評価

「骨粗鬆症の予防と治療ガイドライン2015年版」には，国内外のエビデンスに基づいた骨粗鬆症治療薬の骨密度，椎体骨折，非椎体骨折，大腿骨近位部骨折に対する有効性の評価に基づいた推奨グレードが示されている（表2）[5]。経口ビスホスホネート製剤についてみると，リセドロネートとアレンドロネートはすべての項目に，ミノドロネートとイバンドロネートは骨密度と椎体骨折に，エチドロネートは骨密度についてグレードA（行うよう強く勧められる）とされている。ミノドロネートでは，非椎体骨折（大腿骨近位部骨折）についての臨床試験は行われておらず，推奨グレードはC（行うよう勧めるだけの根拠が明確でない）となっている。

アレンドロネートは，世界中で最も広く使用されているビスホスホネート製剤であり，臨床成績についても豊富なエビデンスを有する。

7 安全性情報

①禁忌

側鎖に窒素を含有する3成分（ミノドロネート，リセドロネート，アレンドロネート，イバンドロネート）とエチドロネートでは，禁忌の内容が異なる。側鎖に窒素を含有する3成分は，咽喉頭や食道の粘膜に局所刺激症状を引き起こすため，食道狭窄またはアカラシア（食道弛緩不能症）などの食道通過障害がある患者や座位を保てない患者（イバンドロネートは60分以上，他3成分は30分以上）には，禁忌となっている。また，強力に骨代謝回転を抑制し血清Caを低下させる作用があるため，低カルシウム血症患者も禁忌となっている。

妊婦または妊娠している可能性のある婦人には，アレンドロネートを除く4成分が禁忌となっている。リセドロネートとエチドロネートは，高度な腎障害に禁忌である。エチドロネートは，骨軟化症の悪化をきたす可能性があることから，骨軟化症の患者では禁忌となっている。

②副作用

上部消化管障害

エチドロネートを除く他の薬剤では，食道に障害を与える可能性がある。これらを阻止するためには，服用後薬剤を速やかに胃内へ到達させることが必要となる。そのため，薬剤を口腔内で噛んだり溶かしたりしない，十分量（約180mL）の水（またはぬるま湯）とともに服用する，服用後少なくとも30分は横にならない―といった服用方法の説明をしっかりと行い，理解を得ることが重要となる。

顎骨壊死

顎骨壊死とは上顎または下顎の歯槽骨に骨露出を認める状態で，組織的には感染を伴い，骨壊死に骨髄炎を併発した病態である[13]。ビスホスホネート製剤に関連する顎骨壊死（Bisphosphonate-Related Osteonecrosis of the Jaw：BRONJ）についてのポジションペーパーが発表されている[14]。BRONJは，非窒素含有ビスホスホネート製剤（エチド

ロネート）より窒素含有ビスホスホネート製剤で発生頻度が高いとされている。侵襲的な歯科治療を行った後に発生することが多いとされていることから，ビスホスホネート製剤服用中に侵襲的な歯科治療（抜糸，インプラントなど）が必要または予定される場合には，患者の危険因子を十分に検討したうえで一時的な休薬も必要となる。

非定型大腿骨骨折

詳細な機序や危険因子は不明であるが，長期間にわたるビスホスホネート製剤服用患者での大腿骨転子下および近位大腿骨骨幹部の非定型骨折の発生が報告されており[15〜17]，注意を要する。

急性期反応

急性期反応はインフルエンザ様症状ともよばれ，発熱，筋痛，疲労，骨痛などの症状を認めるものである[13]。発生頻度は，ビスホスホネートの注射製剤のほうが高いが，経口剤でもみられることがある[18]。初回投与時に生じやすく，症状は短期間に改善し，再発は少ない。1回の投与量が多くなる1カ月（4週間）に1回の製剤で頻度が高い[5]。

薬剤選択時はココに注目

アレンドロネートの1日1回投与製剤と週1回投与製剤の1年以上服薬継続率を比較した臨床試験では，週1回投与製剤のほうが良好な成績が得られている[15]。骨粗鬆症治療薬は，長期的な服用を必要とする薬剤であることから，患者の服薬コンプライアンスなどの状況をよく確認し，適切な製剤を選択する必要がある。

（一覧表はp.144〜147参照）

文献

1) Assessment of fracture risk and its application to screening for postmenopausal osteoporosis. Report of a WHO Study Group. World Health Organ Tech Rep Ser, 843：1-129, 1994
2) Yoshimura Nx, et al：Prevalence of knee osteoarthritis, lumbar spondylosis, and osteoporosis in Japanese men and women; the research on osteoarthritis/osteoporosis against disability study. J Bone Miner Metab, 27（5）：620-628, 2009
3) Suzuki T, et al：Low bone mineral density at femoral neck is a predictor of increased mortality in elderly Japanese women. Osteoporos Int, 21（1）：71-79, 2010
4) Kanis JA, on behalf of the World Health Organization Scientific Group. Assessment of osteoporosis at the primary health-care level. Technical Report. World Health Organization Collaborating Centre for Metabolic Bone Diseases; University of Sheffield, UK. 2007
5) 骨粗鬆症の予防と治療ガイドライン作成委員会・編：骨粗鬆症の予防と治療ガイドライン2015年版．ライフサイエンス出版，2015
6) Solomon DH, et al：Compliance with osteoporosis medications. Arch Intern Med, 165（20）：2414-2419. 2005
7) Blouin J, et al：Impact of noncompliance with alendronate on the incidence of nonvertebral osteoporotic fractures in elderly women. Br J Clin Pharmacol, 66（1）：117-127, 2008
8) Sunyecz JA, et al：Impact of compliance and persistence with bisphosphonate therapy on health care costs and utilization. Osteoporos Int, 19（10）：1421-1429, 2008
9) Fleisch H：Bisphosphonates in Bone Disease, Fourth Edition：From the Laboratory to the Patient. Academic Press, 2000
10) Papaioannou A, et al：Patient adherence to osteoporosis medications: problems, consequences and management strategies. Drugs Aging, 24（1）：37-55, 2007
11) Blalock SJ, et al：Effects of an osteoporosis prevention program incorporating tailored educational materials. Am J Health Promot, 16（3）：146-156, 2002
12) Clowes JA, et al：The impact of monitoring on adherence and persistence with antiresorptive treatment for postmenopausal osteoporosis：a randomized controlled trial. J Clin Endocrinol Metab, 89（3）：1117-1123, 2004
13) 荻野 浩・編：骨粗鬆症治療薬の選択と使用法－骨折の連鎖を防ぐために．南江堂，2014
14) ビスフォスフォネート関連顎骨壊死検討委員会・編：ビスフォスフォネート関連顎骨壊死に対するポジションペーパー（改訂追補2012年版）．大阪大学出版会，2012
15) Schicher J, et al：Bisphosphonate use and atypical fractures of the femoral shaft. N Engl J Med, 364（18）：1728-1737, 2011
16) Shane E, et al：Atypical subtrochanteric and diaphyseal femoral fractures; report of a task force of the American Society for Bone and Mineral Research. J Bone Miner Res, 25（11）：2267-2294, 2010
17) Shane E, et al：Atypical subtrochanteric and diaphyseal femoral fractures: second report of a task force of the American Society for Bone and Mineral Research. J Bone Miner Res, 29（1）：1-23, 2014
18) Bock O, et al：Common musculoskeletal adverse effects of oral treatment with once weekly alendronate and risedronate in patients with osteoporosis and ways for their prevention. J Musculoskelet Neuronal Interact, 7（2）：144-148, 2007

（一覧表の文献はp.148参照）

比較一覧表 ⑧ 骨粗鬆症治療薬（経口ビスホスホネート製剤）

	分類	第三世代				
	構造的特徴	側鎖に窒素を含み，環状構造を有する				
	一般名（慣用名）	ミノドロン酸水和物（ミノドロネート）		リセドロン酸ナトリウム水和物（リセドロネート）		
	商品名（製薬会社）	ボノテオ錠／リカルボン錠（アステラス／小野）		アクトネル錠／ベネット錠（EAファーマ＝エーザイ／武田）		
	規格	錠 1mg	錠 50mg	錠 2.5mg	錠 17.5mg	錠 75mg
	特徴	・側鎖に環状のイミダゾピリジン基をもつ第三世代のビスホスホネート製剤 ・初めてわが国で創発された経口ビスホスホネート製剤 ・現在国内で臨床使用されるビスホスホネート製剤のなかで，最も強力な骨吸収抑制作用をもつ		・側鎖に環状のピリジニル基をもつ第三世代のビスホスホネート製剤 ・多数の臨床試験，メタアナリシスにより，骨密度に対する効果，骨折抑制効果などが示されている ・閉経後骨粗鬆症に加え，男性骨粗鬆症，ステロイド性骨粗鬆症などさまざまな病態で有効性が示されている		
効能・効果／用法・用量	骨粗鬆症	1回1mg，1日1回（起床時）*1	1回50mg，4週1回（起床時）*1	1回2.5mg，1日1回（起床時）*1	1回17.5mg，1週1回（起床時）*1	1回75mg，1カ月1回（起床時）*1
	骨ページェット病	×	×	×	1回17.5mg，1日1回（起床時），8週連日投与*1	×
	その他	×	×	×	×	×
禁忌	本剤成分・他のビスホスホネート系薬剤に対する過敏症	○		○		
	食道通過を遅延させる障害*3	○		○		
	低カルシウム血症	○		○		
	妊婦・妊娠可能性	○		○		
	腎障害	×		高度な腎障害		
	その他	服用時に上体を30分以上起こしていることのできない患者		服用時に立位あるいは坐位を30分以上保てない患者		
重大な副作用	大腿骨転子下・近位大腿骨骨幹部の非定型骨折	○		○		
	顎骨壊死・顎骨骨髄炎	○		○		
	低カルシウム血症	(類薬)		×		
	上部消化管障害	○		○		
	肝機能障害，黄疸	○		○		
	外耳道骨壊死	○		○		
	その他	×		×		

*1 約180mLの水（またはぬるま湯）とともに服用すること，服用後少なくとも30分は横にならず，水以外の飲食（Ca，Mg等の含量の特に高いミネラルウォーターを含む）や他の薬剤の経口摂取も避けること，噛まずに服用すること，などの注意が付記されている。添付文書参照

薬物動態，臨床成績，推奨グレードの比較は146〜147ページ

	第二世代			第一世代
	側鎖に窒素を含むが，環状構造を有しない			側鎖に窒素を含まない
	イバンドロン酸ナトリウム水和物（イバンドロネート）	アレンドロン酸ナトリウム水和物（アレンドロネート）		エチドロン酸ニナトリウム（エチドロネート）
	ボンビバ錠（中外＝大正富山）	フォサマック錠／ボナロン錠・経口ゼリー（MSD／帝人ファーマ）		ダイドロネル錠（大日本住友）
	錠 100mg	錠 5mg	錠 35mg, ゼ 35mg（ボナロン）	錠 200mg
	・ワンショット静注製剤がある。経口薬が適用不可あるいは無効な場合，静注製剤に切替が可能。 ・服用時に60分以上横にならず，飲食および他の薬剤の経口摂取を避ける必要がある。	・世界中で広く臨床使用される骨粗鬆症治療薬の1つ ・多くの臨床試験が行われており豊富なエビデンスの集積がある。システマティックレビュー，メタアナリシスにより骨折抑制効果が示されている ・閉経後骨粗鬆症に加え，男性骨粗鬆症，ステロイド性骨粗鬆症などさまざまな病態で有効性が示されている		・わが国で臨床使用が承認された最初のビスホスホネート製剤 ・安全域が狭いことから（骨吸収抑制効果を示す2倍程度の用量で骨石灰化抑制による骨軟化症を発現する可能性がある），周期的間歇投与にて使用する
	1回100mg，1カ月1回（起床時）*1	1回5mg，1日1回（起床時）*1	1回35mg，週1回（起床時）*1	1回200mg，1日1回（食間）を2週間投与し，10〜12週間休薬。これを1クールとして周期的間歇投与。重症の場合は，同クールで1回400mg，1日1回（食間）投与可。1日400mgまで*2
	×	×	×	1回200mg，1日1回（食間）。1日1,000mgまで*2
	×	×	×	脊髄損傷後，股関節形成術後における初期および進行期の異所性骨化の抑制 ○
	○	○		本剤
	○	○		×
	○	○		×
	○	×		○
	×	×		重篤な腎障害
	服用時に立位または坐位を60分以上保てない患者	30分以上上体を起こしていることや立っていることのできない患者		骨軟化症，小児
	○	○		○
	○	○		○
	（類薬）	○		×
	○	食道・口腔内障害（食道穿孔，食道狭窄，食道潰瘍，食道炎，食道びらん，口腔内潰瘍），胃・十二指腸障害〔(出血性)胃・十二指腸潰瘍，出血性胃炎〕		消化性潰瘍
	×	○		○
	○	○		○
	アナフィラキシーショック，アナフィラキシー反応	皮膚粘膜眼症候群，中毒性表皮壊死融解症		汎血球減少，無顆粒球症

*2 本剤の吸収をよくするため，服薬前後2時間は食物の摂取を避けることなどの注意が付記されている。添付文書参照
*3 食道狭窄またはアカラシア（食道弛緩不能症）等

比較一覧表 ⑧ 骨粗鬆症治療薬（経口ビスホスホネート製剤）

	分類	第三世代						
	構造的特徴	側鎖に窒素を含み，環状構造を有する						
	一般名（慣用名）	ミノドロン酸水和物（ミノドロネート）			リセドロン酸ナトリウム水和物（リセドロネート）			
	商品名（製薬会社）	ボノテオ錠/リカルボン錠（アステラス/小野）			アクトネル錠/ベネット錠（EAファーマ＝エーザイ/武田）			
	規格	錠1mg	錠50mg		錠2.5mg		錠17.5mg	錠75mg
薬物動態	対象	健康高齢女子	閉経後女性		健康成人男子			
	投与量（空腹時単回）	1mg	56mg		2.5mg			
	t₁/₂ (hr)	9.9	34.3		1.52			
	Tmax (hr)	1.2	0.9		1.67			
	バイオアベイラビリティ (F)(%)	1.21（健康成人男子）			0.63（外国人）			
	分布容積 (Vd/F)(L)	約70（健康成人男子）			3,720（健康成人，5mg単回投与） 1,270（健康な高齢女性，5mg単回投与）			
	蛋白結合率 (in vitro)(%)	61.2～61.9			23～25			
	クリアランス (CL/F)(mL/min)	7,667（高齢女子）			8,567（健康成人，5mg単回投与） 8,383（健康な高齢女性，5mg単回投与）			
	尿中排泄率(%)	経口投与：0.28（非高齢女子）	―		経口投与：0.37（健康成人，72時間）		―	
	閉経後女性(%)	経口投与：0.75（24時間）	経口投与：0.27（48時間）		―		17.5mg経口投与：0.78（72時間）	75mg経口投与：0.82（168時間）
臨床成績	対象患者（国内）	退行期骨粗鬆症患者19)-21)		退行期骨粗鬆症患者21)		退行期骨粗鬆症患者22)	退行期骨粗鬆症患者23)	退行期骨粗鬆症患者20)
	投与薬	ミノドロネート	アレンドロネート	ミノドロネート		リセドロネート	エチドロネート	リセドロネート	リセドロネート
	投与量	1mg/日	5mg/日	50mg/月	1mg/日	2.5mg/日	周期的間歇200mg/日	2.5mg×7日/日	17.5mg×1日/週	2.5mg×1日	75mg×1日/月
	投与期間	48週間		52週間		48週間		48週間	12ヵ月
	腰椎骨密度増加率(%)	5.9	6.3	6.5	6.7	4.9	3.1	5.9	5.4	5.7	6.0
	新規椎体骨折発生率(%)	1.6	1.7	2.5	4.9	0.0	1.9	2.7	2.2	1.2	1.3
	骨吸収マーカー 尿中DPD変化率(%)*5	-45.1（24週時）	-49.0（24週時）	-26.4（最終評価時）	-27.6（最終評価時）	-37.6	-22.5			-20.9	-21.2
	骨吸収マーカー 尿中NTX変化率(%)*5	-41.4（最終評価時）	-40.3（最終評価時）	-64.8（最終評価時）	-65.1（最終評価時）	-41.3	-26.6	-39.0	-36.4	-46.9	-39.8
	骨形成マーカー 血清中BAP変化率(%)*5	-30.6～-1.3*6	-31.3～-5.7*6			-28.0	-16.9	-34.0	-33.3	-23.8	-25.2
	対象患者（海外）	―	―	―	―	1ヵ所以上の脊椎骨折を有していた85歳未満の歩行可能な閉経後骨粗鬆症患者30)		閉経後5年以上50歳以上で第1～第4腰椎において3腰椎以上に骨折または変形等がみられない女性患者31)		―	―
	投与薬	―	―	―	―	リセドロネート	プラセボ	リセドロネート		―	―
	投与量	―	―	―	―	5mg×7日/週		35mg×1日/週	5mg×7日/週	―	―
	投与期間					36ヵ月		12ヵ月			
	腰椎骨密度増加率(%)					5.4	1.1	4.0	4.0		
	新規椎体骨折発生率(%)					11.3	16.3				
推奨グレード*4,5)	骨密度	A				A					
	椎体骨折	A				A					
	非椎体骨折	C				A					
	大腿骨近位部骨折	C				A					

*4 薬剤に関する「有効性の評価 (A, B, C)」 骨密度上昇効果 A：上昇効果がある，B：上昇するとの報告がある，C：上昇するとの報告はない
　　骨折発生抑制効果（椎体, 非椎体, 大腿骨近位部それぞれについて）A：抑制する，B：抑制するとの報告がある，C：抑制するとの報告はない

特徴，効能・効果/用法・用量，禁忌，重大な副作用の比較は144〜145ページ

	第二世代			第一世代	
	側鎖に窒素を含むが，環状構造を有しない			側鎖に窒素を含まない	
	イバンドロン酸ナトリウム水和物 （イバンドロネート）	アレンドロン酸ナトリウム水和物 （アレンドロネート）		エチドロン酸二ナトリウム （エチドロネート）	
	ボンビバ錠 （中外＝大正富山）	フォサマック錠／ボナロン錠・経口ゼリー （MSD／帝人ファーマ）		ダイドロネル錠 （大日本住友）	
	錠 100mg	錠 5mg	錠 35mg, ゼ 35mg（ボナロン）	錠 200mg	
	閉経後健康成人女性	健康成人男子		健康成人	
	100mg	5mg		1,200mg	
	21.5	血清中濃度が定量限界（11.5ng/mL）未満のため測定不能		約2	
	1.19			約1	
	0.91	2.49（閉経後60歳未満女性）		＜6	
	10,100	30.8[29]（閉経後外国人女性）		───	
	90	85.6		≧96	
	12,333	77.7[29]（閉経後外国人女性）		───	
	0.63（原発性骨粗鬆症，48時間）	経口投与：0.78（48時間）		経口投与：3.1（24時間）	
	───	静脈内投与：44.7（閉経後60歳未満，48時間） 経口投与：1.11（閉経後60歳未満，48時間）			
	原発性骨粗鬆症[24]	退行期骨粗鬆症患者[27]	退行期骨粗鬆症患者[28]	退行期骨粗鬆症患者[29]	
	イバンドロネート	アレンドロネート	アルファカルシドール	アレンドロネート	エチドロネート	アルファカルシドール
	100mg	5mg／日	1μg／日	5mg錠×7日／週	35mg錠×1日／週	周期的間歇200mg／日	1μg／日
	12カ月	48週間		52週間		48週間	
	5.2	6.2	1.4	5.8	6.4	2.4	-0.5
	1.1（非外傷性椎体骨折〔既存骨折の増悪を含む〕）	12.2	16.7	───	───	6.9	15.5
		───	───	-42.0	-44.9		
		───	───	-49.2	-51.5		
		───	───	-50.3	-52.1		
	閉経後骨粗鬆症[25]	1個以上の脊椎圧迫骨折を認める閉経後患者[32]		60〜90歳で骨粗鬆症と診断された閉経後女性[33]		閉経後骨粗鬆症患者[34]	
	イバンドロネート	アレンドロネート	プラセボ	アレンドロネート	リセドロネート	エチドロネート	プラセボ
	100mg	1,2年目：5mg×7日／週 3年目：10mg×7日／週		70mg錠×1日／週	5mg錠×7日／週	周期的間歇400mg	
	60カ月（5年間）	36カ月		12カ月		150週間	
	8.2	───	───	4.8	2.8	5.3	-2.7
	───	8.0	15.0	───	───	1.8	4.3
	A	A		A		A	
	A	A		A		B	
	B	A		A		C	
	C	A		A		C	

＊5　各略語の意味は次のとおり．DPD：デオキシピリジノリン，NTX：I型コラーゲン架橋N−テロペプチド，BAP：骨型アルカリホスファターゼ
＊6　層別解析：既存椎体骨折を有する患者群，12週後

文献（一覧表）

19) Hagino H, et al：A double-blinded head-to-head trial of minodronate and alendronate in women with postmenopausal osteoporosis. Bone, 44（6）：1078-1084, 2009
20) 小野薬品工業社内資料（第Ⅲ相二重盲検骨密度試験）
21) 小野薬品工業社内資料（50mg製剤第Ⅱ/Ⅲ相二重盲検骨密度試験）
22) Fukunaga M, et al：A comparison of the effect of risedronate and etidronate on lumbar bone mineral density in Japanese patients with osteoporosis：a randomized controlled trial. Osteoporos Int, 13（12）：971-979, 2002
23) Kishimoto H, et al：Efficacy and tolerability of once-weekly administration of 17.5mg risedronate in Japanese patients with involutional osteoporosis: a comparison with 2.5-mg once-daily dosage regimen. J Bone Miner Metab, 24（5）：405-413, 2006
24) Nakamura T, et al：Clinical efficacy and safety of monthly oral ibandronate 100 mg versus monthly intravenous ibandronate 1 mg in Japanese patients with primary osteoporosis. Osteoporos Int, 6（11）：2685-2693, 2015
25) Miller PD, et al：Efficacy of monthly oral ibandronate is sustained over 5 years；the MOBILE long-term extension study. Osteoporos Int, 23（6）：1747-1756, 2012
26) エーザイ社内資料〔退行期骨粗鬆症患者を対象としたNE-58095 月1回75mg 経口投与による国内第Ⅲ相骨密度比較試験（CCT-301）〕
27) Shiraki M, et al：A double-masked multicenter comparative study between alendronate and alfacalcidol in Japanese patients with osteoporosis. The Alendronate PhaseⅢ Osteoporosis Treatment Research Group. Osteoporos Int, 10（3）：183-192, 1999
28) Uchida S, et al：Therapeutic effects of alendronate 35 mg once weekly and 5 mg once daily in Japanese patients with osteoporosis: a double-blind, randomized study. J Bobe Miner Metab, 23（5）：382-388, 2005
29) 藤田拓男，他：退行期骨粗鬆症に対するアルファカルシドールを対照としたエチドロン酸二ナトリウム（EHDP）の二重盲検比較試験．臨床評価, 21（2）：261-302, 1993
30) Harris ST, et al：Effects of risedronate treatment on vertebral and nonvertebral fractures in women with postmenopausal osteoporosis: a randomized controlled trial. Vertebral Efficacy With Risedronate Therapy（VERT）Study Group. JAMA, 282（14）：1344-1352, 1999
31) Brown JP, et al：The efficacy and tolerability of risedronate once a week for the treatment of postmenopausal osteoporosis. Calcif Tissue Int, 71（2）：103-111, 2002
32) Black DM, et al：Randomised trial of effect of alendronate on risk of fracture in women with existing vertebral fractures. Fracture Intervention Trial Research Group. Lancet, 348（9041）：1535-1541, 1996
33) Hosking D, et al：Comparison of change in bone resorption and bone mineral density with once-weekly alendronate and daily risedronate: a randomised, placebo-controlled study. Curr Med Res Opin, 19（5）：383-394, 2003
34) Storm T, et al：Effect of intermittent cyclical etidronate therapy on bone mass and fracture rate in women with postmenopausal osteoporosis. N Engl J Med, 322（18）：1265-1271, 1990
35) Goodman & Gilman's The Pharmacological Basis of Therapeutics 10th edition, 廣川書店, 2003

（前田実花，黒山政一）

同効薬比較ガイド

9 抗凝固薬・抗血小板薬

おさえておきたい

抗血栓療法の 基礎知識

- 静脈血栓には主に抗凝固薬を，動脈血栓には主に抗血小板薬を使用します
- 直接トロンビン阻害薬，Xa阻害薬が相次いで販売され，抗凝固療法は現在転換期を迎えています

抗凝固薬・抗血小板薬の ポイント

- ワルファリンの感受性は個体差が大きく，同一個人でも変化することがあるため，PT-INRの変動や併用薬との相互作用には十分注意する必要があります
- ヘパリンは，アンチトロンビンⅢ（ATⅢ）と特異的に結合するため，ATⅢの産生が低下している場合は，ヘパリンの作用が減弱する可能性があります
- ヘパリン投与中は，ヘパリン起因性血小板減少症（HIT）発現の可能性に十分注意する必要があります
- ヘパリン作用の中和の薬剤にはプロタミン硫酸塩が，ワルファリン作用を中和する薬剤にはビタミンKがあります
- 直接トロンビン阻害薬やXa阻害薬の投与量は，腎機能によって減量・投与禁忌の場合があるため，腎機能には十分注意する必要があります
- クロピドグレルは，CYP2C19の遺伝子多型によって血小板凝集抑制作用が異なりますが，プラスグレルやチカグレロルは遺伝子多型による影響を受けないといわれています
- チカグレロルは，作用発現に代謝活性化を必要としないため早期から血小板凝集阻害作用が得られ，投与終了後には速やかに作用が消失します。このため，術前の休薬期間も術前5日以上と，他の抗血小板薬と比較して短期間です

血栓の病態と薬物治療

1 血栓形成機序とは

通常，血液は血栓形成作用と抗血栓形成作用の相反する2つの作用をもち，バランスを保っている．しかし，何らかの原因でこのバランスが崩れ，血栓形成作用に傾いたときに血栓が生じる．

Rudolf Virchowは3つの血栓形成促進因子を掲げており，現在もVirchowの3因子といわれている．血管壁の障害，血流の変化，血液の異常な凝固能であり，これらが互いに密接に影響を与え合い，血栓症を発症するという概念である．

血管が損傷して出血すると，損傷部分に血栓が形成され止血される．止血は，血小板が関与する一次止血と，凝固因子が関与する二次止血に分けられる．血栓による止血の後，血管壁細胞が増殖して血管が修復される．血管修復後に血栓を溶かす働きを線溶系という[1)~3)]．

2 抗血栓療法

血栓の形成を抑制する薬剤として，①血液凝固因子に作用する抗凝固薬，②血小板に作用する抗血小板薬がある．

抗凝固薬は，血液のうっ滞や凝固系の関与が強い静脈血栓とよばれる血栓塞栓症や人工弁置換術後，心房細動による血栓予防の際に主に用いられる．しかし，塞栓症の場合には，凝血塊の発育・成長が生じて塞栓症が発症することを防止する目的で，静脈血栓症だけでなく末梢動脈塞栓症や脳動脈塞栓症に対しても用いられることがある．

経口抗凝固薬としては，長らくワルファリンが唯一の薬剤であったが，新規の直接トロンビン阻害薬やXa阻害薬がわが国でも次々発売されるようになった．

そのため，日本循環器学会は，「心房細動治療（薬物）ガイドライン（2008年改訂版）」公表後の2011年に，「心房細動における抗血栓療法に関する緊急ステートメント」を公表し，新規抗凝固薬の発売などの最新状況を踏まえた情報提供を改めて行った．その後もさらに新薬の発売は続き，2013年改訂版のガイドラインでは，図1のような抗血栓療法が示されるに至っている[4)]．抗凝固薬による薬物治療は，現在大きな転換期を迎えている．

抗血小板薬は，動脈血栓とよばれる虚血性心疾患や虚血性脳血管障害，冠動脈バイパス術（CABG）あるいは経皮経管冠動脈形成術（PTCA）施行後の血栓・塞栓形成の抑制に主に用いられる．

抗凝固薬・抗血小板薬の比較

1 抗凝固薬・抗血小板薬の種類

抗凝固薬・抗血小板薬は表1のように大きく分類される．

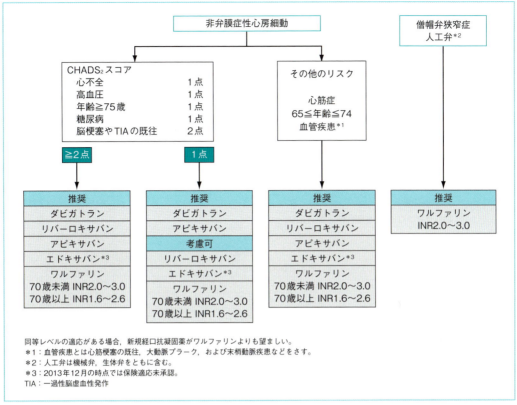

図1　心房細動における抗血栓療法
CHADS₂スコアは，心房細動患者における脳卒中発症リスクの評価指標である．今までは頭蓋内出血のリスクも考慮し，スコア2点以上でワルファリンでの抗凝固療法の「推奨」，1点以下で「考慮可」とされていたが，2011年のダビガトランエテキシラートメタンスルホン酸塩の登場により，1点の患者にもダビガトランエテキシラートメタンスルホン酸塩の投与が「推奨」された．

2　薬理学的作用

抗凝固薬の作用機序を図2に示す[3]．

①抗凝固薬

1）ワルファリンカリウム（クマリン系薬）

ワルファリンカリウム（ワーファリン錠・顆粒：エーザイ）は，ビタミンKの作用に拮抗し，肝臓におけるビタミンK依存性血液凝固因子（Ⅱ・Ⅶ・Ⅸ・Ⅹ因子）の生合成を抑制して抗凝固作用および血栓形成の予防作用を示す．血液凝固因子を直接抑制する薬剤ではなく，ワルファリン投与によって血中に遊離するプロトロンビン前駆体（protein induced by Vitamin K absence or antagonist：PIVKA）が増加することにより抗凝固作用および血栓形成抑制作用を発揮する．

なお，ワルファリンの拮抗薬にはビタミンKがあるが，10mgを超えて大量に投与すると，数日〜2週間ワルファリンを増量しても抗凝固効果が得られなくなることがある．

2）アピキサバン（直接Xa阻害薬）

アピキサバン（エリキュース錠：ブリストル・マイヤーズ＝ファイザー）は，Xa因子

表1 主な抗凝固薬・抗血小板薬の分類

	分類	一般名	主な商品名
抗凝固薬	クマリン系薬	ワルファリンカリウム	ワーファリン錠・顆粒
	直接Xa阻害薬	アピキサバン	エリキュース錠
		エドキサバントシル酸塩水和物	リクシアナ錠
		リバーロキサバン	イグザレルト錠
	直接トロンビン阻害薬	ダビガトランエテキシラートメタンスルホン酸塩	プラザキサカプセル
	ヘパリン	ヘパリンカルシウム	ヘパリンCa注・皮下注
		ヘパリンナトリウム	ヘパリンNa注
	低分子ヘパリン	ダルテパリンナトリウム	フラグミン静注
		エノキサパリンナトリウム	クレキサン皮下注キット
	ヘパリノイド	ダナパロイドナトリウム	オルガラン静注
	合成Xa阻害薬	フォンダパリヌクスナトリウム	アリクストラ皮下注
抗血小板薬	COX阻害薬（TXA$_2$産生抑制薬）	アスピリン	バイアスピリン錠
	ADP受容体阻害薬	チクロピジン塩酸塩	パナルジン錠・細粒
		クロピドグレル硫酸塩	プラビックス錠
		プラスグレル塩酸塩	エフィエント錠
		チカグレロル	ブリリンタ錠
	PDE阻害薬	シロスタゾール	プレタールOD錠・散
	プロスタサイクリン誘導体	ベラプロストナトリウム	プロサイリン錠／ドルナー錠
	5-HT$_2$受容体遮断薬	サルポグレラート塩酸塩	アンプラーグ錠・細粒

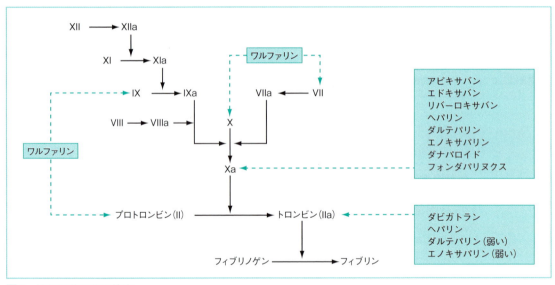

図2 抗凝固薬の作用機序
　　　（Umer Usman MH, et al：Advancement in antithrombotics for stroke prevention in atrial fibrillation. J Interv Card Electrophysiol, 22（2）：129-137, 2008を参考に作成）

を可逆的に直接阻害し，プロトロンビンからトロンビンへの変換を抑制することによってトロンビンの生成を抑制させる．トロンビン生成が抑制されることにより，フィブリノゲンがフィブリンに変換されず，抗凝固作用を発揮する．

「心房細動治療（薬物）ガイドライン（2013年改訂版）」では，CHADS$_2$スコア1点以上

で内服推奨となっている。

3）エドキサバントシル酸塩水和物（直接Xa阻害薬）

エドキサバントシル酸塩水和物（リクシアナ錠・OD錠：第一三共）は，アピキサバンと同様の作用機序でトロンビンの生成を抑制する。

同ガイドラインでは，$CHADS_2$スコア1点で内服考慮可，2点以上で内服推奨となっている。

4）リバーロキサバン（直接Xa阻害薬）

リバーロキサバン（イグザレルト錠・細粒分包：バイエル）は，アピキサバン，エドキサバンと同様の作用機序でトロンビンの生成を抑制する。

同ガイドラインでは，$CHADS_2$スコア1点で内服考慮可，2点以上で内服推奨となっている。

5）ダビガトランエテキシラートメタンスルホン酸塩（直接トロンビン阻害薬）

ダビガトランエテキシラートメタンスルホン酸塩（プラザキサカプセル：日本ベーリンガー）は，トロンビンの活性部位に競合的かつ可逆的に結合し，フィブリノゲンからフィブリンに変換するトロンビンの触媒反応を阻害する。

同ガイドラインでは，$CHADS_2$スコア1点以上で内服推奨となっている。

6）ヘパリン，ダルテパリンナトリウム（低分子ヘパリン）

ヘパリン（ヘパリンCa注・皮下注：沢井，ヘパリンNa注：持田）は，アンチトロンビンⅢ（ATⅢ）と特異的に結合することにより，ATⅢの種々の活性化凝固因子（Ⅱa因子，Xa因子など）に対する阻害作用を促進し，血液凝固阻止作用を示す。したがって，ATⅢの産生が低下している場合は，ヘパリンの作用が減弱する可能性がある。

ヘパリンの分子量が5,000あれば，ATⅢを介してXa因子の阻害作用を発揮する。一方，Ⅱa因子の阻害作用を発揮するには，分子量5,000以上を必要とする。低分子ヘパリンであるダルテパリンナトリウム（フラグミン静注：ファイザー＝キッセイ）の分子量は約5,000であるため，出血との相関性が示唆されるⅡa因子阻害作用は弱く，活性化部分トロンボプラスチン時間（aPTT）を延長しない。

ヘパリンの拮抗薬としてはプロタミン硫酸塩がある。プロタミンは，血液中でヘパリンおよびヘパリン様物質と結合して生理学的不活性物質を形成することにより，ヘパリンの血液凝集阻止作用と拮抗する作用をもつ。そのため，ヘパリンの効果を急速に中和させる必要がある場合は，プロタミンを投与する。

7）エノキサパリンナトリウム（低分子ヘパリン）

エノキサパリンナトリウム（クレキサン皮下注キット：サノフィ＝科研）は，ヘパリンと同様，ATⅢと複合体を形成し，ATⅢのXa因子およびⅡa因子の阻害作用を促進して抗凝固作用を発現する。ただし，ヘパリンと異なり，Ⅱa因子よりもXa因子に対して選択的である。

8）ダナパロイドナトリウム（ヘパリノイド）

ダナパロイドナトリウム（オルガラン静注：共和クリティア）は，ATⅢを介して血液凝固因子のXa因子を阻害することによってトロンビン生成を抑制する。また，補助的にATⅢおよびヘパリンコファクターⅡを介してトロンビン活性を抑制することにより，フィブリン形成を抑制する。汎発性血管内血液凝固症（DIC）に適応がある。

9）フォンダパリヌクスナトリウム（合成Xa阻害薬）

フォンダパリヌクスナトリウム（アリクストラ皮下注：アスペンジャパン）は，ATⅢ

と高親和性に結合し，ATⅢのXa因子阻害作用を顕著に増強させることにより，トロンビン産生を阻害する。Xa因子に対して選択的であり，ヘパリンとは異なり，ATⅢの抗トロンビン活性をほとんど増強しない。

②抗血小板薬

抗血小板薬の作用機序を図3に示す[5]。

1）アスピリン〔COX阻害薬（TXA$_2$産生抑制薬）〕

低用量アスピリン（バイアスピリン錠：バイエル，バファリン配合錠A81：エーザイ）はシクロオキシゲナーゼ1（COX-1）の活性部位近傍のセリンをアセチル化することにより，COX-1を不可逆的に不活化する。このため，血小板からのトロンボキサンA$_2$（TXA$_2$）の産生が抑制され，血小板凝集が抑制される。このCOX-1阻害作用は不可逆的であるため，アスピリンの体内消失とは関係なく，血液循環中での血小板の寿命期間（7〜10日間）中，阻害され続ける。新たに若い血小板が骨髄から循環中に入り，アスピリンがこれ以上投与されなければ，血小板凝集作用は回復する。

2）チクロピジン塩酸塩，クロピドグレル硫酸塩（ADP受容体阻害薬，チエノピリジン系抗血小板薬）

チクロピジン塩酸塩（パナルジン錠・細粒：サノフィ），クロピドグレル硫酸塩（プラビックス錠：サノフィ）は，血小板活性化作用のあるアデノシン二リン酸（ADP）と結合するADP受容体に選択的かつ不可逆的に結合し，血小板膜糖蛋白（GP）Ⅱb/Ⅲaの活性化を阻害する。さらにADP受容体（P2Y$_{12}$）刺激によって起こる抑制性GTP蛋白質によるアデニル酸シクラーゼの活性抑制を阻害し，cAMPを増加させ血小板内のCa^{2+}濃度を抑えることにより，各種血小板凝集因子による凝集反応を抑制する。

クロピドグレルはチクロピジンの改良型といわれ，作用機序もほぼ同じであるが，チク

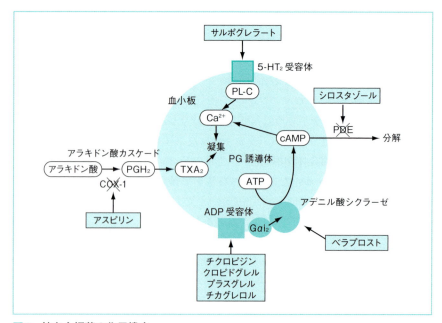

図3　抗血小板薬の作用機序
（平野和行，他：カラーイラストで学ぶくすりの作用メカニズム．p.14，医学書院，2007より改変）

ロピジンよりも血栓性血小板減少性紫斑病（thrombotic thrombocytopenic purpura：TTP），無顆粒球症，重篤な肝障害などの副作用の発現頻度が低い．

3）プラスグレル塩酸塩（ADP受容体阻害薬，チエノピリジン系抗血小板薬）

プラスグレル塩酸塩（エフィエント錠：第一三共）はプロドラッグであり，生体内で活性代謝物に変換された後，血小板膜上のADP受容体を選択的かつ非可逆的に阻害することで血小板凝集を抑制する．プラスグレルは，チクロピジン，クロピドグレルと作用機序が類似している．しかし，CYP2C19の遺伝子多型により血小板凝集抑制作用に違いのあるクロピドグレルとは異なり，CYP2C19遺伝子多型の有無にかかわらず，内服開始早期から安定した血小板凝集抑制作用を示す．

4）チカグレロル（ADP受容体阻害薬，シクロペンチルトリアゾロピリミジン群抗血小板薬）

チカグレロル（ブリリンタ錠：アストラゼネカ）は，血小板膜上のADP受容体に対して，選択的，直接的かつ可逆的に阻害することで血小板凝集抑制作用を示す．作用発現に代謝活性化を必要としないため，投与後早期から血小板凝集抑制作用が得られ，また投与終了後には速やかに作用が消失する．また，CYP2C19遺伝子多型による影響を受けにくく，個人差が少ない．ただし，急性冠症候群に対する治療の場合は，他の$P2Y_{12}$受容体拮抗薬の投与が困難な場合に限り，本剤の投与を考慮する必要がある．これは，アジア共同第Ⅲ相試験における全集団および日本人部分集団で示された本薬の有効性および安全性のいずれもが，クロピドグレルと比較すると劣る傾向にあったことをふまえ，わが国では急性冠症候群に対する治療の場合，他の$P2Y_{12}$受容体拮抗薬と同様に位置づけることはできないとしている．

5）シロスタゾール（PDE阻害薬）

シロスタゾール（プレタールOD錠・散：大塚製薬）は，血小板のホスホジエステラーゼ3（PDE3）活性を選択的に阻害することによりcAMP濃度を上昇させ，血小板凝集を抑制する．さらに血管平滑筋細胞のPDE3活性も阻害するため，血管平滑筋の弛緩を惹起し，血管拡張作用を示す．

また，わが国の小規模臨床試験では，急性期脳梗塞におけるシロスタゾール内服により嚥下機能の改善と誤嚥性肺炎を予防する効果が示されている[6]．

6）ベラプロストナトリウム（プロスタサイクリン誘導体）

ベラプロストナトリウム（プロサイリン錠：科研，ドルナー錠：東レ＝アステラス）は，血小板および血管平滑筋のプロスタグランジンI_2（PGI_2）受容体に結合し，アデニル酸シクラーゼを活性化し，血小板または血管平滑筋細胞のcAMP濃度を上昇させ，Ca^{2+}の流入およびTXA_2の生成を抑制する．この結果，抗血小板作用・血管拡張・血流増加作用・血管平滑筋細胞増殖抑制作用を示す．

7）サルポグレラート塩酸塩（$5-HT_2$受容体遮断薬）

サルポグレラート塩酸塩（アンプラーグ錠・細粒：田辺三菱）は，血小板および血管平滑筋におけるセロトニン（$5-HT_2$）受容体に対する特異的な拮抗作用を示すことにより，血小板凝集抑制作用および血管収縮抑制作用を示す．

3 剤形

抗凝固薬と抗血小板薬のうち，特徴のある薬剤について以下に説明する．

ダビガトランは，脱カプセルにより血中濃度が上昇する恐れがあるため，粉砕・簡易懸

濁・分割は不可である。また，吸湿性があるため一包化も不可である。

　素錠のアスピリン製剤の抗血小板作用の発現は15〜30分であるが，アスピリン腸溶錠の場合，有効成分のアセチルサリチル酸は胃では放出されずに，小腸に達して初めて放出されるため，効果発現が遅れる。このため，迅速な効果発現が期待される急性心筋梗塞ならびに脳梗塞急性期の初期治療に関しては，初回投与時に限って粉砕またはかみ砕いて投与することで，服用約15分後には血小板凝集抑制作用が発現する。

4 効能・効果，用法・用量

①効能・効果

　フォンダパリヌクスは，用量により適応症が異なる。1.5mg・2.5mgでは「静脈血栓塞栓症の発現リスクの高い，下肢整形外科手術施行患者・腹部手術施行患者における静脈血栓塞栓症の発症抑制」，5mg・7.5mgでは「急性肺血栓塞栓症および急性深部静脈血栓症の治療」となっている。

　アピキサバン，リバーロキサバン，ダビガトランの適応症は，「非弁膜症性心房細動における虚血性脳卒中および全身性塞栓症の発症抑制」である。エドキサバンは，さらに「静脈血栓症の治療および再発抑制・下肢整形外科手術施行患者における静脈血栓塞栓症の発症抑制」も適応となっている。ワルファリンからの切り替えの場合は，適応症が異なることに注意が必要である。

　同様に，プラスグレルの適応は，「経皮的冠動脈形成術（PCI）が適用される虚血性心疾患〔急性冠症候群（不安定狭心症，非ST上昇心筋梗塞，ST上昇心筋梗塞），安定狭心症，陳旧性心筋梗塞〕」のみであり，チクロピジンやクロピドグレルとは，適応症が異なることに注意が必要である。

配合剤

　降圧薬では配合剤が次々に発売されているが，抗血小板薬でも同様に配合剤が発売されるようになった。一例をあげると，アスピリン100mgとクロピドグレル75mgが配合されたコンプラビン配合錠（サノフィ）や，アスピリン100mgとランソプラゾール15mgが配合されたタケルダ配合錠（武田）である。これらと単剤で発売されている薬剤を比較すると，適応症が異なる点に十分注意が必要である。

　なお，2018年現在，タケルダ配合錠とタケプロンOD錠15の薬価は同額である。

②用法・用量

　ワルファリンの感受性は個体差が大きく，遺伝子多型の関与や同一個人でも食事の変化や併用薬で変動することがある。したがって定期的に血液凝固能検査を行い，必要に応じて維持投与量を調節する。血液凝固能検査には試薬間，ロット間および施設間などの差を補正するために標準化された値である国際標準比（international normalized ratio：INR）を用いる。

　ヘパリン製剤は，全血凝固時間（Lee-White法）または全血aPTTが正常値の2〜3倍になるように，年齢・症状に応じて適宜用量をコントロールする。ただし，エノキサパリ

ンや，低分子ヘパリンであるダルテパリンは，抗Xa作用が強いため，プロトロンビン時間（PT）やaPTTをモニタリング指標として用いることは適切ではない。

　直接トロンビン阻害薬やXa阻害薬は，血液凝固能検査による投与量調整は必要ないが，出血などの副作用の増強の可能性があるため，腎機能低下の場合は投与禁忌または減量が必要である。

INR（国際標準比）

INR＝患者血漿のPT（秒）／正常血漿の平均PT（秒）[ISI]
ISI：International Sensitivity Index（国際感受性指標）

5　薬物動態

　ワルファリンは，一対の光学異性体のラセミ体（S-ワルファリン，R-ワルファリン）である。R-ワルファリンに比べ，約5倍の強い抗凝固作用を有するS-ワルファリンの代謝に関与するCYP2C9を阻害する薬剤は，ワルファリンの薬効に大きな影響を与えるため，併用薬には注意が必要である。また，薬物血中濃度が半減する時間（$t_{1/2}$）が長く，効果発現までに数日を要するため注意が必要である。

　プラスグレルは，小腸のヒトカルボキシエステラーゼによって中間体に代謝された後，小腸および肝臓でCYP3A4，CYP2B6，CYP2C9，CYP2C19により1段階の代謝を受け，活性代謝物へ変換され効果を発現する。一方，クロピドグレルは小腸での代謝は受けずに，肝臓でCYP3A4，CYP1A2，CYP2C19，CYP2B6により2段階の代謝を受ける。このため，CYPによる2段階の代謝を受けるクロピドグレルは，CYP2C19の遺伝子多型の影響を受けやすい。

6　臨床成績

①RE-LY試験（Randomized Evaluation of Long-Term Anticoagulation Therapy：心房細動患者におけるダビガトランエテキシラートメタンスルホン酸塩とワルファリンの比較）

　非弁膜症性心房細動患者18,113例（うち，日本人326例）を対象とした脳卒中／全身性塞栓症の年間イベント発現率において，ワルファリンに対するダビガトラン投与（1回150mg 1日2回および1回110mg 1日2回）の非劣性を示した。

②J-ROCKET AF試験（Japanese Rivaroxaban Once Daily Oral Direct Factor Xa Inhibition Compared with Vitamin K Antagonism for Prevention of Stroke and Embolism Trial in Atrial Fibrillation）

　日本人非弁膜症性心房細動患者1,280例を対象とした脳卒中または全身性塞栓症の発症率は，リバーロキサバン群1.26％／年，ワルファリン群2.61％／年であり，有効性を検証するための十分な症例数を有していないものの，リバーロキサバン群で低値であった（ハザード比0.49［95％信頼区間：0.24～1.00］，$p = 0.05$）。

③Hokusai-VTE試験

　急性症候性深部静脈血栓症または急性肺血栓塞栓症患者8,240例（日本人209例含む）を対象とした症候性静脈血栓塞栓症の累積再発率は，TTR（time in therapeutic range）値が63.5%のワルファリン治療群に対して，ヘパリン投与後のエドキサバン投与群は非劣性を示した（ハザード比0.89 [95%信頼区間：0.70～1.13]，p＜0.001）。

TTR
ワルファリン投与時に，ワルファリンの効果の指標であるPT-INRが治療域に入っていた日数の割合。高値であるほど，ワルファリンコントロールが良好といえる。

7　安全性情報

①禁忌

　いずれの薬剤も，出血している患者，出血する可能性のある患者には禁忌である。
　抗凝固薬では，エドキサバンは，急性細菌性心内膜炎の患者には禁忌である。これは，血栓が遊離して血栓塞栓症を引き起こす可能性があるためである。また，リバーロキサバンは，腎不全（Ccr 15mL/min未満）の患者には使用経験がないため，禁忌となっている。また，HIVプロテアーゼ阻害薬，アゾール系抗真菌薬（イトラコナゾール，ボリコナゾール，ミコナゾールおよびケトコナゾールの経口剤または注射剤）との併用が禁忌となっている。これらは，CYP3A4およびP-糖蛋白阻害薬であるため，リバーロキサバンの血中濃度が上昇し出血の危険性が増大する恐れがある。さらに，コビシスタット含有製剤もCYP3A4を阻害するため，併用は禁忌である。
　ダビガトランは，腎不全（Ccr 30mL/min未満）の患者（透析患者を含む）では血中濃度が上昇し出血の危険性が増大する恐れがあるため禁忌である。また，P-糖蛋白阻害薬であるイトラコナゾールの経口剤との併用も禁忌となっている。ヘパリンは，ヘパリン起因性血小板減少症（heparin-induced thrombocytopenia：HIT）の既往歴のある場合は原則禁忌である。
　抗血小板薬のうち，特にチクロピジンは，TTP，無顆粒球症，重篤な肝障害などの重大な副作用が報告されているため，白血球減少症または重篤な肝障害などの患者に禁忌である。

②副作用

　HITは，ヘパリン投与中の出血に次ぐ重篤な副作用の1つであり，ヘパリンの投与により血小板減少が引き起こされる病態である。血小板減少に伴い，出血ではなく動静脈血栓症などの重篤な血栓症を合併する。HITはⅠ型とⅡ型に分類され，Ⅰ型はヘパリンからの直接刺激による血小板減少，Ⅱ型はヘパリン依存性の自己抗体〔血小板第4因子（PF4）-ヘパリン複合体抗体〕が血小板を活性化させるために血小板減少を引き起こす。さらに血管の内皮細胞を活性化し，トロンビンが産生する。問題となるのはⅡ型であり，治療には，ヘパリンの中止と過剰産生したトロンビン処理のために抗トロンビン薬の投与が必要

表2 ヘパリン起因性血小板減少症（HIT）の分類

	I型	II型
発症	ヘパリン投与2～3日後	ヘパリン投与5～14日後
機序	非免疫的機序	ヘパリン依存性抗体の出現 （主にヘパリン・PF4複合体抗体）
血小板数	10～20%の減少	30～50%の減少
合併症	無	動静脈血栓（心臓，脳，下肢，肺）
頻度	約10%	0.5～5%
経過	ヘパリンの継続可，自然に回復	ヘパリンの中止で回復
治療	原則として不要	代替薬による抗凝固療法の継続

（松尾武文・監，和中敬子，他・編：Okamoto's目で見るHIT，HIT情報センター，2008より改変）

となる（表2）[7]。

　チクロピジンは，TTP，無顆粒球症，重篤な肝障害などの重大な副作用が報告されている。添付文書には「投与開始後2カ月間は原則として2週間に1度来院し，血球算定（白血球分画を含む），肝機能検査を行うこと。本剤投与中は，定期的に血液検査を行うこと」と「警告」欄に記載されている。

抗凝固薬・抗血小板薬と遺伝子多型

　抗凝固薬・抗血小板薬を内服しているにもかかわらず，効果が十分に認められない患者の存在が明らかになっている。近年，この原因として遺伝子多型の存在が大きく影響していることが明らかになってきている。
　ワルファリンでは，至適投与量に個体差がみられる原因として，ビタミンKエポキシド還元酵素複合体1（VKORC1）およびCYP2C9の遺伝子多型による影響が考えられている。
　クロピドグレルでは，CYP2C19の遺伝子多型によりクロピドグレル内服中の残存血小板凝集能が異なるとの報告もある。

薬剤選択時はココに注目

　抗凝固療法を行う心房細動患者における，重大な出血事象の発現リスクを評価する方法として，HAS-BLEDスコアがある。高血圧，腎臓肝臓機能異常，脳卒中，出血または出血傾向，INRコントロール不良，65歳以上，抗血小板薬やNSAIDsの使用，アルコール依存がチェック項目としてあげられている。
　HAS-BLEDスコア3以上では，重大な出血事象の発現率が3%を超えており，欧州心臓病学会（European Society of Cardiology：ESC）によるESCガイドラインでは，スコア3以上を高リスク患者としている。高リスク患者に抗凝固療法を行う際は厳格な経過観察を必要とし，定期的に治療方法を見直すことが推奨されている。

比較一覧表 9-1 抗凝固薬

分類		クマリン系薬	直接Xa阻害薬
一般名		ワルファリンカリウム	アピキサバン
商品名 規格 (製薬会社)		ワーファリン錠・顆粒 錠 0.5mg, 1mg, 5mg　顆 1mg/0.5g (エーザイ)	エリキュース錠 錠 2.5mg, 5mg (ブリストル・マイヤーズ＝ファイザー)
特徴		・CYP2C9やVKORC1の遺伝子多型により，維持投与量に個人差が大きい ・多くの薬物との相互作用がある	・頻回な血液凝固能検査や用量調節が不要 ・年齢，体重，腎機能に応じて減量基準がある ・1日2回製剤
効能・効果		血栓塞栓症（静脈血栓症，心筋梗塞症，肺塞栓症，脳塞栓症，緩徐に進行する脳血栓症等）の治療および予防	①非弁膜症性心房細動患者における虚血性脳卒中および全身性塞栓症の発症抑制 ②静脈血栓塞栓症（深部静脈血栓症および肺血栓塞栓症）の治療および再発抑制
用法・用量		・初回投与量：1〜5mgを1日1回 ・初回投与量を1日1回経口投与後，数日間かけて血液凝固能検査で目標治療域に入るように用量調節し，維持投与量を決定 ・定期的に血液凝固能検査を行い，必要に応じて維持投与量を調節 ・抗凝固効果の発現を急ぐ場合には，初回投与時にヘパリン等の併用を考慮 ※小児の維持投与量は添付文書参照	①1回5mg，1日2回。年齢，体重，腎機能に応じて，1回2.5mg，1日2回へ減量 ②1回10mg，1日2回。7日間投与後，1回5mgを1日2回
警告		カペシタビンとの併用による出血発現・死亡例あり	①出血発現・死亡の恐れ ②脊椎・硬膜外麻酔，腰椎穿刺等との併用による麻痺発現の恐れ
禁忌	成分過敏症	本剤	本剤
	出血	出血*1，出血する可能性*1	臨床的に問題となる出血症状，血液凝固異常および臨床的に重要な出血リスクを有する肝疾患
	腎障害	重篤な腎障害	腎不全（Ccr15mL/min未満）*2，重度の腎障害*3
	肝障害	重篤な肝障害	×
	薬剤投与中	骨粗鬆症治療用ビタミンK_2（メナテトレノン）製剤，イグラチモド，ミコナゾール（ゲル剤・注射剤）	×
	その他	妊婦・妊娠可能性，中枢神経系の手術または外傷後日の浅い患者	×
重大な副作用	出血*1	○	○
	肝障害	肝機能障害，黄疸	肝機能障害
	間質性肺疾患	×	○
	その他	皮膚壊死，カルシフィラキス	×
薬物動態	対象	健康成人男子（CYP2C9*1/*3および*3/*3遺伝子型を示さない者）	健康成人男性
	投与量（単回）	錠 1mg，顆 0.2%0.5g	10mg
	T_{max} (hr)	錠 0.5，顆 0.25	3.0
	$t_{1/2}$ (hr)	錠 95，顆 102	8.1
	バイオアベイラビリティ (%)	100	約50
	クリアランス (mL/min)	S体：4.67，R体：3.04（CL/F）	55（外国人）
	分布容積 (L)	26	21（外国人）
	蛋白結合率 (in vitro) (%)	97	87〜93
	未変化体尿中排泄率 (%)	ほとんどなし	経口投与：27
	活性代謝物の生成	ワルファリンアルコール。ただし抗凝血効果としてはほとんど無視できる程度	×
	代謝酵素	S-ワルファリン：CYP2C9，R-ワルファリン：CYP1A2，CYP3A4	主にCYP3A4/5

*1 症状等の詳細は添付文書参照
*2 非弁膜症性心房細動患者における虚血性脳卒中および全身性塞栓症の発症抑制
*3 静脈血栓塞栓症（深部静脈血栓症および肺血栓塞栓症）の治療および再発抑制に使用する場合

- ヘパリンカルシウム，ヘパリンナトリウム，ダルテパリンナトリウム，エノキサパリンナトリウム，ダナパロイドナトリウム，フォンダパリヌクスナトリウムの比較は162〜163ページ
- 抗血小板薬の比較は164〜165ページ

	直接Xa阻害薬		直接トロンビン阻害薬
	エドキサバントシル酸塩水和物	リバーロキサバン	ダビガトランエテキシラートメタンスルホン酸塩
	リクシアナ錠・OD錠 錠 OD錠 15mg, 30mg, 60mg （第一三共）	イグザレルト錠・細粒分包 錠 細 10mg, 15mg （バイエル）	プラザキサカプセル カ 75mg, 110mg （日本ベーリンガー）
	・頻回な血液凝固能検査や用量調節が不要 ・体重・腎機能・併用薬に応じて減量基準がある ・1日1回製剤 ・適応症によって用量が異なる ・P糖蛋白阻害作用をもつ薬剤との併用に注意が必要	・頻回な血液凝固能検査や用量調節が不要 ・腎機能・併用薬に応じて減量基準がある ・1日1回製剤 ・P糖蛋白阻害作用をもつ薬剤との併用に注意が必要	・頻回な血液凝固能検査や用量調節が不要 ・年齢・腎機能・併用薬・消化性潰瘍の既往に応じて減量基準がある ・1日2回製剤 ・P糖蛋白阻害作用をもつ薬剤との併用に注意が必要
	①非弁膜症性心房細動患者における虚血性脳卒中および全身性塞栓症の発症抑制 ②静脈血栓塞栓症（深部静脈血栓症および肺血栓塞栓症）の治療および再発抑制 ③下肢整形外科手術（膝関節全置換術，股関節全置換術，股関節骨折手術）施行患者における静脈血栓塞栓症の発症抑制	①非弁膜症性心房細動患者における虚血性脳卒中および全身性塞栓症の発症抑制 ②深部静脈血栓症および肺血栓塞栓症の治療および再発抑制	非弁膜症性心房細動患者における虚血性脳卒中および全身性塞栓症の発症抑制
	①②体重60kg以下：30mgを1日1回。体重60kg超：60mgを1日1回。腎機能，併用薬に応じて1日1回30mgに減量 ③30mgを1日1回	①15mgを1日1回（食後）。腎障害患者には，腎機能の程度に応じて10mgを1日1回に減量 ②初期3週間：1回15mg，1日2回（食後）。以後：1回15mg，1日1回（食後）	1回150mg，1日2回。必要に応じて1回110mg，1日2回へ減量
	出血発現・死亡の恐れ。脊椎・硬膜外麻酔，腰椎穿刺等との併用による麻痺発現の恐れ	出血発現・死亡の恐れ ②脊椎・硬膜外麻酔，腰椎穿刺等との併用による麻痺発現の恐れ	消化管出血等の出血による死亡例あり
	本剤	本剤	本剤
	○*1	○*1	出血症状，出血性素因および止血障害，臨床的に問題となる出血リスクのある器質的病変（6ヵ月以内の出血性脳卒中を含む）
	腎不全（Ccr15mL/min未満）*2, 3，凝血異常を伴う肝疾患*2, 3，高度の腎機能障害（Ccr30mL/min未満）*4	腎不全（Ccr15mL/min未満）*2，重度の腎障害	透析患者を含む高度の腎障害（Ccr30mL/min未満）
	×	凝固障害を伴う肝疾患，中等度以上の肝障害(Child-Pugh分類BまたはCに相当)	×
	×	HIVプロテアーゼ阻害薬*5，コビシスタット含有製剤，アゾール系抗真菌薬*5の経口または注射剤	イトラコナゾール（経口剤）
	急性細菌性心内膜炎	妊婦・妊娠可能性，急性細菌性心内膜炎	脊椎・硬膜外カテーテルを留置および抜去後1時間以内
	○	○	○
	肝機能障害	肝機能障害，黄疸	急性肝不全，肝機能障害，黄疸
	○	○	間質性肺炎
	×	血小板減少	アナフィラキシー
	健康成人	健康成人男性	健康成人
	30mg	10mg	150mg
	1	1.4	総ダビガトラン 4
	4.9	7.1	総ダビガトラン 11.8（1日2回反復）
	61.8（外国人）	20mg食後：ほぼ100（外国人）	総ダビガトラン 約6.5
	363.3（外国人）	78.8（CL/F）	総ダビガトラン 108〜110（CL/F）
	107（外国人）	43.8（Vd/F）	総ダビガトラン 60〜70（Vd/F）
	40.0〜58.9（外国人，ex vivo）	約92〜95	34〜35
	72hr値：48.6（外国人）	経口投与：約36	総ダビガトラン 85
	M-4	×	ダビガトラン
	一部がCYP3A4	主にCYP3A4，一部2J2	―

*4 下肢整形外科手術施行患者における静脈血栓塞栓症の発症抑制に使用する場合
*5 HIVプロテアーゼ阻害薬：リトナビル，ロピナビル・リトナビル，アタザナビル，インジナビル，サキナビル，ダルナビル，ホスアンプレナビル，ネルフィナビル。アゾール系抗真菌薬：イトラコナゾール，ボリコナゾール，ミコナゾールおよびケトコナゾール

比較一覧表 9-1 抗凝固薬

	分類	ヘパリン	
	一般名	ヘパリンカルシウム	ヘパリンナトリウム
	商品名 規格 (製薬会社)	ヘパリンCa注・皮下注 注 2万単位/20mL, 5万単位/50mL, 10万単位/100mL 注 〔皮下注〕1万単位/0.4mL, 2万単位/0.8mL (沢井)	ヘパリンNa注 注 5千単位/5mL, 1万単位/10mL (持田)
	特徴	・防腐剤が入っていないため,雑菌の混入には注意が必要 ・同成分のシリンジ製剤(持田)は自己注射可能である	・$t_{1/2}$が短いため,速やかに作用発現する
	効能・効果	血栓塞栓症(静脈血栓症,心筋梗塞症,肺塞栓症,脳塞栓症,四肢動脈血栓塞栓症,手術中・術後の血栓塞栓症等)の治療・予防 汎発性血管内血液凝固症候群の治療 注 血管カテーテル挿入時の血液凝固防止,輸血・血液検査の際の血液凝固防止 注 血液体外循環時における灌流血液の凝固防止 (人工腎臓および人工心肺等)	血液透析・人工心肺その他の体外循環装置使用時の血液凝固防止
	用法・用量	本剤投与後,全血凝固時間(Lee-White法)または全血活性化部分トロンボプラスチン時間(WBAPTT)が正常値の2〜3倍になるように年齢・症状に応じて適宜用量をコントロール 注 〈体外循環時(血液透析・人工心肺)における使用法〉添付文書参照 注 〈静脈内点滴注射法〉10,000〜30,000単位を5%ブドウ糖注射液,生理食塩液,リンゲル液1,000mLで希釈し,最初1分間30滴前後の速度で,続いて全血凝固時間またはWBAPTTが投与前の2〜3倍になれば1分間20滴前後の速度で,静脈内に点滴注射 注 〈静脈内間歇注射法〉1回5,000〜10,000単位を4〜8時間ごとに静脈内注射。注射開始3時間後から,2〜4時間ごとに全血凝固時間またはWBAPTTを測定し,投与前の2〜3倍になるようコントロール 注 〈輸血・血液検査の際の血液凝固防止法〉添付文書参照 注 〔皮下注〕 ・初回に15,000〜20,000単位,続いて維持量として1回10,000〜15,000単位を1日2回,12時間間隔で皮下注射 ・手術後または心筋梗塞等に続発する静脈血栓症の予防には,5,000単位を12時間ごとに7〜10日間皮下注射	〈皮下注射・筋肉内注射法〉 1回5,000単位を4時間ごとに皮下注射または筋肉内注射
	警告	×	×
原則禁忌	成分過敏症	本剤	本剤
	妊婦・妊娠可能性	×	×
	出血[*1]	出血,出血する可能性	出血,出血する可能性
	重度の腎障害	重篤な腎障害	重篤な腎障害
	重篤な肝障害	○	○
	ヘパリン起因性血小板減少症(HIT)	○	○
	その他	中枢神経系の手術または外傷後日の浅い患者	
重大な副作用	出血[*1]	○	○
	肝障害	×	×
	血小板減少,血栓症	血小板減少,HIT等に伴う血小板減少・血栓症	
	ショック,アナフィラキシー	○	○
薬物動態	対象	健康成人	健康成人
	投与量(単回)	皮下注 250単位/kg, 注 35単位/kg静注	静注 100単位/kg
	T_{max} (hr)	皮下注 4, 注 0.25	
	$t_{1/2}$ (hr)	─	0.93
	バイオアベイラビリティ(%)	─	─
	クリアランス (mL/min)	─	─
	分布容積 (L)	─	─
	蛋白結合率 (in vitro)(%)	─	─
	未変化体尿中排泄率(%)	─	─
	活性代謝物の生成	─	─
	代謝酵素	─	─

*1 症状等の詳細は添付文書参照　　*6 5mg, 7.5mg製剤では併用不可。1.5mg, 2.5mg製剤では併用時の注意事項あり

➡ ワルファリンカリウム，アピキサバン，エドキサバントシル酸塩水和物，リバーロキサバン，ダビガトランエテキシラートメタンスルホン酸塩の比較は160～161ページ

➡ 抗血小板薬の比較は164～165ページ

	低分子ヘパリン		ヘパリノイド	合成Xa阻害薬
	ダルテパリンナトリウム	エノキサパリンナトリウム	ダナパロイドナトリウム	フォンダパリヌクスナトリウム
	フラグミン静注 注〔静注〕5000単位/5mL （ファイザー＝キッセイ）	クレキサン皮下注キット キット〔皮下注〕 2000IU/0.2mL （サノフィ＝科研）	オルガラン静注 注〔静注〕1,250抗第 Xa因子活性単位/mL （共和クリティア）	アリクストラ皮下注 注〔皮下注〕1.5mg/0.3mL， 2.5mg/0.5mL，5mg/0.4mL， 7.5mg/0.6mL （アスペンジャパン）
	・血液凝固能検査は効果の指標にはならない ・Ⅱa因子よりXa因子に選択的で，出血の副作用が少ない ・保存剤を添加していないので，残液を保存しない	・血液凝固能検査は効果の指標にはならない ・Ⅱa因子よりXa因子に選択的 ・腎機能に応じて減量が必要 ・1日2回製剤	・Ⅱa因子よりXa因子に選択的 ・$t_{1/2}$が長い ・1日2回製剤	・血液凝固能検査は効果の指標にはならない ・腎機能や体重に応じて減量が必要 ・1日1回製剤
	①血液体外循環時の灌流血液の凝固防止（血液透析） ②汎発性血管内血液凝固症（DIC）	・股関節全置換術，膝関節全置換術，股関節骨折手術施行患者における静脈血栓塞栓症の発症抑制 ・静脈血栓塞栓症の発現リスクの高い，腹部手術施行患者における静脈血栓塞栓症の発症抑制	汎発性血管内血液凝固症（DIC）	①1.5mg，2.5mg：静脈血栓塞栓症の発現リスクの高い，下肢整形外科手術施行患者・腹部手術施行患者における静脈血栓塞栓症の発症抑制 ②5mg，7.5mg：急性肺血栓塞栓症および急性深部静脈血栓症の治療
	①本剤を直接または生理食塩液で希釈して投与 ・出血性病変または出血傾向なし：体外循環開始時15～20IU/kgを回路内に単回投与し，体外循環開始後は7.5～10IU/kg/時を抗凝固薬注入ラインより持続注入 ・出血性病変または出血傾向あり：体外循環開始時10～15IU/kgを回路内に単回投与し，体外循環開始後は7.5IU/kg/時を抗凝固薬注入ラインより持続注入 ②1日量75IU/kgを24時間かけて持続静注	1回2,000IUを12時間ごとに1日2回連日皮下注	1回1,250抗第Xa因子活性単位を12時間ごとに静注（1日量2,500抗第Xa因子活性単位）	①2.5mgを1日1回皮下注。腎障害患者には，腎機能の程度に応じて1.5mg1日1回に減量 ②次の用量を1日1回皮下注。体重50kg未満：5mg，体重50～100kg：7.5mg，体重100kg超：10mg
	×	脊椎・硬膜外麻酔，腰椎穿刺等との併用による麻痺発現の恐れ	×	脊椎・硬膜外麻酔，腰椎穿刺等との併用による麻痺発現の恐れ*6
	本剤，ヘパリン，他の低分子量ヘパリン	（禁忌）本剤，ヘパリン，ヘパリン誘導体（低分子量ヘパリン等）	本剤，亜硫酸塩	（禁忌）本剤
	（禁忌）	○	○	×
	高度な出血症状	（禁忌）	出血，出血する可能性	（禁忌）
	×	（禁忌）Ccr30mL/min未満	×	（禁忌）*7
	○	（禁忌）	HITの既往歴があり，ヘパリン抗体と本剤との交差反応性がある患者	×
	×	（禁忌）急性細菌性心内膜炎	脳，脊椎，眼科手術または頭部外傷後日の浅い患者	（禁忌）急性細菌性心内膜炎
	○	血腫・出血	○	○
	×	肝機能障害，黄疸		肝機能障害，黄疸
	○	血小板減少	血小板減少症	×
	ショック，アナフィラキシー様症状	○	アナフィラキシー様症状，（類薬）ショック	○
	健康成人	健康成人男子	健康成人	健康成人
	静注 25 IU/kg	皮下注 2,000IU	1,250抗第Xa因子活性単位	皮下投与：2.5mg
		2.3		2.0
	1.53	3.19	19.9	16.1
		92.4	──	101
	22.1	12.5～14.5 (3,000～9,000IU：皮下投与)	8.1	5.6～7.0 (0.75～8mg：皮下投与)
	2.9	4.82～5.10 (3,000～9,000IU：皮下投与)	13.8	7～10
	41.3～61.9	90.6～92.7	93	97.0～98.6
				76～81
				×

*7 注〔皮下注〕1.5mg，2.5mg：Ccr20mL/min未満，注〔皮下注〕5mg，7.5mg：Ccr30mL/min未満

比較一覧表 9-2 抗血小板薬

	分類	COX阻害薬	ADP受容体阻害薬	
	一般名	アスピリン	チクロピジン塩酸塩	クロピドグレル硫酸塩
	商品名 規格 (製薬会社)	バイアスピリン錠 腸溶錠 100mg (バイエル)	パナルジン錠・細粒 錠 100mg・細 100mg/g (サノフィ)	プラビックス錠 錠 25mg, 75mg (サノフィ)
	特徴	・胃十二指腸障害，出血等の軽減のため腸溶性となっている ・素錠は内服後15〜30分で効果発現するが，本剤は胃滞留時間分（約3時間）だけ遅れる	・投与開始後2カ月間は，定期的に血液検査を行う必要がある	・チクロピジン塩酸塩に比べて副作用発現率が有意に低い
	効能・効果	①狭心症（慢性安定狭心症，不安定狭心症），心筋梗塞，虚血性脳血管障害〔一過性脳虚血発作（TIA），脳梗塞〕における血栓・塞栓形成の抑制 ②冠動脈バイパス術（CABG）あるいは経皮経管冠動脈形成術（PTCA）施行後における血栓・塞栓形成の抑制 ③川崎病（川崎病による心血管後遺症を含む）	①血管手術および血液体外循環に伴う血栓・塞栓の治療ならびに血流障害の改善 ②慢性動脈閉塞症に伴う潰瘍，疼痛および冷感などの阻血性諸症状の改善 ③虚血性脳血管障害〔一過性脳虚血発作（TIA），脳梗塞〕に伴う血栓・塞栓の治療 ④クモ膜下出血術後の脳血管攣縮に伴う血流障害の改善	①虚血性脳血管障害（心原性脳塞栓症を除く）後の再発抑制 ②経皮的冠動脈形成術（PCI）が適用される虚血性心疾患〔急性冠症候群（不安定狭心症，非ST上昇心筋梗塞，ST上昇心筋梗塞），安定狭心症，陳旧性心筋梗塞〕 ③末梢動脈疾患における血栓・塞栓形成の抑制
	用法・用量	①②100mgを1日1回。1回300mgまで増量可 ③急性期有熱期間：1日30〜50mg/kg，分3。解熱後の回復期から慢性期：1日3〜5mg/kg，分1	①1日200〜300mg，分2〜3（食後） ②1日300〜600mg，分2〜3（食後） ③1日200〜300mg，分2〜3（食後）。1日200mgの場合は1回投与可 ④1日300mg，分3（食後）	①75mgを1日1回。年齢，体重，症状により50mgを1日1回 ②投与開始日に300mgを1日1回。その後，維持量として1日1回75mg ③75mgを1日1回
	警告	×	TTP*3，無顆粒球症，重篤な肝障害等の重大な副作用が主に投与開始後2カ月以内に発現，死亡例あり	×
禁忌	成分過敏症	本剤，サリチル酸系製剤	本剤	本剤
	出血*1	出血傾向	○	○
	妊婦・妊娠可能性	出産予定日12週以内の妊婦	×	×
	その他	消化性潰瘍，アスピリン喘息*8，低出生体重児，新生児または乳児	重篤な肝障害，白血球減少症（本剤による既往歴を含む）（原則禁忌）肝障害	セレキシパグ投与中
重大な副作用	出血*1	○	○	○
	肝障害	肝機能障害，黄疸	重篤な肝障害	肝機能障害，黄疸
	血液障害	血小板減少，再生不良性貧血，白血球減少	血小板減少症，TTP*9，無顆粒球症，再生不良性貧血を含む汎血球減少症，赤芽球癆	血小板減少，TTP*9，無顆粒球症，再生不良性貧血を含む汎血球減少症，後天性血友病
	皮膚障害	中毒性表皮壊死融解症，皮膚粘膜眼症候群，剥脱性皮膚炎	中毒性表皮壊死融解症，皮膚粘膜眼症候群，多形滲出性紅斑，紅皮症(剥脱性皮膚炎)	中毒性表皮壊死融解症，皮膚粘膜眼症候群，多形滲出性紅斑，急性汎発性発疹性膿疱症
	消化性潰瘍	消化性潰瘍，小腸・大腸潰瘍	×	胃・十二指腸潰瘍
	肺炎	×	間質性肺炎	間質性肺炎，好酸球性肺炎
	その他	ショック，アナフィラキシー，喘息発作	急性腎不全，SLE様症状（発熱，関節痛，胸部痛，胸水貯留，抗核抗体陽性等）	薬剤性過敏症症候群，横紋筋融解症
薬物動態	対象	健康成人男性	健康成人男性	健康成人男性
	投与量（単回）	100mg	錠 500mg	75mg
	Tmax (hr)	4.00	2.03	主代謝物SR26334：1.9
	t1/2 (hr)	0.44	1.61	主代謝物SR26334：6.9
	バイオアベイラビリティ(%)	約20	80〜90[8]	50.0[8]
	クリアランス(mL/min)	—	—	—
	分布容積 (L)			
	蛋白結合率 (in vitro) (%)	80〜90	外国人：86.7（ヒト血清アルブミン），97.8（ヒト血清）	ヒト血漿：96〜99 ヒト血清アルブミン：約85
	未変化体尿中排泄率(%)	0（完全に代謝されるため未変化体の排泄はなし）	0.01〜0.02	—
	活性代謝物の生成	×		H4
	代謝酵素	—	CYP2C9, 2C19, 3A4	CYP3A4, 1A2, 2C19, 2B6

*1 症状等の詳細は添付文書参照　　*8 非ステロイド性消炎鎮痛剤等による喘息発作の誘発　　*9 TTP：血栓性血小板減少性紫斑病
*10 ただし，アスピリンを含む抗血小板剤2剤併用療法が適切である場合で，かつ，アスピリンと併用する他の抗血小板剤の投与が困難な場合に限る
*11 65歳以上，薬物療法を必要とする糖尿病，2回以上の心筋梗塞の既往，血管造影で確認された多枝病変を有する冠動脈疾患，または末期でな

→ 抗凝固薬の比較は160〜163ページ

	ADP受容体阻害薬		PDE阻害薬	プロスタサイクリン誘導体	5-HT₂受容体遮断薬
	プラスグレル塩酸塩	チカグレロル	シロスタゾール	ベラプロストナトリウム	サルポグレラート塩酸塩
	エフィエント錠 錠 2.5mg, 3.75mg, 5mg, 20mg (第一三共)	ブリリンタ錠 錠 60mg, 90mg (アストラゼネカ)	プレタールOD錠・散 OD錠 50mg, 100mg 散 200mg/g (大塚製薬)	プロサイリン錠/ドルナー錠 錠 20µg (科研／東レ=アステラス)	アンプラーグ錠・細粒 錠 50mg, 100mg 細 100mg/g (田辺三菱)
	・CYP2C19の遺伝子多型の有無にかかわらず、安定した血小板凝集抑制作用を示す ・低用量アスピリンとの併用が必要	・作用発現に代謝活性化を必要としないため、早期から血小板凝集阻害作用が得られ、投与終了後には速やかに作用が消失する ・低用量アスピリンとの併用が必要	・心拍数増加や頭痛の副作用に注意 ・間欠性跛行症状改善の第一選択薬	・抗血小板作用・血管拡張作用・血管平滑筋増殖抑制作用をもつ	・血小板凝集抑制作用および血管収縮抑制作用をもつ
	経皮的冠動脈形成術(PCI)が適用される虚血性心疾患〔急性冠症候群(不安定狭心症, 非ST上昇心筋梗塞, ST上昇心筋梗塞), 安定狭心症, 陳旧性心筋梗塞〕	①(90mg錠)経皮的冠動脈形成術(PCI)が適用される急性冠症候群(不安定狭心症, 非ST上昇心筋梗塞, ST上昇心筋梗塞)*10 ②(60mg錠)リスク因子*11を1つ以上有する陳旧性心筋梗塞のうち, アテローム血栓症の発現リスクが特に高い場合	慢性動脈閉塞症に基づく潰瘍, 疼痛および冷感等の虚血性諸症状の改善 脳梗塞(心原性脳塞栓症を除く)発症後の再発抑制	①慢性動脈閉塞症に伴う潰瘍, 疼痛および冷感の改善 ②原発性肺高血圧症	慢性動脈閉塞症に伴う潰瘍, 疼痛および冷感等の虚血性諸症状の改善
	投与開始日に20mgを1日1回。その後, 維持用量として1日1回3.75mg。PCI施行前に3.75mgを5日程度内服している場合, 初回負荷投与は必須ではない	①初回用量1回180mg, 2回目以降の維持用量1回90mg, 1日2回 ②1回60mg, 1日2回	1回100mg, 1日2回	①1日120µg, 分3(食後) ②1日60µg, 分3(食後)から開始し, 漸次増量。増する場合には, 投与回数を1日3〜4回とし, 1日180µgまで	1回100mg, 1日3回(食後)
	×	×	脈拍数が増加し, 狭心症が発現することがある	×	×
	本剤	本剤	本剤	×	×
	○	○	○	○	○
	×	×	○	×	×
	×	頭蓋内出血の既往, 中等度または重度の肝障害, 強いCYP3A阻害薬*12投与中, 強いCYP3A誘導剤*13投与中	うっ血性心不全	×	×
	○	○	○	出血傾向*1	脳出血, 消化管出血
	(類薬)肝機能障害, 黄疸	×	肝機能障害, 黄疸	肝機能障害	肝機能障害, 黄疸
	TTP*9, (類薬)無顆粒球症, 再生不良性貧血を含む汎血球減少症	×	血小板減少, 汎血球減少, 無顆粒球症	×	血小板減少, 無顆粒球症
	×	×	×	×	×
	×	×	胃・十二指腸潰瘍	×	×
	×	×	間質性肺炎	間質性肺炎	×
	過敏症	アナフィラキシー, 血管浮腫	うっ血性心不全, 心筋梗塞, 狭心症, 心室頻拍, 急性腎不全	ショック, 失神, 意識消失, 狭心症, 心筋梗塞	×
	健康成人	健康成人男性	健康成人男性	健康成人男性	健康成人男性
	初日20mg, 2〜7日3.75mg	90mg	OD錠 錠 100mg	100µg	100mg
	0.9 (投与7日目)	2.0 (AR-C124910XX : 2.5)	水なし:3.5, 水あり:3.0	1.42	0.89
	4.9 (投与1日目)	8.7 (AR-C124910XX : 10.0)	水なし:8.7, 水あり:10.6	1.11	0.75
	25	36	87〜100	—	—
				—	—
	約98	99.4 (AR-C124910XX : 99.9)	95以上	ヒト血清:約90 ヒト血清アルブミン:約82	95以上
		0.02% (AR-C124910XX)		5.68 (経口投与24hr値)	——(24hr値大部分が抱合型代謝物として排泄)
	R-138727	AR-C124910XX	OPC-13015:3.9倍, OPC-13213:0.4倍の活性	β-酸化体:ごく弱い活性	M-1:10倍の活性
	CYP3A4, 2B16 (ともに主酵素), 2C9, 2C19	CYP3A4	CYP3A4, 2D6, 2C19	CYP2C8によってわずかに代謝	CYP1A2, 2B6, 2C9, 2C19, 2D6, 3A4

い慢性の腎機能障害
*12 イトラコナゾール, ボリコナゾール, クラリスロマイシン, ネルフィナビル, リトナビル, テラプレビル, インジナビル, コビシスタットを含む薬剤
*13 リファンピシン, リファブチン, カルバマゼピン, フェノバルビタール, フェニトイン, セイヨウオトギリソウ含有食品

文献

1) 日本循環器学会, 他：循環器疾患における抗凝固・抗血小板療法に関するガイドライン（2009年改訂版）（http://www.j-circ.or.jp/guideline/pdf/JCS2009_hori_h.pdf）
2) 樋口宗史, 他・監訳：ラング・デール　薬理学, 西村書店, 2011
3) Umer Usman MH, et al：Advancement in antithrombotics for stroke prevention in atrial fibrillation. J Interv Card Electrophysiol, 22（2）：129-137, 2008
4) 日本循環器学会, 他：心房細動治療（薬物）ガイドライン（2013年改訂版）（http://www.j-circ.or.jp/guideline/pdf/JCS2013_inoue_h.pdf）
5) 平野和行, 他：カラーイラストで学ぶくすりの作用メカニズム, 医学書院, 2007
6) 日本脳卒中学会 脳卒中ガイドライン委員会・編：脳卒中治療ガイドライン2015［追補2017対応］, 協和企画, 2017
7) 松尾武文・監, 和中敬子, 他・編：Okamoto's目で見るHIT；ヘパリン起因性血小板減少, HIT情報センター, 2008
8) Lenz T, et al：Clinical pharmacokinetics of antiplatelet agents used in the secondary prevention of stroke. Clin Pharmacokinet, 42（10）：909-920, 2003

（海野由香子）

同効薬比較ガイド

10 アレルギー性疾患治療薬（メディエーター受容体拮抗薬）

おさえておきたい

アレルギー性疾患の薬物治療の 基礎知識

- アレルギー反応は発生機序からⅠ型（アナフィラキシー反応），Ⅱ型（細胞傷害性反応），Ⅲ型（免疫複合体反応），Ⅳ型（細胞性免疫反応）の4つに分類（Coombs & Gellの分類）され，それぞれに適した薬物治療があります
- アレルギー性疾患治療薬は，メディエーター受容体拮抗薬，メディエーター遊離抑制薬，免疫抑制薬，その他に分類されます
- Ⅰ型アレルギーの薬物治療には，メディエーター受容体拮抗薬である抗ヒスタミン薬が繁用されています

メディエーター受容体拮抗薬の ポイント

- 第一世代抗ヒスタミン薬は抗コリン作用が強いため，緑内障，下部尿路の閉塞性疾患には禁忌です
- 第二世代抗ヒスタミン薬は血液脳関門の透過性を低くし，H_1受容体への選択性を高めることにより，副作用を軽減しています
- セチリジンとレボセチリジンは，重度腎障害患者への投与は禁忌です
- 抗ヒスタミン薬のなかでビラスチン，デスロラタジン，ロラタジン，フェキソフェナジンは，眠気や作業能率の低下（インペアードパフォーマンス）への影響が弱い薬剤です
- エバスチン，ロラタジン，ルパタジンの代謝酵素はCYP3A4であり，いずれも主代謝物に薬理活性があります
- ロイコトリエン受容体拮抗薬は鼻閉に効果があり，効果発現までに1週間程度を必要とします
- ルパタジンは，ヒスタミンH_1受容体と血小板活性化因子（PAF）受容体に拮抗する新しい作用機序の薬剤です
- エメダスチンは内服薬のほかに貼付剤があります

アレルギー性疾患の病態と薬物治療

1 アレルギー性疾患とは

ヒトの体は外部から侵入した細菌やウイルス，その他の物質を異物（抗原）として認識すると，その異物を排除するために特殊な蛋白質（抗体）を産生し，異物を排除しようとする免疫反応（抗原抗体反応）が起こる。このような免疫反応は，本来，ヒトの体に有益な反応である。しかし，何らかの要因で過剰になると，その免疫反応が不利益な反応になる場合がある。これをアレルギー反応という。アレルギー性疾患とは，アレルギー反応が原因となる疾患の総称である。

2 発生機序[1]

アレルギー反応は，その発生機序の違いからCoombs & Gellによる4つの分類が用いられている（図1）[1]。

① I型アレルギー（アナフィラキシー反応）

抗原が体に入ると，5～15分で反応が起こる即時型アレルギーである。表面に免疫グロブリンの"IgE（抗体）"が結合した肥満細胞（マスト細胞）が抗原と反応すると，肥満細胞からヒスタミンやロイコトリエンなどの化学伝達物質（メディエーター）が遊離する。これらの化学伝達物質が血管透過性を亢進させて浮腫を起こし，主に好酸球の遊走を誘導して炎症を惹起する。これにより鼻汁分泌やそう痒，気管支喘息，血管拡張による血圧低下などを引き起こす。

症状は一過性で，通常は数時間以内に沈静化する。反応が激しく，全身性のものをアナフィラキシーとよび，さらに急速な血圧低下によりショック状態を呈したものをアナフィラキシーショックという。主な疾患としては，蕁麻疹，薬疹，花粉症，気管支喘息，アナフィラキシーショックなどがある。

② II型アレルギー（細胞傷害性反応）

細胞の表面に存在する抗原に対して産生された免疫グロブリンの"IgGまたはIgM（抗体）"が結合し，補体および細胞傷害性T細胞やマクロファージが作用することにより細胞が破壊される反応である。主な疾患としては，類天疱瘡，溶血性貧血，血小板減少性紫斑病，中毒性表皮壊死融解症（toxic epidermal necrolysis：TEN），不適合輸血などがある。

③ III型アレルギー（免疫複合体反応）

免疫反応により，抗原・抗体・補体などが互いに結合した免疫複合体が形成される。この免疫複合体が血管や組織に沈着し，補体反応や好中球遊走などが起こり，周囲組織を傷害する。主な疾患としては，皮膚小血管性血管炎，血清病，糸球体腎炎，ループス腎炎などがある。

図1 アレルギー反応の分類

Coombs分類	Ⅰ型	Ⅱ型	Ⅲ型	Ⅳ型
反応	アナフィラキシー反応	細胞傷害性反応	免疫複合体反応	細胞性免疫反応（遅延型アレルギー）
関与する抗体	IgE	IgG, IgM	IgG, IgM	―
関与する細胞	肥満細胞, 好塩基球	細胞傷害性T細胞, マクロファージ	多核白血球, マクロファージ	感作T細胞, マクロファージ
補体の必要性	なし	あり	あり	なし
標的組織, 細胞	皮膚, 肺, 腸管	皮膚, 赤血球, 白血球, 血小板	皮膚, 血管, 関節, 腎, 肺	皮膚, 肺, 甲状腺, 中枢神経など
反応の模式図	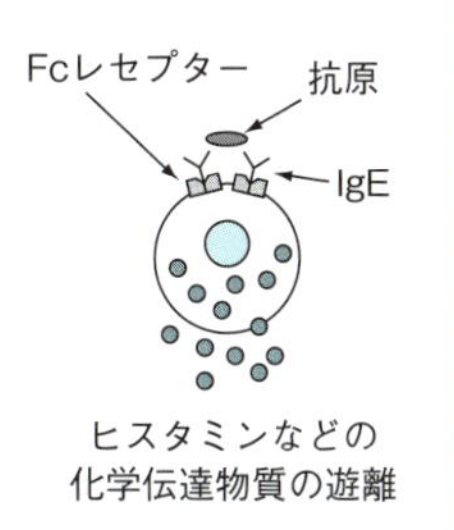 Fcレセプター／抗原／IgE／ヒスタミンなどの化学伝達物質の遊離	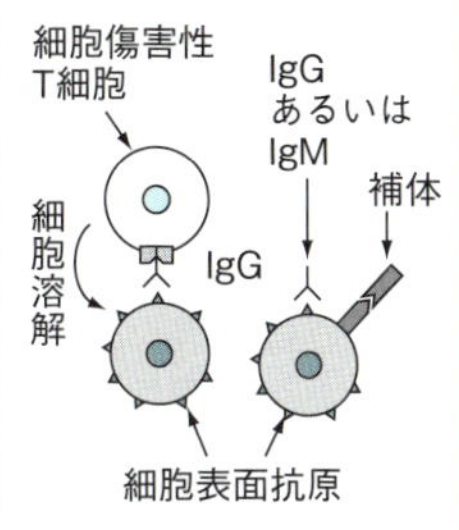 細胞傷害性T細胞／IgGあるいはIgM／補体／細胞溶解／細胞表面抗原	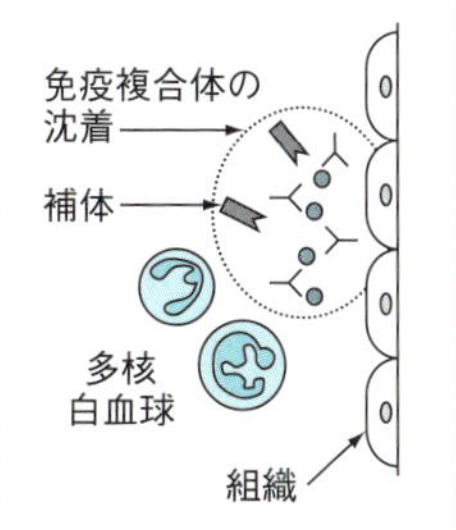 免疫複合体の沈着／補体／多核白血球／組織	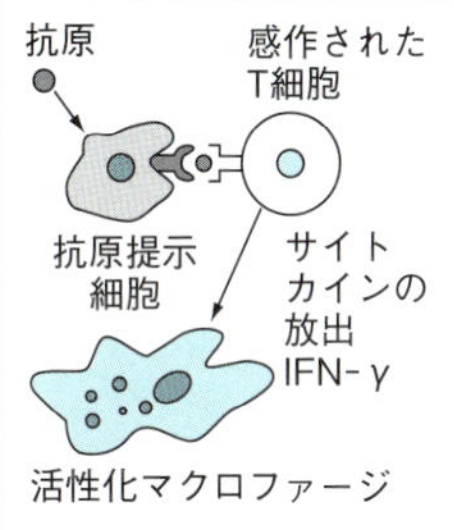 抗原／感作されたT細胞／抗原提示細胞／サイトカインの放出 IFN-γ／活性化マクロファージ

（清水宏：あたらしい皮膚科学 第3版, p.37, 中山書店, 2018より改変）

④Ⅳ型アレルギー（細胞性免疫反応）

発現には感作と誘発の2段階の反応が必要であり，発現までに時間を要することから，遅延型アレルギーともよばれる。抗原が最初に侵入すると抗原提示細胞によりT細胞が活性化し，エフェクターT細胞とメモリーT細胞が生成され，2回目以降の抗原侵入に対して迅速に対応できるようにする（感作）。2回目以降の侵入では，抗原提示細胞によりメモリーT細胞が活性化し，48時間をピークに炎症が惹起される（誘発）。

主な疾患としては，接触性皮膚炎，硬結性紅斑，移植片対宿主病（GVHD）などがある。ツベルクリン反応はⅣ型アレルギーである。

3 薬物治療

アレルギー性疾患に使用する薬剤は，薬理作用から①メディエーター受容体拮抗薬，②メディエーター遊離抑制薬，③免疫抑制薬（ステロイド），④その他（Th2サイトカイン阻害薬）に分類される。

Ⅰ型アレルギー（アナフィラキシー反応）の薬物治療では，メディエーター受容体拮抗薬，特に第二世代抗ヒスタミン薬が中心に用いられる。アレルギー症状の予防時期や症状が軽症の場合はメディエーター遊離抑制薬などを併用し，中等症から重症の場合は免疫抑制薬を併用する場合もある。Ⅱ型，Ⅲ型，Ⅳ型アレルギーの薬物治療では，免疫抑制薬が中心に使用される。表1にアレルギー性疾患治療で使用される主な薬剤の分類と特徴を示した[2]。

表1 主なアレルギー性疾患治療薬と特徴

作用機序	分類		主な薬剤	特徴
メディエーター受容体拮抗薬	ヒスタミンH₁受容体拮抗薬	第一世代	d-クロルフェニラミンマレイン酸塩，ジフェンヒドラミン塩酸塩，クレマスチンフマル酸塩など	1) くしゃみ，鼻漏などの症状を改善するが，鼻閉に対する効果が劣る 2) 眠気，胃腸障害，口渇，めまい，頭痛や倦怠感，抗コリン作用による口渇などの副作用がある 3) 緑内障，前立腺肥大，喘息には禁忌である
		第二世代	レボセチリジン塩酸塩，ロラタジン，オロパタジン塩酸塩，フェキソフェナジン塩酸塩，ベポタスチンベシル酸塩，セチリジン塩酸塩，エバスチン，エピナスチン塩酸塩，エメダスチンフマル酸塩，ビラスチン，デスロラタジン，ルパタジンフマル酸塩など	1) 中枢抑制，抗コリン作用などの副作用が少ない 2) 全般改善度はよい 3) 鼻閉に対する効果がややよい 4) 効果発現がやや遅いが，持続が長い 5) 連用により改善率が上昇する 6) ルパタジンフマル酸塩は抗PAF作用もある
	ロイコトリエン受容体拮抗薬		モンテルカストナトリウム，プランルカスト水和物	1) 鼻粘膜の容積血管拡張や血管透過性を抑制し，鼻閉を改善する 2) 鼻閉に対する効果は，第二世代抗ヒスタミン薬より優れる 好酸球浸潤抑制による過敏性亢進の軽減（くしゃみ抑制効果） 3) 好酸球浸潤や鼻汁分泌を抑制する 4) くしゃみ，鼻水にも有効である 5) 効果発現は内服開始後1週間程度で認められ，連用で改善率が上昇する 6) エリスロマイシン，イトラコナゾールなどとの相互作用に注意する
	プロスタグランジンD₂・トロンボキサンA₂受容体拮抗薬		ラマトロバン	1) 鼻粘膜血管拡張と血管透過性を抑制し，鼻閉を改善する 2) 鼻閉に対する効果は，第二世代抗ヒスタミン薬より優れる 3) 好酸球浸潤や鼻汁分泌を抑制する 4) くしゃみ，鼻水にも有効である 5) 効果発現は内服開始後1週間で認められ，連用で改善率が上昇する 6) サリチル酸系製剤，テオフィリンとの相互作用がある
メディエーター遊離抑制薬	肥満細胞安定薬		ペミロラストカリウム，トラニラスト	1) 連用により改善率が上昇する 2) 効果はマイルドなため臨床効果発現が遅い 3) 鼻閉にもやや効果がある 4) 副作用が比較的少ない 5) 眠気がない
免疫抑制薬	ステロイド配合剤		ベタメタゾン・d-クロルフェニラミンマレイン酸塩配合剤	抗ヒスタミン作用に加えてステロイド薬（ベタメタゾン）が配合されている．副腎皮質抑制の副作用に注意し，短期間の投与にとどめるべきである
その他	Th2サイトカイン阻害薬		スプラタストトシル酸塩	ヘルパーT細胞からのインターロイキン4およびインターロイキン5のサイトカイン産生抑制によるIgE抗体産生抑制，好酸球浸潤抑制作用により鼻閉などを改善するが，単独使用よりほかの薬剤との併用で効果が増強される

（鼻アレルギー診療ガイドライン作成委員会：鼻アレルギー診療ガイドライン―通年性鼻炎と花粉症―2016年版（改訂第8版），ライフ・サイエンスを参考に作成）

メディエーター受容体拮抗薬の比較

1 メディエーター受容体拮抗薬の種類

　アレルギー性疾患の薬物治療でⅠ型アレルギー（アナフィラキシー反応）に繁用されているのがメディエーター受容体拮抗薬である．メディエーター受容体拮抗薬には，ヒスタミンH_1受容体拮抗薬（抗ヒスタミン薬），ロイコトリエン受容体拮抗薬，プロスタグランジンD_2・トロンボキサンA_2受容体拮抗薬がある．

抗ヒスタミン薬は，第一世代のd-クロルフェニラミンマレイン酸塩（ポララミン錠・散・シロップ・ドライシロップ・注：高田），ジフェンヒドラミン塩酸塩（レスタミンコーワ錠：興和＝興和創薬），第二世代のエバスチン（エバステル錠・OD錠：大日本住友＝Meiji Seikaファルマ），エピナスチン塩酸塩（アレジオン錠・ドライシロップ：日本ベーリンガー），オロパタジン塩酸塩（アレロック錠・顆粒・OD錠：協和発酵キリン），セチリジン塩酸塩（ジルテック錠・ドライシロップ：UCB＝GSK），フェキソフェナジン塩酸塩（アレグラ錠・OD錠・ドライシロップ：サノフィ），ベポタスチンベシル酸塩（タリオン錠・OD錠：田辺三菱），レボセチリジン塩酸塩（ザイザル錠・シロップ：GSK），ロラタジン（クラリチン錠・レディタブ錠・ドライシロップ：バイエル＝塩野義），エメダスチンフマル酸塩（レミカットカプセル：興和＝興和創薬，アレサガテープ：久光），ビラスチン（ビラノア錠：大鵬＝Meiji Seikaファルマ），デスロラタジン（デザレックス錠：MSD＝杏林），ルパタジンフマル酸塩（ルパフィン錠：帝國製薬＝田辺三菱）がある。

ロイコトリエン受容体拮抗薬は，プランルカスト水和物(オノンカプセル・ドライシロップ：小野)，モンテルカストナトリウム（キプレス錠・OD錠・チュアブル錠・細粒：杏林，シングレア錠・OD錠・チュアブル錠・細粒：MSD），プロスタグランジンD_2・トロンボキサンA_2受容体拮抗薬はラマトロバン（バイナス錠：バイエル＝日本新薬）がある。本項では，内服薬を中心に解説する。

2 剤形

プランルカストとエメダスチンはカプセル剤で，その他はすべて錠剤である。口腔内崩壊錠（OD錠）はエバスチン，オロパタジン，フェキソフェナジン，ベポタスチンに，口腔内速溶錠（RM錠）はロラタジンにある。ドライシロップ剤はd-クロルフェニラミン，エピナスチン，セチリジン，フェキソフェナジン，ロラタジン，プランルカストにあり，顆粒剤はオロパタジンのみ，散剤はd-クロルフェニラミン，細粒剤はモンテルカストにある。シロップ剤はd-クロルフェニラミン，レボセチリジンに，チュアブル錠はモンテルカストにある。エメダスチンのみ貼付剤がある。

3 薬理学的作用

①ヒスタミンH_1受容体拮抗薬（抗ヒスタミン薬）

ヒスタミンは，肥満細胞やECL細胞，神経細胞，マクロファージ，ミクログリアなどに存在する生理活性アミンであり，ヒスタミン受容体には4つのサブタイプがある。H_1受容体は神経伝達，平滑筋収縮，血管透過性などの機能，H_2受容体は神経伝達，血管透過性，胃酸分泌などの機能，H_3受容体は神経伝達の機能，H_4受容体は肥満細胞遊走能の機能などに関与している。アレルギーが発症している状態では，H_1，H_2受容体を介して血管透過性が亢進し，肥満細胞から過剰に放出されたヒスタミンやロイコトリエンなどの神経伝達物質が受容体に結合することにより，神経が過敏状態になっている。したがって，これらの受容体を拮抗することで症状が改善される[3]。

抗ヒスタミン薬は1940年代からアレルギー治療薬として用いられ，OTC医薬品にも繁用されているが，血液脳関門を通過するため鎮静作用がある。また，抗コリン作用による

口渇，尿閉，頻脈などの副作用もある。そこで，抗ヒスタミン作用に加え，多彩な抗アレルギー作用をもち，かつ副作用を軽減した第二世代とよばれる抗ヒスタミン薬が開発された[2]。第二世代抗ヒスタミン薬は，親水性の官能基（$-COOH$，$-NH_2$）を導入することで血液脳関門を通過しにくいとされており，鎮静作用が抑えられている[3, 4]。

抗ヒスタミン薬の開発はヒスタミン受容体に高親和性をもつ親骨格の発見と改良から始まり，代謝物が活性をもつ前駆体（プロドラッグ）の開発へと進んだ。セチリジンは第一世代であるヒドロキシジンの，デスロラタジンはロラタジンの活性代謝物である。さらに，レボセチリジンはラセミ体であるセチリジンのR-エナンチオマーである。これらの改良により，眠気や鎮静作用，その他多くの副作用が軽減された。

1）第一世代ヒスタミンH_1受容体拮抗薬（第一世代抗ヒスタミン薬）

ヒスタミンH_1受容体に結合し，くしゃみ・鼻漏などの鼻炎症状や，痛み・かゆみなどの皮膚症状を改善する。また，ヒスタミン受容体と類似構造のムスカリン受容体への結合による抗コリン作用があり，その作用は鼻汁分泌抑制に効果的である。しかし，鼻閉に対する効果は十分ではない。

また，第一世代抗ヒスタミン薬は共通の骨格を有しており，脂溶性が高く，分子量が小さい。そのため，容易に血液脳関門を通過し，脳のヒスタミンH_1受容体を拮抗することで，眠気や倦怠感が出現する。その作用を利用して，ジフェンヒドラミンはOTC医薬品の睡眠薬として用いられている。また，抗コリン作用による口渇や便秘などの副作用が問題となる場合がある[5]。

2）第二世代ヒスタミンH_1受容体拮抗薬（第二世代抗ヒスタミン薬）

ヒスタミンH_1受容体に結合することが主な作用点であるが，そのほかに化学伝達物質（ケミカルメディエーター）遊離抑制作用や好酸球遊走抑制作用を有する。化学伝達物質の血小板活性化因子（PAF）は即時相反応であるくしゃみ，鼻水，鼻づまりなどを引き起こし，継続して遅発相反応である鼻づまりを引き起こす。一方で，エピナスチン，オロパタジンはPAFの遊離を抑制し，ルパタジンはPAF受容体に拮抗する作用をもつ。第一世代に比べて，脂溶性を低下させることにより血液脳関門の透過性を低くし，さらにH_1受容体の選択性を高めることにより，眠気や抗コリン作用である口渇や便秘などの副作用を軽減している。

②ロイコトリエン受容体拮抗薬

ロイコトリエン受容体への結合により，ロイコトリエンによる鼻粘膜血管透過性亢進および鼻粘膜浮腫の作用に拮抗し，鼻閉を改善する。また，鼻粘膜への好酸球浸潤抑制による過敏性亢進の軽減，ロイコトリエンD_4による鼻汁分泌を抑制するため，くしゃみ，鼻汁にもある程度効果がある[2]。効果発現は投与開始後1週間程度を必要とし，投与を継続することで症状改善率が上昇する[6]。

③プロスタグランジンD_2・トロンボキサンA_2受容体拮抗薬

鼻粘膜血管や血小板のトロンボキサンA_2受容体に結合し，血管透過性亢進および炎症性浸潤細胞に対して抑制作用を示し，鼻閉を改善する。また，好酸球などの炎症細胞上のプロスタグランジンD_2受容体に結合することにより，炎症細胞の遊走や脱顆粒の抑制を示し，鼻粘膜過敏症を減弱する[6]。血小板凝集能を抑制することから，抗血小板薬，血栓溶解薬，抗凝固薬との併用により出血傾向を増強するため，注意が必要である。

4 効能・効果，用法・用量

①効能・効果

　すべての経口抗ヒスタミン薬は，アレルギー性鼻炎，蕁麻疹，湿疹・皮膚炎，皮膚そう痒症の適応を有する。さらに，第一世代抗ヒスタミン薬のd-クロルフェニラミンは血管運動性鼻炎や感冒等上気道炎に伴うくしゃみ，鼻汁などの適応がある。

　第二世代抗ヒスタミン薬の適応は，皮膚疾患の病名が異なるため注意が必要である。エピナスチンは錠剤が唯一，気管支喘息の適応を有するが，臨床で用いられることは比較的少ない[7]。

　ロイコトリエン受容体拮抗薬であるプランルカスト，モンテルカストはアレルギー性鼻炎に加えて気管支喘息に適応がある。また，プロスタグランジンD_2・トロンボキサンA_2受容体拮抗薬であるラマトロバンの適応はアレルギー性鼻炎のみである。

②用法・用量

　第二世代抗ヒスタミン薬は，第一世代に比べて薬物血中濃度が半減する時間（$t_{1/2}$）やヒスタミン受容体の親和性の結合強度により作用時間が長く，1日1回または2回服用のものが多い。また，第二世代抗ヒスタミン薬は，副作用の眠気は第一世代よりも弱いものの問題となる場合がある。1日1回服用製剤を就寝前に服用し最高血中濃度を就寝中にすることは，日中の眠気を軽減させる1つの方法である。ビラスチンは食後の服用で最高血中濃度が約60％低下，AUC（血中薬物濃度時間曲線下面積）が約40％低下する。そのため，空腹時（食前1時間または食後2時間以上）に服用すること，さらにグレープフルーツジュースによる吸収阻害に起因すると推測される血中濃度の低下が認められているため，飲み物にも注意したい。

5 薬物動態と相互作用

　第二世代の抗ヒスタミン薬は$t_{1/2}$が比較的長いものが多いなか，ベポタスチン（錠剤）は2.4時間と短いが，臨床試験において1日2回の投与で有効性が確認されている。また，アレルギー性疾患治療薬の多くは静注製剤による薬物動態情報がほとんどなく，既存パラメータから薬剤の特徴を比較することは難しい。

　服用した薬剤のほとんどが代謝され，活性代謝物が薬理作用を示すものとして，エバスチン，ロラタジン，ルパタジンがある。エバスチンは小腸でCYP2J2，肝臓でCYP3A4，CYP2J2により大半がカレバスチンに代謝される。また，ロラタジンは主にCYP3A4により代謝されるが，CYP3A4阻害薬の存在下ではCYP2D6によりdescarboethoxyloratadine（DCL）に代謝される。ルパタジンは肝臓でCYP3A4によりデスロラタジンに代謝され，抗ヒスタミン作用を示す。CYP3A4阻害薬であるエリスロマイシンなどの併用により，CYP3A4で代謝されるエバスチン，ロラタジン，プランルカストは血中濃度が上昇する。一方，モンテルカストはCYP3A4を誘導するフェノバルビタールの併用で，血中濃度低下が認められている。また，ビラスチン，デスロラタジン，フェキソフェナジンはほとんど代謝されないが，フェキソフェナジンは水酸化アルミニウムや水酸化マグネシウム含有製剤との併用で一時的に吸着され吸収量が低下するため，同時服用は避けるべきである。

さらにビラスチン，フェキソフェナジンは，エリスロマイシンとの併用でP-糖蛋白の阻害によるクリアランス低下および吸収率の増加により，デスロラタジンは機序は不明だが，各薬剤の血中濃度が上昇するとの報告がある。

6 安全性情報

①禁忌

第一世代抗ヒスタミン薬には比較的強い抗コリン作用があるため，緑内障，前立腺肥大など下部尿路に閉塞性疾患がある場合は禁忌である。また，セチリジンとその光学異性体であるレボセチリジンは，クレアチニンクリアランス10mL/min未満の重度の腎障害の患者には禁忌であり，蛋白結合率も高く透析では除去されにくい。

②副作用

1）重大な副作用

第二世代抗ヒスタミン薬は，ベポタスチン，エメダスチン，ビラスチンを除くすべての薬剤で，重大な肝機能障害が報告されている。また，エバスチン，セチリジン，フェキソフェナジン，レボセチリジン，ロラタジン，デスロラタジン，ルパタジン，d-クロルフェニラミン，プランルカストにショックが報告されている。さらに，モンテルカストでは中毒性表皮壊死融解症（TEN），皮膚粘膜眼症候群（Stevens-Johnson症候群），多形紅斑が報告されている。

2）眠気・インペアードパフォーマンス

ヒスタミンは中枢神経でH_1受容体を介して覚醒・睡眠メカニズムの重要な役割を果たしており，抗ヒスタミン薬は，メディエーター受容体拮抗薬のなかで眠気の発生率が高い。さらに，抗ヒスタミン薬により眠気を自覚していなくても集中力，判断力や作業能率の低下（インペアードパフォーマンス）を招くことが知られている。

インペアードパフォーマンスの測定方法として，さまざまな課題に対する反応時間を測定し，精神運動障害や認知機能障害を客観的に表す方法がある。しかし，この方法では，鎮静性抗ヒスタミン薬を基準に相対的な評価しかできない。一方，陽電子放射断層撮影法（PET）により定量した抗ヒスタミン薬の脳内H_1受容体占拠率から絶対的な評価を可能とした報告がある。それによると，有意にインペアードパフォーマンスが発生するのは占拠率50％以上とされており，50％以上を鎮静性（主に第一世代抗ヒスタミン薬），20～50％で軽度鎮静性，20％以下で非鎮静性（比較一覧表内の第二世代抗ヒスタミン薬：p.176～179）と分類している[4), 8)]（図2）。

この図内にはレボセチリジンのデータがないが，プラセボ対照無作為化二重盲検比較試験を対象としたメタアナリシスにおいて，抗ヒスタミン薬の鎮静発生比率の比を比例障害比率として算出した結果，レボセチリジンの鎮静性はフェキソフェナジンより低いとする報告[9)]がある。フェキソフェナジン，ロラタジン，デスロラタジン，ビラスチンは非鎮静性の薬剤であり，添付文書上に危険を伴う機械操作に関する重要な基本的事項の記載はない。しかし，体調や個人差により効果の発現は異なるため，服用の際には注意をする必要がある。

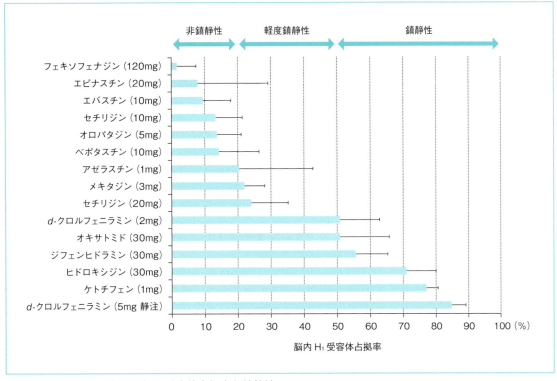

図2 抗ヒスタミン薬の脳内H₁受容体占拠率と鎮静性
（谷内一彦：2 CONGA コンセンサスに準じたレボセチリジンの評価. 医薬ジャーナル, 46 (10), p.120, 2010 より）

薬剤選択時はココに注目

メディエーター受容体拮抗薬のうち、蕁麻疹などの皮膚科疾患に対する適応は抗ヒスタミン薬のみである。アレルギー性鼻炎に対してはすべてのメディエーター受容体拮抗薬に適応があり、重症度や症状により、単独あるいはほかの抗アレルギー薬と併用するのが望ましい[2]。

・軽症例：①第二世代抗ヒスタミン薬、②メディエーター遊離抑制薬、③Th2サイトカイン阻害薬のいずれかを第一選択。眠気、口渇などの副作用がなければ、速効性の④第一世代抗ヒスタミン薬を頓用してもよい。

・中等症例：くしゃみ・鼻漏型では、①第二世代抗ヒスタミン薬、②メディエーター遊離抑制薬、または⑤鼻噴霧用ステロイド薬のいずれかを選択し、必要に応じて①または②に⑤を併用する。鼻閉型または充全型で、特に鼻閉が強い症例では、⑥抗ロイコトリエン薬、⑦抗プロスタグランジンD₂・トロンボキサンA₂薬、③Th2サイトカイン阻害薬または⑤鼻噴霧用ステロイド薬のいずれかを選択し、必要に応じて⑥、⑦、③に⑤を併用する。

・重症例：くしゃみ、鼻漏が特に強い場合には、⑤鼻噴霧用ステロイド薬に①第二世代抗ヒスタミン薬を併用する。鼻閉型または充全型で、特に鼻閉が強い症例は⑤鼻噴霧用ステロイド薬に⑥抗ロイコトリエン薬または⑦抗プロスタグランジンD₂・トロンボキサンA₂薬を併用する。

比較一覧表 10 アレルギー性疾患治療薬（メディエーター受容体拮抗薬）

	分類	抗ヒスタミン薬（第二世代）		
	一般名	エバスチン	エピナスチン塩酸塩	オロパタジン塩酸塩
	薬剤名 規格 (製薬会社)	エバステル錠・OD錠 錠 5mg, 10mg OD錠 5mg, 10mg （大日本住友＝Meiji Seikaファルマ）	アレジオン錠・ドライシロップ 錠 10mg, 20mg DS 10mg/g （日本ベーリンガー）	アレロック錠・顆粒・OD錠 錠 2.5mg, 5mg 顆 5mg/g OD錠 2.5mg, 5mg （協和発酵キリン）
	特徴	・主な作用は活性代謝物カレバスチンが示す ・1日1回投与である ・OD錠がある	・1日1回投与である ・ロイコトリエンC_4, PAF（血小板活性化因子），ブラジキニン等の拮抗作用，ヒスタミン，SRS-Aの遊離抑制作用がある	・OD錠がある ・ペプチドロイコトリエン，PAF, IL-6, IL-8の産生・遊離抑制作用，好酸球の活性抑制作用，血管内皮細胞における細胞接着分子の発現抑制作用がある ・腎機能障害患者に慎重投与
効能・効果	蕁麻疹	○	○	○
	皮膚障害	湿疹・皮膚炎，痒疹，皮膚そう痒症	錠 湿疹・皮膚炎，皮膚そう痒症，痒疹，そう痒を伴う尋常性乾癬 DS 皮膚疾患（湿疹・皮膚炎，皮膚そう痒症）に伴うそう痒	成人：皮膚疾患に伴うそう痒（湿疹・皮膚炎，痒疹，皮膚そう痒症，尋常性乾癬，多形滲出性紅斑） 小児：皮膚疾患（湿疹・皮膚炎，皮膚そう痒症）に伴うそう痒
	アレルギー性鼻炎	○	○	○
	その他	×	錠 気管支喘息	×
	用法・用量	1回5～10mg，1日1回	錠〈アレルギー性鼻炎〉1回10～20mg，1日1回 錠〈上記以外〉1回20mg，1日1回 ※小児（DS）は添付文書参照	成人：1回5mg，1日2回（朝・就寝前） ※小児は添付文書参照
禁忌	成分過敏症	本剤	本剤	本剤
	重度の腎障害	×	×	×
重大な副作用	ショック	○	×	×
	アナフィラキシー	○	×	×
	肝障害	肝機能障害，黄疸	肝機能障害，黄疸	劇症肝炎，肝機能障害，黄疸
	血液障害	×	血小板減少	×
	その他	（類薬）QT延長，心室性不整脈（Torsades de pointesを含む）	×	×
臨床試験	投与量（単回）	5mg	20mg	5mg
	T_{max} (hr)	錠 5.2 OD錠 5.3（水なし）（10mg服用）	錠 1.9 DS 3.1	成人：錠 1.00 OD錠 0.75 顆 0.76 小児：錠 1.33
	$t_{1/2}$ (hr)	錠 18.5 OD錠 17.6	錠 9.2 DS 8.09	8.75
薬物動態	バイオアベイラビリティ (%)	—	39.1（外国人）	—
	クリアランス (mL/min)	—	841.5（外国人）	19.33 (CL/F)
	分布容積 (L)	—	592（外国人）	305 (Vd/F)
	蛋白結合率 (in vitro) (%)	エバスチン：99.9以上 カレバスチン：97.4～97.7	64.2	65.6
	未変化体尿中排泄率 (%)	経口投与72hr値：0.1	経口投与：25.4（外国人）	経口投与48hr値：58.7～73.4
	活性代謝物の生成	カレバスチン（ほとんどがカレバスチンに代謝される）	—	あり。ただし未変化体に対する代謝物の活性比は低く，臨床効果はほとんど未変化体で説明可能
	代謝酵素	CYP2J2, CYP3A4	わずかな代謝物の生成にCYP3A4, CYP2D6, CYP2B6が関与	CYP3A4
	相互作用	エリスロマイシン，イトラコナゾール，リファンピシン	—	—

⇨ ロラタジン，エメダスチンフマル酸塩，ビラスチン，デスロラタジン，ルパタジンフマル酸塩の比較は178〜179ページ
⇨ d-クロルフェニラミンマレイン酸塩，ジフェンヒドラミン塩酸塩，プランルカスト水和物，モンテルカストナトリウム，ラマトロバンの比較は180〜181ページ

抗ヒスタミン薬（第二世代）				
セチリジン塩酸塩	フェキソフェナジン塩酸塩	ベポタスチンベシル酸塩	レボセチリジン塩酸塩
ジルテック錠・ドライシロップ 錠 5mg，10mg DS 12.5mg/g （UCB＝GSK）	アレグラ錠・OD錠・ドライシロップ 錠 30mg，60mg OD錠 60mg DS 50mg/g （サノフィ）	タリオン錠・OD錠 錠 5mg，10mg OD錠 5mg，10mg （田辺三菱）	ザイザル錠・シロップ 錠 5mg シ 0.5mg/mL （GSK）
・成人は1日1回投与である ・アレルギー反応遅発相における好酸球遊走を抑制する ・腎機能に応じた用法・用量あり	・眠気に関する基本的注意なし ・OD錠がある ・白血球からのヒスタミン遊離，血好酸球からのECP（好酸球陽イオン蛋白），ロイコトリエンC_4遊離を抑制する	・OD錠がある ・単核球からのIL-5産生を抑制する ・腎機能障害患者に慎重投与	・ラセミ体のセチリジンのR-エナンチオマー ・成人は1日1回投与である ・腎機能に応じた用法・用量あり
○	○	○	○
成人：湿疹・皮膚炎，痒疹，皮膚そう痒症 小児：皮膚疾患（湿疹・皮膚炎，皮膚そう痒症）に伴うそう痒	皮膚疾患（湿疹・皮膚炎，皮膚そう痒症，アトピー性皮膚炎）に伴うそう痒	皮膚疾患に伴うそう痒（湿疹・皮膚炎，痒疹，皮膚そう痒症） ※痒疹は成人のみ	成人：湿疹・皮膚炎，痒疹，皮膚そう痒症 小児：皮膚疾患（湿疹・皮膚炎，皮膚そう痒症）に伴うそう痒
○	○	○	○
×	×	×	×
成人：1回10mg，1日1回（就寝前）。1日20mgまで ※小児は添付文書参照	成人：1回60mg，1日2回 ※小児は添付文書参照	成人：1回10mg，1日2回 ※小児は添付文書参照	成人：1回5mg，1日1回（就寝前）。1日10mgまで ※小児は添付文書参照
本剤，ピペラジン誘導体[*1]	本剤	本剤	本剤，ピペラジン誘導体[*2]
Ccr＜10mL/min	×	×	Ccr＜10mL/min
○	○	×	○
	肝機能障害，黄疸	×	肝機能障害，黄疸
血小板減少	無顆粒球症，白血球減少，好中球減少	×	血小板減少
痙攣	×	×	痙攣
10mg	60mg	10mg	5mg
錠 1.44 DS 0.82	錠 2.0 OD錠 2.0（水なし）	錠 1.2 OD錠 1.0	1.00
錠 6.73 DS 8.03	錠 16.6 OD錠 19.0	錠 2.4 OD錠 2.5	7.33
		82	
87.1（CL/F）	733.33	440（CL/F）	40.67（CL/F）
35（外国人）（Vd/F）		79.5（Vd/F）	25.14（Vd/F）
92	60〜82	55.9	約92
経口投与24hr値：約50	経口投与48hr値：11.1	経口投与24hr値：76.4〜87.9	経口投与48hr値：約73
酸化的O-脱アルキル体＝P026（抗ヒスタミン作用はin vitroでセチリジンの約1/8，in vivoで約1/20）			
—	（ほとんど代謝されない）	—	CYP3A4
テオフィリン，リトナビル，中枢神経抑制薬，アルコール，ピルシカイニド塩酸塩水和物	制酸薬，エリスロマイシン	—	テオフィリン，リトナビル，中枢神経抑制薬，アルコール，ピルシカイニド塩酸塩水和物

＊1　レボセチリジン，ヒドロキシジンを含む　＊2　セチリジン，ヒドロキシジンを含む

比較一覧表 10 アレルギー性疾患治療薬（メディエーター受容体拮抗薬）

分類		抗ヒスタミン薬（第二世代）		
一般名		ロラタジン	エメダスチンフマル酸塩	
薬剤名 規格（製薬会社）		クラリチン錠・レディタブ錠・ドライシロップ 錠10mg RM錠10mg DS 10mg/g （バイエル＝塩野義）	レミカットカプセル カ 1mg, 2mg （興和＝興和創薬）	アレサガテープ 貼［テープ］4mg, 8mg （久光）
特徴		・1日1回投与である ・水なしで服用可能なレディタブ錠がある ・眠気に関する基本的注意なし ・ヒスタミン遊離抑制作用，ロイコトリエン C_4 遊離抑制作用がある	・アレルギー反応による肥満細胞からのケミカルメディエーター遊離抑制作用と抗ヒスタミン作用，好酸球遊走阻止，浸潤抑制作用を有することによりアレルギー性炎症を抑制する	・アレルギー反応による肥満細胞からのケミカルメディエーター遊離抑制作用と抗ヒスタミン作用，好酸球遊走阻止，浸潤抑制作用を有することによりアレルギー性炎症を抑制する ・1日1回投与である
効能・効果	蕁麻疹	○	○	×
	皮膚障害	皮膚疾患（湿疹・皮膚炎，皮膚そう痒症）に伴うそう痒	湿疹・皮膚炎，皮膚そう痒症，痒疹	×
	アレルギー性鼻炎	○	○	○
	その他	×	×	×
用法・用量		成人：1回10mg, 1日1回（食後） ※小児は添付文書参照	1回1〜2mg, 1日2回（朝食後・就寝前）	1回4mgを胸部，上腕部，背部または腹部のいずれかに貼付し，24時間毎に貼り替え。1回8mgまで増量可
禁忌	成分過敏症	本剤	×	本剤
	重度の腎障害	×	×	×
重大な副作用	ショック	○	×	×
	アナフィラキシー	○	×	×
	肝障害	肝機能障害，黄疸	×	×
	血液障害	×	×	×
	その他	てんかん，痙攣	×	×
臨床試験	投与量（単回）	10mg（空腹時，水あり）	2mg	3mg
	T_{max} (hr)	錠 1.37 RM錠 1.11（ロラタジン） 錠 1.85 RM錠 1.59（代謝物DCL）	3.1	16, 26
	$t_{1/2}$ (hr)	錠 11.5 RM錠 13.7（ロラタジン） 錠 20.1 RM錠 20.1（代謝物DCL）	7.0	13.2
薬物動態	バイオアベイラビリティ (%)	──	46	──
	クリアランス (mL/min)	約6,683.3（ロラタジン）（CL/F） 約4,150（代謝物DCL）（CL/F）	1200（CL/F）	──
	分布容積 (L)	約4,810（ロラタジン）（Vd/F） 約4,425（代謝物DCL）（Vd/F）	725（Vd/F）	──
	蛋白結合率 (in vitro) (%)	ロラタジン：96.8〜97.9 DCL：73.3〜75.6	64.8	──
	未変化体尿中排泄率 (%)	検出されない（海外データ）	経口投与24h値：3.6	貼付投与後96h値：3.3
	活性代謝物の生成	主要活性代謝物descarboethoxy-loratadineの抗ヒスタミン作用は未変化体の7.9倍，ヒスタミン遊離抑制作用は4倍	H_1受容体に対して5-水酸化対およびN-脱メチル体がエメダスチンの21%および29%の親和性	──
	代謝酵素	CYP3A4, CYP2D6	CYP1A2, CYP2E1, CYP3A4	CYP1A2, CYP2E1, CYP3A4
	相互作用	エリスロマイシン，シメチジン	向精神薬，鎮静剤，催眠剤等	向精神薬，鎮静剤，催眠剤等

エバスチン，エピナスチン塩酸塩，オロパタジン塩酸塩，セチリジン塩酸塩，フェキソフェナジン塩酸塩，ベポタスチンベシル酸塩，レボセチリジン塩酸塩の比較は176〜177ページ
 d-クロルフェニラミンマレイン酸塩，ジフェンヒドラミン塩酸塩，プランルカスト水和物，モンテルカストナトリウム，ラマトロバンの比較は180〜181ページ

抗ヒスタミン薬（第二世代）		
ビラスチン	デスロラタジン	ルパタジンフマル酸塩
ビラノア錠 錠20mg （大鵬＝Meiji Seikaファルマ）	デザレックス錠 錠5mg （MSD＝杏林）	ルパフィン錠 錠10mg （帝國製薬＝田辺三菱）
・1日1回空腹時投与である ・薬物代謝酵素（CYP）の阻害および誘導作用がない ・眠気に関する基本的注意なし	・1日1回投与である ・立ち上がりが早く食事の影響を受けない ・ロラタジンの主要活性代謝物 ・眠気に関する基本的注意なし	・1日1回投与である ・抗ヒスタミン作用と抗血小板活性化因子（PAF）作用を有する ・アレルギー症状の即時相反応と遅発相反応に効果がある ・活性代謝物であるデスロラタジンに代謝される
○	○	○
皮膚疾患（湿疹・皮膚炎，皮膚そう痒症）に伴うそう痒		
○	○	○
×	×	×
1回20mg，1日1回（空腹時）	成人：1回5mg，1日1回 ＊小児は添付文書参照	成人：1回10mg，1日1回。1回20mgまで増量可 ＊小児は添付文書参照
本剤	本剤，ロラタジン	本剤
×	×	×
×	○	○
×	○	○
×	肝機能障害，黄疸	
×		×
×	てんかん，痙攣	
20mg	5mg	10mg
1.00	1.75	0.91（ルパタジン） 2.08（デスロラタジン）
10.54	19.5	4.76（ルパタジン） 20.65（デスロラタジン）
60.67（外国人）	─	─
270.5（CL/F）	1933（CL/F）	17262.5（CL/F）
286.08（Vd/F）	3260（Vd/F）	7567.27（Vd/F）
男性 87.03〜90.04 女性 84.22〜86.00	82.8〜87.2	98.4〜98.8
経口投与48h値：28.31（外国人）	経口投与240h値：1.7（外国人）	経口投与：1％未満（外国人）
─	あり。ただし，3-OHデスロラタジン：抗ヒスタミン作用はデスロラタジンの約0.3倍であり，薬効は主に未変化体による	デスロラタジン：抗ヒスタミン作用の持続性に寄与
CYP3A4 （代謝物は微量）	（同定されていない）	CYP3A4（主要） CYP2C9，CYP2C19，CYP2D6
エリスロマイシン，ジルチアゼム	エリスロマイシン	ケトコナゾール，エリスロマイシン等 CYP3A4阻害薬

比較一覧表 10 アレルギー性疾患治療薬（メディエーター受容体拮抗薬）

	分類	抗ヒスタミン薬（第一世代）	
	一般名	d-クロルフェニラミンマレイン酸塩	ジフェンヒドラミン塩酸塩
	薬剤名 規格（製薬会社）	ポララミン錠・散・シロップ・ドライシロップ 錠 2mg 散 10mg/g シ 0.4mg/mL DS 2mg/g （高田）	レスタミンコーワ錠 錠 10mg （興和＝興和創薬）
	特徴	・副作用に抗コリン作用，中枢抑制作用がある ・鎮静性である ・効果持続時間がジフェンヒドラミンよりやや長い	・副作用に抗コリン作用，中枢抑制作用がある ・鎮静性である
効能・効果	蕁麻疹	蕁麻疹，血管運動性浮腫	○
	皮膚障害	皮膚疾患に伴うそう痒（湿疹・皮膚炎，皮膚そう痒症，薬疹）	皮膚疾患に伴うそう痒（湿疹・皮膚炎），春季カタルに伴うそう痒
	アレルギー性鼻炎	アレルギー性鼻炎，枯草熱	
	血管運動性鼻炎	○	○
	その他	感冒等上気道炎に伴うくしゃみ・鼻汁・咳嗽	急性鼻炎
	用法・用量	1回2mg，1日1～4回	1回30～50mg，1日2～3回
禁忌	成分過敏症	本剤，類似化合物	×
	緑内障	○	○
	前立腺肥大等下部尿路の閉塞性疾患	○	○
	その他	低出生体重児・新生児	×
重大な副作用	ショック	○	×
	アナフィラキシー	×	×
	肝障害	×	×
	血液障害	再生不良性貧血，無顆粒球症	×
	その他	痙攣，錯乱	×
薬物動態	臨床試験 投与量（単回）	錠 4mg	—
	臨床試験 T_{max} (hr)	3	—
	臨床試験 $t_{1/2}$ (hr)	7.9	—
	バイオアベイラビリティ (%)	25～50	72（外国人）
	クリアランス (mL/min)	—	600～1,300（外国人）
	分布容積 (L)	325.4	231～476（外国人）
	蛋白結合率 (in vitro) (%)	72（クロルフェニラミン）	78
	未変化体尿中排泄率 (%)		経口投与24hr値：1.49（外国人）
	活性代謝物の生成	—	—
	代謝酵素	CYP2C11，CYP2B1，CYP2D6	
	相互作用	中枢神経抑制薬，アルコール，MAO阻害薬，抗コリン作用を有する薬剤，ドロキシドパ，ノルアドレナリン	中枢神経抑制薬，アルコール，MAO阻害薬，抗コリン作用を有する薬剤

エバスチン，エピナスチン塩酸塩，オロパタジン塩酸塩，セチリジン塩酸塩，フェキソフェナジン塩酸塩，ベポタスチンベシル酸塩，レボセチリジン塩酸塩の比較は176～177ページ

 ロラタジン，エメダスチンフマル酸塩，ビラスチン，デスロラタジン，ルパタジンフマル酸塩の比較は178～179ページ

	ロイコトリエン受容体拮抗薬		プロスタグランジンD_2・トロンボキサンA_2受容体拮抗薬
	プランルカスト水和物	モンテルカストナトリウム	ラマトロバン
	オノンカプセル・ドライシロップ カ 112.5mg DS 100mg/g (小野)	キプレス錠・OD錠・チュアブル錠・細粒／シングレア錠・OD錠・チュアブル錠・細粒 錠 5mg, 10mg OD錠 10mg チュアブル錠 5mg 細 4mg/0.5g (杏林/MSD)	バイナス錠 錠 50mg, 75mg (バイエル＝日本新薬)
	・鼻閉を主とする三大主徴（鼻閉，鼻汁，くしゃみ）を改善する ・鼻粘膜膜分画cysLTs受容体に選択的に結合する ・眠気に関する基本的注意なし	・1日1回投与である ・鼻閉を主とする三大主徴（鼻閉，鼻汁，くしゃみ）を改善する ・眠気に関する基本的注意なし	・鼻粘膜過敏性の亢進を抑制し，くしゃみ・鼻汁症状を改善する ・鼻粘膜への好酸球の浸潤を抑制する ・眠気に関する基本的注意なし
	×	×	×
	×	×	×
	○	錠 OD錠	○
	×	×	×
	気管支喘息	気管支喘息	×
	カ 1日450mg，分2（朝・夕食後） ※小児（DS）は添付文書参照	錠 OD錠〈アレルギー性鼻炎〉1回5～10mg，1日1回（就寝前） 錠 OD錠〈気管支喘息〉1回10mg，1日1回（就寝前） ※小児（チュアブル錠，細，DS）は添付文書参照	1回75mg，1日2回 〔朝・夕食後（または就寝前）〕
	本剤	本剤	本剤
	×	×	×
	×	×	×
	×	×	×
	○	×	×
	○	○	×
	肝機能障害	劇症肝炎，肝炎，肝機能障害，黄疸	肝炎，肝機能障害，黄疸
	白血球減少，血小板減少	血小板減少	×
	間質性肺炎，好酸球性肺炎，横紋筋融解症	血管浮腫，中毒性表皮壊死融解症，皮膚粘膜眼症候群，多形紅斑	×
	カ 225mg	錠 10mg	錠 75mg
	5.2	3.9	1.83
	1.15	4.57	2.11
	─	58～67	80.3
	1.140（CL/F）	46.8（外国人）	688.33（CL/F）
	91.8（Vd/F）	10（外国人）	205.2
	99.7～99.8	99.6	97～98
	経口投与：0.01	定量限界以下	経口投与24hr値：2.37
	あり。ただし薬効への寄与は少ない	M6は未変化体と同程度，M1，M2，M4およびM5は未変化体よりも弱い薬理作用	─
	主にCYP3A4	CYP3A4，CYP2C9	CYP3A4
	主にCYP3A4によって代謝される薬剤，イトラコナゾール，エリスロマイシン	フェノバルビタール	抗血小板薬，血栓溶解薬，抗凝血薬，サリチル酸系製剤，テオフィリン

文献

1) 清水宏：あたらしい皮膚科学　第3版．pp.36-38，中山書店，2018
2) 鼻アレルギー診療ガイドライン作成委員会・編：鼻アレルギー診療ガイドライン―通年性鼻炎と花粉症―2016年版（改訂第8版）．ライフ・サイエンス，2015
3) 谷内一彦，他：特集「ヒスタミン受容体」を理解する．Dermatology Today，4：4-9，2011
4) 谷内一彦：CONGA コンセンサスに準じたレボセチリジンの評価．医薬ジャーナル，46（10）：118-123，2010
5) 大橋淑宏：治療薬の基礎知識　第1回　抗ヒスタミン薬総説．鼻アレルギーフロンティア，6（3）：36-40，2006
6) 北村正樹：花粉症治療薬．薬局，58（4）：1211-1223，2007
7) 大久保公裕：総論―抗アレルギー薬の薬効メカニズム．医薬ジャーナル，44（3）：883-885，2008
8) 谷内一彦，他：抗ヒスタミン薬の有効性と安全性の新しいエビデンス．アレルギー科，15（6）：517-523，2003
9) McDonald K, et al：Sedation and antihistamines：an update；Review of inter-drug differences using proportional impairment ratios. Hum Psychopharmacol, 23（7）：555-570, 2008

（神宮直子，平山武司）

同効薬比較ガイド

11 アレルギー性結膜疾患治療薬（点眼薬）

おさえておきたい

アレルギー性結膜疾患の薬物治療の 基礎知識

- アレルギー性結膜疾患は，アレルギー性結膜炎，アトピー性角結膜炎，春季カタル，巨大乳頭結膜炎に分類されます
- いずれのアレルギー性結膜疾患においても第一選択薬は抗アレルギー点眼薬で，重症度に応じてステロイド点眼薬の使い分けが必要です
- アトピー性角結膜炎や春季カタルなどの難治性重症アレルギー性結膜疾患では，さらに免疫抑制点眼薬，ステロイド薬の内服，ステロイド懸濁液の瞼結膜下注射，また，乳頭切除術などの外科的治療も適応になります

抗アレルギー点眼薬の ポイント

- 抗アレルギー点眼薬は，ヒスタミンH_1受容体拮抗薬とメディエーター遊離抑制薬に分類されます
- コンタクトレンズ装用者やドライアイを合併している症例では，保存剤を含まない点眼薬が望まれます
- メディエーター遊離抑制薬が十分な効果を発現するまでには，1～2週間を要します
- クロモグリク酸，アンレキサノクス，ペミロラストは春季カタルに適応があります
- ペミロラストの用法は1日2回投与であり，その他の抗アレルギー点眼薬は1日4回投与です
- ケトチフェンやクロモグリク酸に，保存剤を含まない1回使い捨ての製剤があります
- 点眼時の刺激・違和感にはpH，浸透圧が関係し，pH6.0～8.0，浸透圧比約1.0の製剤が，刺激・違和感が少なく望ましい製剤です

アレルギー性結膜疾患の病態と薬物治療

1 アレルギー性結膜疾患とは

　アレルギー性結膜疾患（allergic conjunctivitis disease：ACD）は，「Ⅰ型アレルギーが関与する結膜の炎症性疾患で，何らかの自他覚所見を伴うもの」とアレルギー性結膜疾患診療ガイドライン（第2版）[1]に定義されている。すなわち，Ⅰ型アレルギー反応（「第10章　アレルギー性疾患治療薬」p.168参照）が関与している結膜炎であれば，ほかの様式の炎症反応が混在していてもACDと診断できる。ただし，単にアレルギー素因を呈するだけではACDとして判定するには不十分であり，結膜の炎症性変化とそう痒感，眼脂，流涙などの何らかの自覚症状がある場合のみ，ACDと診断される[1]。

2 分類

　ACDは，増殖性変化，アトピー性皮膚炎の合併，異物などによる機械的刺激の有無により以下に示す病型に分類される（表1）[1]。

①アレルギー性結膜炎

　アレルギー性結膜炎（allergic conjunctivitis：AC）は結膜に増殖性変化のないACDである。症状の発現時期により，季節性アレルギー性結膜炎（seasonal allergic conjunctivitis：SAC），なかでも花粉によって引き起こされるものは花粉性結膜炎ともよぶ。季節あるいは気候の変化により増悪，寛解はあるが，通年性のものを通年性アレルギー性結膜炎（perennial allergic conjunctivitis：PAC）とよぶ。

②アトピー性角結膜炎

　アトピー性角結膜炎（atopic keratoconjunctivitis：AKC）は顔面にアトピー性皮膚炎を伴う患者に起こる慢性のACDである。増殖性変化を伴わない症例が多いが，巨大乳頭などの増殖性変化を伴うこともある。

③春季カタル

　春季カタル（vernal keratoconjunctivitis：VKC）は結膜に増殖性変化があるACDである。結膜の増殖性変化とは，眼瞼結膜の乳頭増殖，増大あるいは輪部結膜の腫脹や堤防状隆起を指す。アトピー性皮膚炎を伴う症例も多く，点状表層角膜炎，角膜びらん，遷延性角膜上皮欠損，角膜潰瘍，角膜プラークなどの角膜病変がみられる。

④巨大乳頭結膜炎

　巨大乳頭結膜炎（giant papillary conjunctivitis：GPC）はコンタクトレンズ，義眼，手術用縫合糸などの機械的刺激による上眼瞼結膜に増殖性変化を伴う結膜炎である。GPCは contact lens related papillary conjunctivitis で最も重症な型に相当する。VKCと類似しているが，乳頭の形状が異なる，ほとんどの場合，角膜病変は伴わない，などの点で異なる。

表1 アレルギー性結膜疾患の分類と上眼瞼結膜の所見

	分類	上眼瞼結膜の主な所見
アレルギー性結膜疾患（ACD）	① アレルギー性結膜炎（AC） ・季節性アレルギー性結膜炎（SAC） ・通年性アレルギー性結膜炎（PAC）	軽度の充血と浮腫
	② アトピー性角結膜炎（AKC）	充血，混濁，結膜下の線維化
	③ 春季カタル（VKC）	結膜充血，浮腫，眼脂，巨大乳頭の形成
	④ 巨大乳頭結膜炎（GPC）	充血，ドーム状の巨大乳頭

（アレルギー性結膜疾患診療ガイドライン編集委員会：アレルギー性結膜疾患診療ガイドライン（第2版），日眼会誌，114（10）：p.833-834，2010を参考に作成）

3 薬物治療[1]

いずれのACDにおいても，第一選択薬は抗アレルギー点眼薬である。抗アレルギー点眼薬だけでは効果不十分な場合，中等症以上の症例，アレルギー性鼻炎を併発している症例には抗アレルギー薬の内服薬を併用することもあるが，保険適用はない。また，重症度に応じてステロイド点眼薬の使い分けが必要となる。AKCやVKCなどの難治性重症ACDでは，さらに免疫抑制点眼薬，ステロイド薬の内服，ステロイド懸濁液の瞼結膜下注射，また乳頭切除術などの外科的治療も適応となる。

①アレルギー性結膜炎（AC）

第一選択は抗アレルギー点眼薬（ヒスタミンH_1受容体拮抗薬，メディエーター遊離抑制薬）であり，ヒスタミンH_1受容体拮抗薬とメディエーター遊離抑制薬の併用も可能である。症状が強い時期はステロイド点眼薬を併用する。コンタクトレンズ装用者やドライアイを合併している症例では，保存剤を含まない点眼薬の使用が望ましい。なお，SACでは，花粉飛散予測日の約2週間前，または症状が少しでも現れた時点で抗アレルギー点眼薬の投与を開始すると，花粉飛散ピーク時の症状が軽減される。

②アトピー性角結膜炎（AKC）

第一選択は抗アレルギー点眼薬であり，効果不十分な症例はステロイド点眼薬を併用する。同時にアトピー性眼瞼炎の治療も積極的に行う必要がある。症状により，さらにステロイド内服薬を併用する。

③春季カタル（VKC）

抗アレルギー点眼薬だけで効果不十分な症例には，免疫抑制点眼薬を併用する。2剤で症状の改善がみられない重症例には，さらにステロイド点眼薬を追加投与し，症状に応じてステロイド薬の内服やステロイド懸濁液の瞼結膜下注射，外科的治療を行う。症状の改善がみられたらステロイド点眼薬を低力価に切り替え，または点眼回数を漸減・中止し，抗アレルギー点眼薬・免疫抑制点眼薬で治療し，寛解期間が長くなれば抗アレルギー点眼薬のみでコントロールする。

④巨大乳頭結膜炎（GPC）

コンタクトレンズが原因の場合は，原則としてコンタクトレンズ装用を中止する。第一

選択は抗アレルギー点眼薬で，重症例にはステロイド点眼薬を追加する。レンズケアに問題がある場合も多いため，こすり洗いの指導やケア用品の変更を指示する必要がある。再発の場合は，頻回交換コンタクトレンズや使い捨てコンタクトレンズへの種類の変更も考慮する。義眼が原因の場合は，義眼の新調や種類の変更を検討する。

抗アレルギー点眼薬の比較

1 抗アレルギー点眼薬の種類

抗アレルギー点眼薬は，ヒスタミンH_1受容体拮抗薬とメディエーター遊離抑制薬に分類される。現在，ヒスタミンH_1受容体拮抗薬は，エピナスチン塩酸塩（アレジオン点眼液：参天），オロパタジン塩酸塩（パタノール点眼液：アルコン＝協和発酵キリン），レボカバスチン塩酸塩（リボスチン点眼液：ヤンセン＝参天＝日本新薬），ケトチフェンフマル酸塩（ザジテン点眼液・点眼液UD：アルコン）の4成分が販売されている。

メディエーター遊離抑制薬は，クロモグリク酸ナトリウム（インタール点眼液・点眼液UD＝サノフィ），アンレキサノクス（エリックス点眼液：千寿＝武田），ペミロラストカリウム（アレギサール点眼液／ペミラストン点眼液：参天／アルフレッサファーマ），トラニラスト（リザベン点眼液／トラメラス点眼液・PF点眼液：キッセイ／ニッテン＝日本点眼薬／日本点眼薬），イブジラスト（ケタス点眼液：MSD／杏林＝千寿＝武田），アシタザノラスト水和物（ゼペリン点眼液：わかもと＝興和＝興和創薬）の6成分が販売されている。

2 薬理学的作用

ACDはⅠ型アレルギーによる炎症性疾患である。Ⅰ型アレルギーは，肥満細胞（マスト細胞）表面に結合しているIgE抗体に抗原が結合し，肥満細胞が活性化され，種々のメディエーターを遊離することによって起こる炎症反応である。このアレルギー反応は抗原が侵入してから5〜15分後に生じる即時相と，3〜12時間後に生じる遅発相に大別される。

遅発相にはⅠ型のみならずⅣ型アレルギー反応も関与しており，結膜に浸潤したT細胞がインターロイキンを放出する。その結果，さらに好酸球が活性化，組織障害性蛋白を放出し炎症反応を重症化させている[2]。これらをターゲットとした薬理作用は，ヒスタミンH_1受容体拮抗薬およびメディエーター遊離抑制薬のいずれの薬剤においても認められており，その機序は薬剤により特徴がある（図1）。

ヒスタミンH_1受容体拮抗薬は，肥満細胞から放出されるメディエーターの代表であるヒスタミンH_1の受容体をブロックすることで，主に即時相における障害とされる眼そう痒感や充血などを抑制する。

メディエーター遊離抑制薬は，主に肥満細胞の脱顆粒を阻害し，メディエーターであるヒスタミン，ロイコトリエン，トロンボキサンA_2などの遊離を抑制することでⅠ型アレルギーの即時相反応を軽減し，さらに炎症細胞の結膜局所浸潤を抑制することで遅発相の反応も軽減する。ただし，メディエーター遊離抑制薬が十分な効果を発現するまでには，

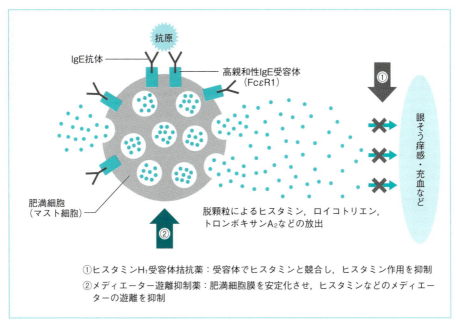

図1　ヒスタミンH_1受容体拮抗薬とメディエーター遊離抑制薬の作用機序

1〜2週間を要する。

　エピナスチン，オロパタジン，レボカバスチン，ケトチフェンは，ヒスタミンH_1受容体拮抗作用を有する。なかでも，ヒスタミンH_1受容体選択性は，オロパタジンが最も高いとされている[3]。また，エピナスチン，オロパタジン，ケトチフェンはメディエーター遊離抑制作用も有する。

　その他のクロモグリクサン，アンレキサノクス，ペミロラスト，トラニラスト，イブジラスト，アシタザノラストの6薬剤はいずれもヒスタミン受容体拮抗作用はなく，メディエーター遊離抑制作用を有する。イブジラストは，6薬剤の中で唯一，ヒスタミン遊離抑制作用がなく，抗ロイコトリエン作用，好酸球および好中球の遊走抑制作用，ならびに活性酸素産生抑制作用をもつことが特徴である。

3　効能・効果

　すべての薬剤においてACの適応はあるが，スギ花粉症に代表されるような一定の時期に症状が発現する花粉症が適応に明記されているのは，アンレキサノクスとイブジラストの2製剤のみである。ただし，花粉症は，ACの中のSACに分類されるため，すべての薬剤が使用できる。

　クロモグリク酸，アンレキサノクス，ペミロラストはVKCに適応がある。VKCでは特に，結膜での好酸球陽性率が高率であり[1]，好酸球に対する薬理作用をもっている薬剤が望ましいと考えられる。したがって，メディエーター遊離抑制薬のうちイブジラスト，アシタザノラストにも効果が期待できるが，VKCの適応はない。

4 用法・用量

　用法は，ペミロラストのみ1日2回投与であり，それ以外はすべて1日4回投与である。ペミロラストは，効果持続性に対しウサギ受動感作ACに対する抑制作用を経時的に検討し，点眼2時間後で約60％の最高抑制率を示した後，40～50％程度の有意な抑制作用を12時間後まで維持したことから1日2回の点眼が臨床で検討され，二重盲検法によるクロモグリク酸の1日4回点眼との比較試験において同等の効果が認められ[4]，1日2回の用法で承認された。

5 臨床成績

　各製剤の承認時までの臨床試験の結果を比較一覧表（p.190）に示した。試験が異なるため，単純に比較することは困難であるが，ヒスタミンH_1受容体拮抗薬のACに対する有効率は，レボカバスチン，ケトチフェンではいずれも69.1％であり，オロパタジンはケトチフェンと比較し，非劣性が認められている。一方，メディエーター遊離抑制薬のACに対する有効率は68.5～81.1％であり，VKCの有効率はクロモグリク酸が63.3％，アンレキサノクスが50.0％，ペミロラストが62.5％であった。

6 安全性情報

①保存剤

　抗アレルギー薬の代表的な副作用は，点眼時の「痛み・しみる・眼刺激」である。また，点眼液中の保存剤であるベンザルコニウム塩化物やパラベンの薬剤アレルギーによる接触性皮膚炎，眼瞼炎の報告もあり，注意が必要である。ケトチフェンやクロモグリク酸では，保存剤に対するアレルギーを考慮し，保存剤を含まない1回使い捨てタイプの製剤（Unit Dose：UD）が発売されている。また，ヒスタミンH_1受容体拮抗作用を有するレボカバスチン，ケトチフェンでは眠気の報告があり，点眼薬ではあるが患者に情報提供する必要がある。

②pH・浸透圧比

　点眼時の刺激・違和感にはpH，浸透圧が関係する。涙液のpHは7.45，浸透圧比（対生理食塩水）は1.0であり，特にpHが6以下，または8以上になると刺激を感じるとされている[5]。ケトチフェンがpH4.8～5.8，クロモグリク酸pH4.0～7.0，アシタザノラストpH4.5～6.0と酸性側にあり，「しみる・眼刺激」などの副作用発現率が他薬剤と比較して高いことが理解できる。ペミロラストはpH7.5～8.5とアルカリ性側に若干傾いている。また，浸透圧比は，クロモグリク酸が0.25（UDは約1.1）と非常に小さいが，その他の薬剤は0.7～1.3の範囲内である。

薬剤選択時はココに注目

- アレルギー性結膜疾患は眼表面への抗原の暴露が原因なため，患者が行うセルフケアとして抗原の回避が重要である。
- ヒスタミンH_1受容体拮抗薬は即効性を有するが，メディエーター遊離抑制薬は効果発現までに1～2週間を要する。
- メディエーター遊離抑制薬は，個々の点眼薬で抑制するメディエーターが異なるため，ある点眼薬が無効であっても別の点眼薬が有効な場合がある。

正しい点眼方法

点眼薬の眼内移行を効果的にさせると同時に，副作用を軽減させるために，以下のように正しい点眼方法を指導する必要がある。

- **点眼前に手を石けんでよく洗い，キャップを外した容器の先端には触れないように注意する**
  → 容器の先端は清潔に保つ，外したキャップも清潔なところに置く。
- **下瞼を軽く引き，容器の先が目瞼や睫毛に触れないように注意して点眼する**
  → 容器の先端が目に触れると涙液などが逆流し，汚染される可能性がある。
  → 片手で下瞼を軽く引き，下瞼の内側に落とすようにする。
  → 利き手で容器を持ち，反対の手でげんこつを作って，げんこつを台にして点眼する方法（げんこつ法）もある。
- **点眼は1回1滴とする**
  → 結膜嚢の容量は約30μLで，点眼液は1滴30～50μLなため，1滴で十分である
  → 滴数を増やすと余剰の薬液は眼外に溢れるか，涙液と混ざり涙嚢を通り鼻から喉，消化管へと移行し，全身性の副作用が懸念される。
- **点眼後は静かに閉瞼し，涙嚢部（目頭）を軽く圧迫する**
  → 涙嚢部を軽く圧迫することにより，薬剤が涙嚢を通り消化管へ移行することによる薬剤の消失を抑制し，眼内移行を高めることができ，全身性の副作用も軽減できる。
- **目のまわりにあふれた薬液はガーゼ，ティッシュなどで拭き取り，手に付いた薬液は洗い流す**
  → 薬剤の成分や添加物が接触性皮膚炎の原因となることがある。主に緑内障の治療に用いられるプロスタグランジン関連薬では，虹彩・眼瞼の色調変化，眼周囲の多毛化などの報告があり，洗顔を指導する必要がある。
- **複数の点眼薬を併用するときは，5分以上の間隔をあけて点眼する**
  → 最初に点眼した薬剤は，直後に別の薬剤を点眼すると，洗い流されてしまう。また，異なる添加物などによる配合変化の報告もある。これらを予防するためには，5分以上間隔をあけて点眼する。

比較一覧表 11 アレルギー性結膜疾患治療薬（点眼薬）

分類			ヒスタミンH_1受容体拮抗薬			
一般名			エピナスチン塩酸塩	オロパタジン塩酸塩	レボカバスチン塩酸塩	ケトチフェンフマル酸塩
商品名 規格（製薬会社）			アレジオン点眼液 点眼 0.05%：0.5mg/mL（参天）	パタノール点眼液 点眼 0.1%：1mg/mL（アルコン＝協和発酵キリン＝ノバルティス）	リボスチン点眼液 点眼 0.025%：0.25mg/mL（ヤンセン＝参天＝日本新薬）	ザジテン点眼液 点眼 0.05%：0.5mg/mL（アルコン＝ノバルティス）
特徴			・ヒスタミンH_1受容体拮抗作用と肥満細胞からのヒスタミンなどのメディエーター遊離抑制作用を有する	・選択的ヒスタミンH_1受容体拮抗作用に加え，結膜上皮細胞からのIL-6，IL-8の遊離を抑制する	・選択的ヒスタミンH_1受容体拮抗作用を有する	・選択的ヒスタミンH_1受容体拮抗作用に加え，好酸球の活性化に抑制作用を示す
効能・効果	アレルギー性結膜炎		○	○	○	○
	花粉症		×	×	×	×
	春季カタル		×	×	×	×
用法・用量			1回1滴，1日4回（朝昼夕・就寝前）	1回1～2滴，1日4回（朝昼夕・就寝前）	1回1～2滴，1日4回（朝昼夕・就寝前）	1回1～2滴 *1，1日4回（朝昼夕・就寝前）
禁忌	本剤成分過敏症		○	○	○	○
重大な副作用			×	×	ショック，アナフィラキシー	
作用部位・作用機序	作用部位		結膜	結膜	結膜	眼瞼，結膜，角膜等
	ヒスタミン（H）受容体拮抗作用		H_1選択的。H_2の370倍[6]	H_1選択的。H_2の1,059倍[3]，H_3の4,177倍[3]	H_1選択的。H_2の376倍[3]，H_3の31倍[3]	H_1選択的。H_2の759倍[3]，H_3の1,923倍[3]
	抗アレルギー作用 *2	メディエーター遊離抑制作用	ヒスタミン，SRS-A	ヒスタミン，トリプターゼ，PGD_2，TNF-α（肥満細胞）	×	ヒスタミン，SRS-A等（肥満細胞・好塩基球・好中球）
		その他の作用	ロイコトリエンC4，ブラジキニン生成抑制・拮抗作用，PAFによる好酸球活性化抑制	ヒスタミン刺激によるIL-6，IL-8遊離抑制（結膜上皮細胞）	結膜血管透過性亢進の抑制，好中球・好酸球の遊走抑制	PAFによる好酸球活性化抑制，好中球浸潤抑制，血小板遊走抑制
性状			無色澄明	無色～微黄色澄明	白色懸濁液	無色～微黄色澄明
pH			6.7～7.3	約7.0	6.0～8.0	4.8～5.8
浸透圧比			0.9～1.1	0.9～1.1	0.9～1.1	0.7～1.0
添加物	保存剤		×	ベンザルコニウム塩化物*3	ベンザルコニウム塩化物*3	ベンザルコニウム塩化物*3
	その他		リン酸二水素ナトリウム，リン酸水素ナトリウム水和物，ホウ酸，塩化ナトリウム，エデト酸ナトリウム水和物，pH調節剤	無水リン酸一水素ナトリウム，等張化剤，pH調節剤	エデト酸ナトリウム水和物，リン酸水素ナトリウム水和物，リン酸二水素ナトリウム，ヒプロメロース，ポリソルベート80，塩化ナトリウム，pH調節剤	グリセリン，水酸化ナトリウム，塩酸
貯法			室温	室温，遮光	室温	室温
承認時までの臨床試験 自覚症状に対する有効率・全般改善率（%）	アレルギー性結膜炎		0.1%オロパタジン塩酸塩点眼液に劣らない有効性	0.05%ケトチフェンフマル酸塩点眼液に劣らない有効性	69.1（159/230例）中等度改善以上	69.1（192/278例）有効以上
	花粉症		─	─	─	─
	春季カタル		─	─	─	─

*1 UD製品の使用の際は，最初の1～2滴は点眼せずに捨てる．使用後の残液は捨てる
*2 各略称の意味は次のとおり．PG：プロスタグランジン，TNF：腫瘍壊死因子，IL：インターロイキン，SRS-A：アナフィラキシー遅効性反応物質，PAF：血小板活性化因子，ECP：好酸球顆粒内蛋白，TX：トロンボキサン

	メディエーター遊離抑制薬					
	クロモグリク酸ナトリウム	アンレキサノクス	ペミロラストカリウム	トラニラスト	イブジラスト	アシタザノラスト水和物
	インタール点眼液・点眼液UD 点眼 2%：20mg/mL，[UD] 2%：20mg/mL (サノフィ)	エリックス点眼液 点眼 0.25%：2.5mg/mL (千寿＝武田)	アレギサール点眼液/ペミラストン点眼液 点眼 0.1%：1mg/mL (参天/アルフレッサファーマ)	リザベン点眼液/トラメラス点眼液・PF点眼液 点眼 0.5%：5mg/mL，[PF] 0.5%：5mg/mL (キッセイ/ニッテン＝日本点眼薬/日本点眼薬)	ケタス点眼液 点眼 0.01%：0.1mg/mL (杏林＝千寿＝武田)	ゼペリン点眼液 点眼 0.1%：1.0mg/mL (わかもと＝興和＝興和創薬)
	・春季カタルにも治療，予防効果が期待できる ・保存剤を含まない1回使い捨てのUD (Unit Dose) がある	・花粉症，春季カタルにも治療，予防効果が期待できる ・ヒスタミン遊離抑制，ロイコトリエン生成抑制・拮抗作用を示す	1日2回の点眼で効果を示し，好酸球の遊走を抑制する	ヒスタミン，ロイコトリエン等の遊離を抑制する	ロイコトリエンの遊離，好酸球・好中球の遊走を抑制する	血小板活性化因子(PAF)，ヒスタミン，ロイコトリエンの遊離を抑制する
	○	○	○	○	○	○
	×	○	×	×	○	×
	○	○	○	×	×	×
	1回1～2滴*1，1日4回(朝昼夕・就寝前)	1回1～2滴，1日4回(朝昼夕・就寝前)	1回1滴，1日2回(朝夕)	1回1～2滴，1日4回(朝昼夕・就寝前)	1回1～2滴，1日4回(朝昼夕・就寝前)	1回1～2滴，1日4回(朝昼夕・就寝前)
	○	○	×	×	×	×
	アナフィラキシー様症状	×	×	×	×	×
	結膜	外眼部	眼瞼，結膜，角膜，房水，虹彩等	結膜	結膜	結膜
	×	×	×	×	×	×
	ヒスタミン，SRS-A等(肥満細胞)	ヒスタミン	ヒスタミン，SRS-A等(肥満細胞)	ヒスタミン，ロイコトリエン等	ロイコトリエン	ヒスタミン，PAF，ロイコトリエン
	好酸球・好中球・単球の活性化抑制	ロイコトリエン生成抑制・拮抗作用	PAF刺激による好酸球遊走抑制，好酸球からのロイコトリエン，ECPの遊離抑制	PG, TX, PAF等の産生抑制	好酸球・好中球遊走抑制，活性酸素産生抑制	好酸球浸潤・活性化抑制
	無色～微黄色澄明	無色～微黄色澄明	無色澄明	微黄色澄明	無色澄明	無色澄明
	4.0～7.0	6.8～7.8	7.5～8.5	7.0～8.0	5.5～7.0	4.5～6.0
	0.25 (UD：約1.1)	約1.1[3]	0.7～0.9	0.9～1.1	約1	0.8～1.3
	ベンザルコニウム塩化物[UD]：×	パラオキシ安息香酸メチル，パラオキシ安息香酸プロピル	ベンザルコニウム塩化物	ベンザルコニウム塩化物	ベンザルコニウム塩化物	パラオキシ安息香酸メチル，パラオキシ安息香酸プロピル，クロロブタノール
	エデト酸ナトリウム水和物[UD]：等張化剤	ホウ酸，ホウ砂，ポビドン	リン酸水素ナトリウム水和物，リン酸二水素ナトリウム，濃グリセリン	エデト酸ナトリウム水和物，ホウ酸，ホウ砂，ポビドン，ポリソルベート80 [PF]：ホウ酸，モノエタノールアミン	ヒドロキシエチルセルロース，等張化剤，pH調整剤	イプシロン-アミノカプロン酸，モノエタノールアミン，プロピレングリコール，ポリソルベート80，pH調節剤
	室温	室温	室温	室温*4，遮光	室温	室温
	73.1 (207/283例) 有効以上	72.6 (138/190例) 有効以上	68.5 (302/441例) 有効以上	70.9 (175/247例) 中等度改善以上	81.1 (206/254例) 中等度改善以上	69.0 (145/210例) 改善以上
	――	69.8 (30/43例) 有効以上	――	――	68.3 (71/104例) 中等度改善以上	――
	63.3 (105/166例) 有効以上	50.0 (13/26例) 有効以上	62.5 (45/72例) 有効以上	――	――	――

*3 使用上の注意として，ベンザルコニウム塩化物含有により，ソフトコンタクトレンズを装着したままの点眼は避ける旨の記載あり．添付文書参照
*4 冷蔵庫等で保管すると，結晶が析出することがあるので避けること

■ 文献

1) アレルギー性結膜疾患診療ガイドライン編集委員会：アレルギー性結膜疾患診療ガイドライン（第2版）. 日眼会誌, 114（10）：833-870, 2010
2) 福嶋敦樹：アレルギー性結膜疾患. あたらしい眼科, 22：749-753, 2005
3) Sharif NA, et al：Olopatadine（AL-4943A）：ligand binding and functional studies on a novel, long acting H1-selective histamine antagonist and anti-allergic agent for use in allergic conjunctivitis. J Ocul Pharmacol Ther, 12（4）：401-407, 1996
4) 澤健治郎, 他：新規抗アレルギー点眼剤アレギザール（TBX）点眼液の作用持続性. あたらしい眼科, 12：1565, 1995
5) 髙橋正代：月刊 眼科診療プラクティス42 点眼薬の使い方（丸尾敏夫・編）. 文光堂, pp.34-37, 1999
6) Kenji Tasaka：Epinastine；An update of its pharmacology, metabolism, clinical efficacy and tolerability in the treatment of allergic diseases. Drugs of today, 36（11）：735-757, 2000

（平山武司, 小原美江）

同効薬比較ガイド

12 免疫抑制薬

おさえておきたい

免疫抑制薬による薬物治療の 基礎知識

- 免疫抑制薬は臓器移植後の拒絶反応抑制や自己免疫疾患などさまざまな疾患に使用されます
- 移植治療により口腔粘膜障害などがある場合は，内服可能かどうかによって剤形の選択が必要となります
- 副腎皮質ステロイド抵抗性の病態や副腎皮質ステロイドの副作用出現例に対して，ステロイド漸減効果を期待して用いられます

免疫抑制薬の ポイント

- 臓器移植における拒絶反応の抑制や移植片対宿主病の抑制に使用する場合，対象の臓器によって適用となる用量が異なります
- カルシニューリン阻害薬は血中濃度のモニタリングが重要です
- 作用の異なる免疫抑制薬を併用しそれぞれの用量を減じて使用することで毒性を軽減します
- 骨髄抑制の強度（何日目に最低値になるのか）や感染症のリスク（予防行動）などについて患者に説明し，理解をしてもらうことが重要です
- 患者に適応が十分にあるか，投与禁忌や併用禁忌がないか，投与量・投与期間，併用薬剤，副作用のチェックが重要です
- 全身性エリテマトーデス，皮膚エリテマトーデスに対するヒドロキシクロロキンは，投与開始前に眼科的検査を行い，網膜症のスクリーニングを行うことが重要です

免疫抑制薬と適応疾患

1 免疫とは

　ヒトの体の中では10^{14}個以上の細胞がたえず細胞分裂を行い，10^5〜10^7回の細胞分裂で1遺伝子座あたり1回はエラーが起きる可能性があるといわれている。このようにして出現する異常な細胞を排除する生体監視機能や，細菌やウイルスなどから体を守ったりするための生体防御機能を免疫系が担っている。免疫応答には，B細胞というリンパ球が産生する抗体が関与する「体液性免疫」と，感作T細胞が関与する「細胞性免疫」がある。マクロファージが抗原を貪食し抗原を提示すると，CD4，CD8などのT細胞がレセプターを介して抗原を認識し，活性化されインターロイキン-2（IL-2）などのサイトカインを産生する[1]（図1）[2]。

2 サイトカイン

　サイトカインとはリンパ球やマクロファージが産生する可溶性因子の総称で，種々の細胞から刺激に応じて局所的，一時的に分泌され，近くの細胞や分泌細胞自身にも作用する。サイトカインは細胞表面の特異的受容体に結合して細胞内のシグナル伝達経路を活性化，遺伝子発現を制御する。その親和力（Kd：10^{-12}〜10^{-10}）は抗原抗体反応の親和力（Kd：10^{-11}〜10^{-7}）に比べて高く，極めて少量で活性を発揮する。1つのサイトカインが異なる細胞に作用して種々の機能を発揮することから，細胞ごとに活性化シグナル経路が異なることがわかっている。活性化T細胞から分泌されるリンフォカイン，単球やマクロファージなどの単核食細胞から分泌されるモノカイン，白血球から分泌されるインターロイキンなどがある。サイトカインは免疫系，血液系，神経系，炎症，発生，生殖などにおける細胞の増殖，分化，細胞死，機能発現に重要な役割を果たす（表1）[2]。

3 適応となる病態と疾患

①臓器移植における拒絶反応

　同じ種に属する異なる個体の臓器に対する免疫系の反応は同種免疫とよばれ，固形移植臓器に対する拒絶は発症時期により3つの段階に分けることができる。

1）超急性拒絶

　あらかじめドナー（供与者）に抗体が存在することが要因となり，移植直後に発症する。移植臓器の内皮細胞に抗体が作用し，補体系が活性化し，血栓が形成され血流が途絶える。一般的な例は血液型が異なる移植の場合である。

2）急性拒絶

　細胞性拒絶と液性拒絶がある。急性細胞性拒絶は細胞傷害性T細胞を介して，脈管や間質に損傷を及ぼす。移植後数カ月の間によくみられる。これに対しては，レシピエント（受容者）のT細胞免疫抑制が有効である。急性液性拒絶はレシピエントが移植臓器の同

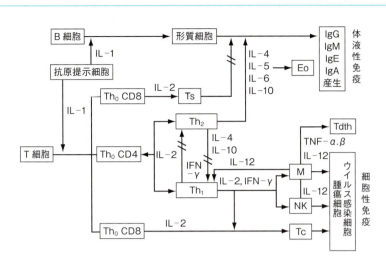

図1 免疫応答反応機構

(赤池昭紀,他:疾患別薬理学 第4版,p.191,廣川書店,2001より)

表1 主なサイトカインの種類

インターロイキン（IL）	IL-1（リンパ球活性化），IL-2（T細胞増殖，キラーT細胞誘導），IL-6（B細胞分化，抗体産生）など
白血球遊走因子（ケモカイン）	IL-8，血小板第4因子（PF-4），マクロファージ炎症タンパク-1α（MIP-1α），MIP-1β，単球遊走タンパク-1（MCP-1），MCP-2，MCP-3，ケモカイン受容体$CXCR_2$のリガンド（GRO），ケモカイン受容体$CXCR_3$のリガンド（IP-10），ランテス（RANTES）
腫瘍壊死因子（TNF）	TNF-α，TNF-β
抗ウイルス物質	インターフェロン（IFN）-α，IFN-β，IFN-γ
造血因子	顆粒球・コロニー刺激因子（G-CSF），マクロファージ・コロニー刺激因子（M-CSF），顆粒球・マクロファージ・コロニー刺激因子（GM-CSF），幹細胞因子（SCF），エリスロポエチン（EPO），トロンボポエチン（TPO）
増殖因子	上皮増殖因子（EGF），トランスフォーミング増殖因子（TGF），血小板由来増殖因子（PDGF），ケラチノサイト増殖因子（KGF），インスリン様増殖因子（IGF），肝細胞増殖因子（HGF）

(赤池昭紀,他:疾患別薬理学 第4版,p.101,廣川書店,2001を改変)

種抗原に未感作で，免疫抑制下にない場合，B細胞が7〜10日間にわたりドナー抗原に対する抗体を産生する。一般に内皮細胞で起こり，免疫抑制薬を使用していても，移植後数カ月〜数年後でも起こる可能性がある。

3) 慢性拒絶

慢性拒絶にも細胞性と液性がある。血液型の適合や移植時の免疫抑制で急性拒絶まではコントロールが可能であり，現在では慢性拒絶のコントロールが臓器移植後の予後に重要となっている。ドナー抗原に対するT細胞の反応による慢性炎症が原因とされている[3]。

例えば，腎移植は慢性腎不全患者の腎機能回復と社会復帰を可能にする治療手段であり，2013年には日本国内で1,586件の腎移植が行われた。移植を受けた患者の原疾患は，慢性子宮体腎炎，糖尿病性腎症が多く，ほとんどの患者は移植前に慢性透析が施行されて

いたが，移植直前のみの透析や透析未施行で移植を行う症例が近年増加傾向にある．移植導入期に用いられた免疫抑制薬としては，ステロイド，カルシニューリン阻害薬，エベロリムスがほぼ全例に使用されていた．代謝拮抗薬として80％程度の患者にミコフェノール酸モフェチルが使用され，バシリキシマブは75％程度の患者に使用された．移植後の追跡調査結果において，2006～2012年までの5年生着率は生体腎では91.2％，献腎（心停止・脳死）では83.9％であった．移植腎の廃絶要因として慢性拒絶反応が最も多く，2000年以前は50.9％であったが，2001年以降にはシクロスポリン（CsA）やタクロリムス水和物（TAC）が使用できるようになり，19.7％と大幅に減少している．しかし，患者自身による免疫抑制薬の中止による移植腎廃絶が2.3％あることも注目すべきである[4]．

②造血幹細胞移植後の移植片対宿主病（GVHD）

　移植前治療で免疫を抑えたレシピエントにドナーの造血幹細胞が生着した後，ドナーの免疫細胞はレシピエントの免疫回復に重要な役割を果たすが，移植された免疫細胞がレシピエントの細胞を異物と認識して攻撃してしまう同種免疫反応がGVHDである．また，移植された免疫細胞はレシピエントに残存する白血病細胞や腫瘍細胞にも攻撃するが，これを移植片対白血病（GVL）効果や移植片対腫瘍（GVT）効果といい，自家移植ではみられない．GVHDの予防には，メトトレキサート（MTX）とCsAやTACなどのカルシニューリン阻害薬を併用する．

1）急性GVHD

　皮膚・肝・消化管などに対する臓器障害で，組織適合性抗原の差による免疫反応である．皮疹，黄疸（総ビリルビンの上昇），下痢を特徴とする症候群で，白血球の回復がみられるころから出現し，移植後100日以内に48時間以上持続するものをいう．各臓器において合併する他の疾患なども考慮して重症度を分類し，それに応じた治療を行う．

2）慢性GVHD

　生着後に新たに分化・成熟したT細胞による免疫反応である．移植に伴う強力な化学療法や放射線療法などの影響で，レシピエントの胸腺機能の低下などにより教育不足なT細胞が生まれ，細胞傷害性T細胞やB細胞，マクロファージを刺激して臓器の線維化などの障害を起こす．

③自己免疫疾患

　自己免疫疾患にはさまざまなものがあり，免疫抑制薬以外の薬物も多く使用される．病態のメカニズムがはっきりとわかっていない疾患もあり，各疾患における免疫抑制薬の使用については，効果と必要性について十分確認することが重要である．

1）関節リウマチ

　活性化T細胞や単球，マクロファージなどの抗原提示細胞から産生される腫瘍壊死因子（TNF）-α，IL-1β，IL-6などの炎症性サイトカインが関与し，炎症性細胞浸潤，自己抗体産生，滑膜細胞の増殖，破骨細胞の活性化促進などが原因となる慢性炎症性疾患である．リウマチの治療のゴールは患者QOL（Quality of life：朝のこわばり，疼痛関節数，腫脹関節数，患者・医師の評価[5]）の改善であり，活動期の炎症を抑制し，非ステロイド性抗炎症薬（NSAIDs）とステロイドの使用量を減量することが主な目的となる．

　タクロリムスは投与開始後4～8週後に症状改善効果がみられ，活動性の指標である赤沈も4～8週で低下がみられる．近年は早期からTNF-α，TNF-βやIL-6，CD80/86に

対して生物学的製剤も併用可能となってきており，免疫抑制下での治療継続管理が重要となっている。

2）ベーチェット病

遺伝子（HLA-B51の関与）や細菌・ウイルスなどの感染が要因となり全身の静脈や毛細血管で血栓が形成され，口腔内アフタ性潰瘍，結節性紅斑などの皮膚症状，外陰部の潰瘍，眼症状など，さまざまな主症状を引き起こす。眼症状は前眼部のみに起こる虹彩毛様体炎型と，後眼部に及ぶ網膜ぶどう膜炎型（眼底型）に大別される。症状は発作性に生じ，結膜充血，眼痛，視力低下，視野障害などをきたす。寛解と発作を繰り返し，20〜25％が失明に至る。CsAはT細胞（Th1）からのIL-2，インターフェロンγ（IFN-γ）などの産生および単球からのTNF-αの産生を阻害し，細胞傷害性T細胞の活性を抑えることで網膜，血管，視神経，脈絡膜における組織障害抑制効果を発揮すると考えられる。

ただし，CsAは中枢神経症状を悪化させるため，神経ベーチェット病には原則禁忌となっている。点眼薬などの局所療法から生物学的製剤の適応も検討したうえで，長期的QOV（Quality of vision）の改善が治療のゴールとなる。

3）乾癬

正常の約30倍にも及ぶ表皮細胞の異常増殖亢進を特徴とする疾患であり，頭皮のフケや爪の変形，皮膚の紅斑などの外観変化がみられる。皮膚に存在する樹状細胞（Tip-DC）からIL-23がT細胞（Th17）の分化・増殖に作用し，Th17からIL-17，IL-22が角化細胞（ケラチノサイト）に作用して好中球の浸潤やケラチノサイトの増殖，血管新生を引き起こす。皮膚症状の軽減という身体的症状の改善に加え，患者の精神的なQOL（感情，日常活動，レジャー，仕事，学校，人間関係，交際など）に与える影響を軽減することが治療のゴールとなる。

4）ネフローゼ症候群

糸球体性の大量の蛋白尿による低アルブミン血症の結果，浮腫が出現する腎疾患群である。ネフローゼ症候群では，これまで蛋白尿に関わる糸球体上皮（足細胞）障害を誘発するT細胞の活性化をCsAが抑制すると考えられていた。これに加えて，最近の研究では足細胞においてカルシニューリンが引き起こす脱リン酸化をCsAが直接阻止して，尿蛋白減少に導く可能性も示されている。

ネフローゼ症候群の治療のゴールは，腎機能障害の進行抑制と寛解導入・維持であるが，脂質異常症の治療によって免疫療法の効果が促進され，かつ糸球体硬化病変の進行抑制や腎機能保持にも寄与する。また，血液凝固能が亢進して動静脈血栓症などの合併症が併発しやすくなるため，抗凝固療法を行うこともあり，併用薬との相互作用のチェックも重要である。

5）重症筋無力症（Myasthenia Gravis：MG）

アセチルコリン受容体（AchR）に感作されたヘルパーT細胞（Th細胞）に依存して，抗AchR抗体が産生されることにより，神経筋接合部におけるシナプス後膜のニコチン性アセチルコリン神経終末で情報伝達が阻害されることが要因とされる。症状が眼瞼下垂や複視など眼筋に限局する眼筋型と，全身型に大別される。

CsAやTACはTh細胞からのサイトカイン産生抑制に続き，B細胞の活性化を抑制し，抗AchR抗体産生を抑制し，症状の進行を抑える。抗コリンエステラーゼ薬による局所Ach濃度の上昇，胸腺摘除術やステロイド療法による免疫抑制で効果不十分な例やステロイドの減量目的に免疫抑制薬が使用される。

6）ループス腎炎

　全身性エリテマトーデス（SLE）の予後を決定する重要な臓器合併症の1つであり，蛋白尿，血尿，円柱尿などの症状がみられる。早期発見，早期治療が原則であり，腎生検で組織分類を行い，治療方針を決定する。遺伝的因子を背景に環境因子が加わり，自己反応性T細胞が活性化し，ヘルパーT細胞からのIL-2やIFN-γなどのサイトカイン産生を介して，自己反応性B細胞の自己抗体産生が誘導される。産生された自己抗体は免疫複合体を形成して糸球体に沈着し，補体活性化を伴って炎症性病変と組織障害が惹起され，腎炎症状が発現する。活動性が高い場合はステロイドが多く使用される。ステロイドの効果不十分な例や副作用の軽減目的に免疫抑制薬が使用される。尿蛋白減少目的にARBや血栓傾向があれば抗凝固療法も併用される。

　若年の女性に多い疾患で，ステロイドの副作用（ムーンフェイス，骨粗鬆症，糖尿病，眼疾患など）により自己判断で服用中止してしまうことも多い。SLE自体に血管内皮細胞の障害に起因する動脈硬化の進展がみられ，治療に用いるステロイドが高血圧や脂質異常症を誘発することから，生活習慣病やSLEの増悪因子である紫外線に長時間あたらないようにする。

7）クローン病

　原因不明で，免疫異常などの関与が考えられる肉芽腫性炎症性疾患である。主として若年者に発症し，腹痛，下痢，体重減少，発熱などの症状を伴う。肛門病変を高頻度に合併し，小腸，大腸を中心に浮腫や縦走潰瘍，敷石像を認め，腸管狭窄や瘻孔などの特徴的な病態を示す。

　原因が不明なため根本的治療法はないが，主な治療目的は疾患による身体症状（下痢，腹痛などの腹部症状や発熱，低栄養などの全身状態）を改善させて患者のQOLを高め，自立や社会復帰を図ることと寛解状態の維持にある。再燃率，再手術率が高く，寛解期や術後の内科的治療の継続が重要であり，特に小児期においては成長障害や薬物の影響に注意が必要で，寛解導入，寛解維持とともに栄養療法を中心に治療を行うことが指針に示されている。ステロイドなどは成長障害の原因となりうることにも注意が必要である[6]。

8）潰瘍性大腸炎

　基本病態は，遺伝的要因に加えて環境的要因（腸内細菌，食餌，感染など）が免疫制御機構や免疫寛容の異常を引き起こすとされる。寛解導入期と寛解維持期に分けて治療方針が作成され，治療のゴールはステロイド依存の難治性潰瘍性大腸炎にさせないことである。内科的治療を行い，効果不十分であれば，血球成分吸着除去療法や外科的手術が行われる。

　この疾患治療におけるCsAやTACの利点は，ステロイドの減量効果が期待できることや約2週間で症状改善がみられる点である。特に，大腸粘膜において，IL-2，Il-4，IL-5，TNF-α，IFN-γなどの産生抑制によりT細胞増殖抑制，マクロファージ活性化抑制，細胞傷害性T細胞誘導抑制，B細胞増殖分化を抑制する。TACは腸管からの吸収がよく，CsAの約1/20の低濃度で免疫抑制作用を発揮する[7]。

9）全身性エリテマトーデスおよび皮膚エリテマトーデス

　全身性エリテマトーデスは，DNA-抗DNA抗体などの免疫複合体の組織沈着により起こる全身性炎症性病変を特徴とする自己免疫疾患である。一卵性双生児での全身性エリテマトーデスの一致率は25％程度であることから，何らかの遺伝的素因を背景として，感染，性ホルモン，紫外線，薬物などの環境因子が加わって発症するものと推測されてい

る。診断基準は，①顔面紅斑②円板状皮疹③光線過敏症④口腔内潰瘍（無痛性で口腔あるいは鼻咽腔に出現）⑤関節炎（２関節以上で非破壊性）⑥漿膜炎（胸膜炎あるいは心膜炎）⑦腎病変（0.5g／日以上の持続的蛋白尿か細胞性円柱の出現）⑧神経学的病変（痙攣発作あるいは精神障害）⑨血液学的異常（溶血性貧血，4,000／mm^{3}以下の白血球減少，1,500／mm^{3}以下のリンパ球減少または10万／mm^{3}以下の血小板減少）⑩免疫学的異常（抗２本鎖DNA抗体陽性，抗Sm抗体陽性または抗リン脂質抗体陽性（抗カルジオリピン抗体，ループスアンチコアグラント，梅毒反応偽陽性）⑪抗核抗体陽性のうち４項目以上を満たす場合，全身性エリテマトーデスと診断される。ヒドロキシクロロキンは皮膚症状や倦怠感などの全身症状での軽減に効果が認められている。

皮膚エリテマトーデスは特徴的な皮膚症状を呈する。もっとも有名なのは，頬にできる赤い発疹で，蝶が羽を広げている形の蝶型紅斑（バタフライ・ラッシュ）や盛り上がりのないハケで薄紅色の絵の具を塗ったような紅斑もみられる。また，丸くディスク状（レコード盤様）のディスコイド疹も特徴的で，顔面，耳介，頭部，関節背面などによくみられる。限局的な皮膚症状の場合はステロイド等外用剤の治療を開始するが，それが無効であればヒドロキシクロロキンの服用を選択する。広範囲な皮膚症状や症状が重症である場合，または，皮膚以外に症状がある場合（関節痛など）にはヒドロキシクロロキンが第一選択薬となり，ステロイド外用剤と併用する。

免疫抑制薬の比較

1 免疫抑制薬の概念

免疫抑制薬は作用のメカニズムを理解しておくことが必要である。B細胞・T細胞などの細胞数への影響，免疫抑制の作用発現までの期間，併用薬剤との相互作用など，投与開始後にモニタリングをするポイントが異なるからである。自己免疫疾患は原因の詳細がわかっていないものも多く，疾患自体の症状（関節症状，皮膚症状，粘膜症状など）と免疫抑制薬による副作用との鑑別が難しいこともある。移植に関連した免疫抑制薬の投与では，主にGVHDの発症を予防することが目的となるが，GVHDの口腔粘膜症状により内服することが患者にとって苦痛となる。注射への剤形変更時は，投与量の再計算や変更後の血中濃度モニタリングが必要となることから，患者の症状出現を予測した投与剤形の選択なども薬剤師が関与可能なポイントとなる。免疫抑制薬は長期に使用することが多いため，患者に継続使用の意義について理解してもらうことも重要である。

2 免疫抑制薬の種類

免疫抑制薬には，臓器移植後の免疫抑制に適応する薬剤や，抗リウマチ作用を薬効としたものがあり，本章ではシクロスポリン（ネオーラルカプセル・内用液：ノバルティス），タクロリムス水和物（プログラフカプセル・顆粒・注射液，グラセプターカプセル：アステラス），エベロリムス（サーティカン錠：ノバルティス），アザチオプリン（イムラン錠：GSK，アザニン錠：田辺三菱），ミコフェノール酸モフェチル（セルセプトカプセル・懸

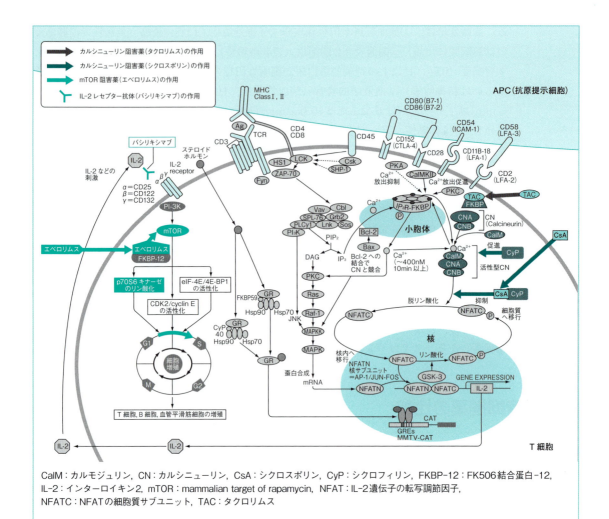

図2 カルシニューリン阻害薬，mTOR阻害薬，IL-2レセプター抗体の作用
（ノバルティスファーマ：サーティカン錠0.25・0.5・0.75mg，インタビューフォーム（第10版，2018年2月改訂）より改変）

濁用散：中外），ミゾリビン（ブレディニン錠：旭化成ファーマ），シクロホスファミド水和物（エンドキサン錠・原末・注射用：塩野義），ヒドロキシクロロキン硫酸塩（プラケニル：サノフィ）の9成分について解説する。

3 カルシニューリン阻害薬

　カルシニューリン阻害薬は主として，ヘルパーT細胞によるIL-2のサイトカイン産生を阻害することにより，免疫抑制作用を示す（図2）。投与の際には，血中濃度モニタリングが重要となる。例えば，造血幹細胞移植後早期のGVHD予防に関しては，投与量あるいは血中濃度と急性GVHDの発症頻度に関連がみられること，シクロスポリン自体のクリアランスの個人差が大きく，至適投与量の個人差も大きいため，血中濃度測定が重要である。腎障害の出現が問題となることもあり，GVHDの反応に応じた投与量の変更，投与経路の変更，併用薬の変更などの際には相互作用を確認して必要に応じて血中濃度を

測定する。

タクロリムスは治療濃度域と安全域の幅が狭いため，血中濃度測定が重要であり，また腎機能障害時には減量が必要である。薬物血中濃度−時間曲線下面積（AUC）値のほうがモニタリングの信頼性は高いが，便宜上トラフ値を測定する[8]。

①シクロスポリン

細胞内結合蛋白質であるシクロフィリンとシクロスポリン（CsA）が複合体を形成し，T細胞活性化のシグナル伝達経路のカルシニューリンに結合し，その活性化を阻害する。結果，IL-2遺伝子などの活性化T細胞核内因子（NFAT）の脱リン酸化による核内移行が阻害されてIL-2などのサイトカイン産生が抑制される（図2）。

ネオーラルは従来のCsA経口製剤であるサンディミュンにみられた吸収における胆汁酸や食事の影響を少なくし，安定した薬物動態が得られるように改良した製剤である。マイクロエマルジョン化により安定した吸収を可能にし，胆汁酸分泌量や食事の影響が減少した。また吸収不良状態にある患者においてはその改善がみられ，血中濃度の個体内，個体間のバラツキも小さくなった。トラフ値とAUCの相関性が向上し，投薬量の調節が容易となった。用量依存的に腎血管収縮作用により腎障害が起こると考えられる。ネオーラル内用液10%を飲みやすくするために，やむをえずオレンジジュースまたはリンゴジュースなどと服用する場合は，よくかき混ぜすぐに服用する。ただし，牛乳と混ぜて服用すると味が悪くなるとの報告がある。なお，グレープフルーツジュースなどは相互作用が非常に多いので注意を要する。

②タクロリムス水和物

タクロリムス（TAC）はFK506結合蛋白（FKBP）に結合し，複合体がカルシニューリンに結合してNFATの脱リン酸化を抑制するためNFATの核内移行が起こらず，IL-2のmRNAへの転写が阻害される（図2）。T細胞活性化の初期段階でCsAの1/100の濃度で抑制効果を示す。肝代謝，胆汁排泄が主体であり，薬物血中濃度が半減する時間（$t_{1/2}$）は約8時間，水に対する溶解度は低い。副作用としては，シクロホスファミドと比べて，血圧上昇は少なく，高血糖が多い傾向にある[9]。

臓器移植患者は生涯にわたって免疫抑制薬の服用が必要となり，その間のノンコンプライアンス（服薬不遵守）や服用回数は，急性拒絶反応，臓器廃絶，慢性拒絶反応を引き起こす主要因となる。ノンコンプライアンスの腎移植患者での移植臓器機能廃絶リスクは，コンプライアンス良好患者より7倍（オッズ比）高くなるという海外メタアナリシス結果[10]も報告されており，日本の腎移植患者を対象としたアンケート調査では，服用をときどき忘れる人は47%，よく忘れる人は6%であった[10]。また別のアンケート調査では，54.8%の患者が1日1回投与のほうが複数回の投与よりもよいと回答している[10]。グラセプターカプセルの1日1回投与は，プログラフカプセルの1日2回投与に劣らないことが確認されている。

4　mTOR阻害薬（エベロリムス）

エベロリムスは細胞内結合蛋白のFKBP-12と結合して複合体を形成し，さらに細胞周期のG1期からS期への誘導に関与する調節蛋白であるmTOR（mammalian target of rapamycin）に結合して細胞増殖シグナルを阻害することにより，T細胞・B細胞および血管平滑筋の増殖を抑制する。また，mTOR下流の翻訳調節に関与するp70S6キナーゼ活性化を阻害する（図2）。エベロリムスはFKBP-12との結合においては，TACと競合することが示されている。カルシニューリン阻害薬と作用が異なることから，併用により相乗的効果が期待される。CsAはエベロリムスのバイオアベイラビリティを増大させるため，CsAの血中濃度が大幅に低下するとエベロリムスの血中の濃度も低下することが予測される。主に未変化体で血中に存在し，血球移行率は濃度依存的で27～83％，蛋白結合率は74％である。代謝は肝代謝酵素CYP3A4で代謝され，腸管に存在するCYP3A4でも代謝される。服用は食事の影響があるので，一定の条件で継続することが望ましい。

5 代謝拮抗薬

①アザチオプリン

アザチオプリン（AZA）は生体内で6-メルカプトプリン（6-MP）に分解される。細胞内に入った6-MPは細胞内でチオイノシン酸（TIMP）に代謝され，チオプリンメチルトランスフェラーゼ（TPMT）遺伝子（遺伝子多型あり）によって規定されながら，6-チオグアニンヌクレオチド（6-TGN）と6-メチルメルカプトプリン（6-MMP）リボヌクレオチドに転換される。有効性は投与量に相関するのではなく，赤血球内の6-TGN濃度と相関する。そのため6-TGN転換の方向へ代謝する遺伝子型であれば低用量投与で有効である。6-TGN濃度が上昇すると骨髄抑制が増強し，6-MMPがある濃度より高くなると肝毒性が3倍となる[5]。日本人は代謝の人種的相違から血中濃度が高まる傾向にあり，海外ではAZA 1.5～2.5mg/kgだが，日本人ではAZA 50mg/日程度で十分なことも多い。TPMT活性が日本人では低いため，投与量が少量でも6-TGN濃度が有効濃度に保たれることがある[6), 7), 11)]。欧米人と比較した血中濃度では著しい上昇がみられており，無顆粒球症などの有害事象に注意が必要である（図3）。AZAの長期投与の有効性に関しては，レトロスペクティブな調査がまとめられており，投与開始後最初の4年間は再燃率を低下させること，ステロイドの使用率を低下させること，中断後には再燃率が増加することなどが報告されている。

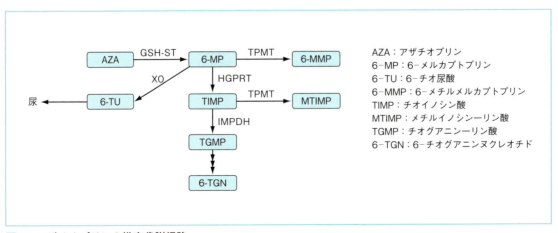

図3　アザチオプリンの推定代謝経路

（田辺三菱：アザニン錠50mg，インタビューフォーム（第9版，2016年7月改訂）を参考に作成）

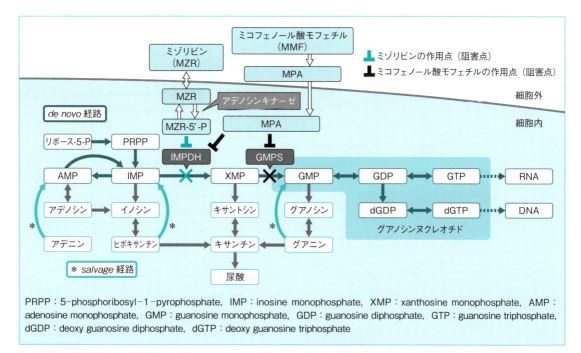

図4 代謝拮抗薬（ミゾリビン，ミコフェノール酸モフェチル）の作用

②ミコフェノール酸モフェチル

ミコフェノール酸（MPA）は経口による生物学的利用率が低く，プロドラッグであるミコフェノール酸モフェチル（MMF）は投与後速やかに消化管粘膜，肝臓，血液で加水分解を受けて活性体のMPAになる．MPAは*de novo*系のイノシン酸（IMP）からキサンチン酸（XMP）への反応を触媒するイノシンモノフォスフェート脱水素酵素（IMPDH）と，それに続く反応を触媒するグアノシンモノフォスフェート合成酵素（GMPS）の活性を選択的に阻害する．その結果，グアノシンヌクレオチドの枯渇により核酸合成が阻害される．ヒトのIMPDHにはアイソザイムがあり，リンパ球で多く発現しているⅡ型IMPDHを優先的に（Ⅰ型の約5倍）阻害することがわかっている．リンパ球はプリン代謝を*de novo*経路に依存しているが，その他のほとんどの組織はsalvage（サルベージ）経路に依存している．IMPDHはグアノシンヌクレオチドの新生合成に必要なため，ミコフェノール酸は新生*de novo*プリン合成に依存するリンパ球に主に作用し，活性化TおよびBリンパ球の増殖を選択的に阻害する（図4）．

副作用は免疫グロブリン減少34.9％，高尿酸血症21％，白血球減少18.5％である．腸肝循環（薬の85％が再循環）するので，CsA，コレスチラミンなどと併用すると作用減弱の可能性がある．

③ミゾリビン

核酸代謝においてプリン合成を阻害する免疫抑制薬である．ミゾリビンはリンパ球細胞内で，モノリン酸体にリン酸化された後，プリン合成系のイノシン酸からグアニル酸に至る*de novo*経路において，IMPDHを特異的に競合阻害することによりグアノシン一リン酸（GMP）合成を阻害する．ミゾリビンは細胞周期のS期においてDNAの合成を抑制し，

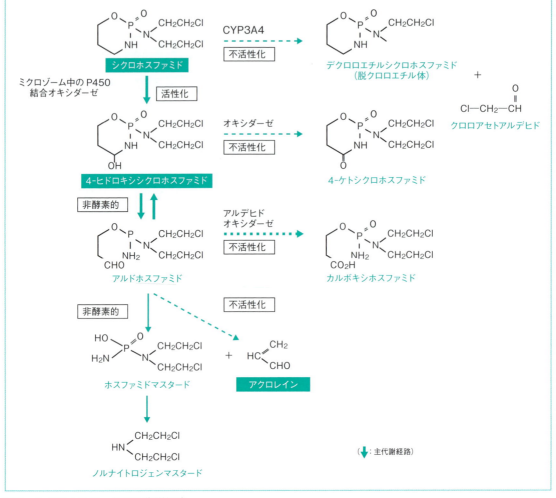

図5 シクロホスファミドの代謝経路
（塩野義製薬：エンドキサン錠50mg・経口用エンドキサン原末100mg, インタビューフォーム（第16版, 2015年12月改訂）より）

Tリンパ球およびBリンパ球の分裂・増殖を阻害することにより細胞性免疫および液性免疫ともに抑制する。消失はクレアチニンクリアランスに相関し，血中濃度の上昇による骨髄抑制の増強や，プリン合成阻害作用により尿酸生成が増加するため，特に腎不全時には尿酸値上昇に注意が必要である（図4）。

6 アルキル化薬（シクロホスファミド）

シクロホスファミドはナイトロジェンマスタード系の抗悪性腫瘍に分類されるアルキル化薬である。アルキル化によりDNAおよびRNAに架橋し，複製・合成阻害による抗腫瘍効果を示すがRNAよりもDNAに対してより著明に作用する。細胞周期のS期（DNA合成期）だけでなく，G2期（分裂前期）にも作用し，M期（分裂期）への移行を遅らせることで細胞増殖を抑制する作用もある。

自己免疫疾患などへの投与においては，T細胞，B細胞数ともに減少するが，B細胞に

感受性が高いという報告がある[12]。シクロホスファミドによる免疫抑制機序においてはB細胞に対する選択的な抑制作用が重要と考えられる。SLEの重篤な臓器障害（ループス腎炎，中枢神経ループスなど），全身性血管炎，リウマトイド血管炎，膠原病による間質性肺炎などに対して投与がされる。主な副作用としては骨髄抑制，感染，泌尿器系の副作用，悪性腫瘍，生殖系障害がある。骨髄抑制は用量依存的に白血球減少がみられ，長期経口投与により血小板減少がみられる。免疫抑制の程度により，ニューモシスチス肺炎などの日和見感染症が問題となるため，ST合剤の予防投与がされる。シクロホスファミドの投与により悪性腫瘍の発生リスクは2～4倍といわれており，投与6年目から有意に高くなり20年経過してもリスクは継続することが示されている[13]。生殖毒性については，無月経が11～59％生じる。卵巣機能不全には年齢が関与し，31歳以上では卵巣機能不全の発症が多い。男性では無精子症が50～90％みられる。

シクロホスファミドは，ミクロゾーム中のP-450結合オキシダーゼにより生体内で活性化され，4-ヒドロキシシクロホスファミドが産生される。これが主たる活性代謝物と推定され抗腫瘍効果を示す（図5）。代謝経路中で産生されるアクロレインが膀胱毒性を有しており，出血性膀胱炎や膀胱がんの発生リスクとなる。尿のアルカリ化はアクロレインの尿路上皮への作用を高めるため推奨されない。メスナの投与および膀胱粘膜との接触時間の短縮によりリスクを減少できるとされている。また膀胱がんの発生リスクは投与総量25gあるいは投与期間12ヵ月を超えると相対危険度が上昇し，総量100gあるいは投与期間2.5年以降は特に高くなる[14]。

7 免疫調整薬（ヒドロキシクロロキン）

ヒドロキシクロロキン（HCQ）は皮膚エリテマトーデス（CLE），全身性エリテマトーデス（SLE），関節リウマチの標準的治療薬で，WHOの指定する必須医薬品の一つでもある。

ヒドロキシクロロキンの薬理作用は多彩であり，その分子メカニズムについては十分明らかではない。第一のHCQの薬理作用はToll様受容体（TLR）の機能の阻害である。SLEにおいてはDNA，RNAに対する自己抗体が産生されるが，これら自己抗体と核酸による免疫複合体はエンドソームにおいてTLRにより認識され，I型インターフェロン産生を誘導する。HCQはエンドソームのpHを上昇させることにより，または核酸への直接結合によりTLRの活性化阻害を行う。第二のHCQの薬理作用は，エンドソームpH上昇作用を通じて抗原提示を阻害することである。

CLEに対しては，限局的な症状の場合，ステロイド等の外用剤が効果不十分な場合や外用剤の使用が適切でない皮膚状態の場合に適応となる。SLEに対しては，特に皮膚症状・倦怠感などの全身症状や筋骨格系の症状がある場合に適応となる。重篤な網膜障害の副作用予防のため十分に注意して投与する必要があり，投与開始前に視力検査・視野検査（特に中心視野）・スペクトラルドメイン光干渉断層計（SD-OCT）・眼底検査・細隙灯顕微鏡検査・色覚検査・眼圧検査などのスクリーニングと定期的な眼科検査が必須とされている。詳細は日本皮膚科学会と日本リウマチ学会から出されているヒドロキシクロロキン使用のための手引きやガイドラインを参照するべきである。肝機能・腎機能障害があると，排泄遅延による副作用の重篤化の可能性があるため，慎重に投与する。また投与後の脂肪組織濃度は低いことから，実体重に基づいて投与した場合，肥満患者では過量投与に

なる可能性があり，身長から算出される理想体重によって投与量を決定する。網膜症のリスクが高い患者としては，腎機能障害・肝機能障害のある患者，累積投与量が200gを超えた患者，視力障害がある患者，高齢者などがあげられる。

免疫抑制・化学療法により発症するB型肝炎対策ガイドライン

B型肝炎ウイルス（hepatitis B virus：HBV）感染者に対して免疫抑制・化学療法を実施すると，HBVが再増殖することがある。これをHBV再活性化という。HBV再活性化は，キャリアからの再活性化と既往感染者（HBs抗原陰性，かつHBc抗体またはHBs抗体陽性）からの再活性化に分類される。既往感染者からの再活性化による肝炎は，「de novo B型肝炎」と称される。HBV再活性化による肝炎は重症化しやすいだけでなく，肝炎の発症により原疾患の治療を困難にさせるため，発症そのものを阻止することが最も重要である。

強力な免疫抑制・化学療法を行う際の基本的なHBV再活性化対策としては，日本肝臓学会より「免疫抑制・化学療法により発症するB型肝炎対策ガイドライン」が公表されている。投与開始前に，B型肝炎ウイルスに関する検査を行い，ウイルスキャリアないし既往感染者であれば，当ガイドラインを参照のうえ，適応を十分検討し専門医とも相談してエンテカビル併用ないしモニタリングの必要性を確認する[15]。

薬剤選択時はココに注目

複数の薬剤を併用することが多いので，各薬剤における臨床試験での併用薬剤とそのときの用量を確認することが重要である。ただし，安易な減量は拒絶反応や移植片対宿主病の発症，各自己免疫疾患の症状再燃等を引き起こすため，注意が必要である。

同効薬を比較するうえでキチンと理解しておきたい8つのキーワード

③薬物血中濃度−時間曲線下面積（AUC）

　薬物血中濃度−時間曲線下面積（AUC：area under the concentration curve）は薬物の血中濃度を縦軸に，時間を横軸にとり，血中濃度推移のグラフを作成したときに描かれる濃度曲線下の面積のことである。すなわち，薬物が投与されてから体内で完全に消失し終わるまでの累積血中濃度を示す。単位は［(mg/L)・hr］であり，次式が成り立つ。

$$AUC\,[(mg/L)\cdot hr] = 投与量(mg) / 全身クリアランス(L/hr)$$

　また，静脈内に投与した時のAUCを基準（100％）として，他の剤形で投与した時のAUCを比較することで，バイオアベイラビリティ（生体内利用率）の算出が可能である。
　AUCの増加は累積血中濃度上昇を意味し，作用の増強や持続時間の延長，さらには副作用発現のリスク上昇につながる可能性がある。

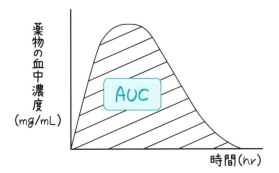

（川野千尋，飛田夕紀）

比較一覧表 12 免疫抑制薬

	一般名	シクロスポリン	タクロリムス水和物		エベロリムス
	商品名 規格 （製薬会社）	ネオーラルカプセル・内用液 力 10mg, 25mg, 50mg 内用液 100mg/mL （ノバルティス）	プログラフカプセル・顆粒・注射液 力 0.5mg, 1mg, 5mg 顆 0.2mg/0.1g, 1mg/0.5g 注 2mg/0.4mL, 5mg/mL （アステラス）	グラセプターカプセル 徐力 0.5mg, 1mg, 5mg （アステラス）	サーティカン錠 錠 0.25mg, 0.5mg, 0.75mg （ノバルティス）
	特徴	・同成分のサンディミュン内用液・カプセルは胆汁酸分泌量や食事の影響を受けやすく吸収のバラツキが生じるため，本剤はマイクロエマルジョン製剤として改良された	・力 顆 シクロスポリンに比べ免疫抑制活性は強いが，骨髄細胞の増殖抑制効果は同等か弱い ・移植臓器に対する拒絶反応抑制は，用量比でシクロスポリンの3〜20倍 ・注 アシクロビル，ガンシクロビル配合禁忌（本剤の含量低下）	・C_{max} はプログラフカプセルと比べ，有意に低値 ・通常は，プログラフカプセル1週間投与後，切換え ・長期服用のためのコンプライアンス改善と維持目的	・シクロスポリン（マイクロエマルジョン製剤）および副腎皮質ステロイドを併用 ・シクロスポリンでバイオアベイラビリティが増加
効能・効果（用法・用量は添付文書参照）	右記移植における拒絶反応の抑制 — 腎移植	○	○	○	○
	肝移植	○	○	○	○
	心移植	○	○	○	○
	肺移植	○	○	○	×
	膵移植	○	○	○	×
	小腸移植	○	○	○	×
	骨髄移植	拒絶反応および移植片対宿主病の抑制			×
	関節リウマチ	×	力 0.5mg, 1mg	×	×
	その他	ベーチェット病およびその他の非感染性ぶどう膜炎，尋常性乾癬，膿疱性乾癬，乾癬性紅皮症，関節症性乾癬，再生不良性貧血（重症），赤芽球癆，ネフローゼ症候群，全身型重症筋無力症，アトピー性皮膚炎 ※適応になるケースの詳細は添付文書参照	力 0.5mg, 1mg：重症筋無力症，ループス腎炎，難治性の活動期潰瘍性大腸炎（中等症〜重症），多発性筋炎・皮膚筋炎合併の間質性肺炎 力 5mg：難治性の活動期潰瘍性大腸炎（中等症〜重症） 顆：重症筋無力症 ※適応になるケースの詳細は添付文書参照	×	×
	警告	各添付文書を参照			
禁忌	成分過敏症	本剤	本剤	本剤	本剤，シロリムス
	妊婦・妊娠可能性	×	×	×	○
	授乳婦	○	×	×	×
	薬剤投与中	タクロリムス（外用剤を除く），ピタバスタチン，ロスバスタチン，ボセンタン，アリスキレン，アスナプレビル，バニプレビル	シクロスポリンまたはボセンタン，カリウム保持性利尿剤		×
	その他	肝臓または腎臓に障害のある患者で，コルヒチンを服用中	×	×	×
	原則禁忌	神経ベーチェット病	×	×	×
重大な副作用	感染症	○	○	○	○
	BKウイルス腎症	○	○	○	○
	進行性多巣性白質脳症	○	○	○	○
	中枢神経系障害	可逆性後白質脳症症候群，高血圧性脳症等			×

*1 全身性血管炎（顕微鏡的多発血管炎，ヴェゲナ肉芽腫症，結節性多発動脈炎，Churg-Strauss症候群，大動脈炎症候群等），全身性エリテマトーデス，多発性筋炎，皮膚筋炎，強皮症，混合性結合組織病，難治性リウマチ性疾患

→ 重大な副作用，薬物動態の比較は210〜211ページ

	アザチオプリン	ミコフェノール酸モフェチル	ミゾリビン	シクロホスファミド水和物	ヒドロキシクロロキン硫酸塩
	イムラン錠/アザニン錠 錠50mg (GSK/田辺三菱)	セルセプトカプセル・懸濁用散 カ250mg 散31.8% (中外)	ブレディニン錠 錠25mg, 50mg (旭化成ファーマ)	エンドキサン錠・原末・注射用 錠50mg 原末[経口用]100mg/瓶 注100mg, 500mg (塩野義)	プラケニル錠 錠200mg (サノフィ)
	・遺伝子多型などによる毒性増強に注意が必要	・de novo系プリン代謝において，GMP合成阻害し，グアノシンヌクレオチドの枯渇によって核酸合成を阻害	・腎排泄のため，腎障害がある場合は排泄遅延に注意 ・細胞周期のS期で，DNA合成を抑制する	・代謝過程で産生されるアクロレインが膀胱毒性あり ・経口投与に適応のネフローゼ症候群については日本腎臓学会，日本小児腎臓病学会のガイドラインを参照	・抗炎症作用，免疫調節作用，抗マラリア作用等多岐にわたる作用を有する ・網膜症等の重篤な眼障害に注意が必要 ・血液透析でほとんど除去できない
	○	腎移植，腎移植後の難治性拒絶反応の治療	拒否反応の抑制	×	×
	○	○	×	×	×
	○	○	○	×	×
	×	○	×	×	×
	×	○	○	×	×
	ステロイド依存性のクローン病の緩解導入および緩解維持，ステロイド依存性の潰瘍性大腸炎の緩解維持，治療抵抗性のリウマチ性疾患*1	ループス腎炎	原発性糸球体疾患を原因とするネフローゼ症候群，ループス腎炎	錠・末・注 治療抵抗性のリウマチ性疾患*1 錠・末 ネフローゼ症候群（副腎皮質ホルモン剤による適切な治療を行っても十分な効果がみられない場合に限る） 注 褐色細胞腫，造血幹細胞移植の前治療*2 ※その他，悪性腫瘍の適応は添付文書参照	皮膚エリテマトーデス，全身性エリテマトーデス
	各添付文書を参照	各添付文書を参照	×	各添付文書を参照	各添付文書を参照
	○	○	○	重篤な過敏症	○
	×	○	×	×	×
	×	×	×	×	×
	フェブキソスタットまたはトピロキソスタット投与中	×	×	ペントスタチン投与中	×
	白血球数3,000/mm³以下	×	白血球数3,000/mm³以下	重症感染症	網膜症（ただし，SLE網膜症を除く）あるいは黄斑症の患者又はそれらの既往歴のある患者 6歳未満の幼児［4-アミノキノリン化合物の毒性作用に感受性が高い］
	×	妊娠可能性	×	×	×
	○	○	○	×	×
	×	○	×	×	×
	○	○	×	×	×
	×	痙攣，錯乱，幻覚	×	×	×

*2 急性白血病，慢性骨髄性白血病，骨髄異形成症候群，重症再生不良性貧血，悪性リンパ腫，遺伝性疾患（免疫不全，先天性代謝障害及び先天性血液疾患：Fanconi貧血，Wiskott-Aldrich症候群，Hunter病等）

比較一覧表 12 免疫抑制薬

	一般名	シクロスポリン	タクロリムス水和物		エベロリムス
	商品名 規格 (製薬会社)	ネオーラルカプセル・内用液 カ 10mg, 25mg, 50mg 内用液 100mg/mL (ノバルティス)	プログラフカプセル・顆粒・注射液 カ 0.5mg, 1mg, 5mg 顆 0.2mg/0.1g, 1mg/0.5g 注 2mg/0.4mL, 5mg/mL (アステラス)	グラセプターカプセル 徐カ 0.5mg, 1mg, 5mg (アステラス)	サーティカン錠 錠 0.25mg, 0.5mg, 0.75mg (ノバルティス)
重大な副作用	呼吸器障害	×	呼吸困難 カ 0.5mg, 1mg：間質性肺炎	呼吸困難	間質性肺疾患(間質性肺炎, 肺臓炎), 肺胞蛋白症, 急性呼吸窮迫症候群
	イレウス	×	○	○	×
	悪性腫瘍	悪性リンパ腫, リンパ増殖性疾患, 悪性腫瘍(特に皮膚)	リンパ腫等		○
	皮膚障害	×	SJS*3		×
	消化器障害	急性膵炎	膵炎		×
	循環器障害	×	心不全, 不整脈, 心筋梗塞, 狭心症, 心膜液貯留, 心筋障害		心嚢液貯留
	腎障害	○	急性腎不全, ネフローゼ症候群		腎障害, 移植腎血栓症
	高血糖, 糖尿病	×	○	○	高血糖, 糖尿病の発症・増悪
	肝障害	肝障害, 肝不全	肝機能障害, 黄疸		×
	脳血管障害	×	○	○	×
	血栓性微小血管障害	○	○	○	○
	血液障害	溶血性貧血, 血小板減少	赤芽球癆, 汎血球減少症, 血小板減少性紫斑病, 無顆粒球症, 溶血性貧血		×
	アレルギー反応	×	×	×	×
	その他	神経ベーチェット病症状, 横紋筋融解症, クリーゼ	注 ショック	×	肺塞栓症, 深部静脈血栓症
薬物動態	対象	健康成人(外国人)	成人腎移植患者	健康成人男性	健康成人
	投与量(単回)	カ 400mg	カ 0.16mg/kg 注 0.075mg/kg (4hDIV)	3mg(空腹時)	0.5mg, 1mg, 2mg, 4mg
	T_{max} (hr)	1.4(外国人)	カ 4.2	2.6	0.8～1.0
	$t_{1/2}$ (hr)	空腹時：8.5, 食後：7.4 (180mg投与)	注 7.9	35.7	2mg：38.5, 4mg：34.9
	バイオアベイラビリティ(F)(%)	38(外国人)	カ 20	—	—
	クリアランス(mL/min)	1,012(CL/F)(外国人)	注 120	—	272(CL/F)
	分布容積(Vd)(L)	382(外国人)	注 60.6	—	健康成人：875(Vd/F), 腎移植外国人患者：342(Vd/F)(ネオーラル併用)
	蛋白結合率(in vitro)(%)	≧90(外国人)	>98.5	>98.5	74(外国人)
	未変化体尿中排泄率(Ae)(%)	0.1(外国人)	≦1(外国人)	≦1(外国人)(プログラフのデータ)	未検出
	活性代謝物の生成	×	×	×	×
	代謝酵素	CYP3A	CYP3A	CYP3A	CYP3A4

*3 SJS：皮膚粘膜眼症候群, *4 TEN：中毒性表皮壊死融解症, *5 DIHS：薬剤性過敏症症候群

➡ 特徴,効能・効果,警告,禁忌,原則禁忌の比較は208〜209ページ

	アザチオプリン	ミコフェノール酸モフェチル	ミゾリビン	シクロホスファミド水和物	ヒドロキシクロロキン硫酸塩
	イムラン錠/アザニン錠 錠 50mg (GSK/田辺三菱)	セルセプトカプセル・懸濁用散 カ 250mg 散 31.8% (中外)	ブレディニン錠 錠 25mg,50mg (旭化成ファーマ)	エンドキサン錠・原末・注射用 錠 50mg 原末[経口用]100mg/瓶 注 100mg,500mg (塩野義)	プラケニル錠 錠 200mg (サノフィ)
	間質性肺炎	肺水腫,無呼吸,気胸	間質性肺炎	間質性肺炎,肺線維症	×
	×	○	×	○	×
	悪性新生物	悪性リンパ腫,リンパ増殖性疾患,悪性腫瘍(特に皮膚)	×	×	×
	×	×	重篤な皮膚障害	TEN*4, SJS*3	TEN*4, SJS*3, 多形紅斑,紅皮症(剥脱性皮膚炎), DIHS*5, 急性汎発性発疹性膿疱症
	重度の下痢	消化管潰瘍,消化管出血,消化管穿孔,重度の下痢	消化管潰瘍,消化管出血,消化管穿孔,膵炎	イレウス,胃腸出血	×
	×	心不全,狭心症,心停止,不整脈,心嚢液貯留	×	心筋障害,心不全[注射用のみ]心タンポナーデ,心膜炎	心筋症
	×	重度の腎障害	急性腎不全	急性腎不全	×
	×	糖尿病	○	×	×
	肝機能障害,黄疸	肝機能障害,黄疸	肝機能障害,黄疸	肝機能障害,黄疸	×
	×	×	×	×	×
	○	好中球減少,無顆粒球症,白血球減少,血小板減少,貧血,赤芽球癆,汎血球減少	骨髄機能抑制	骨髄抑制	血小板減少症,無顆粒球症,白血球減少症,再生不良性貧血
	ショック様症状	×	×	ショック,アナフィラキシー	×
	×	アシドーシス,低酸素症,脱水症,血栓症,肺高血圧症,精神病,難聴	×	出血性膀胱炎,排尿障害,抗利尿ホルモン不適合分泌症候群(SIADH),横紋筋融解症	眼障害(網膜症,黄斑症,黄斑変性),ミオパチー,ニューロミオパチー,低血糖
	腎移植患者(外国人)	外国人健康成人	腎移植患者(腎機能良好)	乳がん患者	皮膚エリテマトーデスと診断された日本人
	1.3〜2.8mg/kg(1日1回反復)	1,000mg	100mg	175mg/m²	200〜400mg
	6-MP:1.8, 6-TU:3.5	0.7	2	内服:1.13±0.83	4.0±0.1
	6-MP:1.9, 6-TU:3.4	15.8	2.2	3.94±1.18	200mg:41.4, 400mg:25.9
	47(27〜83)(外国人)	—	—	該当資料なし	70%
	3,850(外国人)	433(CL/F)		該当資料なし	18,600(CL/F)
	392(外国人)	263(外国人)		53.4L(外国人)	903(Vd/F)
	30.8〜64.2(外国人)	MPA:97〜98, MPAG:83	0.6〜3.7	12〜24%	52%
	—	(48時間までに)MPA=0.66, MPAG=68	80(24時間値)	約10%	23〜25
	チオイノシン酸(TIMP),6-チオグアニンヌクレオチド(6-TGN)	MPA(ミコフェノール酸)	—	4-ヒドロキシシクロホスファミド(抗腫瘍効果を示す),アルドホスファミド,ホスファミドマスタード	—
	グルタチオン-S-トランスフェラーゼ,キサンチンオキシダーゼ,チオプリンメチルトランスフェラーゼなど	×	—	主にCYP2B6,CYP2C8,2C9,3A4,2A6も関与	CYP2C8,CYP3A4

文献

1) 小山次郎, 他：免疫学の基礎　第4版. 東京化学同人, 2004
2) 仮家公夫, 他：疾患別薬理学　第4版. 廣川書店, 2001
3) Golan DE, et al：Principles of Pharmacology The pathophysiologic basis of drug therapy. Medical science international, 2006
4) 日本臨床腎移植学会, 日本移植学会：腎移植臨床登録集計報告（2014）2013年実施症例の集計報告と追跡調査結果. 移植, 49（2・3）：240-260, 2014
5) Singh JA, et al：2012 update of the 2008 American College of Rheumatology recommendations for the use of disease-modifying antirheumatic drugs and biologic agents in the treatment of rheumatoid arthritis. Arthritis Care Res, 64（5）：625-639, 2012
6) NPO法人日本炎症性腸疾患協会（CCFJ）・編：クローン病の診療ガイド. 文光堂, 2011
7) NPO法人日本炎症性腸疾患協会（CCFJ）・編：潰瘍性大腸炎の診療ガイド　第2版. 文光堂, 2011
8) 日本造血細胞移植学会：造血細胞移植ガイドライン（http://www.jshct.com/guideline/pdf/2009gvhd.pdf）, 2008年7月
9) Woo M, et al：Toxicities of tacrolimus and cyclosporine A after allogeneic blood stem cell transplantation. Bone Marrow Transplant, 20（12）：1095-1098, 1997
10) アステラス：グラセプターカプセル0.5mg, 1mg, 5mg, インタビューフォーム（改訂第14版, 2014年4月）
11) Komiyama T, et al：Lower doses of 6-mercaptopurine/azathioprine bring enough clinical efficacy and therapeutic concentration of erythrocyte 6-mercaptoprine metabplite in Japanese IBD patients. J Crohns Colitis, 2（4）：315-321, 2008
12) Hurd ER, Giuliano VJ：The effect of cyclophosphamide on B and T lymphocytes in patients with connective tissue diseases. Arthritis Rheum, 18：67-75, 1975
13) Radis CD, et al：Effect of cyclophosphamide on the development of malignancy and on long-term survival of patients with rheumatoid arthritis. A 20-year follow up study. Arthritis Rheum, 38：1120-1127, 1995
14) Hellmich B, et al：Urinary bladder cancer in Wegener's granulomatosis；Is it more than cyclophosphamide？ Ann Rheum Dis, 63：1183-1185, 2004
15) 日本肝臓学会 肝炎診療ガイドライン作成委員会・編：B型肝炎治療ガイドライン（第2版）, 2014年6月

（岸田悦子）

同効薬比較ガイド

13 抗リウマチ薬

おさえておきたい

抗リウマチ薬による薬物治療の 基礎知識

- 関節リウマチ治療の中心は，抗リウマチ薬（DMARDs）による治療です．抗リウマチ薬には，csDMARDs（従来型抗リウマチ薬），bDMARDs（生物学的製剤），tsDMARDs（JAK阻害薬）があり，この3種類の薬剤をどの時点でどのように投与するか治療方針が重要です
- DMARDsによる治療は，診断が下ればできるだけ早く始めるべきです
- メトトレキサート（MTX）は，活動性RA患者に対する最初の治療手段の1つです
- 低用量ステロイドは，DMARDsを併用しながら治療開始後6カ月までは考慮すべきですが，臨床的に可能なかぎり早期に減量すべきです
- 長期間寛解が維持できれば，DMARDsの投与量を慎重に減量することを考慮します

抗リウマチ薬の ポイント

- MTXの関節炎抑制効果は他の経口DMARDsより優れています．関節破壊抑制効果は生物学的製剤と比較すると低いですが，MTX単独療法でも関節破壊の進行のない患者が認められており，破壊抑制効果は存在します
- MTX投与時にはMTXの副作用である肝障害，消化管障害（嘔気・嘔吐・腹痛）の抑制，粘膜障害（口内炎）の軽減を目的に葉酸併用が推奨されます
- レフルノミドは日本人における副作用発現（特に肺障害）のリスクを十分に勘案し，慎重に投与する必要があります
- 生物学的製剤には抗TNFα阻害薬やIL-6阻害薬，T細胞選択的共刺激調節薬があります．投与開始前に患者適応を十分に確認して導入することが重要で，投与中にもinfusion reactionなどの症状について注意深く観察する必要があります

関節リウマチの病態と薬物治療

1 関節リウマチの病態

　関節リウマチ（RA）は関節炎を主徴とする慢性炎症性疾患であり，肺など多臓器にも病変が波及しうる全身性疾患でもある．関節炎が遷延すれば関節が破壊されることにより重篤な機能障害を呈して，著しいQOLの低下をきたす．さらに，RAが進行すれば，肺などの臓器病変やアミロイドーシスの出現・進行，感染症や心血管病変の合併などによって生命予後も悪化する．

　RAの主病変は滑膜炎であり，関節痛やこわばりなどの臨床症状を呈するが，滑膜炎が持続することにより破骨細胞の活性化による関節破壊と，マトリックスメタロプロテアーゼなどの過剰産生による軟骨破壊が生じ，最終的に関節変形に至る．

2 関節リウマチの薬物治療

　関節リウマチの病因に対するアプローチはいまだ十分ではなく，予防することは不可能であり，根治させる治療も実用化に至っていない．治療目標は，関節炎を主体とした臨床症状の改善と，関節破壊の抑制により長期予後を改善して，身体機能障害の防止と生命予後の改善を目指すことである．

　治療の中心は，抗リウマチ薬（DMARDs）による薬物治療である．抗リウマチ薬にはcsDMARDs（従来型抗リウマチ薬），bDMARDs（生物学的製剤），tsDMARDs（JAK阻害薬）があり，これらの薬剤をどの時点でどのように投与するかのガイドラインやアルゴリズムが日本リウマチ学会から作成されている（図1）．このアルゴリズムは欧州や米国のエビデンスを元に作成されているが，日本人の治療に外挿する際の注意点などを一部修正して推奨・解説し，日常診療の治療方針として公開している[1]．

　まず，RAと診断されたらより早期に抗リウマチ薬を開始するべきで，第一選択はメトトレキサート（MTX）である．MTXの投与が不可能な場合は他のcsDMARDs投与を検討する．また抗リウマチ薬の初回投与時や薬剤変更時にはステロイドの短期併用を考慮すべきだが，臨床的に可能な限り速やかに減量する．3カ月以内に改善がみられないか6カ月以内に治療目標が達成できない場合は治療方針を再考するべきである．

　効果不十分で予後不良因子がある場合はbDMARDs（生物学的製剤）の追加投与を検討する．これらの変更後も3〜6カ月で評価し，別のbDMARDsへの変更や，tsDMRADs（JAK阻害薬）の導入を検討する．bDMARDsの選択基準としては注射製剤が多いため投与方法，投与間隔，自己注射可能かどうか，免疫原性（p.222）などにより選択されることが多い．

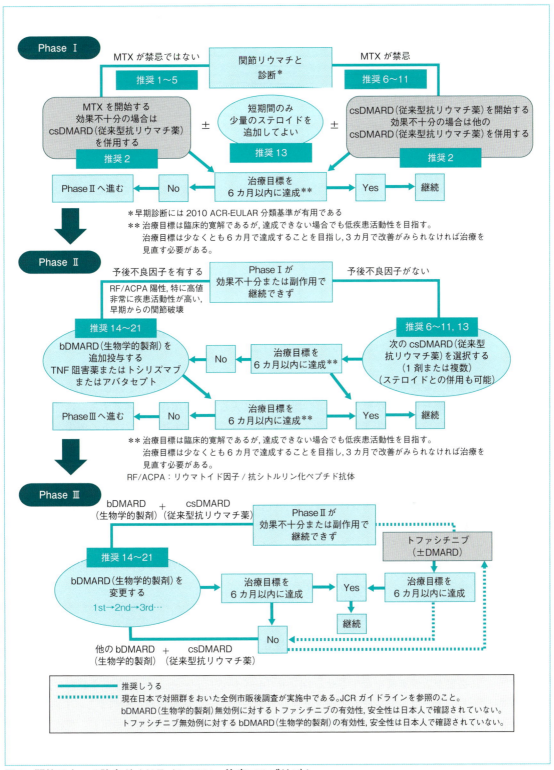

図1 関節リウマチ診療ガイドライン2014 治療アルゴリズム
（日本リウマチ学会・編：関節リウマチ診療ガイドライン2014，メディカルレビュー社，2014, p.47）

csDMARDsの比較

1 csDMARDsの種類

本項では，従来型の抗リウマチ薬DMARDs（csDMARDs）であるレフルノミド（アラバ錠：サノフィ），メトトレキサート（リウマトレックスカプセル：ファイザー），ブシラミン（リマチル錠：あゆみ製薬），サラゾスルファピリジン（アザルフィジンEN錠：ファイザー），イグラチモド（ケアラム錠：エーザイ）の5成分について解説する。

2 csDMARDsの特徴

①レフルノミド

レフルノミドは，5'-ウリジル酸（UMP）の合成に重要な酵素であるジヒドロオロト酸デヒドロゲナーゼ（DHOD）を抑制し，UMP合成を特異的に阻害する。ピリミジン塩基はUMPを基本に合成されるので，DHODは *de novo* ピリミジン体生合成に必須である（図2）。

また，レフルノミドはB細胞減少作用があることが報告されている。有害作用としては，下痢と可逆的な脱毛である。腸肝循環に入るため薬理作用が遷延する。活性代謝物であるA771726の消失半減期は約2週間と長いので投与中止後，A771726の消失を待たずに肝毒性，血液毒性または免疫抑制作用を有する薬剤を投与する際にも，副作用の発現が増加するおそれがある。体内から速やかに除去する必要がある場合はコレスチラミンを併用すると，胆汁酸とコレスチラミンが結合して腸肝循環を遮断してレフルノミドの排出を助ける。国内の市販後調査において間質性肺炎が急速に増悪して致死的な経過をたどる症例が報告され，間質性肺炎，肺線維症などの肺障害，日和見感染による肺炎の合併または既往歴のある患者が含まれていたため，警告に記載されているように投与前に肺の評価を行うことが必須である。表1のような患者からの自覚症状の訴えも副作用の症状の可能性があるため，慎重に対応する必要がある。

②メトトレキサート：MTX

メトトレキサートは葉酸代謝拮抗薬で，低用量間欠療法（1週間の服用量を2～3回に分けて，12時間間隔で服用）が副作用を軽減でき，RA患者にも有用である。核酸合成に必要な活性葉酸を産生させるDHFR（dihydrofolate reductase）という酵素の働きを阻止し，チミジル酸合成およびプリン合成系を阻害して細胞増殖を抑制する。T細胞，B細胞，マクロファージ，好中球，血管内皮細胞，線維芽細胞に対して作用し，免疫抑制作用と抗炎症作用により4～8週かけて抗リウマチ作用を発揮する。関節炎モデルで亢進したマクロファージのIL-1産生抑制やリウマチ患者における滑膜組織中コラゲナーゼmRNA発現抑制が報告されている。RA患者治療におけるMTXは，各国のガイドラインでも第1選択薬と位置付けられている。最初に使用するDMARDsとしてだけでなく，MTX以外のDMARDs抗リウマチ薬不応性RA患者にも，副作用に留意したうえで投与が推奨され

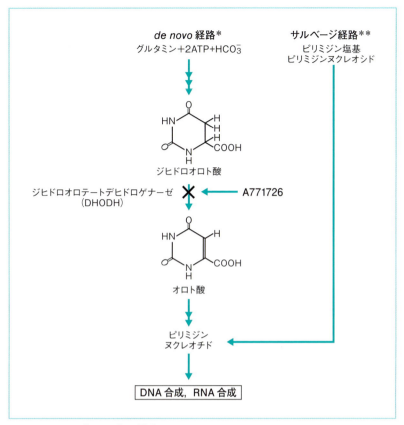

図2 レフルノミドの作用機序
＊ *de novo* 経路（新生経路）
　"*de novo*" とはラテン語で「新規に」という意味で，代謝物が新たに基本的な材料から生合成される生合成経路のこと。
＊＊サルベージ経路（再生経路・回収経路）
　分解された遊離の塩基（プリンやピリミジン塩基）を再利用してDNA・RNAを合成する経路。
（サノフィ：アラバ錠10mg, 20mg, 100mg, インタビューフォーム（第13版，2016年6月改訂）より）

表1 レフルノミドの副作用とその初期症状

・発熱・発疹・皮膚そう痒感・黄疸・倦怠感→肝障害
・発熱・発疹・皮膚そう痒感→アナフィラキシー
・発熱・発疹・口内炎→Stevens-Johnson症候群，中毒性表皮壊死融解症，感染症
・発熱・口内炎・倦怠感→汎血球減少症，白血球減少症，無顆粒球症，骨髄抑制
・発熱・咳嗽・呼吸困難→間質性肺炎
・発熱・咳嗽→結核

（サノフィ：アラバ錠10mg, 20mg, 100mg, インタビューフォーム（第13版，2016年6月改訂）より）

ている。葉酸の併用によって，葉酸代謝拮抗作用をもつMTXの副作用である肝障害，消化管障害（嘔気・嘔吐・腹痛）の抑制，粘膜障害（口内炎）は軽減する傾向である。しかし，血球減少の予防効果についてのエビデンスは十分ではない。

③ブシラミン

　ブシラミンはシステインの誘導体であり，分子内に2個のSH基があり，S-S結合解離作用を有する．活動性RAの早期により効果が認められ，赤沈，腫脹などの活動性の指標を改善する効果がみられる．免疫担当細胞に対しては，T細胞増殖抑制作用，サプレッサーT細胞比率の上昇，T細胞の血管内皮細胞への接着抑制ならびにB細胞の抗体産生抑制作用などが報告されている．また，関節リウマチの関節組織破壊に中心的役割を担っている滑膜細胞に対しては，関節リウマチ患者由来の培養細胞において，滑膜細胞増殖抑制ならびに滑膜細胞からのIL-1β，IL-6の産生抑制作用が認められている．そのほか，炎症に関わる作用として，マクロファージ遊走阻止作用やコラゲナーゼ活性阻害作用も認められている．

④ サラゾスルファピリジン

　サラゾスルファピリジンは抗炎症作用を有する5-アミノサリチル酸と抗菌作用を有するスルファピリジンを結合組織への親和性を高める目的でアゾ結合させた化合物である．投与により多く発現する消化器系症状の副作用を軽減する目的で腸溶性製剤であるアザルフィジンEN錠となった．作用機序は明確ではないが，炎症性サイトカインの産生抑制，樹状細胞の活性化抑制，アデノシンを介する抗炎症作用，破骨細胞の分化抑制作用，軟骨破壊に関与するMMP（matrix metalloproteinase）の産生抑制作用などが基礎実験で認められている．これらのさまざまな作用により，免疫異常の是正，炎症の鎮静化，軟骨破壊抑制などの抗リウマチ作用をもたらすと考えられる．

⑤ イグラチモド

　イグラチモドは，B細胞による免疫グロブリン（IgG, IgM）の産生および単球・マクロファージや滑膜細胞による炎症性サイトカイン（TNFα，IL-1β，IL-6，IL-8，MCP-1）の産生を抑制することにより，抗リウマチ作用を示す．これらの作用は，免疫グロブリンや炎症性サイトカインのmRNA発現低下を伴っており，転写因子Nuclear Factor κB（NFκB）の活性化抑制を介した作用であることが示唆されている．国内臨床試験により疾患活動性改善に対する有効性が示されている．効果発現は16週までとされているためそれまでは継続し効果評価を行う必要がある．臨床試験からは肝障害とNAG上昇，全例登録調査からは消化管出血が報告されており注意が必要である．消化性潰瘍の発現は，シクロオキシゲナーゼ-2（COX-2）阻害作用に起因すると考えられている．40kg未満の低体重患者に副作用発現率の上昇がみられたため慎重な投与が必要である．

tsDMARDs（JAK阻害薬）の比較

1 tsDMARDs（JAK阻害薬）の種類

本項では，分子標的型の合成抗リウマチ薬DMARDs（tsDMARDs）であるJAK阻害薬のトファシチニブクエン酸塩（ゼルヤンツ錠：ファイザー），バリシチニブ（オルミエント錠：イーライリリー）の2成分について解説する。

2 tsDMARDs（JAK阻害薬）の特徴

JAKはサイトカイン受容体の細胞内ドメインにあるチロシンキナーゼである。受容体にサイトカインが結合すると，受容体の2量体形成が誘導される。細胞内ドメインで近接したJAKが互いにリン酸化して活性化し，受容体のチロシン残基をリン酸化し，STATが動員されて結合し，JAKによるリン酸化を受け，STATが受容体から乖離しその後2量体になって核内に入りサイトカインに関する遺伝子群の転写を活性化する（図3）。

JAKには4つのタイプがあり，JAK1，JAK2，JAK3およびTYK2が報告されている。また各サイトカインに会合するJAKの種類が異なることが知られている。例えば，IL-

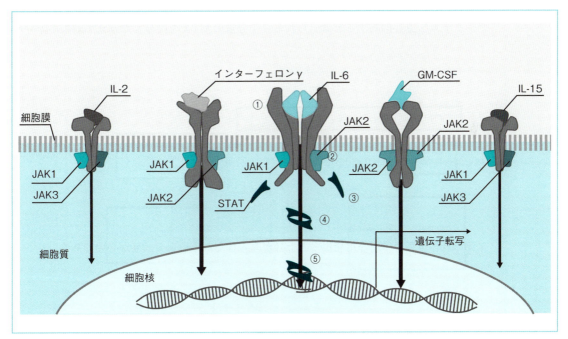

図3　JAK/STATシグナル伝達経路
①サイトカインが受容体に結合
②JAKにATPが結合し，もう一方のJAKをリン酸化し活性化。受容体の細胞内ドメインをリン酸化する
③リン酸化された受容体の細胞内ドメインにSTATが会合する。STATがリン酸化され活性化する
④STATが二量体を形成
⑤二量体を形成したSTATは核内に移行し，サイトカインに関連する遺伝子群の転写を亢進

（日本イーライリリー：バリシチニブ錠インタビューフォーム（第4版，2018年9月改訂），p.75を参考に作成）

6受容体はJAK1とJAK2もしくはJAK1とTYK2の組み合わせ，IL-2受容体はJAK1とJAK3など結合するJAKの種類によっていくつかのファミリーに分けられている．RAの病態に関与する複数のサイトカイン受容体に会合していることから治療のターゲットになっている（図4）．

JAK阻害薬はATP結合部位に可逆的に結合し，ATPによるJAKのリン酸化を阻害することでシグナル伝達を一時的に停止する．またJAKは複数のサイトカインシグナル伝達を阻害することが特徴で，半減期が短いため服用後24時間以内に作用が消失する．RA治療に用いられる抗サイトカイン抗体製剤（抗TNFα薬やIL-阻害薬のbDMARDs）は単一のサイトカインシグナルのみを阻害することや，ターゲットに対する親和性が高いため，持続的にシグナル伝達を阻害する．また，半減期が長いため数日〜数週間にわたり血中に存在する．

①トファシチニブクエン酸塩

トファシチニブは，JAKファミリーに高い選択性を示す阻害薬であり，JAK1，JAK2，JAK3を阻害し，TYK2も軽度に阻害する．トファシチニブは特にJAK1またはJAK3に会合するヘテロ二量体受容体によるシグナル伝達を低濃度で阻害する．JAK1およびJAK3の阻害により，IL-2，IL-4，IL-7，IL-9，IL-15およびIL-21を含む数種類の共通のγ鎖を有するサイトカイン受容体を介したシグナル伝達を阻害する．これらのサイトカインは，リンパ球の活性化，増殖および機能発現に不可欠であることから，これらのシグナル伝達の阻害により免疫反応をさまざまな形で抑制できると考えられる．また，JAK1に対する阻害作用により，IL-6やI型IFNなど他の炎症誘発性サイトカインを介したシグナル伝達も抑制すると考えられる．十分量のMTXを投与したうえで効果不十分な

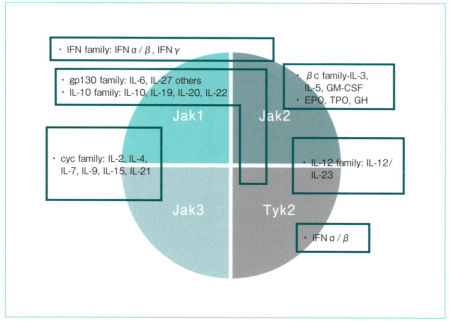

図4　4つのJAKタイプと会合する各サイトカイン
(O'Shea J J, et al：Back to the future；oral targeted therapy for RA and other autoimmune diseases.
Nat Rev Rheumatol, 9（3）：173, 2013)

症例が対象となる。因果関係は明らかではないが，用量依存的かつ投与期間依存的に多重がん・進行がんを含む悪性腫瘍，リンパ増殖性疾患の発現が報告されているため，リスク・ベネフィットについて十分考慮し，患者に説明したうえで適応を慎重に検討するべきである。TNF阻害剤無効症例に対するMTX＋トファシチニブ併用の有効性試験（ORAL step study）ではACR20改善率は2週目から有意に改善を示した。

②バリシチニブ

バリシチニブはJAK1およびJAK2のATP結合部位に選択的かつ可逆的に結合し，RAの病態に大きく関与するIL-6，GM-CSF，インターフェロンγなどのサイトカインによるシグナル伝達兼転写活性化因子（STAT）のリン酸化および活性化を抑制し，シグナル伝達を阻害する（図3）。中等度から重度の活動性の関節リウマチ患者を対象とした第Ⅲ相臨床試験において，臨床症状の改善効果，疾患活動性の低下，身体機能障害の改善効果，関節破壊の進展防止効果，患者報告アウトカム（こわばり・倦怠感・痛み）の改善，低疾患活動性および寛解の達成，および長期投与時における有効性の維持が認められた。

bDMARDs（生物学的製剤）の比較

1 bDMARDs（生物学的製剤）の種類

生物学的製剤には，抗TNFα阻害薬，IL-6阻害薬，T細胞性選択的共刺激調節薬がある。

TNFα阻害薬は，インフリキシマブ（レミケード：田辺三菱），エタネルセプト（エンブレル：ファイザー），アダリムマブ（ヒュミラ：アッヴィ），ゴリムマブ（シンポニー：ヤンセン），セルトリズマブ ペゴル（シムジア：ユーシービー）の5成分がある。IL-6阻害薬にはトシリズマブ（アクテムラ：中外），サリルマブ（ケブザラ：サノフィ）の2成分がある。T細胞選択的共刺激調節薬としてアバタセプト（オレンシア：ブリストル）がある。

2 bDMARDs（生物学的製剤）の特徴

RA患者における生物学的製剤の有用性に関するエビデンスは，開発時点で質の高いRCTが行われている。MTXで効果不十分の症例に対して高い効果がみられ，臨床的寛解，構造的寛解，機能的寛解が治療目標となった。また，有害事象による薬剤中止，重篤有害事象，感染症，死亡のいずれも増加させるとの根拠は認められなかった。患者の価値観に関するアンケート調査およびフォーカスグループでは，生物学的製剤に対する患者の強い期待が明らかになる一方，高額なコストが導入の際の支障になることが明らかとなっている。

生物学的製剤のほとんどに共通する投与前の患者の適応の確認が重要である（表2）。また，周術期の生物学的製剤の継続は手術部位感染，創傷治癒遅延などの合併症のリスクを上げる可能性がある。また，休薬によりリウマチの再燃が生じるおそれがあり，世界各

表2 生物学的製剤投与の際の注意点

- 免疫作用に影響するため感染症の有無の評価
- 治療中は，生ワクチン接種を行わないこと。また，本剤の投与と生ワクチン接種との間隔は十分にあけることが望ましい。やむを得ず生ワクチン接種から本剤の投与まで十分な間隔をあけることができない場合には，リスク・ベネフィットを慎重に判断したうえで使用すること（生ワクチンによる感染症発現の可能性が否定できない）
- 結核に関する十分な問診および胸部レントゲン検査に加え，インターフェロン-c遊離試験またはツベルクリン反応検査を行い，適宜胸部CT検査等を行うことにより，結核感染の有無を確認すること
- B型肝炎ウイルスキャリアの患者または既往感染者（HBs抗原陰性，かつHBc抗体またはHBs抗体陽性）において，B型肝炎ウイルスの再活性化が報告されている。本剤投与に先立って，B型肝炎ウイルス感染の有無を確認すること。B型肝炎ウイルスキャリアの患者または既往感染者に本剤を投与する場合は，肝機能検査値や肝炎ウイルスマーカーのモニタリングを行うなど，B型肝炎ウイルスの再活性化の徴候や症状の発現に注意すること
- 間質性肺炎があらわれることがあるので，本剤を投与した後，発熱，咳嗽，呼吸困難などの症状があらわれた場合には速やかに主治医に連絡するよう患者に説明するとともに，このような症状があらわれた場合には胸部レントゲン検査および胸部CT検査等を行い，副腎皮質ホルモン剤の投与などの適切な処置を行うこと

国のガイドラインでは半減期を考慮した休薬を推奨している。TNF阻害薬以外の生物学的製剤に周術期の休薬の要否に関する明確なエビデンスはない。

効果減弱や治療継続率の低下が起こる患者に対しては増量が必要で，その要因は生物学的製剤の免疫原性と考えられる。抗体産生を誘導する性質を免疫原性という。生物学的製剤も抗原とみなされると抗薬物抗体が産生され，免疫原性が治療に影響を及ぼすことがある。

投与患者において，中和抗体が作られると，有効血中濃度が低下して有効性に影響する。

効果減弱・治療継続性の低下・増量の必要性・有害事象の増加などが問題となるため，生物学的製剤による治療においては免疫原性を考慮して薬剤選択をする必要がある。

1）抗TNFα阻害薬

TNF腫瘍壊死因子は，滑膜炎症と関節破壊というRAの主な病態において中心的役割を果たすサイトカインの1種である。リンパ球やマクロファージが関節に集積しTNFが産生されると，滑膜肥厚し炎症性肉芽組織パンヌスを形成する。破骨細胞への分化には複数のサイトカインが関与しており，M-CSF，RANKL，TNF，IL-1，IL-6などが関与する。これらが破骨細胞の前駆細胞上の受容体に結合して，破骨細胞への分化を促進する。特にRANKLは分化に必須な因子であり，またTNFはRANKLの発現を促進することで成熟した破骨細胞の形成を促す作用がある。TNFはRANKLとともに成熟した破骨細胞の活性化も促すことで骨吸収の亢進，骨びらんを起こすとされている。滑膜細胞より産生される蛋白分解酵素が軟骨細胞を破壊し，やがて関節破壊を起こす。

①インフリキシマブ

インフリキシマブは，マウス型抗ヒトTNFα抗体の可変領域とヒトIgG$_1$の定常領域からなり，ヒトTNFαに対して特異的に結合し，可溶性TNFαの生理活性を中和するとと

もに，膜結合型TNFα発現細胞をCDC（補体依存性細胞傷害）あるいはADCC（抗体依存性細胞媒介型細胞傷害）により傷害すること，ならびに受容体に結合したTNFαを解離させることによりTNFαの作用を阻害する。マウス／ヒトキメラ型モノクローナル抗体であり，抗体のFab領域の一部（可変領域）はマウスモノクローナル抗体由来の蛋白質である。infusion reactionとされる投与時の過敏症様反応に十分注意が必要である。投与中の症状観察はもちろんのこと，予防薬物投与，症状出現時の緊急対応などの準備が重要である。3mg/kgの反復投与を受けた49例中2例，10mg/kgの反復投与を受けた50例では4例に，本剤に対する抗体が検出された。

②エタネルセプト

完全ヒト型可溶性TNFα/LTαレセプター製剤である。ヒトTNF可溶性レセプター部分が，過剰に産生されたTNFαおよびLTαを，おとりレセプターとして捕捉し（レセプター結合反応），細胞表面のレセプターとの結合を阻害することで，抗リウマチ作用，抗炎症作用を発揮する。エタネルセプトとTNFαおよびLTαとの結合は可逆的であり，いったん捕捉したTNFαおよびLTαは再び遊離される。動物実験において中和抗体の産生が認められている。亜急性皮膚ループスまたは円板状ループスにみられる発疹およびループス様症候群を伴う新たな自己抗体を発現した患者が報告されている。在宅自己注射指導管理料などに規定する注射薬。

③アダリムマブ

アダリムマブは，可溶型および膜結合型TNFαに特異的に結合し，TNFα受容体との結合を阻害することによって，標的細胞でのシグナル伝達を阻害し，炎症反応を改善すると考えられている。また，膜結合型TNFαと結合することによって，TNFαを分泌する細胞に逆シグナルを与え，分泌を抑制するだけでなく，それらの細胞のアポトーシスを誘導する。滑膜内のオステオプロテグリンOPGはRANK受容体と類似した構造でRANKLに結合して活性を抑制する蛋白質ヒュミラのTNF阻害作用はOPGを増加することで関節破壊を抑制するとされる。投与継続による抗体が産生について，臨床試験における日本人での産生率は単独投与44.0％（MTX併用下では19.3％）であった。在宅自己注射指導管理料などに規定する注射薬。

④ゴリムマブ

ヒト型抗ヒトTNFαモノクローナル抗体であるゴリムマブは，可溶性および膜結合型のTNFαに結合することにより，TNFα受容体（TNF-R）であるp55およびp75TNF-Rとの結合を阻害することで，TNFαによって誘導される細胞内シグナル伝達を抑制する。さらに，TNF-Rに結合しているTNFαの解離を促進することで，TNFα刺激によるシグナル伝達を遮断し，サイトカイン（IL-6，IL-8，G-CSF，GM-CSF）の産生ならびに接着分子（E-セクレチン，ICAM-1，VCAM-1）の発現抑制が認められている。MTX併用の場合は50mgを，単独投与（メトトレキサートが使用できない場合などに考慮する）の場合は100mg投与。効果発現はMTXの併用，非併用にかかわらず4週目程度に発現し，12週までには血中濃度は定常状態となることがわかっている。MTX併用の国内臨床試験において，52週までには抗薬物抗体の産生はなかった。在宅自己注射指導管理料などに規定する注射薬。

⑤セルトリズマブ ペゴル

　セルトリズマブペゴルは，ヒトTNFαに特異性を有する遺伝子組換えヒト化抗ヒトTNFαモノクローナル抗体の抗原結合フラグメント（Fab'）にポリエチレングリコール（PEG）を結合させた化合物である．Fc領域をもたないことから，免疫担当細胞に対して補体依存性細胞傷害（CDC）作用，抗体依存性細胞傷害（ADCC）作用を生じず，また，膜結合型TNFαとの結合後の細胞内情報伝達様式より，アポトーシス誘発などの細胞傷害を生じないことが示唆されている．またPEGを結合させたことで，蛋白分解を受けにくく，作用の持続が期待できるとともに，炎症部位に集積しやすい可能性が示唆されている．国内開発試験において，MTX併用時，MTX非併用時のどちらにおいても，プラセボに対して有意な臨床症状の改善と，関節破壊抑制効果が認められており，効果は1週目から認められた．単独投与可能．国内臨床試験において，二重盲検比較試験（24週）および継続長期試験（52週）を通じた抗体発現率は，メトトレキサート併用下では8.2％およびメトトレキサート非併用下では29.9％であった．在宅自己注射指導管理料などに規定する注射薬．

2）IL-6受容体拮抗薬

　RA患者の滑液ではIL-6が高濃度に存在しており，RAの特徴である病的炎症および関節破壊の両方に重要な役割を果たしている．IL-6はRA患者の全身性炎症，滑膜炎，および骨びらんにつながるT細胞，B細胞，単球，および破骨細胞の関節局所への浸潤や活性化などの多様な生理的プロセスに関与している．

①トシリズマブ

　インターロイキン6（IL-6）は，膜結合性あるいは可溶性のIL-6受容体（IL-6R）と結合する．この複合体がIL-6ファミリーサイトカインの共通のシグナル伝達分子であるgp130のホモダイマーを形成することによって，細胞内にシグナルが伝達される．トシリズマブは，膜結合性IL-6Rと可溶性IL-6Rに結合することにより，IL-6とIL-6Rの結合を阻害する．これによりgp130のホモダイマー形成も阻害され，IL-6の細胞内へのシグナル伝達を抑制する．国内臨床試験において皮下投与群で18.0％，点滴静注用製剤の国内臨床試験閒で3.0％に抗トシリズマブ抗体が発現したとの報告がある．血清中トシリズマブ濃度が維持されない状態で投与を継続すると，抗トシリズマブ抗体が発現する可能性が高くなるため，用法・用量を遵守するように注意が必要．
　在宅自己注射指導管理料などに規定する注射薬．

②サリルマブ

　ケブザラはヒト型抗ヒトIL-6受容体モノクローナル抗体である．可溶性および膜結合型IL-6受容体（IL-6R）αサブユニットに特異的に結合しIL-6の作用を抑制する．治療の反応は投与開始12週までに得られるためそれまでは継続し効果評価を行う．
　国内のプラセボ対照第Ⅱ／Ⅲ相臨床試験では，投与開始後24週までに抗サリルマブ抗体は本剤200mg＋MTX投与群，本剤150mg＋MTX投与群でそれぞれ1.3％，1.2％持続的に認められ，そのうち中和抗体は本剤200mg＋MTX投与群1.3％に認められた．在宅

自己注射指導管理料などに規定する注射薬。

3）T細胞活性化阻害薬

アバタセプト

アバタセプトはヒト細胞傷害性Tリンパ球抗原-4（CTLA-4）の細胞外ドメインとヒトIgG1のFcドメイン（ヒンジ-CH_2-CH_3ドメイン）より構成された遺伝子組換え可溶性融合蛋白質である。抗原提示細胞表面のCD80およびCD86に特異的に結合し，T細胞の活性化に必要なCD80/86とCD28の相互作用による共刺激シグナルを選択的かつ抑制的に調節し，下流の炎症性サイトカインやメディエーターの産生を抑制する薬剤（T細胞副刺激モジュレーター（T-cell co-stimulation modulator）とよばれる）。国内臨床試験において，投与期間中の抗体陽性率は13.6％，投与後最長168日までの抗体陽性率は13.4％であった。在宅自己注射指導管理料などに規定する注射薬。

薬剤選択時はココに注目

関節リウマチ治療アルゴリズムに沿って治療薬が選択されるが，使用薬剤の投与開始にあたっては各薬剤の適正使用ガイドなどを参照し，患者適応について十分確認する必要がある。腎機能・肝機能だけでなく，感染症・結核，間質性肺疾患の既往，B型肝炎の感染症歴の確認など多岐にわたるが，投与経路・投与にかかる時間・投与間隔・薬剤費用など患者が理解して治療が受けられるよう，十分に情報提供を行うことが重要である。

比較一覧表 13 抗リウマチ薬

	分類	csDMARDs（従来型DMARDs)		
	一般名	レフルノミド	メトトレキサート	ブシラミン
	商品名 規格 （製薬会社）	アラバ錠 錠 10mg, 20mg, 100mg （サノフィ）	リウマトレックスカプセル カ 2mg （ファイザー）	リマチル錠 錠 50mg, 100mg （あゆみ製薬）
	特徴	・100mg 3日間のローディングドーズで効果発現が早くなる ・副作用は下痢と可逆性の脱毛が特徴。腸肝循環する	・低用量間欠投与法は1週間のうち、1～2回に分けて服用する場合は1日で、3回に分けて服用する場合は2日間かけて服用	・6週目ごろから効果発現がみられ、比較的遅効性の薬剤 ・吸収部位：消化管，吸収率：良好，腸肝循環：あり
効能・効果	関節リウマチ	○	○	○ 消炎鎮痛剤などで十分な効果が得られない場合
	その他	×	関節症状を伴う若年性突発性関節炎	×
	用法・用量 （関節リウマチ）	開始量：1回100mgを3日間，または1日1回20mgでも可 維持量：1日1回20mg。症状，体重により適宜1日1回10mgに減量	6mg/週，分1または分2～3，初日から2日目にかけて12時間間隔分1または分2の場合は残りの6日間，分3の場合は残りの5日間休薬，これを1週間ごとに繰り返す16mg/週を超えない	1回100mg，1日3回(食後)。年齢，症状，忍容性，本剤に対する反応性等に応じ，また効果の得られた後には1日量100～300mgの範囲で投与。1日最大用量300mg
	警告*1	各添付文書を参照	各添付文書を参照	×
禁忌	本剤成分過敏症	○	○	○
	妊婦・妊娠可能性	○	○	×
	授乳婦	○	○	×
	腎障害	×	×	○
	慢性肝疾患	○	○	×
	活動性結核	○	○	×
	その他	×	骨髄抑制，胸水，腹水等	血液障害，骨髄機能低下
	原則禁忌	×	×	手術直後，全身状態悪化
重大な副作用	感染症	感染症，結核		×
	進行性多巣性白質脳症	×	脳症（白質脳症を含む）	×
	呼吸器障害	間質性肺炎	間質性肺炎，肺線維症，胸水	間質性肺炎，好酸球性肺炎，肺線維症，胸膜炎
	皮膚障害	皮膚粘膜眼症候群，中毒性表皮壊死症	中毒性表皮壊死症，皮膚粘膜眼症候群	皮膚粘膜眼症候群，中毒性表皮壊死症，天疱瘡様症状，紅皮症型薬疹
	消化器障害	膵炎	出血性腸炎，壊死性腸炎，膵炎	×
	腎障害	×	急性腎障害，尿細管壊死，重症ネフロパチー	急性腎不全，ネフローゼ症候群（膜性腎症等）
	肝障害	肝不全，急性肝壊死，肝炎，肝機能障害，黄疸	劇症肝炎，肝不全	肝機能障害，黄疸

*1 詳細は各添付文書を参照のこと

➡ 薬物動態，薬理作用の比較は228〜229ページ

➡ bDMARDs（生物学的製剤）の比較は230〜233ページ

	csDMARDs（従来型DMARDs）		tsDMARDs（JAK阻害薬）	
	サラゾスルファピリジン	イグラチモド	トファシチニブクエン酸塩	バリシチニブ
	アザルフィジンEN錠 錠 250mg, 500mg （ファイザー＝あゆみ製薬）	ケアラム錠 錠 25mg （エーザイ）	ゼルヤンツ錠 錠 5mg （ファイザー）	オルミエント錠 錠 2mg, 4mg （イーライリリー）
	・投与開始後1〜2カ月で効果出現 ・抗炎症作用あり ・鎮痛作用はなし ・消化器系症状の副作用を軽減する腸溶性製剤	・国内で創製，開発された新しい化学構造（クロモン骨格）を有する抗リウマチ剤 ・免疫抑制薬に比べリンパ球の増殖抑制作用が弱い	・細胞内シグナル伝達に着目した低分子の分子標的治療薬で，経口投与を実現	・ヒトリンパ球におけるIL-2（JAK1/JAK3），IL-23（JAK2/TYK2），IL-12（JAK2/TYK2），IL-6（JAK1/JAK2/TYK2）刺激によるSTATリン酸化およびサイトカイン産生を阻害
	○ 消炎鎮痛剤などで十分な効果が得られない場合	○	既存治療で効果不十分な関節リウマチ	既存治療で効果不十分な関節リウマチ（関節の構造的損傷の防止を含む）
	×	×	×	×
	1回1g, 1日2回（朝夕食後）	1回25mg, 1日1回（朝食後），4週間以上。以降，1回25mg, 1日2回（朝夕食後）に増量	1回5mg, 1日2回	1回4mg, 1日1回。状態に応じ2mgに減量
	×	各添付文書を参照	各添付文書を参照	各添付文書を参照
	サルファ剤またはサリチル酸製剤に対し過敏症	○	○	○
	×	○	○	○
	×	×	×	×
	×	×	×	重度の腎機能障害
	×	重篤な肝障害	重度の肝機能障害	×
	×	×	○	○
	新生児，低出生体重児	消化性潰瘍，ワルファリン投与中	重症な感染症（敗血症等），好中球数500/mm²未満，リンパ球数500/mm²未満，ヘモグロビン値8g/dL未満	
	×	×	×	×
	×	○	○	○
	脳症	×	×	×
	間質性肺炎，薬剤性肺炎，PIE症候群，繊維性肺胞炎，胸膜炎		間質性肺炎	
	中毒性表皮壊死症，皮膚粘膜眼症候群，紅皮症型薬疹	×	×	×
	消化性潰瘍（出血，穿孔を伴うことがある），S状結腸穿孔	消化性潰瘍	消化管穿孔	
	急性腎不全，ネフローゼ症候群，間質性腎炎	×	×	×
	劇症肝炎，肝炎，肝機能障害，黄疸		肝機能障害，黄疸	

（次頁に続く）

比較一覧表　13 抗リウマチ薬

	分類	csDMARDs（従来型DMARDs）		
	一般名	レフルノミド	メトトレキサート	ブシラミン
	商品名 規格 （製薬会社）	アラバ錠 錠 10mg，20mg，100mg （サノフィ）	リウマトレックスカプセル カ 2mg （ファイザー）	リマチル錠 錠 50mg，100mg （あゆみ製薬）
重大な副作用	血液障害	汎血球減少症	骨髄抑制	再生不良性貧血，赤芽球癆，汎血球減少，無顆粒球症，血小板減少
	アレルギー反応	アナフィラキシー	ショック，アナフィラキシー	ショック，アナフィラキシー様症状
	その他	×	骨粗鬆症	過敏性血管炎，重症筋無力症，筋力低下，多発性筋炎
薬物動態	対象	日本人健康成人男子	関節リウマチ患者	健康成人男性
	投与量（単回）	100mg	2mg	200mg
	T_{max} (hr)	3.2	1～2	約1
	$t_{1/2}$ (hr)	14.9 (day)	1.5～3.5	1.03
	バイオアベイラビリティ (F) (%)	―	73±9%（外国人）	―
	クリアランス (mL/min)	0.84（外国人）	174（外国人）	―
	分布容積 (Vd) (L)	12.6（外国人）	38.5（外国人）	―
	蛋白結合率 (in vitro) (%)	99.38	53～60（外国人）	70.8
	未変化体尿中排泄率 (Ae) (%)	<1	81（外国人）	―
	活性代謝物の生成	レフルノミドを経口投与したときに未変化体が血漿中にほとんど検出されなかったことから，ほぼ100%が初回通過効果を受ける。A771726は本剤の活性代謝物であり，投与量の約84%がA771726に代謝される	ヒト血清中の主要代謝物である7-OH-MTXは，ラットコラーゲン関節炎モデルに対し，0.1mg/kg/日（ほぼ完全に関節炎を抑制し得るメトトレキサートの用量と同量）の反復経口投与でも有意な薬効を示さない。またAPAおよび活性型であるMTX-PGは生体内において極めて微量である	SA981（分子内ジスルフィド体）
	代謝酵素	CYP3A4が最も高かったが，他のP450分子種（CYP1A2，CYP2C9，CYP2C19およびCYP2D6）も活性を有する	―	S-メチルトランスフェラーゼ，CYP450に関しては該当資料なし
	薬理作用	ジヒドロオロテートデヒドロゲナーゼ活性阻害，ピリミジン生合成抑制，活性化リンパ球の増殖抑制	リンパ球増殖抑制作用，血管新生や滑膜増生を抑制，好中球遊走抑制作用	T細胞増殖抑制作用，サプレッサーT細胞比率の上昇，T細胞の血管内皮細胞への接着抑制ならびにB細胞の抗体産生抑制作用等

特徴，効能・効果，用法・用量，警告，禁忌，原則禁忌，重大な副作用の比較は226～227ページ

bDMARDs（生物学的製剤）の比較は230～233ページ

	csDMARDs（従来型DMARDs）		tsDMARDs（JAK阻害薬）	
	サラゾスルファピリジン	イグラチモド	トファシチニブクエン酸塩	バリシチニブ
	アザルフィジンEN錠 錠250mg, 500mg （ファイザー＝あゆみ製薬）	ケアラム錠 錠25mg （エーザイ）	ゼルヤンツ錠 錠5mg （ファイザー）	オルミエント錠 錠2mg, 4mg （イーライリリー）
	再生不良性貧血，汎血球減少症，無顆粒球症，血小板減少，貧血（溶血性貧血，巨赤芽球性貧血（葉酸欠乏）等），播種性血管内凝固症候群（DIC）	汎血球減少症，無顆粒球症，白血球減少	好中球減少，リンパ球減少，ヘモグロビン減少	
	ショック，アナフィラキシー	×	×	×
	過敏症症候群，伝染性単核球症様症状，無菌性髄膜（脳）炎，心膜炎，SLE様症状	×	×	×
	健康成人	非高齢者／高齢者	日本人健康成人	日本人健康被験者
	500mg	25mg	5mg	4mg
	7.76 ± 0.34	3.9	0.5	0.88
	3.84 ± 0.86	17.7	2.49	6.39
	5.6（外国人）	―	74.14	78.9
	10.03 ± 1.63（腎クリアランス）	37.5（CL/F）	306.66（CL/F）	288.3（CL/F）
	8.99（外国人）	20.4 ± 3.4（Vd/F）	96.0（Vd/F）	75.7
	99％以上	93.0～93.2	39	49～50
	3.79 ± 1.82	<1	29	69
	なし	M1, M2	すべての代謝物のJAK阻害活性はトファシチニブの10％以下と予測	―
	CYP該当資料なし，腸内細菌によりジアゾ結合切断，アセチル化，水酸化，グルクロン酸抱合を受けて代謝	CYP1A2, 2B6, 2C9, 2C19, 2D6, 2E1, 3A4 M1⇒M2には肝臓N-アセチルトランスフェラーゼが関与	CYP3A4, CYP2C19	CYP3A4が関与
	炎症性サイトカインの産生抑制，樹状細胞の活性化抑制，アデノシンを介する抗炎症作用，破骨細胞の分化抑制作用，軟骨破壊に関与するMMP（matrix metalloproteinase）の産生抑制作用	免疫グロブリン（IgG, IgM）の産生抑制，TNFα・IL-1β・IL-6などの炎症性サイトカインの産生抑制	JAK1またはJAK3阻害，サイトカイン受容体を介したシグナル伝達阻害	JAK1およびJAK2活性阻害，シグナル伝達兼転写活性化因子（STAT）のリン酸化・活性化抑制

比較一覧表 13 抗リウマチ薬

分類		bDMARDs（生物学的製剤）			
		TNFα阻害薬			
一般名		インフリキシマブ（遺伝子組換え）	エタネルセプト（遺伝子組換え）	アダリムマブ（遺伝子組換え）	ゴリムマブ（遺伝子組換え）
商品名 規格（製薬会社）		レミケード 注〔点滴静注〕100mg（田辺三菱）	エンブレル 注〔皮下注〕10mg, 25mg キット〔皮下注〕25mg/0.5mL, 50mg/1mL キット〔皮下注ペン〕25mg/0.5mL, 50mg/1mL （ファイザー＝武田）	ヒュミラ キット〔皮下注シリンジ〕20mg/0.4mL, 20mg/0.2mL, 40mg/0.8mL, 40mg/0.4mL, 80mg/0.8mL キット〔皮下注ペン〕40mg/0.4mL, 80mg/0.8mL （アッヴィ＝エーザイ）	シンポニー キット〔皮下注シリンジ〕50mg （ヤンセン＝田辺三菱）
特徴		・抗ヒトTNFαモノクローナル抗体製剤：TNFα阻害薬 ・マウス型抗ヒトTNFα抗体の可変領域とヒトIgG1の定常領域からなる	・完全ヒト型可溶性TNFα/LTαレセプター製剤である ・在宅自己注射適応あり	・ヒト型抗ヒトTNFαモノクローナル抗体であるため，マウス由来の配列を含んでいない ・在宅自己注射適応あり	・ヒト型抗ヒトTNFαモノクローナル抗体製剤 ・ヒト免疫グロブリンG1（IgG1）のアミノ酸配列を有する製剤
効能・効果（＊：既存治療で効果不十分な場合）	関節リウマチ	既存治療で効果不十分な関節リウマチ（関節の構造的損傷の防止を含む）		［40mg製剤，80mg製剤］関節リウマチ（関節の構造的損傷の防止を含む）	既存治療で効果不十分な関節リウマチ（関節の構造的損傷の防止を含む）
	その他	＊ベーチェット病による難治性網膜ぶどう膜炎，尋常性乾癬，膿疱性乾癬，乾癬性紅皮症，強直性脊椎炎，腸管型ベーチェット病，神経型ベーチェット病，血管型ベーチェット病，川崎病の急性期 ＊次のいずれかの状態を示すクローン病の治療および維持療法：中等度から重度の活動期にある患者，外瘻を有する患者 ＊中等症から重症の潰瘍性大腸炎の治療	＊多関節に活動性を有する若年性特発性関節炎	［20mg, 40mg製剤のみ］＊多関節に活動性を有する若年性特発性関節炎 ［40mg, 80mg製剤のみ］＊尋常性乾癬，関節性乾癬，膿疱性乾癬，強直性脊椎炎，腸管型ベーチェット病，非感染性の中間部，後部または汎ぶどう膜炎 ＊中等症または重症の活動期にあるクローン病の寛解導入および維持療法 ＊中等症または重症の潰瘍性大腸炎の治療	＊中等症または重症の潰瘍性大腸炎の改善および維持療法
用法・用量（関節リウマチ）		1回3mg/kgをMTX製剤と併用し点滴静注。初回後，2週，6週，以後8週間隔で投与。6週以後，効果不十分・減弱には増量や投与間隔短縮可，段階的に行う ［1回上限］8週間隔：10mg/kg，投与間隔短縮：6mg/kg ［最短投与間隔］4週間	1回10〜25mg，1日1回，2回/週，皮下注。また1回25〜50mg，1日1回，1回/週，皮下注	1回40mg，1回/2週，皮下注。効果不十分の場合1回80mgまで増量可	メトトレキサート併用時：1回50mg，1回/4週，皮下注，状態に応じ1回100mg投与可 メトトレキサート非併用時：1回100mg，1回/4週，皮下注
警告		添付文書参照	添付文書参照	添付文書参照	添付文書参照
禁忌	本剤成分過敏症	本剤成分またはマウス由来の蛋白質（マウス型，キメラ型，ヒト化抗体等）	○	○	○
	重篤な感染症（敗血症等）	○	重篤な感染症，敗血症またはそのリスク	○	○
	活動性結核	○	○	○	○
	脱髄疾患（多発性硬化症等）	○	○	○	○
	うっ血性心不全	○	○	○	○

＊2　C反応性蛋白高値，フィブリノーゲン高値，赤血球沈降速度亢進，ヘモグロビン低値，アルブミン低値，全身倦怠感

重大な副作用，薬物動態，薬理作用の比較は232～233ページ

 csDMARDs（従来型DMARDs），tsDMARDs（JAK阻害薬）の比較は226～229ページ

bDMARDs（生物学的製剤）			
TNFα阻害薬	IL-6阻害薬		細胞標的薬
セルトリズマブ　ペゴル（遺伝子組換え）	トシリズマブ（遺伝子組換え）	サリルマブ（遺伝子組換え）	アバタセプト（遺伝子組換え）
シムジア　キット〔皮下注シリンジ〕200mg/1mL（ユーシービー＝アステラス）	アクテムラ　注〔点滴静注〕80mg/4mL，200mg/10mL，400mg/20mL　キット〔皮下注シリンジ〕162mg/0.9mL　キット〔皮下注オートインジェクター〕162mg/0.9mL（中外）	ケブザラ　キット〔皮下注シリンジ〕150mg/1.14mL，200mg/1.14mL（サノフィ＝旭化成ファーマ）オートインジェクター発売	オレンシア　注〔点滴静注〕250mg　キット〔皮下注シリンジ〕125mg/1mL　キット〔皮下注オートインジェクター〕125mg/1mL（ブリストル＝小野）
・ヒト型抗ヒトTNFαモノクローナル抗体 ・単独投与可能PEG化による作用の持続性が期待 ・在宅自己注射適応あり	・ヒト型抗ヒトIL-6受容体モノクローナル抗体 ・IL-6のシグナル伝達を阻害することによって抗リウマチ効果を示す	・ヒト型抗ヒトIL-6受容体モノクローナル抗体 ・臨床効果は早ければ2週目から発現する可能性がある ・在宅自己注射適応あり	・T細胞選択的共刺激調節剤 ・在宅自己注射適応あり ・抗原提示細胞表面のCD80/86に結合すること，T細胞の活性化をそがいする ・在宅自己注射適応あり
関節リウマチ（関節の構造的損傷の防止を含む）	既存治療で効果不十分な関節リウマチ（関節の構造的損傷の防止を含む）	既存治療で効果不十分な関節リウマチ	
×	[注のみ] ＊多関節に活動性を有する若年性特発性関節炎，全身型若年性特発性関節炎 キャッスルマン病に伴う諸症状および検査所見※2の改善．ただし，リンパ節の摘除が適応とならない患者に限る [キットのみ] ＊高安動脈炎，巨細胞性動脈炎	×	[注のみ] ＊多関節に活動性を有する若年性特発性関節炎
1回400mg，初回，2週後，4週後に皮下注．以後1回200mg，2週間隔 症状安定後：1回400mg，4週間隔，皮下注	注1回8mg/kg，4週間隔，点滴静注　キット1回162mg，2週間隔，皮下注　効果不十分の場合1週間まで投与間隔を短縮可	1回200mg，2週間隔，皮下注　状態に応じ1回150mgに減量	注体重60kg未満：1回500mg，60～100kg：1回750mg，100kg超：1回1gを点滴静注．初回投与後，2週，4週に投与し，以後4週間隔　キット投与初日に負荷投与として注の点滴静注を行った後，同日中に1回125mgを皮下注．その後週1回125mgを皮下注．1回125mgを週1回，皮下注から開始も可
添付文書参照	添付文書参照	添付文書参照	添付文書参照
○	○	○	○
○	○	○	○
○	○	○	×
○	×	×	×
○	×	×	×

比較一覧表 13 抗リウマチ薬

分類	bDMARDs（生物学的製剤）			
	TNFα阻害薬			
一般名	インフリキシマブ（遺伝子組換え）	エタネルセプト（遺伝子組換え）	アダリムマブ（遺伝子組換え）	ゴリムマブ（遺伝子組換え）
商品名 規格（製薬会社）	レミケード 注〔点滴静注〕100mg（田辺三菱）	エンブレル 注〔皮下注〕10mg, 25mg キット〔皮下注〕25mg/0.5mL, 50mg/1mL キット〔皮下注ペン〕25mg/0.5mL, 50mg/1mL（ファイザー＝武田）	ヒュミラ キット〔皮下注シリンジ〕20mg/0.4mL, 20mg/0.2mL, 40mg/0.8mL, 40mg/0.4mL, 80mg/0.8mL キット〔皮下注ペン〕40mg/0.4mL, 80mg/0.8mL（アツヴィ＝エーザイ）	シンポニー キット〔皮下注シリンジ〕50mg（ヤンセン＝田辺三菱）
重大な副作用 感染症	○	敗血症，肺炎，真菌感染症等の日和見感染症	敗血症，肺炎等の重篤な感染症	敗血症性ショック，敗血症，肺炎等の重篤な感染症
結核	○	○	○	○
脱髄疾患	○	○	○	○
間質性肺炎	○	○	○	○
肝機能障害	○	○	劇症肝炎，肝機能障害，黄疸，肝不全	×
ループス様症候群	抗dsDNA抗体の陽性化を伴うループス様症候群		○	○
重篤な血液障害	○	○	汎血球減少症，血小板減少症，白血球減少症，顆粒球減少症	○
重篤なアレルギー反応	×	○	○	○
皮膚障害	×	中毒性表皮壊死症，皮膚粘膜眼症候群，多形紅斑	×	×
その他	重篤なinfusion reaction，アレルギー反応，横紋筋融解症	抗好中球細胞質抗体（ANCA）陽性血管炎，急性腎障害，ネフローゼ症候群，心不全	×	うっ血性心不全
薬物動態 対象	関節リウマチ患者／クローン病	健康成人男子	日本人関節リウマチ患者	健康成人男性（日本人）
投与量（単回）	5mg/kg	25mg	40mg	50mg
T_{max} (hr)	──	52.5	204 ± 82	5.5
$t_{1/2}$ (hr)	171.6	86.3 ± 22.5	298.0 ± 88.9	11.92 ± 2.32（日）
バイオアベイラビリティ (F)（%）	──	76	64	51
クリアランス (mL/min)	0.218	134.5 ± 78.1	0.36 ± 0.231	0.63
分布容積(Vd)(L)	3.8	15.8	4.7～6.0	15.4
蛋白結合率（in vitro）（%）	──	──	──	──
未変化体尿中排泄率（Ae）（%）		ほとんど認められない	検出なし	
活性代謝物の生成	──	──	──	──
代謝酵素	──	──	──	──
薬理作用	ヒトTNFαに特異的に結合，可溶性TNFαの生理活性を中和，膜結合型TNFα発現細胞を傷害，受容体に結合したTNFαを解離	過剰に産生されたTNFαおよびLTαをおとりレセプターとして捕捉（レセプター結合反応），細胞表面レセプターとの結合を阻害	可溶型および膜結合型TNFαに特異的に結合，TNFα受容体との結合を阻害	可溶性および膜結合型のTNFαに結合，TNFαの解離を促進，サイトカインの産生ならびに接着分子の発現抑制，可溶性および膜結合型のTNFαの生物活性を抑制

特徴，効能・効果，用法・用量，警告，禁忌の比較は230〜231ページ

 csDMARDs（従来型DMARDs），tsDMARDs（JAK阻害薬）の比較は226〜229ページ

bDMARDs（生物学的製剤）			
TNFα阻害薬	IL-6阻害薬		細胞標的薬
セルトリズマブ ペゴル（遺伝子組換え）	トシリズマブ（遺伝子組換え）	サリルマブ（遺伝子組換え）	アバタセプト（遺伝子組換え）
シムジア　キット〔皮下注シリンジ〕200mg/1mL（ユーシービー＝アステラス）	アクテムラ　注〔点滴静注〕80mg/4mL, 200mg/10mL, 400mg/20mL　キット〔皮下注シリンジ〕162mg/0.9mL　キット〔皮下注オートインジェクター〕162mg/0.9mL（中外）	ケブザラ　キット〔皮下注シリンジ〕150mg/1.14mL, 200mg/1.14mL（サノフィ＝旭化成ファーマ）オートインジェクター発売	オレンシア　注〔点滴静注〕250mg　キット〔皮下注シリンジ〕125mg/1mL　キット〔皮下注オートインジェクター〕125mg/1mL（ブリストル＝小野）
敗血症，肺炎等の重篤な感染症	○	○	重篤な感染症
○	×	×	×
○	×	×	×
○	○	○	○
×	×	○	×
抗dsDNA抗体の陽性化を伴うループス様症候群	×	×	×
汎血球減少，血小板減少，白血球減少，顆粒球減少等	無顆粒球症，白血球減少，好中球減少，血小板減少		×
○	×	×	×
×	×	×	×
×	アナフィラキシーショック，アナフィラキシー，腸管穿孔，	腸管穿孔，ショック，アナフィラキシー	重篤な過敏症
健康成人男女	関節リウマチ患者	日本人関節リウマチ患者	健康成人
400	162mg（皮下）	200	150mg 皮下
4.8 ± 1.7	4.6 ± 2.4（日）	72	96
10.7 ± 3.1（日）	38.4 ± 4.8	83.76 ± 32.4	268
76（外国人）	85.7（皮下）	80	78.4
0.202	0.106（皮下）	0.372 ± 0.0776	0.31
4.87（皮下）	4.87（皮下）	5.02 ± 1.47	6.6
――	――	――	――
未変化体は検出されなかった	尿中に排泄されず		
――	――	――	――
ヒトTNFαに強力な結合親和性を示し，生物活性を選択的かつ強力に中和，単球からの炎症性サイトカインの産生を抑制	膜結合性IL-6Rと可溶性IL-6Rに結合，IL-6とIL-6Rの結合を阻害	可溶性および膜結合型の両IL-6受容体に特異的に結合，IL-6との結合を阻害	抗原提示細胞表面のCD80/CD86に結合，CD28を介した共刺激シグナルを阻害

文献

1) 日本リウマチ学会・編：関節リウマチ診療ガイドライン2014, メディカルレビュー社, 2014
2) サノフィ：アラバ錠10mg, 20mg, 100mg, インタビューフォーム（第13版, 2016年6月改訂）
3) O'Shea J J, et al：Back to the future；oral targeted therapy for RA and other autoimmune diseases. Nat Rev Rheumatl, 9（3）：173, 2013
4) 日本イーライリリー：オルミエント錠2mg, 4mg, インタビューフォーム（第4版, 2018年9月改訂）
5) サノフィ：アラバ錠10mg, 20mg, 100mg, 医薬品添付文書（第15版, 2016年6月改訂）
6) ファイザー：リウマトレックスカプセル2mg, インタビューフォーム（第20版, 2017年11月改訂）
7) ファイザー：リウマトレックスカプセル2mg, 医薬品添付文書（第20版, 2017年11月改訂）
8) あゆみ製薬：リマチル錠50mg, 100mg, インタビューフォーム（第7版, 2015年8月改訂）
9) あゆみ製薬：リマチル錠50mg, 100mg, 医薬品添付文書（第16版, 2018年5月改訂）
10) ファイザー＝あゆみ製薬：アザルフィジンEN錠250mg, 500mg, インタビューフォーム（第10版, 2015年8月改訂）
11) ファイザー＝あゆみ製薬：アザルフィジンEN錠250mg, 500mg, 医薬品添付文書（第13版, 2015年8月改訂）
12) エーザイ：ケアラム錠25mg, インタビューフォーム（第6版, 2017年1月改訂）
13) エーザイ：ケアラム錠25mg, 医薬品添付文書（第16版, 2017年1月改訂）
14) ファイザー：ゼルヤンツ錠5mg, インタビューフォーム（第10版, 2018年10月改訂）
15) ファイザー：ゼルヤンツ錠5mg, 医薬品添付文書（第16版, 2018年10月改訂）
16) 日本イーライリリー：オルミエント錠2mg, 4mg, 医薬品添付文書（第4版, 2018年9月改訂）
17) 田辺三菱：レミケード点滴静注用100mg, インタビューフォーム（第28版, 2018年8月改訂）
18) 田辺三菱：レミケード点滴静注用100mg, 医薬品添付文書（第35版, 2018年8月改訂）
19) ファイザー＝武田：エンブレル皮下注10mg, 25mg, 皮下注シリンジ25mg/0.5mL, 50mg/1mL, 皮下注ペン25mg/0.5mL, 50mg/1mL, インタビューフォーム（第27版, 2018年8月改訂）
20) ファイザー＝武田：エンブレル皮下注10mg, 25mg, 皮下注シリンジ25mg/0.5mL, 50mg/1mL, 皮下注ペン25mg/0.5mL, 50mg/1mL, 医薬品添付文書（第16版, 2018年2月改訂）
21) アツヴィ＝エーザイ：ヒュミラ皮下注シリンジ20mg/0.4mL, 20mg/0.2mL, 40mg/0.4mL, 80mg/0.8mL, 皮下注ペン40mg/0.4mL, 80mg/0.8mL, インタビューフォーム（第24版, 2018年7月改訂）
22) アツヴィ＝エーザイ：ヒュミラ皮下注シリンジ20mg/0.4mL, 20mg/0.2mL, 40mg/0.4mL, 80mg/0.8mL, 皮下注ペン40mg/0.4mL, 80mg/0.8mL, 医薬品添付文書（第32版, 2018年9月改訂）
23) ヤンセン＝田辺三菱：シンポニー皮下注シリンジ50mg, インタビューフォーム（第12版, 2018年4月改訂）
24) ヤンセン＝田辺三菱：シンポニー皮下注シリンジ50mg, 医薬品添付文書（第10版, 2018年4月改訂）
25) ユーシービー＝アステラス：シムジア皮下注シリンジ200mg/1mL, インタビューフォーム（第10版, 2018年11月改訂）
26) ユーシービー＝アステラス：シムジア皮下注シリンジ200mg/1mL, 医薬品添付文書（第9版, 2018年11月改訂）
27) 中外：アクテムラ点滴静注用80mg/4mL, 200mg/10mL, 400mg/20mL, 皮下注シリンジ162mg/0.9mL, 皮下注オートインジェクター162mg/0.9mL, インタビューフォーム（第22版, 2017年8月改訂）
28) 中外：アクテムラ点滴静注用80mg/4mL, 200mg/10mL, 400mg/20mL, 皮下注シリンジ162mg/0.9mL, 皮下注オートインジェクター162mg/0.9mL, 医薬品添付文書（第18版, 2016年11月改訂）
29) サノフィ＝旭化成ファーマ：ケブザラ皮下注シリンジ150mg, 200mg, 皮下注オートインジェクター150mg, 200mg, インタビューフォーム（第6版, 2018年12月改訂）
30) サノフィ＝旭化成ファーマ：ケブザラ皮下注シリンジ150mg, 200mg, 皮下注オートインジェクター150mg, 200mg, 医薬品添付文書（第5版, 2018年12月改訂）
31) ブリストル＝小野：オレンシア点滴静注用250mg, インタビューフォーム（第9版, 2018年6月改訂）, オレンシア皮下注シリンジ200mg/10mL, 皮下注オートインジェクター125mg/1mL, インタビューフォーム（第6版, 2016年5月改訂）
32) ブリストル＝小野：オレンシア点滴静注用250mg, 医薬品添付文書（第9版, 2018年2月改訂）, オレンシア皮下注シリンジ125mg/1mL, 皮下注オートインジェクター125mg/1mL, 医薬品添付文書（第6版, 2016年5月改訂）

（岸田悦子）

同効薬比較ガイド

14 緑内障治療薬（点眼薬）

おさえておきたい 緑内障の薬物治療の 基礎知識

- 緑内障は，視神経が障害され視野に異常をきたす疾患で，通常，眼圧を十分に下降させることにより，視神経障害を改善もしくは抑制します
- 緑内障治療の点眼薬は，交感神経遮断薬，プロスタグランジン関連薬（イオンチャネル開口薬含む），炭酸脱水酵素阻害薬，副交感神経刺激薬，交感神経刺激薬，Rhoキナーゼ阻害薬に分類されます
- 主な眼圧下降作用には，毛様体で産生される房水の産生抑制と流出促進の2つの機序があります
- 単剤での効果が不十分なときは，異なる作用機序の点眼薬を追加し，併用療法を行います

緑内障治療点眼薬の ポイント

- 交感神経遮断薬のうち，β遮断薬は毛様体のβ受容体を遮断して房水産生を抑制し，α_1選択的遮断薬はぶどう膜強膜流出路の房水流出を促進します
- プロスタグランジン関連薬はぶどう膜強膜流出路からの房水流出を促進します
- 原発開放隅角緑内障には，プロスタグランジン関連薬が第一選択薬として最も使用されています
- 炭酸脱水酵素阻害薬は，毛様体に存在する炭酸脱水酵素を特異的に阻害し，房水産生を抑制します
- 副交感神経刺激薬は，毛様体筋を収縮させて縮瞳を起こし，線維柱帯からの房水流出を促進します
- 交感神経刺激薬は，毛様体のα受容体を刺激して房水産生を抑制し，線維柱帯のβ受容体を刺激して房水流出を促進します
- Rhoキナーゼ阻害薬は，線維柱帯細胞，細胞外マトリクス，シュレム管内皮細胞に作用し，線維柱帯-シュレム管を介する主流出路からの房水流出を促進します
- 配合点眼薬は，アドヒアランスやQOLの向上に有用です

緑内障の病態と治療

1 緑内障とは

　緑内障は，視神経が障害され視野に異常をきたす疾患で，通常，眼圧を十分に下降させることにより視神経障害を改善もしくは抑制する。わが国における失明原因の上位を常に占めるため，社会的にも非常に重要な疾患である[1]。また，日本緑内障学会の疫学調査[2,3]（多治見スタディ）によると，40歳以上の日本人における緑内障有病率は推定5.0％であり，そのうち本調査以前に緑内障と診断されていたのは，その1割であった。すなわち，この結果は初期の緑内障に気づかずに過ごしている国民が大勢いることを示唆している。

　一方，緑内障の診断と治療の進歩はめざましく，一部の極めて難治性のものを除き，一般に早期発見・早期治療により失明の危険性を減らすことができる病気である。

2 症状

　自覚症状としては，見えない場所（暗点）の出現，あるいは視野の狭窄などがあるが，日常生活は両眼を使って事物を見ているうえ，病気の進行は緩やかなため，初期には視野障害を自覚できない場合がほとんどである。眼圧が急激に著しく上昇した場合（急性緑内障発作）は，眼痛・充血・目のかすみのほか，頭痛や吐き気を自覚することもあり，急速に視野が悪化するため，早急に治療する必要がある。

房水と眼圧

　目の中では，「房水」とよばれる液体が循環している。図1に示すとおり，房水は，毛様体で産生されて虹彩の裏を経て前房へと至り，さらに線維柱帯を通過して，主にシュレム管から眼外の血管へと排出される。このように房水が循環することで，眼内にほぼ一定の圧力（眼圧）が生じ，眼球の形状が保たれている。眼圧が上昇すると，視神経が圧迫されて障害されやすくなり，緑内障になるリスクが高まる[1]。

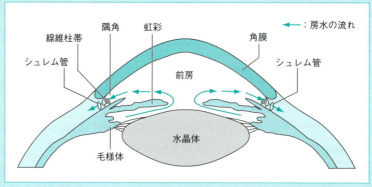

図1　房水の循環
（日本眼科学会ホームページ http://www.nichigan.or.jp/public/disease/ryokunai_ryokunai.jsp（2018年8月24日閲覧）を参考に作成）

3 分類

緑内障は，先天異常を伴う発達緑内障を除き，①原発緑内障，②続発緑内障に大別される。

①原発緑内障（primary glaucoma）

1）原発開放隅角緑内障

緑内障患者のうち，約8割が原発開放隅角緑内障に相当する[2),3)]。

線維柱帯（とその奥にあるシュレム管）が目詰まりし，房水流出が不十分となるため，眼圧が上昇する。誘因となるほかの病気がなく（原発），隅角は見かけ上開放されているが（開放隅角），視神経が障害される緑内障である。このうち，眼圧は正常範囲にありながら視神経が障害されるタイプを正常眼圧緑内障とよぶ。正常眼圧緑内障では，視神経の血液循環の低下，遺伝や免疫，酸化ストレスなどにより，正常範囲の眼圧でも視神経が障害される。また，正常眼圧緑内障では，加齢や近視もリスク要因と考えられている。

2）原発閉塞隅角緑内障

誘因となるほかの病気がなく（原発），隅角が狭くなり（狭隅角），最終的には閉塞してしまうために，房水流出が障害され眼圧が上昇する緑内障である。また，急速に隅角が閉じ，著しい眼圧上昇を来すことから，眼痛，頭痛，吐き気などの激しい自覚症状が出現することがある。これを，急性緑内障発作とよぶ。

②続発緑内障（secondary glaucoma）

ほかの眼疾患や全身疾患，あるいは薬物の使用が原因で眼圧上昇が生じるために起こる緑内障である。開放隅角，閉塞隅角のいずれの病態もある。

抗コリン薬が禁忌なのは未治療の閉塞隅角緑内障

原発緑内障には「開放隅角緑内障」と「閉塞隅角緑内障（狭隅角緑内障）」がある。閉塞隅角緑内障は，隅角の閉塞により眼内からの房水の流出が滞り，眼圧が上昇する。この状態で抗コリン薬を使用すると散瞳により隅角がさらに狭くなり，眼圧上昇が亢進するため禁忌である。閉塞隅角緑内障でもレーザー虹彩切開術などの治療を受けた患者は，眼圧上昇のリスクはなく，「未治療の閉塞隅角緑内障」の患者のみ抗コリン薬の投与が禁忌となる。緑内障患者へ抗コリン薬を投与する場合は，①閉塞隅角緑内障か，②レーザー虹彩切開術など閉塞隅角の治療歴の確認が必須である。

4 治療

① 薬物治療

緑内障の多くは，薬物治療が基本とされている。治療薬は緑内障のタイプ，重症度，眼圧などに応じて点眼薬を選択し，1剤でコントロール不十分な場合は複数の点眼薬を併用する。アドヒアランスの向上のため配合点眼薬の使用も考慮すべきだが，初回から配合点眼薬を使用するのではなく，単剤併用により副作用や眼圧下降効果を評価することが望ましい。一般的に，眼圧コントロールに3剤以上を要するときは，レーザー治療や観血的手術などのほかの治療法も選択肢として考慮する必要がある。

開放隅角緑内障では，プロスタグランジン関連薬が眼圧下降効果と点眼回数，副作用面から第一選択薬として最も多く使用されている[1]。β遮断薬も第一選択薬になりうるが，禁忌，副作用に注意が必要である。第二選択薬は，炭酸脱水酵素阻害薬，α_2刺激薬，Rhoキナーゼ（ROCK）阻害薬，α_1遮断薬，イオンチャネル開口薬，交感神経非選択性刺激薬，副交感神経刺激薬などの点眼薬である[1]。

②レーザー治療

主に2つの方法がある。1つは，虹彩（いわゆる茶目）をレーザーで開孔し眼内の房水の流れを変える方法であり，多くの閉塞隅角緑内障が適応になる。もう1つは，線維柱帯へのレーザー照射により房水の排出を促進する方法であり，一部の開放隅角緑内障が適応になる。レーザー治療の痛みは軽度であり，外来での施行が可能である。

③手術

薬物治療やレーザー治療では効果がない場合に施行する。手術方法には，房水を眼外に染み出すように細工する手術と，線維柱帯を切開し房水を排出させる手術がある。また，房水の排出を改善するために留置する器具もある。いずれも眼圧を下げて進行を食い止めることが目的である。

緑内障治療点眼薬の比較

1　緑内障治療点眼薬の種類

緑内障治療に主に用いられる点眼薬は，交感神経遮断薬，プロスタグランジン関連薬，炭酸脱水酵素阻害薬，副交感神経刺激薬，交感神経刺激薬，Rhoキナーゼ阻害薬の6種類である。

交感神経遮断薬としては，ベタキソロール塩酸塩（ベトプティック点眼液・エス懸濁性点眼液：ノバルティス＝アルコン），カルテオロール塩酸塩（ミケラン点眼液・LA点眼液：大塚＝千寿），チモロールマレイン酸塩（チモプトール点眼液・XE点眼液：参天），レボブノロール塩酸塩（ミロル点眼液：杏林＝科研），ニプラジロール（ハイパジールコーワ点眼液：興和＝興和創薬），ブナゾシン塩酸塩（デタントール点眼液：参天）がある。

プロスタグランジン関連薬としては，イソプロピルウノプロストン（レスキュラ点眼液：スキャンポ＝参天），ラタノプロスト（キサラタン点眼液：ファイザー），トラボプロスト（トラバタンズ点眼液：ノバルティス＝アルコン），タフルプロスト（タプロス点眼液・ミニ点眼液：参天），ビマトプロスト（ルミガン点眼液：千寿＝武田）がある。

炭酸脱水酵素阻害薬としては，ドルゾラミド塩酸塩（トルソプト点眼液：参天），ブリンゾラミド（エイゾプト懸濁性点眼液：ノバルティス＝アルコン）がある。

副交感神経刺激薬としては，ピロカルピン塩酸塩（サンピロ点眼液：参天），交感神経刺激薬としては，ジピベフリン塩酸塩（ピバレフリン点眼液：参天），ブリモニジン酒石酸塩（アイファガン点眼液：千寿＝武田）がある。

Rhoキナーゼ阻害薬としては，リパスジル塩酸塩水和物（グラナテック点眼液0.4％：

興和＝興和創薬）がある。

2 薬理学的作用

　主な眼圧下降作用には，毛様体で産生される房水の産生抑制と流出促進の2つの機序がある。房水の流出には，シュレム管へ向かう線維柱帯流出路（主経路：約90％）と毛様体へ向かうぶどう膜強膜流出路（副経路：約10％）の2つの経路が関与している[4]。

①交感神経遮断薬

　β遮断薬は，毛様体のβ受容体を遮断して房水産生を抑制する。チモロールは房水流出促進作用も有するとの報告もある。ベタキソロール，カルテオロール，レボブノロールは，眼組織血流量増加作用も有する。β遮断薬は，瞳孔径・調節に影響を及ぼさず，従来，第一選択薬として用いられてきたが，現在は第一選択薬であるプロスタグランジン関連薬の併用薬として使用されることが多い。

　$\alpha_1 \cdot \beta$遮断薬であるニプラジロールは，房水産生抑制作用とぶどう膜強膜流出路（副経路）を介した房水流出促進作用，眼組織血流量増加作用が期待できる。

　α_1選択的遮断薬であるブナゾシンは，ぶどう膜強膜流出路（副経路）を介した房水流出促進作用，眼組織血流量増加作用を有する。α_1選択的遮断薬は，全身副作用が少なくβ遮断薬を使用できない例にも使用できる。

②プロスタグランジン関連薬

　第一選択薬を検討した無作為比較試験において，プロスタグランジン関連薬はβ遮断薬より眼圧下降効果に優れ，全身副作用が少ないことが報告された[5]。そのため，現在は単剤療法における第一選択薬として最も多く使用されている。

　いずれの薬剤も，ぶどう膜強膜流出路からの房水流出促進による眼圧下降作用を有する。イソプロピルウノプロストンは線維柱帯を介した流出促進作用や，イオンチャネルを介した作用もあることから，現在はイオンチャネル開口薬と分類されている。さらに，イソプロピルウノプロストン，ラタノプロスト，タフルプロストには眼組織血流量増加作用もある。

③炭酸脱水酵素阻害薬

　毛様体に存在する炭酸脱水酵素を特異的に阻害し，重炭酸イオン（炭酸水素イオン）の形成を遅延させ，ナトリウムの液輸送を低下させることにより，房水産生を抑制する。

　炭酸脱水酵素阻害薬は，瞳孔径・調節に影響を及ぼさず，プロスタグランジン関連薬やβ遮断薬と併用して用いられる。単剤では，他の薬剤と比較して効果は弱い[6]。

④副交感神経刺激薬

　毛様体筋を収縮させて縮瞳を起こし，線維柱帯の間隙を拡大させることにより房水流出を促進し，眼圧下降作用を示す。副交感神経刺激薬は，β遮断薬より全身副作用は少ないが，縮瞳による暗黒感や近視化，白内障手術に伴う視覚障害などの副作用があり，使用は限られている。

⑤交感神経刺激薬

ジピベフリンは，毛様体のα受容体を刺激して房水産生を抑制し，線維柱帯のβ受容体を刺激して房水流出を促進する．眼圧下降は主に房水流出促進作用による．ジピベフリンはアドレナリンのプロドラッグである．

ブリモニジンは，$α_2$受容体に作用し，房水産生の抑制およびぶどう膜強膜流出路を介した房水流出の促進により眼圧を下降させる．他の緑内障治療薬が効果不十分または使用できない場合に適応となる．

⑥Rhoキナーゼ（ROCK）阻害薬

Rhoキナーゼは低分子量G蛋白質であるRhoと結合するセリン・スレオニン蛋白リン酸化酵素である．平滑筋細胞の収縮，各種細胞の形態制御などさまざまな生理機能における情報伝達系として機能している．Rhoキナーゼ阻害薬の眼圧下降作用は，房水流出の主経路にある線維柱帯細胞，細胞外マトリクス（ECM），シュレム管内皮細胞に作用し，房水流出抵抗を減少させ，眼圧が下降すると考えられている．

3 効能・効果，用法・用量

①効能・効果

交感神経遮断薬，プロスタグランジン関連薬はいずれの薬剤も単独で緑内障，高眼圧症に対する適応を有するが，$α_1$遮断薬であるブナゾシン，Rhoキナーゼ阻害薬であるリパスジルは他の緑内障治療薬で効果が不十分な場合に限られている．

また，炭酸脱水酵素阻害薬の適応症は，いずれも緑内障，高眼圧症で他の緑内障治療薬で効果不十分な場合に用いられる．ドルゾラミドは併用療法に限られている．

副交感神経刺激薬のピロカルピンは，緑内障以外に診断または治療を目的とする縮瞳が適応である．ジスチグミンは0.5％製剤と1％製剤で適応が異なり，1％製剤は緑内障以外に調節性内斜視や眼筋型重症筋無力症の適応も有する．

交感神経刺激薬であるジピベフリンは開放隅角緑内障，高眼圧症が適応である．ブリモニジンの適応症は緑内障，高眼圧症であり，他の緑内障で効果不十分な場合に用いられる．

②用法・用量

交感神経遮断薬の多くは1日2回点眼であるが，カルテオロール，チモロールでは製剤をゲル化させることで作用時間を延長させた1日1回点眼製剤が発売されている．レボブノロールは1日1回点眼で効果持続が不十分な場合は，2回点眼する．

プロスタグランジン関連薬は，イソプロピルウノプロストンは1日2回点眼であるが，ラタノプロスト，トラボプロスト，タフルプロスト，ビマトプロストは頻回投与により眼圧下降作用が減弱する可能性もあるため，1日1回を超えて投与しない．

炭酸脱水酵素阻害薬や副交感神経刺激薬であるピロカルピンは作用持続時間が短く，複数回の点眼が必要である．

交感神経刺激薬のジピベフリンは1日1〜2回，ブリモニジンは1日2回，Rhoキナーゼ

阻害薬のリパスジルは1日2回の投与である。

4 併用療法

単剤で効果が不十分な場合は，薬効の異なる薬剤の併用療法を行う。併用時の注意点として，2種類のβ遮断薬の併用，炭酸脱水酵素阻害薬の点眼薬と内服の併用など，同じ薬理作用の薬剤は併用すべきでない。特に配合点眼薬使用時には，併用薬に同系統の薬剤が含まれないよう留意する。

また，β遮断薬と交感神経刺激薬の併用や，ぶどう膜を介した強膜流出を増加させるプロスタグランジン関連薬と減少させるピロカルピンの併用など，薬理学的，あるいは眼圧下降機序としてふさわしくない組み合わせもある。しかし，実際はこれらの併用により眼圧下降が得られることも多い。そのため，併用効果は実際に試用して確認する。

なお，現在，配合点眼薬は表1に示す7製剤が発売されている。いずれも，プロスタグランジン関連薬（プロスタグランジン$F_2\alpha$誘導体）と交感神経遮断薬（β遮断薬），または炭酸脱水酵素阻害薬と交感神経遮断薬（β遮断薬）の配合剤である。これらは，2種類以上の併用療法において，患者のアドヒアランスやQOLの向上が期待できる。

表1 緑内障治療に用いる配合点眼薬

商品名	プロスタグランジン$F_{2\alpha}$誘導体		β遮断薬		用法・用量
	一般名（含有量/mL）		一般名（含有量/mL）		
ザラカム配合点眼液	ラタノプロスト	50μg	チモロール	5mg	1回1滴，1日1回点眼
デュオトラバ配合点眼液	トラボプロスト	40μg			
タプコム配合点眼液	タフルプロスト	15μg			
ミケルナ配合点眼液	ラタノプロスト	50μg	カルテオロール塩酸塩	20mg	

商品名	炭酸脱水酵素阻害薬		β遮断薬		用法・用量
	一般名（含有量/mL）		一般名（含有量/mL）		
コソプト配合点眼液	ドルゾラミド	10mg	チモロール	5mg	1回1滴，1日2回点眼
コソプトミニ配合点眼液					
アゾルガ配合懸濁性点眼液	ブリンゾラミド	10mg			

5 安全性情報

比較一覧表（p.244）には示していないが，点眼薬で一般的に認められる副作用として，いずれの薬剤にも点眼時の眼刺激症状（しみる，眼痛，不快感，異物感など）の副作用が認められる。

眼刺激症状にはpH・浸透圧比が関係している。涙液のpHは7.45，浸透圧比は1.0であるため，特にpHが6以下または8以上になると刺激を感じる[7]。ベタキソロールでは，眼刺激症状の改善を目的とした懸濁性の製剤が発売されている。また，保存剤であるベンザルコニウム塩化物がチモロール（チモプトールXE点眼液のみ），トラボプロスト，タフルプロスト（タプロスミニ点眼液のみ），ピロカルピン，ブリモニジンを除くすべての製剤で使用されており，アレルギー症状や角膜上皮障害に注意が必要である。

比較一覧表に示した副作用に関しては，添付文書の重大な副作用と，「緑内障診療ガイドライン第4版」における薬剤の分類ごとの局所副作用と全身副作用を参考にした。

　β遮断薬では，循環器系，呼吸器系，中枢系の全身副作用に注意する必要がある。特に$β_1$受容体を遮断することで，脈拍の低下による徐脈，血圧低下が生じるため，コントロール不十分な心不全患者には禁忌である。また，$β_2$受容体の遮断により気管支平滑筋の収縮が生じるため，β受容体を非選択的に遮断する薬剤は気管支喘息患者には禁忌である。$α_1$遮断薬では，5％未満で頭痛，0.1％未満で動悸，頻脈の報告がある。

　プロスタグランジン関連薬では，局所副作用がほかの系統と比較し頻度が高く，ほかの薬剤でも認められるような結膜，角膜症状以外に睫毛多毛，虹彩・眼瞼色素沈着，虹彩炎などが特徴的である。また，重大な副作用としては，イソプロピルウノプロストンを除く各薬剤で，虹彩色素沈着があげられる。

　炭酸脱水酵素阻害薬では，局所副作用が主であるが，嘔気・悪心，頭痛・めまいも認められる。

　副交感神経刺激薬のピロカルピンは，縮瞳による暗黒感と毛様体筋収縮（調節痙攣）による近視化に注意が必要で，これらの症状が改善するまでは自動車の運転など危険を伴う機械の操作を避けなければならない。

　交感神経刺激薬のジピベフリンは，頻脈・血圧上昇が特徴的である。ブリモニジンは，血圧低下や眠気，めまい，霧視などを起こすことがあり，自動車の運転などの危険を伴う機械の操作に従事する場合は注意させることが必要である。

　Rhoキナーゼ阻害薬は，一過性に結膜充血が発現するが，長期投与ではアレルギー性結膜炎・眼瞼炎の発現頻度が高くなる傾向があるため，持続する場合には注意する必要がある。

薬剤選択時はココに注目

　薬物の効果には個人差があり，かつ眼圧には日々変動や日内変動がある。無治療時，治療時の眼圧日内変動の測定を行い，治療効果の安定性を確認することが望ましい。多剤併用療法について，ガイドラインでは，同じ薬理作用の薬剤は併用すべきでないこと，具体的な組み合わせはなく，実際に併用して効果を確認する必要があると述べられている。実態調査[8]では，プロスタグランジン関連薬＋β遮断薬の組み合わせが多く，配合剤も市販されている。ただし，配合剤は多剤併用時のアドヒアランス向上が目的であり，第一選択薬ではない。

同効薬を比較するうえでキチンと理解しておきたい8つのキーワード

④ Ki値

多くの薬物は，生体内の酵素反応を阻害することによって作用を発揮する。酵素阻害薬（薬物）はそれが触媒する反応速度を低下させ，以下の式が成り立つ。Kiとは阻害定数（EI複合体の解離定数）のことである。

$$E + I \underset{}{\overset{Ki}{\rightleftarrows}} EI \qquad Ki = [E][I]/[EI]$$

E：酵素，I：酵素阻害薬，EI：EI複合体，Ki：阻害定数

Ki値が小さいほど酵素と酵素阻害薬の結合が強く，解離しにくい。このことは，酵素と酵素阻害薬の親和性が高く阻害活性が強いことを意味する。したがって，同酵素反応を阻害する酵素阻害薬のKi値を比較した場合，値が小さくなるほど阻害活性は強く，受容体の選択性は高いことになる。

また，pKiは阻害定数の負の常用対数（$pKi = -\log_{10}[Ki]$）であり，値が大きいほど阻害活性が強く，受容体親和性が高いことになる。

⑤ オッズ比（Odds Ratio：OR）

オッズ比とは，ある疾患への罹りやすさを2つの群で比較して示す際などに用いられる，統計学的な尺度である。

例えば，ある疾患への罹患の有無と危険因子の有無について，以下のデータが得られたとする。

	危険因子あり	危険因子なし
罹患あり	30人	70人
罹患なし	10人	90人

この場合のオッズ比は，(30/70)/(10/90) = 3.86と算出される。これは，危険因子のある人がある疾患へ罹患するリスクは，危険因子のない人と比較して3.86倍高いことを意味する。なお，オッズ比が1の場合，疾患への罹りやすさは2つの群で同じである。オッズ比が1より小さな値の場合は，危険因子があるとむしろ疾患に罹患するリスクが低くなることを意味する。

（川野千尋，飛田夕紀）

比較一覧表 14 緑内障治療薬（点眼薬）

分類		交感神経遮断薬			
		β_1（選択的）		β（非選択的）	
一般名		ベタキソロール塩酸塩		カルテオロール塩酸塩	
商品名 規格 （製薬会社）		ベトプティック点眼液 点眼 0.5%：5.0mg/mL （ノバルティス=アルコン）	ベトプティック エス懸濁性点眼液 点眼〔懸濁性〕 0.5%：5.0mg/mL （ノバルティス=アルコン）	ミケラン点眼液 点眼 1%：10mg/mL， 2%：20mg/mL （大塚=千寿）	ミケランLA点眼液 点眼〔持続性〕 1%：10mg/mL， 2%：20mg/mL （大塚=千寿）
特徴		・房水産生を抑制する ・眼組織血流量を増加させる		・房水産生を抑制する ・眼組織血流量を増加させる	
効能・効果		緑内障，高眼圧症			
用法・用量		1回1滴，1日2回		1回1滴，1日2回*1	1回1滴，1日1回*1
眼圧下降 主作用	房水産生抑制	+		+	
	房水流出促進	−		−	
眼組織血流量増加作用		+		+	
禁忌	本剤成分過敏症	○		○	
	心疾患	コントロール不十分な心不全		コントロール不十分な心不全，洞性徐脈，房室ブロック（Ⅱ・Ⅲ度），心原性ショック	
	呼吸器疾患	×		気管支喘息，気管支痙攣，重篤な慢性閉塞性肺疾患	
	その他	妊婦・妊娠可能性		×	
重大な副作用	眼類天疱瘡	（類薬）		（類薬）	
	全身性エリテマトーデス	（類薬）		（類薬）	
	脳虚血，脳血管障害	（類薬）		（類薬）	
	心疾患	（類薬）心不全，洞不全症候群		房室ブロック，洞不全症候群，洞停止等の徐脈性不整脈，うっ血性心不全，冠攣縮性狭心症	
	心停止	×		×	
	喘息発作	×		○	
	気管支痙攣，呼吸困難，呼吸不全	×		×	
	失神	×		○	
局所副作用1)	結膜アレルギー・結膜炎	+／−			
	結膜充血	+／−			
	角膜上皮障害	+／−			
	眼瞼炎	+			
全身副作用1)	徐脈	+			
	血圧低下	+			
	頻脈・血圧上昇	−			
	気管支収縮	+〜+++			
	血漿脂質上昇	+			
性状		無色〜微黄色澄明 水性	白色〜灰白色 懸濁性	無色澄明 水性	
pH		6.1〜7.7	7.0〜7.8	6.2〜7.2	
浸透圧比		0.85〜1.25	0.9〜1.2	約1	
添加物		ベンザルコニウム塩化物，エデト酸ナトリウム水和物，等張化剤，pH調節剤2成分	ベンザルコニウム塩化物，ポリスチレンスルホン酸ナトリウム，カルボキシビニルポリマー，D-マンニトール，エデト酸ナトリウム水和物，pH調節剤2成分	ベンザルコニウム塩化物液，塩化ナトリウム，リン酸二水素ナトリウム，無水リン酸一水素ナトリウム，精製水	ベンザルコニウム塩化物液，塩化ナトリウム，リン酸二水素ナトリウム，無水リン酸一水素ナトリウム，水酸化ナトリウム，アルギン酸，精製水
貯法		室温		遮光，室温	

*1 低濃度製剤で効果不十分の場合は，高濃度製剤を投与

プロスタグランジン関連薬，炭酸脱水酵素阻害薬，副交感神経刺激薬，交感神経刺激薬，Rhoキナーゼ阻害薬の比較は246〜247ページ

	交感神経遮断薬				
	β（非選択的）			$α_1・β$（非選択的）	$α_1$（選択的）
	チモロールマレイン酸塩		レボブノロール塩酸塩	ニプラジロール	ブナゾシン塩酸塩
	チモプトール点眼液 点眼 0.25%：2.5mg/mL, 0.5%：5.0mg/mL （参天）	チモプトールXE点眼液 点眼〔持続性〕 0.25%：2.5mg/mL, 0.5%：5.0mg/mL （参天）	ミロル点眼液 点眼 0.5%：5.0mg/mL （杏林＝科研）	ハイパジールコーワ点眼液 点眼 0.25%：2.5mg/mL （興和＝興和創薬）	デタントール点眼液 点眼 0.01%：0.1mg/mL （参天）
	・房水産生を抑制する		・房水産生を抑制する ・眼組織血流量を増加させる	・房水産生を抑制する ・房水流出を促進する ・眼組織血流量を増加させる	・房水流出を促進する ・眼組織血流量を増加させる ・全身副作用が少ない
	緑内障，高眼圧症				緑内障，高眼圧症（他の緑内障治療薬で効果不十分な場合）
	1回1滴，1日2回*1	1回1滴，1日1回*1	1回1滴，1日1回。1回1滴，1日2回まで投与可	1回1滴，1日2回	1回1滴，1日2回
	＋		＋	＋	＋
	－		－	＋（ぶどう膜強膜）	＋（ぶどう膜強膜）
	－		＋	＋	＋
	○		○	○	○
	コントロール不十分な心不全，洞性徐脈，房室ブロック（Ⅱ・Ⅲ度），心原性ショック				×
	気管支喘息，気管支痙攣，重篤な慢性閉塞性肺疾患				×
	×		＋	×	×
	○		（類薬）	（類薬）	×
	○		（類薬）	（類薬）	
	○		（類薬）	（類薬）	
	心ブロック，うっ血性心不全		（類薬）うっ血性心不全，心ブロック	（類薬）心ブロック，うっ血性心不全，洞不全症候群	
	○		（類薬）	（類薬）	
	×		（類薬）	○	×
	○		（類薬）	×	
	×		（類薬）	×	×
	＋/－		＋/－	＋/－	＋/－
	＋/－		＋/－	＋/－	＋/－
	＋/－		＋/－	＋/－	＋/－
	＋			＋	－
	＋			＋	
	＋			＋	＋/－
	－			－	
	＋〜＋＋＋			＋＋＋	－
	＋			＋	
	無色〜微黄色澄明 水性	無色〜わずかに白色 水性（粘性あり）	無色〜微黄色澄明 水性	無色澄明 水性	無色澄明 水性
	6.5〜7.5		5.5〜7.5	6.5〜7.5	5.5〜6.5
	約1	0.9〜1.1	約1	0.9〜1.1	0.9〜1.1
	ベンザルコニウム塩化物液，リン酸二水素ナトリウム，リン酸水素ナトリウム水和物，pH調整剤	ジェランガム，トロメタモール，ベンゾデシニウム臭化物，D-マンニトール	ベンザルコニウム塩化物液，リン酸二水素カリウム，リン酸水素ナトリウム水和物，等張化剤，ポリビニルアルコール，ピロ亜硫酸ナトリウム，エデト酸ナトリウム水和物，pH調整剤	ベンザルコニウム塩化物液，リン酸水素ナトリウム，リン酸二水素カリウム，塩酸，塩化ナトリウム	ベンザルコニウム塩化物，濃グリセリン，ホウ酸，pH調節剤
	遮光，室温（XE：凍結を避ける）		遮光，室温	遮光，室温	遮光，室温

比較一覧表 14 緑内障治療薬（点眼薬）

分類		イオンチャネル	プロスタグランジン関連薬			
一般名		イソプロピルウノプロストン	ラタノプロスト	トラボプロスト	タフルプロスト	ビマトプロスト
商品名規格（製薬会社）		レスキュラ点眼液 点眼 0.12%：1.2mg/mL（スキャンポ＝参天）	キサラタン点眼液 点眼 0.005%：50μg/mL（ファイザー）	トラバタンズ点眼液 点眼 0.004%：40μg/mL（ノバルティス＝アルコン）	タプロス点眼液・ミニ点眼液 点眼, 点眼〔ミニ〕*2 0.0015%：15μg/mL（参天）	ルミガン点眼液 点眼 0.03%：0.3mg/mL（千寿＝武田）
特徴		・房水流出を促進する・全身副作用が少ない・イオンチャネルを介した作用がある	・房水流出を促進する・全身副作用が少ない・眼組織血流量を増加させる	・房水流出を促進する・全身副作用が少ない	・房水流出を促進する・全身副作用が少ない・眼組織血流量を増加させる	・房水流出を促進する・全身副作用が少ない
効能・効果		緑内障，高眼圧症				
用法・用量		1回1滴，1日2回	1回1滴，1日1回（頻回投与により眼圧下降作用減弱の可能性があるので，1日1回を超えない）			
眼圧下降主作用	房水産生抑制	−	−	−	−	−
	房水流出促進	＋（線維柱帯）（ぶどう膜強膜）	＋（ぶどう膜強膜）	＋（ぶどう膜強膜）	＋（ぶどう膜強膜）	＋（ぶどう膜強膜）
眼組織血流量増加作用		＋	＋9)	−	＋	−
禁忌	本剤成分過敏症	×	○	○	○	○
	その他	×	×	×	×	×
重大な副作用	虹彩色素沈着	×	○	○	○	○
	その他	×	×	×	×	×
局所副作用1)	結膜アレルギー・結膜炎	＋／−	＋／−			
	結膜充血	＋／−	＋〜＋＋			
	角膜上皮障害	＋／−	＋／−			
	眼瞼炎	−	−			
	睫毛多毛	＋＋	＋＋			
	虹彩・眼瞼色素沈着	＋＋＋	＋＋＋			
	縮瞳	−	−			
	上眼瞼溝深化	−	＋			
全身副作用1)	徐脈	−	−			
	血圧低下	−	−			
	頻脈・血圧上昇	−	−			
	気管支収縮	−	−			
	血漿脂質上昇	−	−			
性状		無色澄明水性	無色澄明水性	無色〜淡黄色澄明水性	無色澄明水性	無色澄明水性
pH		5.0〜6.5	6.5〜6.9	約5.7	5.7〜6.3	6.9〜7.5
浸透圧比		0.9〜1.1	約1	0.9〜1.1	0.9〜1.1	約1
添加物		ベンザルコニウム塩化物，ポリソルベート80，D-マンニトール，濃グリセリン，エデト酸ナトリウム，pH調節剤	ベンザルコニウム塩化物，無水リン酸一水素ナトリウム，リン酸二水素ナトリウム，等張化剤	ポリオキシエチレン硬化ヒマシ油40，プロピレングリコール，ホウ酸，D-ソルビトール，塩化亜鉛，pH調節剤2成分	ポリソルベート80，濃グリセリン，エデト酸ナトリウム水和物，リン酸二水素ナトリウム，pH調節剤，点眼：ベンザルコニウム塩化物*2	ベンザルコニウム塩化物，塩化ナトリウム，リン酸水素ナトリウム水和物，クエン酸水和物，塩酸，水酸化ナトリウム
貯法		遮光，室温	2〜8℃，遮光	1〜25℃	点眼：気密容器，室温 点眼〔ミニ〕：気密容器，遮光，2〜8℃	室温

＊1 低濃度製剤で効果不十分の場合は，高濃度製剤を投与

➡ 交感神経遮断薬の比較は244〜245ページ

	炭酸脱水酵素阻害薬		副交感神経刺激薬	交感神経刺激薬		Rhoキナーゼ阻害薬
				非選択性	α2選択性	
	ドルゾラミド塩酸塩	ブリンゾラミド	ピロカルピン塩酸塩	ジピベフリン塩酸塩	ブリモニジン酒石酸塩	リパスジル塩酸塩水和物
	トルソプト点眼液 [点眼] 0.5%：5mg/mL, 1%：10mg/mL (参天)	エイゾプト懸濁性点眼液 [点眼]〔懸濁性〕 1%：10mg/mL (ノバルティス＝アルコン)	サンピロ点眼液 [点眼] 0.5%：5mg/mL, 1%：10mg/mL, 2%：20mg/mL, 3%：30mg/mL, 4%：40mg/mL (参天)	ピバレフリン点眼液 [点眼] 0.04%：0.4mg/mL, 0.1%：1mg/mL (参天)	アイファガン点眼液 [点眼] 0.1%：1mg/mL (千寿＝武田)	グラナテック点眼液 0.4% [点眼] 0.4%：4.0mg (興和＝興和創薬)
	・房水産生を抑制する ・単剤では，他の薬剤と比較して効果は弱い	・房水産生を抑制する ・単剤では，他の薬剤と比較して効果は弱い	・房水流出を促進する ・全身作用が少ない ・縮瞳作用がある	・房水産生を抑制する ・房水流出を促進する ・アドレナリンのプロドラッグ	・房水産生を抑制する ・房水流出を促進する	・房水流出を促進する
	緑内障，高眼圧症（他の緑内障治療薬で効果不十分な場合の併用療法）	緑内障，高眼圧症（他の緑内障治療薬が効果不十分または使用できない場合）	緑内障，診断または治療を目的とする縮瞳	開放隅角緑内障，高眼圧症	緑内障，高眼圧症（他の緑内障治療薬が効果不十分または使用できない場合）	
	1回1滴，1日3回*1	1回1滴，1日2回。1回1滴，1日3回まで投与可	1回1〜2滴，1日3〜5回	用時溶解し，1回1滴，1日1〜2回*1	1回1滴，1日2回	
	＋	＋	－	－	＋	＋
	－	－	＋（線維柱帯）	＋（線維柱帯）	＋（ぶどう膜強膜）	＋（線維柱帯－シュレム管）
	－	－	－	＋	－	－
	○	○	×	○	○	○
	重篤な腎障害		虹彩炎	狭隅角や前房が浅いなどの眼圧上昇の素因	低出生体重児，新生児，乳児または2歳未満の幼児	×
	×	×	×	×	×	×
	皮膚粘膜眼症候群，中毒性表皮壊死症	×	眼類天疱瘡	眼類天疱瘡	×	×
	＋／－	＋／－	＋＋	＋	＋／－	＋／－
	＋／－	－	＋＋	＋／－	＋＋	＋＋
	＋／－	＋／－	－	＋／－	＋／－	＋／－
	＋	＋	－	＋	＋	＋＋
	－	－	－	－	－	－
	－	－	－	－	－	－
	－	－	＋＋	－	－	－
	－	－	－	－	＋	－
	－	－	＋	－	－	－
	－	－	＋	－	－	－
	無色澄明 水性（わずかに粘稠性）	白色〜微黄白色 懸濁性	無色澄明 水性	溶解後，無色澄明 水性	微黄緑〜黄緑色澄明 水性	無色〜淡黄色澄明 水性
	5.5〜5.9	約7.5	4.4〜5.5	4.5〜5.5	6.7〜7.5	5.0〜7.0
	約1	0.9〜1.2	1.1〜1.5	1.0〜1.2	約1	約1
	ベンザルコニウム塩化物液，ヒドロキシエチルセルロース，D-マンニトール，クエン酸ナトリウム，pH調整剤	ベンザルコニウム塩化物，カルボキシビニルポリマー，チロキサポール，D-マンニトール，エデト酸ナトリウム水和物，等張化剤，pH調節剤2成分	クロロブタノール，酢酸ナトリウム水和物，パラオキシ安息香酸プロピル，パラオキシ安息香酸メチル，ホウ酸，ホウ砂，pH調節剤	ベンザルコニウム塩化物液，イプシロン-アミノカプロン酸，エデト酸ナトリウム水和物，塩化ナトリウム，ポビドン，クロロブタノール，D-マンニトール，pH調節剤	塩化マグネシウム，ホウ酸，ホウ砂，カルメロースナトリウム，亜塩素酸ナトリウム，塩化ナトリウム，塩化カリウム，塩化カルシウム水和物，塩酸，水酸化ナトリウム	濃ベンザルコニウム塩化物液50，無水リン酸二水素ナトリウム，グリセリン，水酸化ナトリウム
	室温	室温	室温	室温	室温	室温

*2 [点眼]〔ミニ〕は，保存剤として使用されるベンザルコニウム塩化物（BAK）不含の1回使い捨てディスポーザブル容器入り製剤で，BAKにアレルギーを示す患者も使用できる

文献

1) 日本緑内障学会緑内障診療ガイドライン作成委員会：緑内障診療ガイドライン第4版．日本眼科学会雑誌，122（1），5-53，2018
2) Iwase A, et al：The prevalence of primary open-angle glaucoma in Japanese；the Tajimi Study. Ophthalmology, 111（9）：1641-1648, 2004
3) Yamamoto T, et al：The Tajimi Study report 2；prevalence of primary angle closure and secondary glaucoma in a Japanese population. Ophthalmology, 112（10）：1661-1669, 2005
4) 参天製薬株式会社 医薬情報グループ 学術チーム：緑内障―病態と治療―第4版．2003．
5) Orme M, et al：Mixed treatment comparison and meta-regression of the efficacy and safety of prostaglandin analogues and comparators for primary open angle glaucoma and ocular hypertension. Curr Med Res Opin, 26（3）：511-528, 2010
6) Vass C, et al：Medical interventions for primary open angle glaucoma and ocular hypertension. Cochrane Database Syst Rev,（4）：CD003167, 2007
7) 髙橋政代：点眼薬の使い方．月刊 眼科診療プラクティス42（丸尾敏夫・編），文光堂，34-37，1998
8) 野崎令恵，他：多施設による緑内障患者の実態調査2009年度版―高齢患者と若年・中年患者．臨床眼科，66（4）：495-501, 2012
9) 増田寛次郎，他：緑内障；最近の話題．日本眼科学会雑誌，100（12）：925-926, 1996

（平山武司，小原美江）

同効薬比較ガイド

15 ニューキノロン系抗菌薬

おさえておきたい

感染症治療の 基礎知識

- ▶ 抗菌薬の選択は，病原細菌に対する抗菌力と感染部位への移行性を考慮して行います
- ▶ 抗菌薬の用法・用量は，身体状況や病態を考慮して決定します
- ▶ 病原細菌が確定したら，薬剤感受性試験結果を確認し，選択薬剤の妥当性について再評価する必要があります

ニューキノロン系抗菌薬の ポイント

- ▶ グラム陽性菌からグラム陰性菌（緑膿菌を含む）まで幅広いスペクトラムを有し，広域スペクトル抗菌薬とよばれます
- ▶ ガレノキサシン，モキシフロキサシン，レボフロキサシン，トスフロキサシン，シタフロキサシンの5薬剤は，肺炎球菌などの呼吸器感染症原因菌に対して高い抗菌活性を有しており，レスピラトリーキノロンとよばれています
- ▶ シタフロキサシン，ガレノキサシン，モキシフロキサシン，レボフロキサシンはマイコプラズマ・ニューモニエに効果があります
- ▶ 治療効果と関連する薬物動態パラメータはAUC/MICまたはC_{max}/MICで，濃度依存的に殺菌力を発揮します
- ▶ バイオアベイラビリティが比較的大きいため，内服薬でも注射薬と同等の治療効果が期待できます

細菌感染症における薬物療法

1 細菌感染症とは

　微生物（細菌，ウイルス，真菌，原虫など）が原因となり，疾病を引き起こした状態を感染症とよぶ。このうち，細菌が原因となるものが細菌感染症である。細菌感染症治療の基本は，病原細菌に対して適切な抗菌薬を選択・投与することで病原細菌を殺菌，または増殖を抑制し，疾病から回復させることである。

2 薬物療法

①感染臓器（部位）の確認（推定）

　患者背景（病歴）を聴取し，①身体所見（発熱，頭痛，発疹，全身倦怠感などの有無），②炎症所見（白血球増加または減少，CRP値陽性，赤血球沈降速度〔赤沈値〕亢進など），③画像所見（X線，CT，MRI，超音波検査など）などの所見から，感染症であるかどうか，感染臓器はどこかの判断が可能となる。しかし，悪性腫瘍，アレルギー疾患，膠原病，血液疾患，中枢性疾患，内分泌疾患などでも同様の所見を示すことがあるため，鑑別には注意が必要である。患者の免疫状態を把握することも重要なポイントとなる。

②病原細菌の確認（推定）と薬剤選択

　感染臓器（部位）が定まれば，原因となる細菌は比較的絞り込みやすくなる。原因菌確定のためには，抗菌薬投与開始前に細菌培養検査（血液喀痰，膿・分泌物，尿，骨髄穿刺液など）を実施する必要がある。また，市中感染症（community acquired infection）か，医療関連感染症（health care-associated infection）なのかを明確にすることにより，推定も確実なものとなり治療方針が定まる。
　病原細菌が未確定のまま治療を開始する際は，臨床所見から原因菌を推定して治療を開始する〔経験的治療（empiric therapy）〕。原因菌が判明後，薬剤感受性を確認し，選択薬剤の妥当性について評価し，起炎菌に合わせた薬剤に変更する〔最適治療（definitive therapy）〕。広域スペクトル抗菌薬で経験的治療を開始した後は，原因菌判明後，より狭域スペクトルの薬剤に変更することや，培養陰性など抗菌薬が不要と判断された場合は中止すること（de-escalation）が推奨されている。また，薬剤の系統別に組織移行性に特徴があるため，病態に応じた抗菌薬を選択することが望ましい。

③抗菌薬投与中の注意

　抗菌薬投与中は，常に選択した薬剤が妥当であるか評価する必要がある。適切な抗菌薬が十分量投与されていれば，通常，3日程度で自・他覚症状の改善，解熱の程度，炎症反応の推移などから，有効または無効かの判定がある程度可能となる。臨床効果が得られない場合は，病原細菌の誤認，感染病巣への薬物移行が不十分などの理由が考えられるため，状況に応じた投与量に増量するか，他系統の抗菌薬への変更を検討する。

表1 抗菌薬の分類と主な製剤

分類		主な製剤
β-ラクタム系	ペニシリン系	アンピシリン，アモキシシリン など
	ペニシリン系（β-ラクタマーゼ阻害薬配合）	アモキシシリン/クラブラン酸 など
	第一世代セフェム系	セファレキシン，セファクロル など
	第二世代セフェム系	セフロキシム，セフォチアム
	第三世代セフェム系	セフジトレンピボキシル，セフジニル など
	カルバペネム系	テビペネムピボキシル
ニューキノロン（キノロン）系		レボフロキサシン，ガレノキサシンなど
アミノグリコシド系		カナマイシン
マクロライド系		アジスロマイシン，クラリスロマイシン など
リンコマイシン系		クリンダマイシン
テトラサイクリン系		ミノサイクリン，ドキシサイクリン など
その他		ファロペネム，ST合剤，ホスホマイシン，リネゾリド，バンコマイシン

　外来治療の場合，患者の服薬不履行が治療失敗の原因となることもある。その際には不履行の原因を確認し，必要に応じて投与剤形の変更を検討する必要がある。一方，病原細菌に対して適切な抗菌薬が選択・投与されていても，治療効果は患者の免疫能・栄養状態などに左右されることや，排膿・ドレナージといった外科的処置が必要な場合もある。

　抗菌薬の投与は，基礎疾患のない急性感染症であれば炎症所見の改善とともに終了すべきである。抗菌薬を漫然と長期間投与することで，耐性菌の出現や菌交代症が懸念されるため，同一系統の抗菌薬投与は14日以内を目安にすることが望ましい。難治性のため長期投与が必要となる場合は，定期的に細菌検査を行い，選択薬剤の妥当性について見直しを行う必要がある。

3 ニューキノロン系抗菌薬の位置づけ

　感染症の治療における重要なポイントは原因菌への抗菌力があり，感染部位へ移行性の高い薬剤を選択することである。主な経口抗菌薬の系統別分類を表1，代表的な経口抗菌薬の抗菌スペクトル（適応菌種）を表2に示した。ニューキノロン系抗菌薬は，幅広い種類の菌に抗菌力を示すことから，広域スペクトル抗菌薬とよばれ，第三世代以降のセフェム系やカルバペネム系抗菌薬と同様に薬剤耐性菌発現防止の観点から，より適正な使用の推進が望まれている。さらに，ニューキノロン系抗菌薬は，組織移行性に優れており（表3），さまざまな領域の感染症に対する有効性が期待されている。

　薬物動態において，ニューキノロン系抗菌薬は他系統と比べてバイオアベイラビリティが高い。経口製剤で注射用製剤と同等の効果を期待でき，原因菌不明時の初期治療や注射製剤からの切り替え，外来診療における感染症治療など，幅広く使用されている。

　一般的にニューキノロン系抗菌薬は，ナリジクス酸などの第一世代キノロン系（オールドキノロン系）薬から抗菌活性・経口での吸収が改良・改善された第二世代以降のものを示す。本項では，ニューキノロン系抗菌薬とよばれる第二世代，第三世代キノロン系薬について各薬剤の特徴などを説明する。

表2 代表的な経口抗菌薬の抗菌スペクトル（適応菌種）

分類		グラム陽性球菌				グラム陰性菌				嫌気性菌		ほか
		ブドウ球菌	レンサ球菌	肺炎球菌	腸球菌	大腸菌	クレブシエラ	緑膿菌	エンテロバクター	ペプトストレプトコッカス	バクテロイデス	マイコプラズマ・クラミジア
β-ラクタム系	アンピシリン/アモキシシリン（ペニシリン系）	○	○	○	○	○						
	アモキシシリン/クラブラン酸（ペニシリン系β-ラクタマーゼ阻害薬配合）	○		○		○	○				○	
	セファクロル（第一世代セフェム系）	○	○	○		○	○					
	セフォチアム（第二世代セフェム系）	○	○	○		○	○					
	セフジトレンピボキシル（第三世代セフェム系）	○	○	○		○	○		○	○	○	
	テビペネムピボキシル（カルバペネム系）	○	○	○								
レボフロキサシン（ニューキノロン系）		○	○	○		○	○	○	○	○		○
クラリスロマイシン（マクロライド系）		○	○	○						○		
クリンダマイシン（リンコマイシン系）		○	○	○								
ミノサイクリン（テトラサイクリン系）		○	○	○	○	○	○	○	○			○

○：適応あり（必ずしも第一選択となるとは限らない）

表3 抗菌薬の組織移行性

組織移行性	抗菌薬の分類
肺への移行がよいもの	マクロライド系，テトラサイクリン系，ニューキノロン系など
肝・胆道系への移行がよいもの	一部のペニシリン系，一部のセフェム系，マクロライド系，テトラサイクリン系，ニューキノロン系など
腎への移行がよいもの	ペニシリン系，セフェム系，カルバペネム系，アミノグリコシド系，ニューキノロン系など
髄液への移行がよいもの	一部のセフェム系，クロラムフェニコール系，ニューキノロン系など

ニューキノロン系抗菌薬の比較

1 ニューキノロン系抗菌薬の種類

　現在，わが国では11成分のニューキノロン系抗菌薬（第二・三世代キノロン系薬）が販売されており，種々の感染症治療に用いられている。そのうち，10成分が内服薬として，3成分が注射薬として使用されている。

特に，肺炎球菌などの呼吸器感染症原因菌に対して高い抗菌活性を有する薬剤は，主に第三世代キノロン系薬に分類され，レスピラトリーキノロンとよばれている。レスピラトリーキノロンの特徴として，①ペニシリン耐性株，マクロライド耐性株を含む肺炎球菌に強い抗菌活性を示す，②ペニシリン系薬・セフェム系薬・カルバペネム系薬の治療効果が期待できない非定型病原体（肺炎マイコプラズマ，肺炎クラミジア）を含め，広く呼吸器病原菌をカバーする，などがあげられ，日本呼吸器学会「成人肺炎診療ガイドライン2017」では，起炎菌毎に推奨薬剤としてあげられている。シタフロキサシン水和物（グレースビット錠・細粒：第一三共），メシル酸ガレノキサシン水和物（ジェニナック錠：富山化学＝アステラス），モキシフロキサシン塩酸塩（アベロックス錠：バイエル＝富士フイルムファーマ），レボフロキサシン水和物（クラビット錠・細粒・点滴静注・点滴静注バッグ：第一三共，レボフロキサシンOD錠・内用液：東和薬品），トスフロキサシントシル酸塩水和物（オゼックス錠・錠小児用・細粒小児用：富山化学＝大正富山，トスキサシン錠：マイランEPD）がこれに該当する。

本項では，ニューキノロン系抗菌薬のうち，レスピラトリーキノロンを中心にプルリフロキサシン（スオード錠：Meiji Seikaファルマ），さらに細菌の薬剤感受性試験の試験薬剤として繁用されているシプロフロキサシン塩酸塩（シプロキサン錠・注：バイエル）を加え，内服薬を中心に比較する。

2　作用機序

いずれの薬剤も作用機序は同様で，細菌のDNAジャイレースおよびトポイソメラーゼⅣに作用し，DNA複製を阻害することで，殺菌的に作用する。DNAジャイレース活性とトポイソメラーゼⅣ活性のどちらを強く阻害するかは細菌によって異なり，グラム陰性菌に対してはDNAジャイレースの阻害，グラム陽性菌に対しては主にトポイソメラーゼⅣの阻害が強いとされる。

3　効能・効果

①適応菌種

レボフロキサシン，トスフロキサシンは緑膿菌を含むグラム陰性菌を幅広くカバーしていることに加え，グラム陽性球菌（特に肺炎球菌）に対しても適応を有している。さらに，レボフロキサシンは2015年に適応菌種として結核菌が追加された。ガレノキサシン，モキシフロキサシンの適応菌種は他剤と比較して少ないが，呼吸器関連感染症の原因菌が中心で，グラム陽性菌はブドウ球菌・レンサ球菌・肺炎球菌，グラム陰性菌ではインフルエンザ菌，クレブシエラ属，モラクセラ・カタラーリスなど，またレジオネラ・ニューモフィラやクラミジア・ニューモニエ，マイコプラズマ・ニューモニエなどに適応を有するが，腸球菌や緑膿菌には適応がない。シタフロキサシンは，呼吸器関連感染症の原因菌に加え，腸球菌や緑膿菌などの適応を有している。プルリフロキサシンやシプロフロキサシンはレスピラトリーキノロンには属さず，肺炎の起炎菌として重要な非定型菌マイコプラズマ，クラミジアには適応がない。

②適応症

　適応症の特徴では，ガレノキサシン，モキシフロキサシンは呼吸器関連・副鼻腔にほぼ限定される．レボフロキサシン，トスフロキサシンは幅広い領域での適応症を有しており，特にトスフロキサシンは骨髄炎，関節炎にも適応を有するのが特徴である．小児への使用については，2009年にトスフロキサシンが適応を取得し，2018年4月には小児用の錠剤が販売された．これまで小児に特異的な有害事象は報告されていないが，引き続き安全性に関する情報を集積していく必要がある．

　また，2015年にレボフロキサシンには肺結核およびその他の結核症への適応症が追加された．この背景には，世界的に薬剤耐性結核症が増加していることがある．そのため，日本結核病学会および日本呼吸器学会より，レボフロキサシン経口剤の「難治性結核（薬剤耐性，とりわけ多剤耐性結核の治療．副作用のためほかの抗結核薬が使用できない場合の結核の治療）」の適応追加について開発の要望書が提出され，承認に至った経緯がある．

　さらに，厚生労働省は，2017年6月に薬剤耐性対策の一環として「抗微生物薬適正使用の手引き　第一版」を発行した．主に外来診療で抗菌薬の必要性を各医療従事者が判別できるよう支援することを念頭においた内容が示されている．特に咽頭・喉頭炎，扁桃炎（扁桃周囲炎，扁桃周囲膿瘍を含む），急性気管支炎，感染性腸炎，副鼻腔炎については，ウイルスによって引き起こされる病態も多い．そのため，使用時には本手引きを参照し，抗菌薬投与の必要性を判断したうえで，投与が適切と判断される場合に投与するよう2018年3月に添付文書の改訂がなされている．

4　抗菌力

　比較一覧表（p.258）に示した主な臨床分離株に対する最小発育阻止濃度（MIC）値は，主に各製品インタビューフォームより引用した．したがって，各薬剤の各種分離株に対する抗菌力の比較は可能であるが，薬剤間の抗菌力を比較するためには，薬剤により分離株が同一ではないことを考慮する必要がある．シタフロキサシン，ガレノキサシン，モキシフロキサシン，トスフロキサシンでは，ほかの薬剤と比較して肺炎球菌（PSSP），インフルエンザ菌におけるMIC値が小さく，抗菌力が強い可能性が高い．また，いずれの薬剤においてもMIC$_{50}$，MIC$_{80}$（またはMIC$_{90}$）値の差により，臨床分離株中の薬剤に対する耐性の程度が判断できる．また，比較一覧表には示していないが，ガレノキサシンはペニシリン耐性肺炎球菌（PRSP），多剤耐性肺炎球菌に対しても強い抗菌力が認められている．

　抗菌薬の投与方法に際してPK−PDの概念が導入され，ニューキノロン系抗菌薬の作用は，薬物血中濃度―時間曲線下面積AUC/MICまたは最高血中濃度C_{max}/MICの濃度依存型に分類される（表4）．モキシフロキサシンは，わが国初のPK−PDの概念に基づいた用法・用量が設定されたキノロン系抗菌薬である．一般に，腸内細菌属や緑膿菌などのグラム陰性菌では，AUC/MICで100〜125以上，グラム陽性球菌の場合は25〜30以上であれば効果が期待できるとされる[1]．

　各製品インタビューフォームより，通常の1日投与量におけるAUCと肺炎球菌に対するMIC$_{80}$またはMIC$_{90}$からAUC/MIC値を算出し，比較一覧表に示した．一般に肺炎球菌に対するキノロン系抗菌薬のAUC/MIC値は25〜30以上が有効性の基準とされ，十分な

表4 代表的な抗菌薬のPK-PDパラメータ

抗菌薬	PK-PDパラメータ	
キノロン系	AUC/MIC, C_{max}/MIC	濃度依存型
アミノグリコシド系	C_{peak}/MIC, AUC/MIC	
グリコペプチド系	AUC/MIC	
マクロライド系	AUC/MIC	
β-ラクタム系	Time above MIC（%TAM）	時間依存型

効果と耐性菌の出現抑制には100以上が望ましいとされている[2]。シタフロキサシン（96.8），ガレノキサシン（898.0），モキシフロキサシン（103.0〜515.1），トスフロキサシン（123.8）は，肺炎球菌の耐性菌出現の観点からも十分なAUC/MICを確保できる。

また，レボフロキサシンは，2009年4月にPK-PD理論に基づいて開発された500mg1日1回投与法が承認されたことにより，海外での標準的用法・用量での治療が可能となった（海外では適応症により750mg1日1回の投与も行われている）。

5 薬物動態

バイオアベイラビリティは約83〜99%と比較的高い値である（静注用製剤がないシタフロキサシン，プルリフロキサシン，トスフロキサシンでは算出することができない）。

未変化体尿中排泄率はガレノキサシン，シタフロキサシン，トスフロキサシン，シプロフロキサシンは40〜70%，レボフロキサシンは約94%のため，腎機能低下時には，投与間隔を延長するなどの対応が必要である。一方，モキシフロキサシンの経口投与時の未変化体尿中排泄率は約19%，バイオアベイラビリティは約87%であり，代謝物に明らかな薬理活性はなく，必ずしも腎機能低下時に用法・用量を変更する必要はないことがわかる。プルリフロキサシンは唯一のプロドラッグであり，活性代謝物の52.9%が糞便中へ排泄されるため，胆，腸感染症への適応も有する。

血漿蛋白結合率は，いずれの薬剤においても80%以下であり，体内動態に影響を与える変動要因にはならない。

組織移行性は，組織中濃度を血清中濃度に対する比率で示した（比較一覧表）。上顎洞への移行性は各薬剤間に大きな差はないと考えるが，気道分泌液（気管支粘膜）へはモキシフロキサシン，肺胞マクロファージへはガレノキサシン，モキシフロキサシンの移行性が比較的良い。胆嚢への移行性はプルリフロキサシン，胆汁中へはプルリフロキサシン，トスフロキサシンが特に優れている。

6 臨床成績

臨床成績に関しては，薬剤間で対象や症例数も異なるため，直接比較することは困難であるが，組織移行性の項目で抜粋した組織・薬剤の排泄部位と関連のあるものを記載した（比較一覧表）。

7 安全性情報

　頻度は低いものの薬剤ごとに特徴的な副作用が認められ，禁忌や重要な基本的注意にそれぞれあげられている．

　プルリフロキサシン，シプロフロキサシンは，併用による痙攣の誘発が報告されている一部のNSAIDsと併用禁忌である．ほかの薬剤では，いずれも併用注意である．

　モキシフロキサシンの禁忌としてQT延長があり，心血管系障害を有する患者には注意が必要である．さらに，重大な副作用として失神，意識消失が報告されていることから，自動車の運転など危険を伴う機械の操作に従事させないよう注意することとされている．また，トスフロキサシンを除く各薬剤で，小児が禁忌となっているほか，すべての薬剤に共通する禁忌として，妊婦があげられる．

　また，2003年に低血糖に関する緊急安全性情報が発出されたガチフロキサシンは，2008年に販売が中止された．ほかのいずれの薬剤においても，低血糖の報告があり，糖尿病などの患者への投与には注意が必要である．さらに，QT延長や光毒性（光線過敏症）が特徴的な副作用として注意喚起がなされてきたスパルフロキサシンは，2011年に販売が中止された．

薬剤選択時はココに注目

・病態，感染症の原因菌に合った薬剤を選択する
・感染症を起こしている臓器・組織に移行性の優れる薬剤を選択する
・患者の病態に合わせて，腎排泄型・胆汁排泄型の薬剤を使い分ける

同効薬を比較するうえでキチンと理解しておきたい8つのキーワード

⑥遺伝子多型（genetic polymorphism）

　人口の1％以上に存在する遺伝子の変異を遺伝子多型といい，遺伝子の変異により蛋白質機能の低下や欠如，異常酵素の出現等につながる可能性がある。

　薬物代謝酵素のチトクロームP450（CYP）は，遺伝子変異の種類により代謝活性が異なる。一対の遺伝子がともに同じ遺伝子変異をもつホモ接合体（homozygote）と異なるヘテロ接合体（heterozygote）の間では，代謝活性が異なることもある。遺伝子変異がなく，正常な代謝活性をもつヒトをextensive metabolizer（EM），代謝活性が欠損または著しく低いヒトをpoor metabolizer（PM）と呼ぶ。EMとPMの中間の代謝活性をもつintermediate metabolizer（IM）も存在する。ヒト肝の薬物代謝に関与する主な分子種にはCYP1A2，2A6，2C9，2C19，2D6，2E1，3A4があり，これらのすべてに遺伝子多型が報告されている。

　薬物代謝酵素の他にも疾患に関連した遺伝子や薬物受容体，トランスポーター等においても遺伝子多型の報告が多数なされている。

⑦光学異性体（Isomer）

　同じ分子式をもち，一般的な化学的・物理的性質（融点，沸点，密度，比重，屈折率等）は同じであるが，光学的な性質（旋光性）が異なる異性体を光学異性体という。一部の医薬品に光学異性体が認められ，光学異性体間の薬理作用・薬物動態等が異なることがあり，効果や副作用へ影響を及ぼす場合がある。

　右に旋光性を示す光学異性体を（＋），左に旋光性を示す光学異性体を（－）と表記する。鏡像関係にある光学異性体を特に鏡像異性体（enantiomer）といい，鏡像異性体を等量ずつ含む混合物をラセミ体（racemate）という。鏡像異性体では比旋光度の絶対値は等しく，符合のみ異なる。そのため，ラセミ体では旋光性が相殺され光学的に不活性であり，（±）と表記される。なお，R体・S体という表示は立体配置を示しており，（＋）・（－）との間に単純な関連性はない。

（川野千尋，飛田夕紀）

比較一覧表 15 ニューキノロン系抗菌薬

			分類	第三世代		
			一般名	シタフロキサシン水和物 (STFX)	メシル酸ガレノキサシン水和物 (GRNX)	モキシフロキサシン塩酸塩 (MFLX)
			商品名 規格 (製薬会社)	グレースビット錠・細粒 錠 50mg 細 100mg/g (第一三共)	ジェニナック錠 錠 200mg (富山化学＝アステラス)	アベロックス錠 錠 400mg (バイエル＝富士フイルムファーマ)
			特徴	・呼吸器関連感染症原因菌への抗菌力が強く，その他の領域の感染症に対しても適応を有する（レスピラトリーキノロン）	・呼吸器関連感染症原因菌への抗菌力が非常に強い（レスピラトリーキノロン）	・呼吸器関連感染症原因菌への抗菌力が非常に強い（レスピラトリーキノロン） ・腎機能が低下している場合にも使用しやすい
効能・効果	適応菌種	グラム陽性球菌	ブドウ球菌属	○	○	○
			レンサ球菌属	○	○	○
			肺炎球菌	○	ペニシリン耐性肺炎球菌を含む	○
			腸球菌属	○	○	×
		球菌	淋菌	×	×	×
			モラクセラ(ブランハメラ)・カタラーリス	○	○	○
		グラム陰性菌 桿菌	大腸菌	○	○	○
			赤痢菌	×	×	×
			サルモネラ属	×	×	×
			シトロバクター属	○	×	×
			クレブシエラ属	○	○	○
			エンテロバクター属	○	○	○
			セラチア属	○	×	×
			プロテウス属	○	×	×
			モルガネラ・モルガニー	○	×	×
			プロビデンシア属	×	×	×
			インフルエンザ菌	○	○	○
			緑膿菌	○	×	×
			バークホルデリア・セパシア	×	×	×
			アシネトバクター属	×	×	×
		嫌気性菌	ペプトストレプトコッカス属	○	×	×
			バクテロイデス属	×	×	×
			プレボテラ属	○	×	×
			アクネ菌	×	×	○
		非定型細菌	リケッチア属	×	×	×
			クラミジア属	クラミジア・ニューモニエ，クラミジア・トラコマティス	クラミジア・ニューモニエ	クラミジア・ニューモニエ
			マイコプラズマ属	マイコプラズマ・ニューモニエ	マイコプラズマ・ニューモニエ	マイコプラズマ・ニューモニエ
		その他適応菌種		レジオネラ・ニューモフィラ，ポルフィロモナス属，フソバクテリウム属	レジオネラ・ニューモフィラ	レジオネラ・ニューモフィラ

＊1　クラビット錠の剤形違いの後発医薬品

➡ 効能・効果（適応症），用法・用量，禁忌の比較は260〜261ページ

➡ 重大な副作用，薬物動態，組織移行性，臨床分離株に対する最小発育阻止濃度，肺炎球菌（PSSP）に対するAUC/MIC，臨床効果の比較は262〜263ページ

	第三世代		第二世代	
	レボフロキサシン水和物 (LVFX)	トスフロキサシントシル酸塩水和物 (TFLX)	プルリフロキサシン (PUFX)	シプロフロキサシン塩酸塩 (CPFX)
	クラビット錠・細粒／ レボフロキサシンOD錠・内用液*1 錠 250mg, 500mg　細 100mg/g OD錠 250mg, 500mg 内用液 250mg/10mL （第一三共／東和薬品）	オゼックス錠・細粒小児用／ トスキサシン錠 錠 75mg, 150mg,〔小児用〕60mg 細〔小児用〕150mg/g （富山化学＝大正富山／マイランEPD）	スオード錠 錠（活性本体として）100mg （Meiji Seikaファルマ）	シプロキサン錠 錠 100mg, 200mg （バイエル）
	・グラム陽性菌から緑膿菌を含むグラム陰性菌まで幅広い抗菌スペクトルを示す（レスピラトリーキノロン）	・呼吸器関連感染症原因菌への抗菌力が非常に強い（レスピラトリーキノロン） ・小児への適応がある	・グラム陽性菌から緑膿菌を含むグラム陰性菌まで幅広い抗菌スペクトルを示す	・グラム陽性菌から緑膿菌を含むグラム陰性菌まで幅広い抗菌スペクトルを示す
	○	成人のみ	○	○
	○	成人のみ	○	○
	○	ペニシリン耐性肺炎球菌を含む	○	○
	○	成人のみ	○	○
	○	成人のみ	○	×
	○	○	○	×
	○	成人のみ	○	○
	○	成人のみ	チフス菌，パラチフス菌除く	×
	○	成人のみ	○	○
	○	成人のみ	○	○
	○	成人のみ	○	○
	○	成人のみ	○	○
	○	成人のみ	×	○
	○	成人のみ	×	○
	○	○	○	○
	○	成人のみ	○	○
	×	成人のみ	×	×
	○	成人のみ	×	○
	○	成人のみ	○	○
	×	成人のみ	×	×
	×	成人のみ	×	×
	○	成人のみ		
	Q熱リケッチア	×	×	×
	クラミジア・ニューモニエ，クラミジア・トラコマティス	成人：クラミジア・トラコマティス	×	×
	マイコプラズマ・ニューモニエ	小児：マイコプラズマ・ニューモニエ	×	×
	炭疽菌，結核菌，チフス菌，パラチフス菌，ペスト菌，コレラ菌，レジオネラ属，ブルセラ属，野兎病菌，カンピロバクター属	炭疽菌，コレラ菌 成人：チフス菌，パラチフス菌，ステノトロホモナス（ザントモナス）・マルトフィリア	コレラ菌	炭疽菌，レジオネラ属

比較一覧表 15 ニューキノロン系抗菌薬

		分類	第三世代		
		一般名	シタフロキサシン水和物 (STFX)	メシル酸ガレノキサシン水和物 (GRNX)	モキシフロキサシン塩酸塩 (MFLX)
		商品名 規格 (製薬会社)	グレースビット錠・細粒 錠 50mg 細 100mg/g (第一三共)	ジェニナック錠 錠 200mg (富山化学＝アステラス)	アベロックス錠 錠 400mg (バイエル＝富士フイルムファーマ)
効能・効果	適応症	皮膚・軟部組織			
		表在性皮膚感染症，深在性皮膚感染症	×	×	○
		慢性膿皮症	×	×	×
		ざ瘡（化膿性炎症を伴うもの）	×	×	×
		リンパ管・リンパ節炎，乳腺炎	×	×	×
		外傷・熱傷および手術創等の二次感染	×	×	○
		肛門周囲膿瘍	×	×	×
	呼吸器	咽頭・喉頭炎*2	○	○	×
		扁桃炎*2	扁桃周囲炎，扁桃周囲膿瘍を含む		○
		急性気管支炎*2，肺炎	○	○	○
		慢性呼吸器病変の二次感染	○	○	○
	泌尿器	尿道炎，膀胱炎，腎盂腎炎	○	×	×
		前立腺炎（急性症，慢性症）	×	×	×
		精巣上体炎（副睾丸炎）	×	×	×
	消化器	胆嚢炎，胆管炎	×	×	×
		感染性腸炎*2	×	×	×
		腸チフス，パラチフス	×	×	×
		コレラ	×	×	×
	女性器	バルトリン腺炎	×	×	×
		子宮内感染，子宮付属器炎	×	×	×
		子宮頸管炎	○	×	×
	眼	涙嚢炎，瞼板腺炎	×	×	×
		麦粒腫	×	×	×
	耳鼻	外耳炎	×	×	×
		中耳炎	○	○	×
		副鼻腔炎*2	○	○	○
	口腔	歯周組織炎，歯冠周囲炎，顎炎	○	×	×
		化膿性唾液腺炎	×	×	×
	その他	炭疽	×	×	×
		その他	×	×	×
用法・用量			1回50mg，1日2回または1回100mg，1日1回。1回100mg，1日2回の投与も可	1回400mg，1日1回	
禁忌	成分過敏症		本剤，他のキノロン系抗菌薬		
	妊婦・妊娠可能性		○	○	○
	小児等		○	○	○
	薬剤投与中		×	×	クラスIA（キニジン，プロカインアミド等）またはクラスIII（アミオダロン，ソタロール等）の抗不整脈薬
	その他		×	×	重度の肝障害，QT延長（先天性QT延長症候群等），低カリウム血症

*1 クラビット錠の剤形違いの後発医薬品

➡ 特徴，効能・効果（適応菌種）の比較は258～259ページ

➡ 重大な副作用，薬物動態，組織移行性，臨床分離株に対する最小発育阻止濃度，肺炎球菌（PSSP）に対するAUC/MIC，臨床効果の比較は262～263ページ

	第三世代		第二世代	
	レボフロキサシン水和物（LVFX）	トスフロキサシントシル酸塩水和物（TFLX）	プルリフロキサシン（PUFX）	シプロフロキサシン塩酸塩（CPFX）
	クラビット錠・細粒／レボフロキサシンOD錠・内用液*1 錠 250mg，500mg 細 100mg/g OD錠 250mg，500mg 内用液 250mg/10mL（第一三共／東和薬品）	オゼックス錠・細粒小児用／トスキサシン錠 錠 75mg，150mg，〔小児用〕60mg 細 〔小児用〕150mg/g（富山化学＝大正富山／マイランEPD）	スオード錠 錠（活性本体として）100mg（Meiji Seikaファルマ）	シプロキサン錠 錠 100mg，200mg（バイエル）
	○	成人のみ	○	○
	○	成人のみ	○	○
	○	成人のみ	×	×
	○	成人のみ	×	×
	○	成人のみ	○	○
	○	成人のみ	○	○
	扁桃周囲炎，扁桃周囲膿瘍を含む	扁桃周囲膿瘍を含む	○	○
	○	○（小児用は肺炎のみ）	○	○
	○	成人のみ	○	○
	○	成人のみ	膀胱炎，腎盂腎炎	○
	○	成人のみ	○	○
	○	成人のみ	×	○
	○	成人のみ	○	○
	○	成人のみ	×	×
	○	○	○	○
	○	成人のみ	○	○
	○	成人のみ	○	○
	○	×	×	×
	○	成人のみ	×	○
	○	成人のみ	○	○
	○	成人のみ	×	×
	○	○	○	○
	○	成人のみ	○	○
	○	成人のみ	×	×
	○	○	○	○
	ブルセラ症，ペスト，野兎病，肺結核およびその他の結核症，Q熱	成人のみ：骨髄炎，関節炎	×	×
	1回500mg，1日1回 ※腸チフス，パラチフス，肺結核およびその他の結核症は添付文書参照	1日300～450mg，分2～3，1日600mgの投与も可 ※〔小児用〕，骨髄炎，関節炎，腸チフス，パラチフスは添付文書参照	活性本体として1回200mg，1日2回。1回300mgまで ※肺炎，慢性呼吸器病変の二次感染は添付文書参照	1回100～200mg，1日2～3回 ※炭疽は添付文書参照
	本剤，オフロキサシン	本剤	本剤	本剤
	炭疽等の重篤な疾患に限り，治療上の有益性を考慮して投与	炭疽，コレラに限り，治療上の有益性を考慮して投与	○	炭疽に限り，治療上の有益性を考慮して投与
	炭疽等の重篤な疾患に限り，治療上の有益性を考慮して投与	×	○	炭疽に限り，治療上の有益性を考慮して投与
	×	×	フェンブフェン，フルルビプロフェン アキセチル，フルルビプロフェン	ケトプロフェン（皮膚外用剤を除く），チザニジン塩酸塩，ロミタピドメシル酸塩
	×	×	×	×

*2 咽頭・喉頭炎，扁桃炎，急性気管支炎，副鼻腔炎への使用にあたっては，「抗微生物薬適正使用の手引き」を参照し，抗菌薬投与の必要性を判断したうえで，本剤の投与が適切と判断される場合に投与すること

比較一覧表 15 ニューキノロン系抗菌薬

	分類	第三世代		
	一般名	シタフロキサシン水和物 (STFX)	メシル酸ガレノキサシン水和物 (GRNX)	モキシフロキサシン塩酸塩 (MFLX)
	商品名 規格 (製薬会社)	グレースビット錠・細粒 錠 50mg 細 100mg/g (第一三共)	ジェニナック錠 錠 200mg (富山化学＝アステラス)	アベロックス錠 錠 400mg (バイエル＝富士フイルムファーマ)
重大な副作用	ショック，アナフィラキシー	○	○	ショック，アナフィラキシー（血管浮腫等）
	皮膚障害	皮膚粘膜眼症候群，（類薬）中毒性表皮壊死融解症	中毒性表皮壊死融解症	中毒性表皮壊死融解症，皮膚粘膜眼症候群
	不整脈	（類薬）QT延長，心室頻拍[*3]	徐脈，洞停止，房室ブロック，QT延長，心室頻拍[*3]，心室細動	QT延長，心室性頻拍[*3]
	肺障害	（類薬）間質性肺炎	間質性肺炎，好酸球性肺炎	（類薬）間質性肺炎
	肝障害	肝機能障害，（類薬）黄疸	劇症肝炎，肝機能障害	劇症肝炎，肝炎（主に胆汁うっ滞性），肝機能障害，黄疸
	腎障害	急性腎障害	急性腎障害，（類薬）間質性腎炎	（類薬）急性腎障害
	偽膜性大腸炎	○	クロストリジウム性大腸炎	○
	低血糖	○	○	○
	血液障害	血小板減少，（類薬）無顆粒球症，汎血球減少症，溶血性貧血	無顆粒球症，血小板減少，（類薬）汎血球減少症	×
	精神症状	錯乱，せん妄，幻覚等	幻覚，せん妄等	錯乱，幻覚等
	痙攣	（類薬）	○	○
	横紋筋融解症	（類薬）	○	○
	重症筋無力症の悪化	（類薬）	○	○
	アキレス腱炎，腱断裂等の腱障害	（類薬）	（類薬）	腱炎，腱断裂等の腱障害
	血管炎	×	（類薬）	（類薬）過敏性血管炎
	大動脈瘤，大動脈解離	○	○	
	その他	×	（類薬）高血糖	失神，意識消失
薬物動態	対象	健康成人	健康成人	健康成人男性
	投与量（単回）	50mg（空腹時）	400mg	400mg
	T_{max} (hr)	1.2	1.96	1.75
	$t_{1/2}$ (hr)	6.2	11.0	13.9
	バイオアベイラビリティ（％）	——	約92（外国人）	87.1
	クリアランス（mL/min）	327 (CL/F)	67.8 (CL/F)	134 (CL/F)
	分布容積（L）	168 (Vd/F)	71.1 L (Vd/F)	155 (Vd/F)
	蛋白結合率 (in vitro)（％）	46〜55	79〜80 (ex vivo)	約50
	未変化体尿中排泄率（％）	経口投与約70	経口投与約40	経口投与約19（外国人）
	活性代謝物の生成	——	硫酸抱合体（M_1），7位側鎖の酸化的代謝物（M_4, M_5）[*5]	×
組織移行性（血清中濃度に対する比率）	上顎洞	1.10		1.93〜3.34
	気管支粘膜	——	0.99	1.67 [3)]
	肺胞マクロファージ	——	11.20	18.7 [3)]
	胆嚢組織内／胆汁中	——	——	—— ・ 3.90 [4)]
臨床分離株に対する最小発育阻止濃度 MIC（μg/mL） MIC_{50} / MIC_{80}（※：MIC_{90}）	ブドウ球菌（MSSA）	≦0.06 / ≦0.06 ※	0.05 / 0.05 ※	—— / 0.05〜0.2
	肺炎球菌（PSSP）	≦0.06 / ≦0.06 ※	0.1 / 0.1 ※	—— / 0.1〜0.5
	インフルエンザ菌	≦0.015 / ≦0.015 ※	0.0125 / 0.05 ※	—— / 0.012〜0.05
	緑膿菌	0.12 / 2 ※	——	——
	肺炎球菌（PSSP）に対するAUC/MIC [*6]	96.8（100mg×1）	898.0（400mg×1）	103.0〜515.1（400mg×1）
臨床効果・臨床試験における有効率（％）	肺炎（細菌性・非定型肺炎含む）	93.8 (350/373)	97.0 (261/269)	95.1 (136/143)
	慢性呼吸器病変の二次感染	90.6 (106/117)	88.0 (139/158)	87.7 (57/65)
	中耳炎	87.8 (43/49)	87.2 (41/47)	——
	副鼻腔炎	89.4 (42/47)	92.0 (23/25)	——
	膀胱炎	94.8 (239/252)		
	胆嚢炎・胆管炎			

[*1] クラビット錠の剤形違いの後発医薬品　[*3] Torsades de pointesを含む　[*4] プルリフロキサシンについては，類薬に基づく記載

→ 特徴，効能・効果（適応菌種）の比較は258〜259ページ
→ 効能・効果（適応症），用法・用量，禁忌の比較は260〜261ページ

第三世代		第二世代	
レボフロキサシン水和物 (LVFX)	トスフロキサシントシル酸塩水和物 (TFLX)	プルリフロキサシン (PUFX)	シプロフロキサシン塩酸塩 (CPFX)
クラビット錠・細粒／ レボフロキサシンOD錠・内用液*1 錠 250mg, 500mg　細 100mg/g OD錠 250mg, 500mg 内用液 250mg/10mL （第一三共／東和薬品）	オゼックス錠・細粒小児用／ トスキサシン錠 錠 75mg, 150mg,〔小児用〕60mg 細〔小児用〕150mg/g （富山化学＝大正富山／マイラン EPD）	スオード錠 錠（活性本体として）100mg (Meiji Seika ファルマ)	シプロキサン錠 錠 100mg, 200mg （バイエル）
○	ショック，アナフィラキシー（呼吸困難，浮腫，発赤等）	ショック，アナフィラキシー様症状	○
中毒性表皮壊死融解症，皮膚粘膜眼症候群		中毒性表皮壊死融解症，皮膚粘膜眼症候群，多形紅斑	中毒性表皮壊死融解症，皮膚粘膜眼症候群，急性汎発性発疹性膿疱症
QT延長，心室頻拍*3	×	（類薬）QT延長，心室頻拍*3	QT延長，心室頻拍*3
間質性肺炎，好酸球性肺炎			間質性肺炎
劇症肝炎，肝機能障害，黄疸	肝機能障害，黄疸	（類薬）肝機能障害，黄疸	劇症肝炎，肝機能障害，黄疸
急性腎障害，間質性腎炎	急性腎障害，間質性腎炎，腎性尿崩症	（類薬）急性腎障害等の重篤な腎障害	急性腎障害，間質性腎炎
偽膜性大腸炎等の血便を伴う重篤な大腸炎*4			大腸炎
○	○	○	○
汎血球減少症，無顆粒球症，溶血性貧血，血小板減少	無顆粒球症，血小板減少	（類薬）汎血球減少症，無顆粒球症，溶血性貧血，血小板減少	骨髄抑制，汎血球減少症，無顆粒球症，血小板減少
錯乱，せん妄，抑うつ等	×	（類薬）錯乱，抑うつ等	錯乱，抑うつ等
○	○	（類薬）	○
○	（類薬）	（類薬）	○
過敏性血管炎	×	（類薬）	○
○			
×	意識障害（意識喪失等）	×	×
健康成人	健康成人	健康成人	健康成人
500mg	300mg	264.2mg	200mg
0.99	2.16	0.7	1.08
7.89	4.44	8.9	3.68
99.0	──	──	82.5
162 10)	成人：──, 小児（細）：9.3（kg/F）	543（CL/F）	505 11)
111 10)	143（Vd/F）	362（Vd/F）	117 11)
約26〜36	pH7.0：15.5, pH7.4：37.4	50.9〜52.1	26.1〜31.6
約94 10)	経口投与 45.8	経口投与4.2 （活性代謝物 ulifloxacin：30〜40）	58.1 11)
脱メチル体，N-オキサイド体	T-3262A, T-3262B	活性本体（ulifloxacin） UFX, オキソ体，ジオール体	×
1.11〜1.93	1〜2.35 6)	0.51〜2.63	2.73 8)
1.33 3)	──	──	──
8.55 3)	──	──	──
0.3〜4.2 5) / 1.3〜12.3 5)	1.37〜3.5 7) / 0.37〜36.5 7)	1.44〜12.9 / 0.88〜13.0	4.01 9) / 11.4 9)
0.2 / 0.39	≦0.06 / ≦0.06 ※	0.39 / 1.56	0.39 / 1.56
0.78 / 1.56	≦0.06 / 0.12 ※	0.78 / 1.56	1.56 / 1.56
≦0.05 / ≦0.05	≦0.015 / ≦0.015 ※	0.05 / 0.05	≦0.05 / ≦0.05
1.56 / 25	0.12 / 4 ※	0.39 / 12.5	0.39 / 6.25
32.6（500mg×1）	123.8（150mg×3）	8.2（264.2mg×2）	5.9（200mg×2）
93.1（94/101）	成人：90.2（111/123），小児：100（48/48）	92.2（226/245）	81.6（129/158）
100.0（28/28）	77.2（305/395）	86.7（373/430）	73.9（430/582）
100.0（13/13）	成人：73.2（82/112），小児：96.9（157/162）	70.0（42/60）	64.4（130/202）
85.9（73/85）	77.3（51/66）	86.4（70/81）	──
86.5（186/215）	84.3（601/713）	82.8（510/616）	85.0（740/871）
旧製剤（100〜200mg×3）：73.1（19/26）	77.1（37/48）	90.0（27/30）	77.8（28/36）

＊5　ただし，活性はGRNXの1/4〜1/4096以下　＊6　インタビューフォーム掲載値より算出

文献

1) 日本化学療法学会，抗菌化学療法認定薬剤師認定委員会・編：抗菌化学療法認定薬剤師テキスト—薬剤師が知っておきたい感染症と抗菌化学療法—．日本化学療法学会，2010
2) Schentag JJ, et al：What have we learned from pharmacokinetic and pharmacodynamic theories? Clin Infect Dis, 32（Suppl 1）：S39-46, 2001
3) Ball P, et al：Treatment of Community-Acquired Respiratory Tract Infections, Quinolone Antimicrobial Agents Third Edition. p. 227-243, ASM Press, 2003
4) Schwab D, et al：Biliary secretion of moxifloxacin in obstructive cholangitis and the non-obstructed biliary tract. Aliment Pharmacol Ther, 22（5）：417-422, 2005.
5) 大久保憲，他：Levofloxacinの胆道系組織内移行の検討．Antibiotics & Chemotherapy, 8（2）：123-128, 1992
6) 新川敦，他：耳鼻咽喉科領域におけるT-3262の基礎的臨床的検討．Chemotherapy, 36（S-9）：1360-1367, 1988
7) 谷村弘，他：胆道感染症の化学療法（XXXIV）—T-3262の胆嚢組織内濃度，胆汁中移行および臨床効果—．Chemotherapy, 36（S-9）：814-841, 1988
8) 松本達始，他：Ciprofloxacinの慢性副鼻腔炎組織内移行の検討．基礎と臨床，27（2）：679-689, 1993
9) 谷村弘，他：胆道感染症の化学療法（XXXVII）—BAY o 9867（Ciprofloxacin）の胆嚢組織内濃度，胆汁中移行および臨床効果について．Chemotherapy, 33（S-7）：892-910, 1985
10) 第一三共：クラビット点滴静注バッグ500mg/100mL，500mg/20mL，インタビューフォーム（第8版，2017年9月改訂）
11) バイエル＝富士フイルム：シプロキサン注200mg，400mg，インタビューフォーム（第34版，2019年1月改訂）

（小原美江，平山武司）

同効薬比較ガイド

16 抗C型肝炎ウイルス薬

おさえておきたい

C型肝炎ウイルスの薬物治療の 基礎知識

- C型肝炎治療の目標は，C型肝炎ウイルスの排除を目指し，肝発がんならびに肝疾患関連死を抑止することです
- 治療薬は，経口剤である直接作用型抗ウイルス薬（DAA）が中心で，100％に近い血中HCV RNA持続陰性化（SVR）を達成します
- C型肝炎ウイルスの遺伝子型（genotype）と前治療歴などを評価して治療薬を決定します
- DAAは多くの薬物間相互作用を有するため，併用薬に注意が必要です

核酸アナログの ポイント

- 単剤療法では治療効果はなく，インターフェロン製剤やDAAを併用します
- 血球減少の副作用が多く，状況に応じた投与量の調節，中止が必要です
- 慢性腎不全またはCLcr≦50mL/minの患者は禁忌です

NS3/4Aプロテアーゼ阻害薬の ポイント

- すべて肝代謝型薬物です
- ピブレンタスビルはpangenotype型DAAとよばれ，genotype 1〜6型のすべてにおいて有効性を認めています

NS5A複製複合体阻害薬の ポイント

- すべて肝代謝型薬物です
- グレカプレビル水和物はpangenotype型DAAとよばれ，genotype 1〜6型のすべてに有効性を認めています

NS5Bポリメラーゼ阻害薬の ポイント

- 核酸型と非核酸型があります
- 核酸型のソホスビルは多くのgenotypeに有効ですが，重度の腎機能低下または透析を必要とする腎不全の患者は禁忌です

C型肝炎の病態と薬物治療

1 C型肝炎とは

　C型肝炎は，C型肝炎ウイルス（hepatitis C virus：HCV）による肝障害であり，血液などを介して感染する。感染した患者の約70％が持続感染し，慢性肝炎へと移行する。ウイルスの自然排除は極めてまれであり，HCV感染は持続する炎症により肝臓の繊維化を惹起し，肝硬変や肝細胞がんなどに進展する。C型慢性肝炎から肝硬変に進展する因子として感染時40歳以上，男性，過剰なアルコール摂取，輸血による感染，HBVまたはHIVとの重複感染などがあげられる[1]。

2 C型肝炎ウイルスとは

　HCVは1989年に発見され，フラビウイルス科に分類される約9,600塩基からなる一本鎖プラス鎖RNAウイルスである。

　HCVには少なくとも6つの遺伝子型（genotype）と100以上のサブタイプ（subtype）が存在しており，わが国においては約70％が1b型，約20％が2a型，約10％が2b型に分類できる[2, 3]。genotypeの違いにより抗HCV薬の治療効果に差異があるため，治療方針の決定にはgenotypeの判別が重要である。ただし，日常臨床においてgenotype検査は保険適応外であることから，genotypeとの一致率が高いセロタイプ検査が利用されている。

　HCVの生活環（ライフサイクル）を図1[4]に示す。HCVは生体に感染すると，肝細胞質内で脱殻してウイルスRNAを放出する。放出されたRNAの5'非翻訳領域に存在するIRESをリボソームが認識し，1本の巨大な前駆体ポリ蛋白質が翻訳される。前駆体ポリ蛋白質は宿主およびウイルス由来のプロテアーゼにより，ウイルス粒子を構成する構造蛋白質のcore，E1，E2，RNA複製に関与する非構造蛋白質のP7，NS2，NS3，NS4A，NS4B，NS5A，NS5Bにそれぞれ切断される。その後，非構造蛋白質が宿主蛋白質と複製複合体を形成することにより，RNAが複製される。複製されたRNAと構造蛋白質により，ウイルス粒子が形成され，細胞外へ放出される[5]。現在の抗HCV薬の作用機序は，この非構造蛋白質のNS3/4A，NS5A，NS5Bのいずれかが標的である。

3 治療目標

　C型肝炎治療の目標は，HCVの排除を目指し，HCVの持続感染によって惹起される慢性肝疾患の長期予後の改善，肝発がんならびに肝疾患関連死を抑止することにある。抗HCV治療の成功は，血中HCV RNA持続陰性化（sustained virological response：SVR）を指標とするが，SVR達成後も肝発がんを完全には抑制できないため，長期的なフォローが必要である。SVR後の肝発がんのリスク因子としては，線維化進展，高齢，男性，アルコール摂取，肝脂肪化，糖尿病などがあげられる。

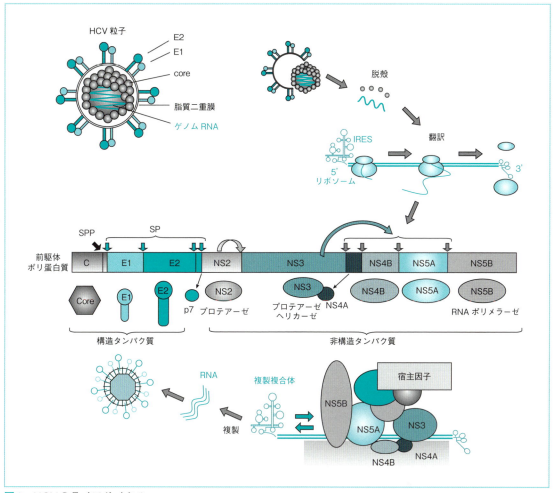

図1 HCVのライフサイクル

(松浦善治:HCVのライフサイクルと抗ウイルス薬の作用点. 日本臨牀, 73(2):185, 2015)

4 薬物治療

抗HCV治療の対象は,非代償性肝硬変を除いたC型慢性肝炎およびC型代償性肝硬変患者であり,積極的な抗HCV薬による治療が推奨される。特に肝発がんの高リスク群(高齢者,肝線維化進展例など)では早期に治療を開始すべきである。ただし,肝病変以外の合併症による予後不良例は治療対象とはせず,肝庇護薬(ウルソデオキシコール酸,グリチルリチン酸・グリシン・L-システイン)による肝保護療法を行う。

代償性肝硬変と非代償性肝硬変におけるHCV治療

HCVによる肝硬変の抗ウイルス薬治療は,肝予備能が保たれている代償期には対象となるが,黄疸,腹水,肝性脳症等が現れる非代償期では安全性が確認されていないことから避けるべきである。

治療薬は，従来のインターフェロン製剤やリバビリンのほか，HCVレプリコンの樹立によりHCVの非構造蛋白質に直接作用する抗HCV薬（direct acting anti-viral agent：DAA）が開発され使用可能となった。DAAはNS3/4Aプロテアーゼ阻害薬，NS5A複製複合体阻害薬，NS5Bポリメラーゼ阻害薬の3種類があり，複数の薬効群を組み合わせることでIFNを使用しない治療法（IFN free治療）が選択可能になり，経口薬のみで高い有効性が得られている。

　治療レジメンの選択は，genotypeと前治療歴の有無などを総合的に評価して決定する。特に前治療不成功例では薬剤耐性の可能性を考慮した治療選択が重要である。

HCVレプリコンの樹立

　HCV発見以降10年間，培養細胞による増殖系は得られなかったが，1999年Bartenschlagerらが HCVレプリコンを開発し，培養細胞での増殖系が確立された。HCVレプリコンは，蛋白質レベルでの複製および増殖過程の解析を可能とし，抗HCV薬の開発を急速に進歩させた。

抗C型肝炎ウイルス薬の比較

1　抗C型肝炎ウイルス薬の種類

　抗C型肝炎ウイルス薬（抗HCV薬）は，インターフェロン（interferon：IFN）製剤を除いて13成分あり，核酸アナログのリバビリン（RBV；コペガス錠：中外，レベトールカプセル：MSD）とDAAに大別される。

　DAAは，NS3/4Aプロテアーゼ阻害薬のシメプレビルナトリウム（SMV；ソブリアードカプセル：ヤンセン），アスナプレビル（ASV；スンベプラカプセル：ブリストル），グラゾプレビル水和物（GZR；グラジナ錠50mg：MSD），パリタプレビル（PTV；配合錠のみ），グレカプレビル（GLE；配合錠のみ），NS5A複製複合体阻害薬のダクラタスビル塩酸塩（DCV；ダクルインザ錠：ブリストル），エルバスビル（EBR；エレルサ錠：MSD），レジパスビルアセトン付加物（LDV；配合錠のみ），オムビタスビル水和物（OBV；配合錠のみ），ピブレンタスビル（PIB；配合錠のみ），NS5Bポリメラーゼ阻害薬のソホスブビル（SOF；ソバルディ錠：ギリアド），ベクラブビル塩酸塩（BCV；配合錠のみ）の4種に分類される（図2）[6]。なお，DAAの配合錠は，LDV/SOF配合錠（ハーボニー配合錠：ギリアド），DCV/ASV/BCV配合錠（ジメンシー配合錠：ブリストル），OBV/PTV/r配合錠（ヴィキラックス配合錠：アツヴィ〔販売中止〕），GLE/PIB配合錠（マヴィレット配合錠：アツヴィ）の4品目がある。

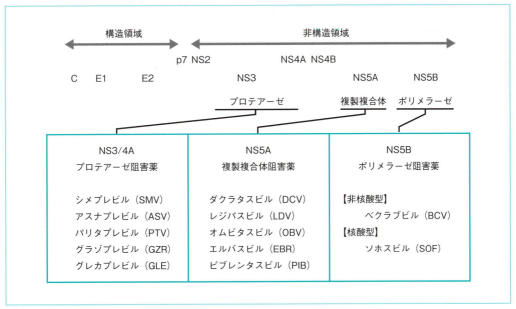

図2 HCVの遺伝子構造とDAAの関係

（田中榮司：慢性腎臓病×C型肝炎．薬局，66（13）：3157，2015を改変）

2 抗HCV薬の薬理学的作用

①核酸アナログ

核酸アナログであるRBVの作用機序は，ウイルスに対する直接作用と免疫が関連する間接作用がある。直接作用は，イノシン一リン酸デヒドロゲナーゼ阻害作用による核酸合成抑制，RNAポリメラーゼ阻害作用による伸長停止，突然変異誘導作用による複製阻害がある。間接作用は，ヘルパーT細胞（Th）のTh1/Th2のバランスをTh1優位にすることで細胞性免疫を高める。

②NS3/4Aプロテアーゼ阻害薬

NS3は，セリンプロテアーゼ活性を有しており，NS4Aと協調してNS3以降の前駆体ポリ蛋白質をNS3/4A，NS4B，NS5A，NS5Bに切断することで複製複合体を形成させる。NS3/4Aプロテアーゼ阻害薬は，NS3/4Aと結合し，前駆体ポリ蛋白質の切断を阻害することで抗ウイルス効果（ウイルス粒子の形成阻害）を発揮する。

③NS5A複製複合体阻害薬

NS5Aは，複製に必須なさまざまな宿主因子と相互に作用して，複製複合体の形成に関与する。NS5A複製複合体阻害薬は，複製複合体に結合することで構造に歪みを生じさせ，抗ウイルス効果を発揮する。

④NS5Bポリメラーゼ阻害薬

NS5Bは，RNA依存性RNAポリメラーゼであり，RNA合成に関与する。非核酸型であ

るBCVはNS5Bポリメラーゼに結合することで酵素活性を低下させ，間接的にRNA合成を阻害する．一方，核酸型であるSOFは細胞内で活性代謝物であるウリジン三リン酸型GS-461203に変換され，NS5BポリメラーゼによりRNA鎖に取り込まれることで直接的にRNA鎖の伸長を停止させる．

3 効能・効果，用法・用量

①核酸アナログ

RBVの単独投与では，HCV RNA量の低下や肝組織の改善効果は望めないため，IFN製剤やDAAと併用投与する．通常は1日投与量を体重に応じて設定し，60kg以下で600mg，60～80kg以下で800mg，80kgを超える症例では1,000mgとし，1日2回に分けて朝夕食後に経口投与する．ただし，血球毒性が頻発するため，ヘモグロビン濃度14g/dL未満では減量を考慮する．投与期間は併用薬剤により異なるため，各薬剤の添付文書を参照すること．

②NS3/4Aプロテアーゼ阻害薬

NS3/4Aプロテアーゼ阻害薬は，IFNを併用投与するIFN base DAAと他のDAAを併用投与するIFN free DAAがある．IFN base DAAには，SMVがあり，genotype 1型または2型に対してPEG-IFNα-2aまたは2bおよびRBVと併用し，12週間投与する．SMVを除いたNS3/4Aプロテアーゼ阻害薬はIFN free DAAである．ASVまたはGZRはそれぞれDCVまたはEBRと併用し，genotype 1型に対して，治療期間は24週間または12週間である．GLEはpangenotype型DAAとよばれ，genotype 1～6型に有効とされる．PIBとの配合剤（マヴィレット配合錠）に含有されており，治療期間はgenotype 1型および2型のC型慢性肝炎に対して最短の8週間である．

③NS5A複製複合体阻害薬

NS5A複製複合体阻害薬は，すべてIFN free DAAであり，DCVまたはEBRはそれぞれASVまたはGZRと併用し，genotype 1型に対して，治療期間はそれぞれ24週間または12週間である．LDVはgenotype 1型または2型に対してSOFとの配合剤（ハーボニー配合錠）で12週間投与する．OBVはPTV/rとの配合剤（ヴィキラックス配合錠）でgenotype 1型に対して12週間，genotype 2型に対してRBV併用で16週間投与する．PIBはGLEと同様にgenotype 1～6型に有効とされるpangenotype型DAAであり，GLEとの配合剤（マヴィレット配合錠）に含有されている．

④NS5Bポリメラーゼ阻害薬

SOFは前述のLDVとの配合剤（ハーボニー配合錠）のほか，RBVとの併用でgenotype 2型に対して12週間投与，あるいは，1型および2型を除くgenotypeに対して，24週間投与する．BCVはASV/DCVとの配合剤（ジメンシー配合錠）においてgenotype 1型に対して12週間投与する．SOFは広範なgenotypeに対する抗ウイルス効果を示し，LDVとの併用（ハーボニー配合錠）のほか，RBVとの併用においてgenotype 2型に対して12週間投与，1型および2型を除くgenotypeに対して24週間投与する．

4 薬物動態

①核酸アナログ

RBVは血漿蛋白との結合はほぼ認めず,全身の細胞に取り込まれるため,分布容積は大きい。細胞内で多くがRBV三リン酸となり,細胞外への排出時は脱リン酸化酵素により無リン酸化体になるため,細胞外にリン酸化体は認めない。

RBVの排泄経路は主に尿中とされるが,脱リボシル化とアミド加水分解による生成物が主要排泄物であり,RBVの未変化体尿中排泄率は35%である。ただし,単回経口時の半減期が約30時間(β相),約120時間(γ相)と長く,12時間ごとの反復投与における累積係数は8以上であり,定常状態における消失半減期は大幅に延長する。肝機能低下例ではAUCの変動はみられないが,腎機能低下例では重症度に依存したCL/Fの低下がみられ,中等度・低下例または重度低下例ではAUCがそれぞれ2.1倍,3.2倍に上昇するため,慢性腎不全あるいはCLcr≦50mL/minの腎機能障害患者は禁忌である。また,分布容積は非常に大きく,透析による除去は困難である。

②NS3/4Aプロテアーゼ阻害薬

NS3/4Aプロテアーゼ阻害薬は,すべて肝代謝型薬剤であり,Child-pugh分類の重症度に応じてAUCおよびC_{max}が上昇する。

いずれの薬剤もCYP,P-gp,BCRP,OATP1B1/1B3などにおける多くの薬物間相互作用があり,併用薬に注意が必要である。OBV/PTV/r配合錠(ヴィキラックス配合錠)においては,PTVの曝露量を高める目的で強いCYP3A阻害作用をもつリトナビル(RTV)が配合されており(ブースター効果),多くの薬剤において相互作用を考慮する必要がある。特にCa拮抗薬が併用された症例では代謝阻害によると考えられる浮腫関連の有害事象が高率に発現するため併用は避ける。また,RTVは抗HCV活性をもたない抗HIV薬であり,HIV未治療例では薬剤耐性を惹起する点にも注意が必要である。

③NS5A複製複合体阻害薬

NS5A複製複合体阻害薬は,すべて肝代謝型薬剤である。PIBを除いたすべてのNS5A複製複合体阻害薬で肝機能低下例のAUCおよびC_{max}は肝機能正常者と比較して低下することが報告されている。これは矛盾する結果ともとれるが,これらの薬剤は非常に蛋白結合率が高く,肝機能低下に伴う低アルブミン血症の結果,遊離形分率の上昇に比例したクリアランスの上昇によるもので,薬効を示す遊離形薬物濃度の変動はないものと考えられる。

薬物間相互作用が多く,併用薬に注意が必要である。LDVは胃内pH上昇により溶解性が低下し,吸収率が低下するため,制酸薬は併用注意である。

④NS5Bポリメラーゼ阻害薬

SOFは肝細胞内で活性代謝物GS-461203に代謝されるプロドラッグである。GS-461203は,細胞内で脱リン酸化を受けGS-331007として血中に再出現することから血中に活性代謝物GS-461203は検出されない。SOFの未変化体尿中排泄率は3.47%と小さいが,主要な代謝物であるGS-331007として約80%が尿中に排泄される。腎機能低下例に

おけるAUC変動の検討では，腎機能正常者と比較して，重度低下例でSOFは171%上昇，GS-331007は451%上昇する。血液透析を要する末期腎不全患者のAUCは，腎機能正常者と比較して，SOFが60%上昇，GS-331007が2070%上昇し，SOFは重度腎機能障害患者，透析を必要とする腎不全患者に禁忌である。

BCVは，代謝物を含めた尿中排泄率は0.25%未満とされ肝代謝型薬剤である。代償性肝硬変の有無においてはAUCおよびC_{max}に大きな変動を認めないが，重度腎機能低下例では健常人と比較して1.86倍（遊離型薬物：2.02倍）のAUC上昇を認めている。この腎機能低下に伴う曝露量増加は透析導入症例ではみられず，要因として尿毒症因子の蓄積が考えられる[7]。

NS3/4Aプロテアーゼ阻害薬，NS5A複製複合体阻害薬と同様に多くの薬物間相互作用を有しているため，併用薬に注意が必要である。

リトナビルによるブースター効果

リトナビルは，抗HIV薬として開発されたが，現在は強いCYP3A阻害作用から，他剤の代謝を抑制し曝露量を上げる作用増強剤（ブースター）として使用されている。抗ウイルス薬治療は，ブースター効果による半減期の延長から服用回数が減少され，アドヒアランスおよび治療成績の向上につながっている。

6 臨床成績と安全性情報

C型肝炎における治療は，日本肝臓学会が発行するC型肝炎治療ガイドラインにおいてgenotypeごとにIFN free DAAレジメンが推奨されている。また，薬剤耐性を呈するNS3/4A領域におけるD168変異，NS5A領域におけるL31/Y93変異やP32欠失，NS5B領域におけるS282T変異を考慮した治療選択が必要とされる。ここでは，genotypeに分けてガイドラインで推奨されているレジメンの臨床成績と安全性情報について述べる。

① genotype 1型

genotype 1型の推奨レジメンは4つあり，95%を超えるSVR率が得られ，DAAを含まない前治療不成功例においても高いSVRが期待できる（表1）。

初回治療例においては臓器機能に応じてレジメンを選択する。腎機能低下例では，透析患者を含む重度腎機能障害患者に対する試験において高いSVR率と安全性が報告されているEBR+GZR併用[8]またはGLE/PIB配合錠[9]を選択する。肝機能低下例においては薬剤の血中濃度上昇が問題にならないSOF/LDV配合錠を選択する。

既治療例においては耐性遺伝子に考慮して選択する。SMV，バニプレビル*，テラプレビル*のいずれかを使用した治療の不成功例ではD168変異ウイルスが高頻度に存在しており，交差耐性をもつASV，PTV，EBRを含む治療は推奨されず，SOF/LDV配合錠またはGLE/PIB配合錠が推奨される。

SOF/LDV配合錠は，SOFとDAAの併用療法においてアミオダロンを使用された症例で9例に徐脈性不整脈が報告されており，アミオダロンの併用は避ける。

＊：現在販売中止

pangenotype型であるGLE/PIB配合錠は，D168変異やY93変異を有する薬剤耐性ウイルスに対してもSVR率100%の治療成績が報告されており，薬剤耐性が疑われる症例では第一選択となる。また，副作用および薬物間相互作用においても他のレジメンと比較して少なく，安全性においても有用とされるが，NS5A領域のP32欠損が存在する症例においてはSVRの達成が確認できていない。

BCV/DCV/ASV配合錠に関しては，肝機能障害および肝不全リスクがあり，国内第Ⅲ相試験にて約9%に副作用中止を認めていることから慢性肝炎において第二選択，肝硬変においては選択肢にならず，毎週肝機能検査を実施することとされている。また，DCVは催奇形性および胚・胎児致死，BCVは出生児の低体重が報告されており，妊婦や妊娠している可能性のある婦人または授乳中の婦人は禁忌である。

② genotype 2型

genotype 2型における推奨レジメンは3つあり，いずれのレジメンも治療成績は同等であり（表2），DAAを含む治療歴がない症例の再治療においても有効性に差はないとされる。ただし，DAAを含む前治療不成功例においては現時点で十分なエビデンスはなく，GLE/PIB配合錠またはIFN投与可能例ではIFNベース治療が推奨される。また，genotype 1型と同様に重度の腎機能障害あるいは重度の肝機能障害を有する症例では禁忌が設定されており，選択時は臓器機能を確認する必要がある。

SOF+RBV併用はRBVを併用するため，高頻度かつ重篤な貧血を発現する可能性があるほか，妊婦や妊娠している可能性のある婦人または授乳中の婦人は禁忌であることに注意する。また，RBVは定常状態における半減期が非常に長く，ウォッシュアウト期間として6カ月が推奨される。

③ genotype 3〜6型

genotype 1型および2型を除くgenotypeにおいては，GLE/PIB配合錠の12週間投与が第一選択，SOF+RBV併用の24週間投与が第二選択とされる。genotype 4〜6型においても同様であるが，エビデンスが十分であるとは言えないことから治療待機も選択肢とし，

表1 genotype 1型に対するレジメンの治療成績と臓器機能に関連した禁忌事項

レジメン名	対象	SVR12率（%）	禁忌事項
SOF/LDV配合錠 （12週治療）	慢性肝炎および 代償性肝硬変	100[10]	腎機能障害 重度（eGFR＜30mL/min/1.73m^2）および透析を必要とする腎不全患者
EBR+GZR併用 （12週治療）	慢性肝炎	96.5[11]	肝機能障害 Child-pugh BおよびC
	代償性肝硬変	97.1[11]	
GLE/PIB配合錠	慢性肝炎 （8週治療）	99.1[9]	肝機能障害 Child-pugh C
	代償性肝硬変 （12週治療）	100[9]	
DCV/ASV/BCV配合錠 （12週治療）	慢性肝炎	95.9[12]	肝機能障害 Child-pugh BおよびC
	代償性肝硬変	96.2[12]	

表2　genotype 2型に対するレジメンの治療成績と臓器機能に関連した禁忌事項

レジメン名	対象	SVR12率（%）	禁忌
SOF/LDV配合錠 （12週治療）	慢性肝炎 および代償性肝硬変	96.2[13]	腎機能障害 重度（eGFR＜30mL/min/1.73m^2） および透析を必要とする腎不全患者
SOF+RBV併用 （12週治療）	慢性肝炎	98[14]	腎機能障害 CLcr≦50mL/minまたは eGFR＜30mL/min/1.73m^2 および透析を必要とする腎不全患者
	代償性肝硬変	100[14]	
GLE/PIB配合錠	慢性肝炎 （8週治療）	97.8[15]	肝機能障害 Child-pugh C
	代償性肝硬変 （12週治療）	100[15]	

発がんリスクと治療によって生じうる複雑な多剤耐性の獲得リスクを考慮して適応を決定する。

　また，適応についてガイドライン上では，セロタイプ検査で「判定保留」または「判定不能」との結果が得られた場合，ゲノタイプ検査の実施が推奨されている。特にSOF+RBV併用はSOFの添付文書に「セログループ1（ジェノタイプ1）またはセログループ2（ジェノタイプ2）のいずれにも該当しない患者」と記載されているが，genotype 3型に限定して使用すべきである。

薬剤選択時はココに注目

　C型肝炎ウイルスの治療は，短い治療期間で高いSVR率を達成できるDAAが主体であり，genotype，薬剤耐性，薬物間相互作用を考慮して治療薬を選択する。いずれのDAAも経口薬であり，治療完遂に向けた内服アドヒアランスの維持が治療成功の鍵であり，その点を念頭に置いた患者教育が必要不可欠である。

同効薬を比較するうえでキチンと理解しておきたい 8 つのキーワード

⑧ Child-Pugh分類

　Child-Pugh分類は，肝硬変の重症度分類である。肝性脳症，腹水，血清ビリルビン値，血清アルブミン値，プロトロンビン活性の5項目を評価し，点数化する。その合計点数からA（5～6点），B（7～9点），C（10～15点）の3段階に分類され，重症度はA＜B＜Cの順に増し，Cが最も重症であることを示す。

点数	1	2	3
肝性脳症（昏睡度分類）	なし	Ⅰ・Ⅱ度	Ⅲ・Ⅳ度
腹水	なし	軽度 コントロール可能	中等度以上 コントロール困難
血清ビリルビン値（mg/dL）	2.0未満	2.0～3.0	3.0超
血清アルブミン値（g/dL）	3.5超	2.8～3.5	2.8未満
プロトロンビン活性（%）	70超	40～70	40未満

Child A：5～6点，Child B：7～9点，Child C：10～15点

　肝硬変の重症度分類のほか，肝切除術前の肝予備能評価としても用いられる。また，腹水例，静脈瘤破裂例，アルコール性肝硬変例，C型肝硬変例などにおいて，Child-Pugh分類の重症度が独立した予後予測因子であることも証明されている。

（川野千尋，飛田夕紀）

比較一覧表 16-1 抗C型肝炎ウイルス薬

分類		核酸アナログ		NS3/4Aプロテアーゼ阻害薬	
一般名		リバビリン (RBV)		シメプレビルナトリウム (SMV)	アスナプレビル (ASV)
薬剤名 規格 (製薬会社)		コペガス錠 錠200mg (中外)	レベトールカプセル カ200mg (MSD)	ソブリアードカプセル カ100mg (ヤンセン)	スンベプラカプセル カ100mg (ブリストル)
特徴		・催奇形性が報告されているため，妊婦または妊娠している可能性のある婦人には投与しない。 ・ヌクレオシドアナログの一種。 ・単独療法は無効であるため，必ず他剤と併用して使用する。 ・製薬間で併用するIFN製剤が異なる。 ・体重，血液学的検査に応じた減量，中止が必要である。		・定期的に血中ビリルビン値を測定する（死亡例あり）。 ・Peg-IFNとリバビリンに併用して使用する。 ・C型肝硬変に対する適応はない。	・genotype 1型におけるわが国初のIFN-free DAA。 ・ダクラタスビルと併用して使用する。
効能・効果*1		①IFN製剤との併用による以下のいずれかのC型慢性肝炎におけるウイルス血症の改善： 　(1) セログループ1（ジェノタイプⅠ（1a）またはⅡ（1b））でHCV-RNA量が高値の患者 　(2) INF製剤単独療法で無効またはINF製剤単独療法後再燃した患者 ②PEG-INF製剤との併用によるC型代償性肝硬変におけるウイルス血症の改善 ③ソホスブビルとの併用による以下のいずれかのC型慢性肝炎またはC型代償性肝硬変におけるウイルス血症の改善： 　(1) セログループ2（ジェノタイプ2）の患者 　(2) セログループ1（ジェノタイプ1）またはセログループ2（ジェノタイプ2）のいずれにも該当しない患者 ④（レベトールカプセルのみ）オムビタスビル水和物・パリタプレビル水和物・リトナビル配合剤との併用によるセログループ2（ジェノタイプ2）のC型慢性肝炎におけるウイルス血症の改善		セログループ1（ジェノタイプⅠ（1a）またはⅡ（1b））のC型慢性肝炎における次のいずれかのウイルス血症の改善： (1) 血中HCV RNA量が高値の未治療患者 (2) IFNを含む治療法で無効または再燃となった患者	セログループ1（ジェノタイプ1）のC型慢性肝炎またはC型代償性肝硬変におけるウイルス血症の改善
用法・用量*1		1回200〜600mg，1日2回 ※通常は1日総投与量を体重に応じて60kg以下で600mg，60〜80kgで800mg，80kg超で1,000mgに設定する		1回100mg，1日1回，12週間，PEG-IFN α-2a（遺伝子組換え）またはPEG-IFN α-2b（遺伝子組換え）およびリバビリンと併用	1回100mg，1日2回，24週間，ダクラタスビル塩酸塩と併用
禁忌	本剤成分過敏症	本剤成分，他のヌクレオシドアナログ（アシクロビル，ガンシクロビル，ビダラビン等）		○	○
	妊婦・妊娠可能性，授乳婦	○		×	×
	腎機能障害	慢性腎不全，クレアチニンクリアランスが50mL/分以下		×	×
	肝機能障害	重度の肝機能障害		×	中等度以上（Child-Pugh分類BまたはC），非代償性肝疾患
	併用禁忌薬剤*2	×		○	○
	その他	コントロール困難な心疾患（心筋梗塞，心不全，不整脈等），異常ヘモグロビン症（サラセミア，鎌状赤血球性貧血等），重度のうつ病，自殺念慮または自殺企図等の重度の精神病状態またはその既往歴，自己免疫性肝炎		×	×

重大な副作用，薬物動態，薬理作用の比較は278〜279ページ

抗C型肝炎ウイルス薬（配合剤）の比較は280〜283ページ

NS3/4Aプロテアーゼ阻害薬	NS5A複製複合体阻害薬		核酸型NS5Bポリメラーゼ阻害薬
グラゾプレビル水和物（GZR）	ダクラタスビル塩酸塩（DCV）	エルバスビル（EBR）	ソホスブビル（SOF）
グラジナ錠 錠50mg（MSD）	ダクルインザ錠 錠60mg（ブリストル）	エレルサ錠 錠50mg（MSD）	ソバルディ錠 錠400mg（ギリアド）
・エルバスビルと併用して使用する。 ・重度腎機能障害患者における有効性および安全性が報告されている。	・genotype 1型におけるわが国初のIFN-free DAA。 ・アスナプレビルと併用して使用する。	・グラゾプレビルと併用して使用する。 ・重度腎機能障害患者における有効性および安全性が報告されている。	・肝細胞内で活性代謝物となるヌクレオチドプロドラッグである。 ・genotype 1型を除くすべてのC型慢性肝炎またはC型代償性肝硬変に対してIFN-free治療を可能にしたわが国初のDAA。 ・リバビリンと併用して使用する。
セログループ1（ジェノタイプ1）のC型慢性肝炎またはC型代償性肝硬変におけるウイルス血症の改善	セログループ1（ジェノタイプ1）のC型慢性肝炎またはC型代償性肝硬変におけるウイルス血症の改善	セログループ1（ジェノタイプ1）のC型慢性肝炎またはC型代償性肝硬変におけるウイルス血症の改善	次のいずれかのC型慢性肝炎またはC型代償性肝硬変におけるウイルス血症の改善： (1)セログループ2（ジェノタイプ2）の患者 (2)セログループ1（ジェノタイプ1）またはセログループ2（ジェノタイプ2）のいずれにも該当しない患者
1回100mg，1日1回，12週間，エルバスビルと併用	1回60mg，1日1回，24週間，アスナプレビルと併用	1回50mg，1日1回，12週間，グラゾプレビルと併用	(1)セログループ2（ジェノタイプ2）の患者：1回400mg，1日1回，12週間，リバビリンと併用 (2)セログループ1（ジェノタイプ1）またはセログループ2（ジェノタイプ2）のいずれにも該当しない患者：1回400mg，1日1回，24週間，リバビリンと併用
○	○	○	○
×	妊婦・妊娠可能性	×	×
×	×	×	重度の腎機能障害（eGFR＜30mL/分/1.73m²），透析を必要とする腎不全
中等度以上（Child-Pugh分類BまたはC）	×	×	×
○	○	○	○
×	×	×	×

比較一覧表 16-1 抗C型肝炎ウイルス薬

	分類	核酸アナログ		NS3/4Aプロテアーゼ阻害薬	
	一般名	リバビリン（RBV）		シメプレビルナトリウム（SMV）	アスナプレビル（ASV）
	薬剤名 規格（製薬会社）	コペガス錠 錠200mg（中外）	レベトールカプセル カ 200mg（MSD）	ソブリアードカプセル カ 100mg（ヤンセン）	スンベプラカプセル カ 100mg（ブリストル）
重大な副作用*3	貧血	○［効能・効果③］	○［効能・効果③,④］	○	×
	高血圧	○［効能・効果③］	○［効能・効果③］	×	×
	脳血管障害	○［効能・効果③］	○［効能・効果③］	脳出血	×
	体液貯留	×	○［効能・効果④］	×	×
	肝機能障害、肝不全	×	○［効能・効果④］	肝機能障害	○
	急性腎不全	×	○［効能・効果④］	×	×
	多形紅斑	×	×	○	○
	血小板減少	×	×	×	○
	間質性肺炎	×	×	×	○
	その他	×	×	敗血症，高ビリルビン血症，白血球減少，好中球減少，多形紅斑	×
薬物動態		RBV		SMV	ASV
	対象	健康成人男性	健康成人男性	健康成人	健康成人
	投与量（単回）	200mg/600mg	200mg/400mg/600mg	100mg	200mg/400mg/600mg/900mg/1200mg
	T_{max}（hr）	1	1.4～2.2	空腹時 6.0 食後 6.0	2.75～4.00
	$t_{1/2}$（hr）	γ 相 118～136	β 相 31.0～33.3	空腹時 8.56 ± 1.38 食後 8.38 ± 1.35	15.43～21.16
	バイオアベイラビリティ(F)（%）	45 ± 5（外国人）		45.98～62.12（外国人）	9.3（外国人）
	クリアランス（mL/min）	350 ± 70（外国人）		33～45.67（CL/F）	825（外国人）
	分布容積（Vd）（L）	651 ± 105（外国人）		中枢コンパートメント：Vc/F 23.5 末梢コンパートメント：Vp/F 32.2	約194（Vd/F）（外国人）
	蛋白結合率（in vitro）（%）	0（外国人）		＞99.9	約99.8（外国人）
	未変化体尿中排泄率（Ae）（%）	35 ± 8（外国人）		＜1（外国人）	＜0.19（外国人）
	活性代謝物の生成	×		──	──
	代謝酵素	×		CYP3A	CYP3A4 および CYP3A5
薬理作用	作用機序	・RBV 一リン酸のIMPDH阻害作用による核酸合成抑制 ・RBV 三リン酸のウイルス由来RNA依存性RNAポリメラーゼの結合阻害による伸長停止 ・突然変異誘導作用によるゲノム不安定化を伴う複製阻害 ・宿主T細胞誘導免疫活性化		・NS3/4A領域におけるセリンプロテアーゼとの結合による酵素活性阻害	
	各HCV genotypeのレプリコンに対するEC50値（nM） 1a	26100		23～28	4
	1b	6600		3.7～25	1.2～2.9
	2a	8300		──	67～230
	2b	2600		──	430
	3a	6700		──	1162
	4a	6200		──	1.8
	5a	1500		──	──
	6a	7100		──	──

*1 詳細は添付文書を参照のこと
*2 併用禁忌薬剤の詳細は添付文書を参照のこと

特徴，効能・効果，用法・用量，禁忌の比較は276〜277ページ
 抗C型肝炎ウイルス薬（配合剤）の比較は280〜283ページ

NS3/4Aプロテアーゼ阻害薬	NS5A複製複合体阻害薬		核酸型NS5Bポリメラーゼ阻害薬
グラゾプレビル水和物（GZR）	ダクラタスビル塩酸塩（DCV）	エルバスビル（EBR）	ソホスブビル（SOF）
グラジナ錠 錠50mg（MSD）	ダクルインザ錠 錠60mg（ブリストル）	エレルサ錠 錠50mg（MSD）	ソバルディ錠 錠400mg（ギリアド）
×	×	×	○
×	×	×	○
×	×	×	○
×	×	×	×
肝機能障害	○	肝機能障害	×
×	×	×	×
×	○	×	×
×	○	×	×
×	○	×	×
×	×	×	×
GZR	DCV	EBR	SOF
健康成人	健康成人	健康成人	健康成人
100mg	1mg/10mg/50mg/100mg/200mg	50mg	400mg
3.00	1.00〜2.00	4.00	0.5 ※主要代謝物GS-331007：2.1
36.5	8.76〜10.19	18.07	0.4 ※主要代謝物GS-331007：25.0
9.58〜27.3（外国人）	67.0（外国人）	32.4（外国人）	――
333.3〜666.7（外国人）	70.67（外国人）	96.3（外国人）	7316（CL/F）（外国人）
1230（Vd/F）（外国人）	47.1（外国人）	120（外国人）	288（外国人）
98.7〜98.8（外国人）	99.4	＞99.9	61〜65 ※主要代謝物GS-331007：3.1〜7.2（外国人）
＜1（外国人）	＜6.6	＜1	3.47 ※主要代謝物GS-331007：77.7
――	――	――	GS-461203
CYP3A	――	CYP3A	CES1, CatA, Hint1, UMP-CMPK, NDPK
・NS3/4A領域におけるセリンプロテアーゼとの結合による酵素活性阻害	・NS5A領域が関連する複製複合体に結合し活性を阻害する		・NS5B領域ポリメラーゼによってRNAに直接取り込まれ伸長を阻害する
0.4	0.003〜0.050	0.004〜0.009	40
0.5〜1.1	0.0012〜0.009	0.003〜0.01	110
2.3	8.8〜18	0.003〜20	50
2.9〜3.7	――	3.4	15
2.1〜35.0	0.14〜0.19	0.003〜0.33	50
0.3	0.007〜0.012	0.0002	40
0.4〜6.6	0.003〜0.033	0.0004〜0.0010	15
0.1〜0.9	0.054	0.008〜0.53	14

*3 コペガスおよびレベトールのインターフェロン製剤併用時の重大な副作用は添付文書を参照
*4 IFNおよびPEG-IFN：インターフェロンおよびペグインターフェロン

比較一覧表　16-2　抗C型肝炎ウイルス薬（配合剤）

	分類	NS5A複製複合体阻害薬 NS5Bポリメラーゼ阻害薬	NS3/4Aプロテアーゼ阻害薬 NS5A複製複合体阻害薬 非核酸型NS5Bポリメラーゼ阻害薬
	一般名	レジパスビルアセトン付加物・ソホスブビル（LDV/SOF）	ダクラタスビル塩酸塩・アスナプレビル・ベクラブビル塩酸塩（DCV/ASV/BCV）
	薬剤名 規格 （製薬会社）	ハーボニー配合錠 錠 レジパスビル90mg・ソホスブビル400mg （ギリアド）	ジメンシー配合錠 錠 ダクラタスビル15mg・アスナプレビル100mg・ベクラブビル37.5mg （ブリストル）
	特徴	・genotype 2型におけるRBV不適格または不耐容症例の代替治療薬となる。	・ダクラタスビル＋アスナプレビル併用療法にベクラブビルが追加された固定用量製剤。 ・NS5A領域L31またはY93の耐性変異の有無にかかわらず良好な抗ウイルス効果を有する。
	効能・効果	セログループ1（ジェノタイプ1）またはセログループ2（ジェノタイプ2）のC型慢性肝炎またはC型代償性肝硬変におけるウイルス血症の改善	セログループ1（ジェノタイプ1）のC型慢性肝炎またはC型代償性肝硬変におけるウイルス血症の改善
	用法・用量*1	1回1錠，1日1回，12週間	1回2錠，1日2回，12週間
禁忌	本剤成分過敏症	○	○
	妊婦・妊娠可能性，授乳婦	×	妊婦・妊娠可能性
	腎機能障害	重度の腎機能障害（eGFR＜30mL/分/1.73m^2），透析を必要とする腎不全	×
	肝機能障害	×	中等度以上（Child-Pugh分類BまたはC），非代償性肝疾患
	併用禁忌薬剤*2	○	○
	その他	×	×
重大な副作用*3	貧血	×	×
	高血圧	○	×
	脳血管障害	○	×
	体液貯留	×	×
	肝機能障害，肝不全	×	○
	急性腎不全	×	×
	多形紅斑	×	○
	血小板減少	×	○
	間質性肺炎	×	○
	その他	×	×

薬物動態，薬理作用の比較は282〜283ページ

 抗C型肝炎ウイルス薬（単剤）の比較は276〜279ページ

NS3/4Aプロテアーゼ阻害薬 NS5A複製複合体阻害薬	
オムビタスビル水和物・パリタプレビル水和物・リトナビル（OBV/PTV/r）	グレカプレビル水和物・ピブレンタスビル（GLE/PIB）
ヴィキラックス配合錠（販売中止） 錠 オムビタスビル12.5mg・パリタプレビル75mg・リトナビル50mg（アツヴィ）	マヴィレット配合錠 錠 グレカプレビル100mg・ピブレンタスビル40mg（アツヴィ）
・副作用の点からgenotype 1型における治療の第二選択とされる。 ・パリタプレビルの曝露量を維持させるためにCYP3A4阻害薬であるリトナビルが配合されている（ブースター効果）。	・genotype 1〜6型に対する有効性が確認されている（pangenotype型DAA）。 ・DAA治療不成功例に対する後治療としても高い有効性が期待できる。
①セログループ1（ジェノタイプ1）のC型慢性肝炎またはC型代償性肝硬変におけるウイルス血症の改善 ②セログループ2（ジェノタイプ2）のC型慢性肝炎におけるウイルス血症の改善	C型慢性肝炎またはC型代償性肝硬変におけるウイルス血症の改善
①1回2錠，1日1回（食後），12週間 ②1回2錠，1日1回（食後），16週間，リバビリン併用	(1)セログループ1（ジェノタイプ1）またはセログループ2（ジェノタイプ2）のC型慢性肝炎]1回3錠,1日1回（食後），8週間（前治療歴に応じ12週間可） (2)セログループ1（ジェノタイプ1）またはセログループ2（ジェノタイプ2）のC型代償性肝硬変，セログループ1（ジェノタイプ1）またはセログループ2（ジェノタイプ2）のいずれにも該当しないC型慢性肝炎またはC型代償性肝硬変]1回3錠,1日1回（食後），12週間
○	○
×	×
×	×
中等度以上（Child-Pugh分類BまたはC）	重度（Child-Pugh分類C）
○	○
腎機能または肝機能障害のある患者でコルヒチン投与中	×
○［効能・効果②のみ］	×
×	×
×	×
○	×
○	×
○	×
×	×
×	×
×	×
×	×

比較一覧表 16-2 抗C型肝炎ウイルス薬（配合剤）

分類	NS5A 複製複合体阻害薬 NS5B ポリメラーゼ阻害薬		NS3/4A プロテアーゼ阻害薬 NS5A 複製複合体阻害薬 非核酸型 NS5B ポリメラーゼ阻害薬		
一般名	レジパスビルアセトン付加物・ソホスブビル（LDV/SOF）		ダクラタスビル塩酸塩・アスナプレビル・ベクラブビル塩酸塩（DCV/ASV/BCV）		
薬剤名 規格 (製薬会社)	錠 ハーボニー配合錠 レジパスビル90mg・ソホスブビル400mg （ギリアド）		錠 ジメンシー配合錠 ダクラタスビル15mg・アスナプレビル100mg・ベクラブビル37.5mg （ブリストル）		

薬物動態		LDV	SOF	DCV	ASV	BCV
	対象	健康成人	健康成人	健康成人	健康成人	健康成人
	投与量（単回）	90mg	400mg	1mg/10mg/50mg/100mg/200mg	200mg/400mg/600mg/900mg/1200mg	10mg/30mg/100mg/300mg/600mg/900mg
	T_{max} (hr)	5	0.53 ※主要代謝物 GS-331007：2.50	1.00〜2.00	2.75〜4.00	2〜6 ※活性代謝物 BMS-794712：4〜6
	$t_{1/2}$ (hr)	50	0.38 ※主要代謝物 GS-331007：27.7	8.76〜10.19	15.43〜21	4〜6（外国人） ※活性代謝物 BMS-794712：5〜7
	バイオアベイラビリティ(F)（%）	―	―	67.0 （外国人）	9.3 （外国人）	66.1 （外国人）
	クリアランス（mL/min）	370（CL/F） （外国人）	7316（CL/F） （外国人）	70.7 （外国人）	825 （外国人）	93.2 （外国人）
	分布容積（Vd）（L）	1073（Vd/F） （外国人）	288（Vd/F） （外国人）	47 （外国人）	194 （外国人）	36 （外国人）
	蛋白結合率（in vitro）（%）	>99.9 （外国人）	61〜65 ※主要代謝物 GS-331007：3.1〜7.2 （外国人）	99.4 （外国人）	99.8 （外国人）	98.8 （外国人）
	未変化体尿中排泄率（Ae）（%）	<1	3.47 ※主要代謝物 GS-331007：77.5	<6.6	<0.19	<0.25
	活性代謝物の生成	なし	GS-461203	―	―	BMS-794712
	代謝酵素	未特定	CES1, CatA, Hint1, UMP-CMPK, NDPK	CYP3A4	CYP3A4, CYP3A5	CYP3A4, CYP3A5
	作用機序	・NS5A 領域が関連する複製複合体の活性阻害	・NS5B 領域ポリメラーゼによって RNA に直接取り込まれ伸長を阻害する	・該当薬剤の項を参照する	・該当薬剤の項を参照する	・NS5B ポリメラーゼに直接結合し阻害する

薬理作用	各 HCV genotype のレプリコンに対する EC_{50} 値（nM）		LDV	SOF	DCV	ASV	BCV
		1a	0.031	40	0.003〜0.050	4.0	1.6〜5.3
		1b	0.004	110	0.0012〜0.009	1.2〜2.9	3.5〜9.5
		2a	21〜249	50	8.8〜18	67〜230	87〜498
		2b	16〜530	15	―	430	480〜1000<
		3a	168	50	0.14〜0.19	1162	3.5〜9.5
		4a	0.39	40	0.007〜0.012	1.8	3〜18
		5a	0.15	15	0.003〜0.033	―	0.8〜4.3
		6a	1.1	14	0.054		8.6〜79.5

＊1 詳細は添付文書を参照のこと
＊2 併用禁忌薬剤の詳細は添付文書を参照のこと

➡ 特徴，効能・効果，用法・用量，禁忌，重大な副作用の比較は280～281ページ
➡ 抗C型肝炎ウイルス薬（単剤）の比較は276～279ページ

NS3/4Aプロテアーゼ阻害薬 NS5A複製複合体阻害薬					
オムビタスビル水和物・パリタプレビル水和物・リトナビル（OBV/PTV/r）				クレカプレビル水和物・ピブレンタスビル（GLE/PIB）	
ヴィキラックス配合錠（販売中止） 錠 オムビタスビル12.5mg・パリタプレビル75mg・リトナビル50mg （アツヴィ）				マヴィレット配合錠 錠 グレカプレビル100mg・ピブレンタスビル40mg （アツヴィ）	
OBV	PTV	RTV		GLE	PIB
健康成人				健康成人（外国人）	
25mg	150mg	100mg		300mg	120mg
空腹時 4.0 高脂肪朝食 5.0	空腹時 4.0 高脂肪朝食 5.0	空腹時 4.0 高脂肪朝食 5.0		3.0	4.0
空腹時 24.2 高脂肪朝食 23.5	空腹時 5.7 高脂肪朝食 5.4	空腹時 4.3 高脂肪朝食 3.9		6.0	13.3
48.1（外国人） ※RTV併用下	52.6（外国人） ※RTV併用下	―			
125.1（CL/F）（外国人）	431.6（CL/F）（外国人） ※RTV併用下	84 ± 28（CL/F）（外国人）		1496.7 ± 606.7（CL/F）	3866.7 ± 1351.7（CL/F）
173（Vd/F）（外国人）	103（Vd/F）（外国人）	28.7 ± 17.5（Vd/F）（外国人）		953 ± 404（Vd/F）	4800 ± 1620（Vd/F）
99.9（外国人）	97～98.6（外国人）	>99（外国人）		97.5（外国人）	>99.9（外国人）
0.03（外国人）	0.05（外国人）	3.5 ± 1.8（外国人）		<0.661	未検出
―					
CYP2C8	CYP3A4/5	CYP3A，CYP2D6		CYP3A	なし
・NS5Aに結合し複製複合体を阻害する	・プロテアーゼを阻害する	・抗C型肝炎ウイルス作用はなくパリタプレビル水和物の血中濃度上昇として配合される ※抗HIV薬		・NS5Aに結合し複製複合体を阻害する	・プロテアーゼを阻害する
0.0141	1.0	※抗HCV活性なし		0.85	0.0018
0.005	0.21			0.94	0.0043
0.012	5.3			2.2	0.0023
0.0043	107			4.6	0.0019
0.019	19			1.9	0.0021
0.0017	0.09			2.8	0.0019
0.0032	―			―	0.0014
0.366	0.68			0.86	0.0028

*3　コペガスおよびレベトールのインターフェロン製剤併用時の重大な副作用は添付文書を参照
*4　IFNおよびPEG-IFN：インターフェロンおよびペグインターフェロン

文献

1) Poynard T, et al：Natural history of liver fibrosis progression in patients with chronic hepatitis C. Lancet, 349（9055）：825-832, 1997
2) Sarrazin C, et al：Resistance to direct antiviral agents in patients with hepatitis C virus infection. Gastroenterology, 138（2）：447-462, 2010
3) Simmonds P, et al：Consensus proposals for a unified system of nomenclature of hepatitis C virus genotypes. Hepatology, 42（4）：962-973, 2005
4) 松浦善治：HCVのライフサイクルと抗ウイルス薬の作用点．日本臨牀，73（2）：185, 2015
5) Moriishi K, et al：Exploitation of lipid components by viral and host proteins for hepatitis C virus infection. Front Microbiol, 54（3）：1-14, 2012
6) 田中榮司：慢性腎臓病×C型肝炎．薬局，66（13）：3157, 2015
7) Catherine K, et al：Effects of chronic kidney disease and uremia on hepatic drug metabolism and transport. Kidney Int, 85（3）：522-528, 2014
8) Roth D, et al：Grazoprevir plus elbasvir in treatment-naive and treatment-experienced patients with hepatitis C virus genotype 1 infection and stage 4-5 chronic kidney disease (the C-SURFER study)；a combination phase 3 study. Lancet, 386（10003），1537-1545, 2015
9) Chayama K, et al：Efficacy and safety of glecaprevir/pibrentasvir in Japanese patients with chronic genotype 1 hepatitis C virus infection with and without cirrhosis. J Gastroenterol, 53（4），557-565, 2018
10) Mizokami M, et al：Ledipasvir and sofosbuvir fixed-dose combination with and without ribavirin for 12 weeks in treatment-naive and previously treated Japanese patients with genotype 1 hepatitis C；an open-label, randomised, phase 3 trial. Lancet Infect Dis, 15（6），645-653, 2015
11) Kumada H, et al：The combination of elbasvir and grazoprevir for the treatment of chronic HCV infection in Japanese patients；a randomized phase II/III study. J Gastroenterol, 52（4），520-533, 2017
12) Toyota J, et al：Daclatasvir/asunaprevir/beclabuvir fixed-dose combination in Japanese patients with HCV genotype 1 infection. J Gastroenterol, 52（3），385-395, 2017
13) Asahina Y, et al：Ledipasvir-sofosbuvir for treating Japanese patients with chronic hepatitis C virus genotype 2 infection. Liver Int, 38（9），1552-1561, 2018
14) Omata M, et al：Sofosbuvir plus ribavirin in Japanese patients with chronic genotype 2 HCV infection：an open-label, phase 3 trial. J Viral Hepat, 21（11），762-768, 2014
15) Toyoda H, et al：Efficacy and safety of glecaprevir/pibrentasvir in Japanese patients with chronic genotype 2 hepatitis C virus infection. Hepatology, 67（2），505-513, 2018

（太田智博，平山武司）

医薬品名索引

- 一般名は明朝体で，商品名は**ゴシック体**で示しています。
- 本文の初出ページは黒字で，比較一覧表の初出ページは赤字で示しています。
- 剤形については，比較一覧表に記載のあるものを索引にも記載しています。

あ

アイファガン点眼液……… 238, 247
アクテムラ………………… 221, 231
アクトネル錠……………… 136, 144
アザセトロン塩酸塩………… 26, 30
アザチオプリン……………… 199, 209
アザニン錠………………… 199, 209
アザルフィジン EN 錠…… 216, 227
アシタザノラスト水和物…… 186, 191
アシノン錠………………… 11, 18
アスナプレビル……………… 268, 276
アスピリン…………………… 154, 164
アズマネックスツイストヘラー
　………………………………… 38, 49
アダリムマブ………………… 221, 230
アドエアディスカス・エアゾール
　………………………………… 38, 51
アナグリプチン……………… 93, 105
アニュイティエリプタ…… 38, 49
アバタセプト………………… 221, 231
アピキサバン………………… 151, 160
アピドラ注………………… 119, 126
アプルウェイ錠…………… 97, 111
アプレピタント……………… 27, 31
アベロックス錠…………… 253, 258
アマリール錠・OD 錠…… 87, 102
アラバ錠…………………… 216, 226
アリクストラ皮下注……… 153, 163
アルタットカプセル・細粒… 11, 18
アレギサール点眼液……… 186, 191
アレグラ錠・OD 錠・ドライシロップ
　………………………………… 171, 177
アレサガテープ…………… 171, 178
アレジオン錠・ドライシロップ
　………………………………… 171, 176
アレジオン点眼薬………… 186, 190
アレロック錠・顆粒・OD 錠
　………………………………… 171, 176
アレンドロン酸ナトリウム水和物
　………………………………… 136, 145
アログリプチン安息香酸塩… 93, 104
アンプラーグ錠・細粒…… 155, 165
アンレキサノクス…………… 186, 191

い

イグザレルト錠・細粒分包
　………………………………… 153, 161
イグラチモド………………… 216, 227
イソプロピルウノプロストン
　………………………………… 238, 246
イバンドロン酸ナトリウム水和物
　………………………………… 136, 145
イブジラスト………………… 186, 191
イプラグリフロジン L-プロリン
　………………………………… 97, 110
イミダフェナシン…………… 62, 66
イムラン錠………………… 199, 209
イメンドカプセル………… 27, 31
インジセトロン塩酸塩……… 26, 30
インスリンアスパルト……… 119, 126
インスリングラルギン……… 121, 131
インスリングルリジン……… 119, 126
インスリンデグルデク……… 121, 131
インスリンデテミル………… 121, 130
インスリンヒト……………… 119, 127
インスリンリスプロ………… 119, 126
インタール点眼液・点眼液 UD
　………………………………… 186, 191
インダカテロールマレイン酸塩
　………………………………… 43, 53
インフリキシマブ…………… 221, 230

う

ヴィキラックス配合錠…… 268, 281
ウラピジル…………………… 77, 81
ウリトス錠・OD 錠……… 62, 66

え

エイゾプト懸濁性点眼液… 238, 247
エキセナチド………………… 93, 108
エクア錠…………………… 93, 104
エソメプラゾールマグネシウム
　水和物……………………… 7, 14
エタネルセプト……………… 221, 230
エチドロン酸二ナトリウム
　………………………………… 136, 145
エドキサバントシル酸塩水和物
　………………………………… 153, 161
エノキサパリンナトリウム… 153, 163
エバスチン…………………… 171, 176
エバステル錠・OD 錠…… 171, 176
エピナスチン塩酸塩（内服）
　………………………………… 171, 176
エピナスチン塩酸塩（点眼）
　………………………………… 186, 190
エフィエント錠…………… 155, 165
エブランチルカプセル…… 77, 81
エベロリムス………………… 199, 208
エメダスチンフマル酸塩…… 171, 178
エリキュース錠…………… 151, 160
エリックス点眼液………… 186, 191
エルバスビル………………… 268, 277
エレルサ錠………………… 268, 277
エンドキサン錠・原末・注射用
　………………………………… 200, 209
エンパグリフロジン………… 97, 111
エンブレル………………… 221, 230

お

オイグルコン錠…………… 87, 102
オーキシスタービュヘイラー… 43, 53
オキシブチニン塩酸塩……… 62, 67
オゼックス錠・細粒小児用
　………………………………… 253, 259
オゼンピック皮下注……… 93, 109

オノンカプセル・ドライシロップ
　……………………………… 171, 181
オマリグリプチン ……………… 93, 105
オムビタスビル水和物・パリタプレ
　ビル水和物・リトナビル
　……………………………… 268, 281
オメプラール錠 …………………… 7, 14
オメプラゾール …………………… 7, 14
オメプラゾン錠 …………………… 7, 14
オルガラン静注 ………………… 153, 163
オルベスコインヘラー ………… 38, 48
オルミエント錠 ………………… 219, 227
オレンシア ……………………… 221, 231
オロパタジン塩酸塩（内服）
　……………………………… 171, 176
オロパタジン塩酸塩（点眼）
　……………………………… 186, 190
オングリザ錠 …………………… 93, 105
オンダンセトロン ……………… 26, 31
オンダンセトロン塩酸塩水和物
　………………………………… 26, 31
オンブレス吸入用カプセル … 43, 53

か

カイトリル錠・細粒 …………… 26, 31
ガスター錠・D錠・散 ………… 11, 19
カナグリフロジン水和物 …… 97, 111
カナグル錠 ……………………… 97, 111
カルテオロール塩酸塩 ……… 238, 244

き

キサラタン点眼液 ……………… 238, 246
キプレス錠・OD錠・チュアブル錠・
　細粒 ……………………… 171, 181
キュバールエアゾール ………… 38, 48

く

グラクティブ錠 ………………… 93, 104
グラジナ錠 ……………………… 268, 277
グラセプターカプセル … 199, 208
グラゾプレビル水和物 ……… 268, 277
グラナテック点眼液 ………… 238, 247
グラニセトロン塩酸塩 ………… 26, 31
クラビット錠・細粒 ………… 253, 259

クラリチン錠・レディタブ錠・
　ドライシロップ ………… 171, 178
グリクラジド …………………… 87, 102
グリベンクラミド ……………… 87, 102
グリミクロン錠・HA錠 ……… 87, 102
グリメピリド …………………… 87, 102
グルファスト錠・OD錠 ……… 88, 103
グレースビット錠・細粒 …… 253, 258
グレカプレビル水和物・ピブレンタ
　スビル …………………… 268, 281
クレキサン皮下注キット …… 153, 163
クレンブテロール塩酸塩 ……… 44, 55
クロピドグレル硫酸塩 ……… 154, 164
クロモグリク酸ナトリウム
　……………………………… 186, 191

け

ケアラム錠 ……………………… 216, 227
ケタス点眼液 …………………… 186, 191
ケトチフェンフマル酸塩 …… 186, 190
ケブザラ ………………………… 221, 231

こ

コハク酸ソリフェナシン ……… 62, 66
コペガス錠 ……………………… 268, 276
ゴリムマブ ……………………… 221, 230

さ

サーティカン錠 ………………… 199, 208
ザイザル錠・シロップ ……… 171, 177
サキサグリプチン水和物 …… 93, 105
ザジテン点眼薬 ………………… 186, 190
ザファテック錠 ………………… 93, 105
サラゾスルファピリジン …… 216, 227
サリルマブ ……………………… 221, 231
サルタノールインヘラー …… 43, 52
サルブタモール硫酸塩（吸入）
　………………………………… 43, 52
サルブタモール硫酸塩（内服）
　………………………………… 44, 54
サルポグレラート塩酸塩 …… 155, 165
サルメテロールキシナホ酸塩
　………………………………… 43, 53

サルメテロールキシナホ酸塩・フル
　チカゾンプロピオン酸エステル
　………………………………… 38, 51
ザンタック錠 …………………… 11, 19
サンピロ点眼液 ………………… 238, 247

し

ジェニナック錠 ………………… 253, 258
シクレソニド …………………… 36, 48
シクロスポリン ………………… 196, 208
シクロホスファミド水和物
　……………………………… 200, 209
シタグリプチンリン酸塩水和物
　………………………………… 93, 104
シタフロキサシン水和物 …… 253, 258
ジピベフリン塩酸塩 ………… 238, 247
ジフェンヒドラミン塩酸塩
　……………………………… 171, 180
シプロキサン錠 ………………… 253, 259
シプロフロキサシン塩酸塩
　……………………………… 253, 259
シムジア ………………………… 221, 231
シムビコートタービュヘイラー
　………………………………… 38, 50
シメチジン ……………………… 11, 19
シメプレビルナトリウム …… 268, 276
ジメンシー配合錠 …………… 268, 280
ジャディアンス錠 ……………… 97, 111
ジャヌビア錠 …………………… 93, 104
シュアポスト錠 ………………… 88, 103
酒石酸トルテロジン …………… 62, 66
ジルテック錠・ドライシロップ
　……………………………… 171, 177
シロスタゾール ………………… 155, 165
シロドシン ……………………… 77, 80
シングレア錠・OD錠・チュアブル
　錠・細粒 ………………… 171, 181
シンセロン錠 …………………… 26, 30
シンポニー ……………………… 221, 230

す

スイニー錠 ……………………… 93, 105
スーグラ錠 ……………………… 97, 110
スオード錠 ……………………… 253, 259
スターシス錠 …………………… 87, 103
ステーブラ錠・OD錠 ………… 62, 66

スピロペント錠・顆粒 ……… 44, 55
スンベプラカプセル ……… 268, 276

せ

セチリジン塩酸塩 ………… 171, 177
ゼペリン点眼液 …………… 186, 191
セマグルチド ………………… 93, 109
セルセプトカプセル・懸濁用散
 ……………………………… 199, 209
セルトリズマブ　ペゴル … 221, 231
ゼルヤンツ錠 ……………… 219, 227
セレベントロタディスク・ディスカス
 ………………………………… 43, 53
セロトーン錠 ………………… 26, 30

そ

ソバルディ錠 ……………… 268, 277
ゾフラン錠・ザイディス・小児用
 シロップ ……………………… 31, 31
ソブリアードカプセル …… 268, 276
ソホスブビル ……………… 268, 277

た

ダイドロネル錠 …………… 136, 145
ダオニール錠 ………………… 87, 102
タガメット錠・細粒 ………… 11, 19
ダクラタスビル塩酸塩 …… 268, 277
ダクラタスビル塩酸塩・アスナプレ
 ビル・ベクラブビル塩酸塩
 ……………………………… 268, 280
ダクルインザ錠 …………… 268, 277
タクロリムス水和物 ……… 196, 208
タケキャブ錠 ………………… 7, 15
タケプロンOD錠・カプセル … 7, 15
ダナパロイドナトリウム … 153, 163
ダパグリフロジンプロピレングリ
 コール ……………………… 97, 110
ダビガトランエテキシラートメタン
 スルホン酸塩 …………… 153, 161
タフルプロスト …………… 238, 246
タプロス点眼液・ミニ点眼液
 ……………………………… 238, 246
タムスロシン塩酸塩 ………… 77, 80
タリオン錠・OD錠 ……… 171, 177
ダルテパリンナトリウム … 153, 163

ち

チカグレロル ……………… 155, 165
チクロピジン塩酸塩 ……… 154, 164
チモプトール点眼液・XE点眼液
 ……………………………… 238, 245
チモロールマレイン酸塩 … 238, 245

つ

ツロブテロール ……………… 44, 55
ツロブテロール塩酸塩 ……… 44, 55

て

d-クロルフェニラミンマレイン酸塩
 ……………………………… 171, 180
デザレックス錠 …………… 171, 179
デスロラタジン …………… 171, 179
デタントール点眼液 ……… 238, 245
デトルシトールカプセル …… 62, 66
テネリア錠 …………………… 93, 105
テネリグリプチン臭化水素酸塩
 水和物 ……………………… 93, 105
デベルザ錠 …………………… 97, 111
デュラグルチド ……………… 93, 109
テラゾシン塩酸塩水和物 …… 77, 81

と

トシリズマブ ……………… 221, 231
トスキサシン錠 …………… 253, 259
トスフロキサシントシル酸塩水和物
 ……………………………… 253, 259
トビエース錠 ………………… 62, 66
トファシチニブクエン酸塩
 ……………………………… 219, 227
トホグリフロジン水和物 …… 97, 111
トラゼンタ錠 ………………… 93, 104
トラニラスト ……………… 186, 191
トラバタンズ点眼液 ……… 238, 246
トラボプロスト …………… 238, 246
トラメラス点眼液・PF点眼液
 ……………………………… 186, 191
トルソプト点眼液 ………… 238, 247
ドルゾラミド塩酸塩 ……… 238, 247
ドルナー錠 ………………… 155, 165

トルリシティ皮下注アテオス
 ……………………………… 93, 109
トレシーバ ………………… 121, 131
トレラグリプチンコハク酸塩
 ……………………………… 93, 105

な

ナゼアOD錠 ………………… 26, 30
ナテグリニド ………………… 87, 103
ナフトピジル ………………… 77, 80

に

ニザチジン …………………… 11, 18
ニプラジロール …………… 238, 245

ね

ネオーラルカプセル・内用液
 ……………………………… 199, 208
ネオキシテープ ……………… 62, 67
ネキシウムカプセル・懸濁用顆粒
 ……………………………… 7, 14
ネシーナ錠 …………………… 93, 104

の

ノボラピッド ……………… 119, 126
ノボラピッド30・50・70ミックス
 ……………………………… 120, 129
ノボリン30R ……………… 120, 128
ノボリンN ………………… 120, 130
ノボリンR ………………… 119, 127

は

ハーボニー配合錠 ………… 268, 280
バイアスピリン錠 ………… 154, 164
バイエッタ皮下注ペン ……… 93, 108
ハイトラシン錠 ……………… 77, 81
バイナス錠 ………………… 171, 181
ハイパジールコーワ点眼液
 ……………………………… 238, 245
バソメット錠 ………………… 77, 81
パタノール点眼薬 ………… 186, 190
バップフォー錠・細粒 ……… 62, 67
パナルジン錠・細粒 ……… 154, 164

パリエット錠 ……………………… 7, 15
バリシチニブ ……………………… 219, 227
ハルナールD錠 …………………… 77, 80
パルミコートタービュヘイラー・
　吸入液 …………………………… 38, 50
パロノセトロン …………………… 27

ひ

ビクトーザ皮下注 ………………… 93, 108
ビデュリオン皮下注用ペン … 93, 108
ヒドロキシクロロキン硫酸塩
　………………………………… 200, 209
ピバレフリン点眼液 …………… 238, 247
ビマトプロスト ………………… 238, 246
ヒューマリン3/7 ………………… 120, 128
ヒューマリンN …………………… 120, 130
ヒューマリンR …………………… 119, 127
ヒューマログ ……………………… 119, 126
ヒューマログミックス25・50
　………………………………… 121, 129
ヒュミラ …………………………… 221, 230
ビラスチン ………………………… 171, 179
ビラノア錠 ………………………… 171, 179
ビランテロールトリフェニル酢酸
　塩・フルチカゾンフランカルボン
　酸エステル ……………………… 38, 51
ビルダグリプチン ………………… 93, 104
ピロカルピン塩酸塩 …………… 238, 247

ふ

ファスティック錠 ………………… 87, 103
ファモチジン ……………………… 11, 19
フェキソフェナジン塩酸塩
　………………………………… 171, 177
フェソテロジンフマル酸塩 … 62, 66
フェノテロール臭化水素酸塩（吸入）
　………………………………… 43, 53
フェノテロール臭化水素酸塩（内服）
　………………………………… 44, 54
フォサマック錠 ………………… 136, 145
フォシーガ錠 ……………………… 97, 110
フォンダパリヌクスナトリウム
　………………………………… 153, 163
ブシラミン ………………………… 216, 226
ブデソニド ………………………… 38, 50
ブデソニド・ホルモテロールフマル
　酸塩水和物 ……………………… 38, 50
ブナゾシン塩酸塩 ……………… 238, 245
フラグミン静注 ………………… 153, 163
プラケニル ……………………… 200, 209
プラザキサカプセル …………… 153, 161
プラスグレル塩酸塩 …………… 155, 165
プラゾシン塩酸塩 ……………… 77, 81
プラビックス錠 ………………… 154, 164
プランルカスト水和物 ………… 171, 181
フリバス錠・OD錠 ……………… 77, 80
ブリモニジン酒石酸塩 ………… 238, 247
ブリリンタ錠 …………………… 155, 165
ブリンゾラミド ………………… 238, 247
フルタイドエアゾール …………… 38, 48
フルタイドディスカス・ロタディスク
　………………………………… 38, 49
フルチカゾンフランカルボン酸
　エステル ………………………… 38, 49
フルチカゾンプロピオン酸エステル
　………………………………… 38, 48
フルチカゾンプロピオン酸エステ
　ル・ホルモテロールフマル酸塩水
　和物 ……………………………… 38, 51
フルティフォームエアゾール
　………………………………… 38, 51
プルリフロキサシン …………… 253, 259
プレタールOD錠・散 …………… 155, 165
ブレディニン錠 ………………… 200, 209
プロカテロール塩酸塩水和物（吸入）
　………………………………… 43, 52
プロカテロール塩酸塩水和物（内服）
　………………………………… 44, 55
プログラフカプセル・顆粒・注射液
　………………………………… 199, 208
プロサイリン錠 ………………… 155, 165
プロテカジン錠・OD錠 ………… 11, 18
プロピベリン塩酸塩 …………… 62, 67

へ

ベクロメタゾンプロピオン酸
　エステル ………………………… 38, 48
ベシケア錠・OD錠 ……………… 62, 66
ベタキソロール塩酸塩 ………… 238, 244
ベタニス錠 ………………………… 62, 67
ベトプティックエス懸濁性点眼液
　………………………………… 238, 244
ベトプティック点眼液 ………… 238, 244
ベネット錠 ……………………… 136, 144
ベネトリン吸入液 ……………… 43, 52
ベネトリン錠・シロップ ……… 44, 54
ヘパリンカルシウム …………… 153, 162
ヘパリンCa注・皮下注 ………… 153, 162
ヘパリンナトリウム …………… 153, 162
ヘパリンNa注 …………………… 153, 162
ベポタスチンベシル酸塩 ……… 171, 177
ペミラストン点眼液 …………… 186, 191
ペミロラストカリウム ………… 186, 191
ベラチン錠・ドライシロップ小児用
　………………………………… 44, 55
ベラプロストナトリウム ……… 155, 165
ベロテックエロゾル …………… 43, 53
ベロテック錠・シロップ ……… 44, 54

ほ

ホクナリン錠・ドライシロップ
　小児用 …………………………… 44, 55
ホクナリンテープ ……………… 44, 55
ホスアプレピタント …………… 27
ボナロン錠・経口ゼリー ……… 136, 145
ボノテオ錠 ……………………… 136, 144
ボノプラザンフマル酸塩 ……… 7, 15
ポラキス錠 ……………………… 62, 67
ポララミン錠・散・シロップ・
　ドライシロップ ……………… 171, 180
ホルモテロールフマル酸塩水和物
　………………………………… 43, 53
ボンビバ錠 ……………………… 136, 145

ま

マヴィレット配合錠 …………… 268, 281
マリゼブ錠 ……………………… 93, 105

み

ミケラン点眼液・LA点眼液
　………………………………… 238, 244
ミコフェノール酸モフェチル
　………………………………… 199, 209
ミゾリビン ……………………… 200, 209
ミチグリニドカルシウム水和物
　………………………………… 88, 103
ミニプレス錠 …………………… 77, 81

ミノドロン酸水和物 ……… 136, 144
ミラベグロン ……………… 62, 67
ミロル点眼液 …………… 238, 245

め

メシル酸ガレノキサシン水和物
　………………………… 253, 258
メトトレキサート ………… 216, 226
メプチンエアー・キッドエアー・スイングヘラー・吸入液・吸入液ユニット …………………… 43, 52
メプチン錠・ミニ錠・顆粒・シロップ・ドライシロップ ……… 44, 55

も

モキシフロキサシン塩酸塩
　………………………… 253, 258
モメタゾンフランカルボン酸エステル …………………… 38, 49
モンテルカストナトリウム　171, 181

ゆ

ユリーフ錠・OD錠 ………… 77, 80

ら

ライゾデグ ………………… 122, 131
ラタノプロスト …………… 238, 246
ラニチジン塩酸塩 …………… 11, 19

ラフチジン …………………… 11, 18
ラベプラゾールナトリウム ……… 7, 15
ラマトロバン ……………… 171, 181
ラモセトロン塩酸塩 ………… 26, 30
ランソプラゾール ……………… 7, 15
ランタス …………………… 121, 131

り

リウマトレックスカプセル
　………………………… 216, 226
リカルボン錠 …………… 136, 144
リキシセナチド ……………… 93, 109
リキスミア皮下注 ………… 93, 109
リクシアナ錠・OD錠 …… 153, 161
リザベン点眼液 ………… 186, 191
リセドロン酸ナトリウム水和物
　………………………… 136, 144
リナグリプチン ……………… 93, 104
リパスジル塩酸塩水和物 … 238, 247
リバビリン ………………… 268, 276
リバーロキサバン ………… 153, 161
リボスチン点眼薬 ……… 186, 190
リマチル錠 ……………… 216, 226
リラグルチド ………………… 93, 108

る

ルセオグリフロジン水和物 … 97, 110
ルセフィ錠 ………………… 97, 110
ルパタジンフマル酸塩 …… 171, 179
ルパフィン錠 …………… 171, 179

ルミガン点眼液 ………… 238, 246

れ

レジパスビルアセトン付加物・ソホスブビル …………… 268, 280
レスキュラ点眼液 ……… 238, 246
レスタミンコーワ錠 …… 171, 180
レパグリニド ………………… 88, 103
レフルノミド ……………… 216, 226
レベトールカプセル …… 268, 276
レベミル ………………… 121, 130
レボカバスチン塩酸塩 …… 186, 190
レボセチリジン塩酸塩 …… 171, 177
レボブノロール塩酸塩 …… 238, 245
レボフロキサシンOD錠・内用液
　………………………… 253, 259
レボフロキサシン水和物 … 253, 259
レミカットカプセル …… 171, 178
レミケード ……………… 221, 230
レルベアエリプタ ………… 38, 51

ろ

ロキサチジン酢酸エステル塩酸塩
　…………………………… 11, 18
ロラタジン ………………… 171, 178

わ

ワーファリン錠・顆粒 …… 151, 160
ワルファリンカリウム …… 151, 160

用語索引

【和文】

あ

アトピー性角結膜炎 ……… 183, 184
アドレナリンα_1受容体 …………… 78
アドレナリンβ_3受容体 …………… 58
アナフィラキシー反応 ………… 168
アルキル化薬 ………………… 204
α_1受容体サブタイプ ………… 78, 79
アレルギー性結膜炎 ……… 183, 184
アレルギー性結膜疾患 …… 183, 184
アレルギー性疾患 …………… 168
アレルギー反応 ……………… 168

い

移植片対宿主病 ……………… 196
遺伝子組換え可溶性融合蛋白質
　………………………………… 225
遺伝子多型 ………………… 8, 159
医療関連感染症 ……………… 250
インクレチンの作用 …………… 94
インスリン依存状態 ………… 114
インスリン抵抗性 ……………… 86
インスリン抵抗性改善系 ……… 86
インスリンの分泌機構 ………… 88
インスリン非依存状態 …… 85, 114
インスリン分泌促進系 ………… 86
インスリン療法 ……………… 113
インターロイキン …………… 195
インペアードパフォーマンス …… 174

え

エリプタ ……………………… 41

お

嘔吐中枢 ……………………… 24

か

加圧噴霧式定量吸入製剤 ……… 33
カートリッジ製剤 ………… 113, 123
開放隅角 …………………… 237
開放隅角緑内障 ………… 237, 238
潰瘍性大腸炎 ……………… 198
化学伝達物質 …………… 168, 172
化学物質受容器引き金帯 ……… 24
過活動膀胱症状スコア ………… 59
顎骨壊死 …………………… 141
合併症予防効果 ……………… 90
滑膜細胞増殖抑制 …………… 218
下部尿路症状 ………………… 72
下部尿路閉塞 ………………… 72
カリウムイオン競合型アシッド
　ブロッカー …………………… 2
カルシニューリン阻害薬 …… 200
関節破壊 …………………… 214
関節リウマチ ……………… 196
乾癬 ………………………… 197

き

機械的閉塞 …………………… 72
気管支喘息 …………………… 33
季節性アレルギー性結膜炎 … 184
キット製剤 ……………… 113, 124
機能的閉塞 …………………… 72
急性拒絶 …………………… 194
急性緑内障発作 ………… 236, 237
吸入ステロイド薬 …………… 33
強化インスリン療法 …… 115, 117
狭隅角緑内障 ……………… 237
巨大乳頭結膜炎 ………… 183, 184

く

クローン病 ………………… 198

け

血液脳関門 ………………… 171

血小板活性化因子 ………… 172
血中 HCV RNA 持続陰性化 … 266
ケミカルメディエーター …… 172
原発開放隅角緑内障 ………… 237
原発閉塞隅角緑内障 ………… 237
原発緑内障 ………………… 237

こ

抗アンドロゲン薬 …………… 76
抗ウイルス物質 …………… 195
交感神経刺激薬 …… 238, 240, 242
交感神経遮断薬 ………… 238, 239
抗凝固薬 ……………… 158, 159
抗血小板薬 …………… 158, 159
抗原 ………………………… 168
抗原抗体反応 ……………… 168
抗コリン作用 …………… 65, 172
抗コリン薬 ………………… 60
抗サイトカイン抗体製剤 …… 220
好酸球陽性率 ……………… 187
抗体 ………………………… 168
呼吸器感染症 ……………… 253
国際前立腺症状スコア …… 72, 74
国際標準比 …………… 156, 157
骨粗鬆症 …………………… 134
骨密度 ……………………… 134
骨リモデリング …………… 134
混合型インスリン製剤 …… 120
コントローラー ……………… 33

さ

最小発育阻止濃度 ………… 254
細胞傷害性反応 …………… 168
細胞性免疫 ………………… 194
細胞性免疫反応 …………… 169
サブスタンスP ……………… 27
サルベージ経路 …………… 217
酸分泌抑制薬 ………………… 2

し

- 時間依存型 ………………………… 255
- 糸球体濾過量 ……………………… 118
- 持効型溶解インスリン製剤 ……… 121
- 自己免疫疾患 ……………………… 196
- 視神経障害 ………………………… 236
- 市中感染症 ………………………… 250
- ジヒドロテストステロン ………… 76
- 重症筋無力症 ……………………… 197
- 重篤な低血糖 ……………………… 92
- 従来型抗リウマチ薬 ……………… 214
- 腫瘍壊死因子 ……………………… 195
- 春季カタル …………………… 183, 184
- 上部消化管障害 …………………… 141
- 神経伝達物質 ……………………… 171

せ

- 生物学的製剤 ………………… 214, 221
- 生理活性アミン …………………… 171
- 切迫性尿失禁 ……………………… 59
- セロトニン ………………………… 27
- 全身性エリテマトーデス ………… 198
- 前立腺 ……………………………… 72
- 前立腺液 …………………………… 72
- 前立腺特異抗原 …………………… 72
- 前立腺肥大症 ……………………… 72
- 前立腺肥大症治療薬 ……………… 76

そ

- 造血因子 …………………………… 195
- 増殖因子 …………………………… 195
- 続発緑内障 ………………………… 237
- 組織移行性 ………………………… 250
- 速効型インスリン製剤 …………… 119
- 速効型インスリン分泌促進薬 …… 87

た

- 第一世代ヒスタミンH_1受容体
  拮抗薬 …………………………… 172
- 体液性免疫 ………………………… 194
- 代謝拮抗薬 ………………………… 202
- 大腿骨近位部骨折 ………………… 136
- 第二世代ヒスタミンH_1受容体
  拮抗薬 …………………………… 172
- 多治見スタディ …………………… 236
- タービュヘイラー ………………… 40
- 炭酸脱水酵素阻害薬 …… 238, 239, 242
- 短時間作用性β_2刺激薬 …………… 33

ち

- 蓄尿 ………………………………… 58
- 蓄尿症状 …………………………… 72
- 中間型インスリン製剤 …………… 120
- 長期管理薬 ………………………… 33
- 超急性拒絶 ………………………… 194
- 長時間作用性β_2刺激薬 …………… 33
- 長時間作用性抗コリン薬 ………… 35
- 超速効型インスリン製剤 ………… 119

つ

- ツイストヘラー …………………… 41
- 椎体骨折 …………………………… 136
- 通年制アレルギー性結膜炎 ……… 184

て

- ディスカス ………………………… 40
- テオフィリン徐放製剤 …………… 35
- 適応菌種 …………………………… 252

と

- 糖吸収・排泄調節系 ……………… 86
- 糖尿病昏睡 ………………………… 115
- トポイソメラーゼⅣ活性 ………… 253
- ドライアイ ………………………… 183
- ドライパウダー吸入製剤 ………… 33

に

- ニコチン受容体 …………………… 58
- 日常生活動作 ……………………… 136
- ニューロキニン受容体 …………… 24
- 尿意切迫感 ………………………… 59
- 尿勢低下 …………………………… 72
- 尿線途絶 …………………………… 72
- 尿道括約筋 ………………………… 58

の

- 濃度依存型 ………………………… 255

は

- バイオアベラビリティ …………… 251
- 配合剤 ……………………………… 156
- 排尿 ………………………………… 58
- 排尿後症状 ………………………… 72
- 排尿障害治療薬 …………………… 76
- 排尿症状 …………………………… 72
- 破骨細胞 …………………………… 214
- 白血球遊走因子 …………………… 195

ひ

- ヒスタミンH_1受容体拮抗薬 …… 186
- 非椎体骨折 ………………………… 136
- 非定型病原体 ……………………… 253
- ヒト型抗ヒトTNFαモノクローナ
  ル抗体 …………………………… 223
- 皮膚エリテマトーデス …………… 198
- 肥満細胞 …………………………… 168
- 頻尿 ………………………………… 59

ふ

- 副交感神経刺激薬 ……… 238, 239, 242
- 服薬コンプライアンス …………… 136
- プレフィルド製剤 …………… 113, 124
- プロスタグランジンD_2・トロンボ
  キサンA_2受容体拮抗薬 ……… 172
- プロスタグランジン関連薬
  ……………………… 238, 239, 242
- プロトンポンプ阻害薬 …………… 2

へ

- 平滑筋弛緩薬 ……………………… 60
- 閉塞隅角緑内障 …………………… 237
- 閉塞症状 …………………………… 72
- β_3作動薬 …………………………… 60
- β_3受容体 …………………………… 58
- β_3受容体作動薬 …………………… 60
- β遮断薬 …………………………… 242
- ベーチェット病 …………………… 197
- ヘルパーT細胞 …………………… 197

ほ

- 防御因子増強薬 … 4
- 膀胱排尿筋 … 58
- 発作治療薬 … 33

ま

- マスト細胞 … 168
- 慢性拒絶 … 195

む

- ムスカリンM_3受容体 … 58, 62
- ムスカリン受容体 … 62

め

- メディエーター … 168
- メディエーター遊離抑制薬 … 183, 186
- 免疫原性 … 222
- 免疫担当細胞 … 224
- 免疫調整薬 … 205
- 免疫反応 … 168
- 免疫複合体反応 … 168

や

- 夜間頻尿 … 59

り

- リポジストロフィー … 117
- 緑内障 … 236
- 緑内障診療ガイドライン第4版 … 241

る

- ループス腎炎 … 198

れ

- レーザー治療 … 238
- レリーバー … 33

ろ

- ロイコトリエン受容体拮抗薬 … 35, 172
- ロタディスク … 40

【欧文】

A

- AC … 184
- ACD … 184
- ADL … 136
- AKC … 184
- allergic conjunctivitis … 184
- allergic conjunctivitis disease … 184
- atopic keratoconjunctivitis … 184
- ATP感受性K^+チャネル … 89

B

- bDMARDs … 214, 221

C

- chemoreceptor trigger zone … 24
- continuous subcutaneous insulin infusion … 115
- Coombs & Gell … 168
- CSⅡ … 115
- csDMARDs … 214
- CTZ … 24
- Cペプチド … 114

D

- DAA … 268
- DCCT … 116
- de novo 経路 … 217
- DHFR … 216
- Diabetes Control and Complications Trial … 116
- direct acting anti-vital agent … 268
- DMARDs … 214
- DNAジャイレース活性 … 253
- DPI … 33
- DPP-4阻害薬 … 93

G

- GFR … 118
- giant papillary conjunctivitis … 184
- glomerular filtration rate … 118
- GLP-1 … 116
- GLP-1アナログ … 93
- glucagon-like peptide-1 … 116
- GPC … 184
- GVHD … 196

H

- *H. pylori* … 2
- *H. pylori* 除菌療法 … 2
- H^+, K^+-ATPase … 2
- H_1受容体 … 171
- H_2受容体 … 171
- H_2受容体拮抗薬 … 2
- H_2RA … 2
- H_3受容体 … 171
- H_4受容体 … 171
- HbA1c … 116
- *Helicobacter pylori* … 2
- hetero EM … 9
- heterozygous extensive metabolizer … 8
- histamine$_2$ receptor antagonist … 2
- HLA … 114
- homo EM … 8
- homozygous extensive metabolizer … 8
- human leucocyte antigen … 114

I

- IC_{50}値 … 7
- IL … 195
- IL-6R … 224
- IL-6受容体 … 224
- IL-6阻害薬 … 221
- INR … 156, 157
- international normalized ratio … 156
- IPSS … 73, 74

J

- JAK阻害薬 … 214

JAKファミリー ……………………… 220

K

Kumamoto study ………………… 116

L

LABA ………………………………… 33
LAMA ………………………………… 35
long acting muscarinic antagonist
 ……………………………………… 35

M

M_3受容体 …………………… 58, 62
MIC …………………………………… 254
MMPの産生抑制作用 …………… 218
mTOR阻害薬 ……………………… 201
MTX ………………………………… 216

N

NAVIGATOR試験 …………………… 91
NFκB …………………………… 218
NK_1受容体 ………………………… 24
NK_1受容体拮抗薬 ………………… 27
NS3/4Aプロテアーゼ阻害薬 … 268
NS5A複製複合体阻害薬 ………… 268
NS5Bポリメラーゼ阻害薬 ……… 268
Nuclear Factor κB …………… 218

O

OABSS ……………………… 59, 60

P

PAC ………………………………… 184

PAF ………………………………… 172
pangenotype型DAA …………… 270
P-CAB ………………………………… 2
PDE5阻害薬 ………………………… 76
perennial allergic conjunctivitis
 ……………………………………… 184
PM …………………………………… 9
pMDI ………………………………… 33
poor metabolizer ………………… 9
potassium-competitive acid
 blocker ………………………… 2
PPI …………………………………… 2
primary glaucoma ……………… 237
proton pump inhibitor ………… 2
PSA ………………………………… 72

R

RANKL ……………………………… 222
Rhoキナーゼ阻害薬 … 238, 240, 242
ROCK阻害薬 ……………………… 240

S

SABA ………………………………… 33
SAC ………………………………… 184
seasonal allergic conjunctivitis … 184
secondary glaucoma …………… 237
SGLT2阻害薬 ……………………… 97
sustained virological response … 266
SU薬 ………………………………… 87
SU薬推奨用量 ……………………… 92
SVR ………………………………… 266

T

time in therapeutic range ……… 158
TNF ………………………………… 195
TNFα受容体 …………………… 223

TNFα阻害薬 …………………… 221
TNF腫瘍壊死因子 ………………… 222
Toll様受容体 ……………………… 205
tsDMARDs ………………………… 214
TTR ………………………………… 158
TTR値 ……………………………… 158
T細胞選択的共刺激調節薬 ……… 221
T細胞副刺激モジュレーター …… 225

U

UD …………………………………… 188
UMP合成阻害 ……………………… 216
Unit Does ………………………… 188

V

VC …………………………………… 24
vernal keratoconjunctivitis …… 184
VKC ………………………………… 184
vomiting center …………………… 24

【数字】

Ⅰ型アレルギー …………………… 168
Ⅰ型アレルギー反応 ……………… 184
1型糖尿病 …………………… 84, 114
Ⅱ型アレルギー …………………… 168
2型糖尿病 …………………… 84, 114
Ⅲ型アレルギー …………………… 168
Ⅳ型アレルギー …………………… 169
$5-HT_3$受容体 ……………………… 24
$5-HT_3$受容体拮抗薬 ……………… 27
$5-HT_4$受容体 ……………………… 28
5α還元酵素阻害薬 …………… 76
5'-ウリジル酸 …………………… 216
50%阻害する濃度 …………………… 7

この患者・この症例に
いちばん適切な薬剤が選べる 同効薬比較ガイド2 第2版

定価　本体2,800円（税別）

2015年 7 月31日　初版発行
2019年 3 月25日　第 2 版発行
2019年 7 月10日　第 2 版第 2 刷発行
2020年 6 月30日　第 2 版第 3 刷発行
2021年 7 月30日　第 2 版第 4 刷発行

編集代表　黒山 政一（くろやま まさかず）

編　　集　明石 貴雄（あかし たかお）　厚田 幸一郎（あつだ こういちろう）　片山 志郎（かたやま しろう）　髙橋 美由紀（たかはし みゆき）
　　　　　平山 武司（ひらやま たけし）

発行人　武田 信

発行所　株式会社じほう
　　　　101-8421　東京都千代田区神田猿楽町1-5-15（猿楽町SSビル）
　　　　電話　編集　03-3233-6361　販売　03-3233-6333
　　　　振替　00190-0-900481
　　　　＜大阪支局＞
　　　　541-0044　大阪市中央区伏見町2-1-1（三井住友銀行高麗橋ビル）
　　　　電話　06-6231-7061

©2019　　　　　　　　　　　　　　組版　レトラス　　印刷　（株）暁印刷
Printed in Japan

本書の複写にかかる複製，上映，譲渡，公衆送信（送信可能化を含む）の各権利は株式会社じほうが管理の委託を受けています。

JCOPY ＜出版者著作権管理機構 委託出版物＞
本書の無断複製は著作権法上での例外を除き禁じられています。
複製される場合は，そのつど事前に，出版者著作権管理機構（電話 03-5244-5088, FAX 03-5244-5089, e-mail：info@jcopy.or.jp）の許諾を得てください。

万一落丁，乱丁の場合は，お取替えいたします。
ISBN 978-4-8407-5175-9

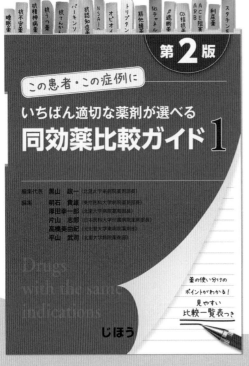